Histologie

Begleitbuch für die Kurse
Histologie und Histopathologie

mit CD-ROM

C. Thomas
G. Aumüller
A. Ramaswamy

Anschrift der Autoren:

Prof. Dr. Carlos Thomas
Ehem. Direktor des Instituts für Pathologie
der Philipps-Universität Marburg
Hopfengarten 16
35043 Marburg-Bauerbach

Prof. Dr. Gerhard Aumüller
Institut für Anatomie und Zellbiologie
Robert-Koch-Str. 8
35037 Marburg

Dr. Annette Ramaswamy
Institut für Pathologie
Baldingerstraße
35043 Marburg

1. Auflage 2006
Hergestellt für Lehmanns Fachbuchhandlung

Gesamtherstellung: ©KVM Dr. Kolster Produktions- und
Verlags-GmbH, Marburg
Layout und Satz: Prof. Dr. Carlos Thomas, Marburg
Covergestaltung: Dr. Bernard Kolster, Marburg
Druck: J. P. Himmer GmbH & Co. KG, Augsburg

Printed in Germany
ISBN   3-86541-161-4
    978-3-86541-161-7

Histologie

Begleitbuch für die Kurse
Histologie und Histopathologie

mit CD-ROM

C. Thomas
G. Aumüller
A. Ramaswamy

In der neuen ärztlichen Approbationsordnung (ÄAppO) sind zwei wesentliche Änderungen vorgesehen. Der Unterricht wird von den Hauptvorlesungen auf den Gruppenunterricht verlagert. Außerdem werden die Basisfächer der Medizin (Anatomie, Histologie, Physiologie, Pathologie, Mikrobiologie u. a.) integriert – also gemeinsam mit der Klinik – angeboten. Mit anderen Worten, Studierende werden sehr früh praxisbezogen unterrichtet.

Was bedeutet dies für die Kurse Histologie und Histopathologie? Ein praxisbezogener Histologie-Unterricht wird sich primär auf die Pathologie ausrichten. Der Student muss zunächst die normalen Gewebestrukturen kennen lernen. Dabei sind aber mehrere Gesichtspunkte zu berücksichtigen, die den Schwerpunkt dieses Buches darstellen:

1. Terminologie. Eine einheitliche Anatomische Terminologie wurde 1895 auf dem Anatomie-Kongress in Basel – als Basler Nomina Anatomica (BNA) – eingeführt. Sie bestand lediglich aus lateinischen Begriffen, griechische Wortstämme wurden »latinisiert« unter Berücksichtigung der lateinischen Grammatik. Im Jahr 1955 wurde auf dem internationalen Anatomie-Kongress die Nomina Anatomica als Pariser Nomina Anatomica (PNA) überarbeitet. Die heute gültige Nomenklatur wurde 1998 unter der Bezeichnung »International Anatomical Terminology« beschlossen.

Neben dieser lateinischen Terminologie haben sich im Laufe der Zeit die **»Trivialbezeichnungen«** durchgesetzt, die bevorzugt in der Pathologie, aber auch in der Klinik ihre Anwendung finden. Dabei werden die lateinischen und die latinisierten griechischen Bezeichnungen als deutsche Schreibform übernommen. Die **lateinische c-Schreibung** wird in die **z-/k-Schreibung**, die Umlaute **ae** und **oe** in **ä** und **ö** umgewandelt. Diese Trivialterminologie stellt in der täglichen Praxis (in den histopathologischen Befunden und Krankengeschichten sowie in der ärztlichen Kommunikation mit den Patienten) die übliche medizinische Sprache dar. Auf sie soll – im Rahmen der histologischen Beschreibungen – besonders hingewiesen werden.

2. Histologische Untersuchungsmethoden. Für die histologische und histopathologische Diagnostik stehen zahlreiche Färbungen zur Verfügung. Einige Färbungen (z. B. Trichromfärbungen) werden in den histologischen Kursen bevorzugt: Sie sind dauerhaft und bringen eine umfangreiche und differenzierte Information. Ihre Herstellung ist jedoch aufwendig und nicht automatisiert. Daher wird in der histopathologischen Routinediagnostik praktisch nur die **Hämatoxylin-Eosin-Färbung** (HE) eingesetzt. Schon in der frühen Ausbildungsphase sollte der Student mit HE-gefärbten Präparaten arbeiten. Auf die wichtigsten Färbungen für ein bestimmtes Gewebe bzw. Organ wird im Text bzw. im Abschnitt **zyto-histologische Untersuchungen** hingewiesen. Hier werden auch andere Untersuchungsmethoden berücksichtigt. Ein Schwerpunkt dieses Buches ist die **Immunhistochemie**. Diese Methode hat in der Klinik und in der Pathologie neue diagnostische Impulse gesetzt, die sich nicht nur auf die Diagnostik, sondern auch auf Prognose und Therapie ausgewirkt haben. Dies trifft z. B. für die Systematik der malignen Tumoren des lymphatischen Systems oder der Weichteiltumoren zu. In ihrer Treffsicherheit hat die Immunhistochemie andere Untersuchungsmethoden (z. B. die Elektronenmikroskopie) weitgehend ersetzt.

3. Bedeutung der verschiedenen histologischen Strukturen für die histopathologische Diagnostik und ihre klinische Relevanz. Zunächst sind die Grenzen der Norm zu berücksichtigen. Der feingewebliche Aufbau verschiedener Organe unterliegt Schwankungen, die unter anderem vom Alter oder Geschlecht abhängen. Sie haben eine besondere Bedeutung bei einigen klinischen Disziplinen (z. B. Pädiatrie, Geriatrie oder Gynäkologie). Ferner sind die verschiedenen Gewebestrukturen als Grundlage von Erkrankungen hervorzuheben: Welche krankhaften Veränderungen kommen z. B. bei Störungen der Kollagensynthese (Kollagenfasern) vor? Welche Rolle spielt die *Muscularis mucosae* in der Diagnostik des Magenkarzinoms? Auf diesen Aspekt gehen Text (Abschnitt klinisch-pathologische Relevanz) und die Begleit-CD ein. Dabei können aber nur einige Beispiele aufgezählt werden, die für die normale Histologie relevant sind.

Der Inhalt des Buches berücksichtigt bevorzugt das praxisrelevante Faktenwissen. In einigen Fällen werden aber die Befunde wesentlich ausführlicher als üblich abgehandelt: Dies trifft z. B. für die differenzierte Histomorphologie des endometrialen Zyklus (von Bedeutung für die Bestimmung einer Sterilität) oder die Beschreibung der lymphatischen Zellreihe (Diagnostik der malignen Lymphome) zu.

4. Didaktik. Das Buch besteht aus einem **Textteil**, der auf eine allgemeine Beschreibung der histologischen Strukturen eingeht. Die wichtigsten Färbungen und einige Krankheitsbilder, die sich vom normalen Gewebe histologisch ableiten lassen (klinischpathologische Korrelation), werden hier besprochen. Neben dem Text spielen die Abbildungen eine besondere Rolle: Es handelt sich um meist großformatige **Mikrofotografien** und **Schemata**.

An dieser Stelle möchte ich mich bei Herrn Dr. Kolster (KVM-Verlag), Herrn Prof. Dr. Aumüller und Frau Dr. A. Ramaswamy besonders herzlich bedanken. Die Realisierung dieses Buches geht auf eine Initiative von Herrn Dr. Kolster zurück. Meine beiden Koautoren waren für die Koordinierung und Anpassung der beiden Lehrfächer **Histologie** und **Histopathologie** zuständig – eine sicher nicht ganz leichte Aufgabe. Nicht zuletzt möchte ich auch der Lehmanns Fachbuchhandlung meinen Dank aussprechen, die es ermöglicht hat, dieses Buch mit seinen zahlreichen farbigen Abbildungen und Schemata kostengünstig anzubieten.

Marburg, im Sommer 2006   Prof. Dr. C. Thomas
                                                     (Hrsg.)

Farben:

BLAU : Titel, histologische Begriffe, Krankheiten

ROT : besondere Befunde, zeitliche Abläufe

GRÜN : klinischpathologische Korrelation

1 Zytologie

Die **Zelle** (*cellula* = durch Membranen gebildete kleine Kammern) stellt die kleinste eigenständige Lebenseinheit dar mit den Fähigkeiten (in unterschiedlicher Ausprägung) der Reproduktion, des Wachstums, der Differenzierung, des Stoffwechsels, der Bewegung und des Todes. Sie ist mit den genannten Funktionen zwar *eigenständig*, aber meist nicht *unabhängig*, da ihre Lebensfunktionen in der Regel von übergeordneten Zentren gesteuert werden. Eine eingeschränkte Unabhängigkeit lässt sich künstlich in der Zellkultur nachweisen. Zellen gleicher Bauart bilden bei Menschen, Tieren und Pflanzen bevorzugt einen Verband *(Gewebe)* und üben hier gegenseitige Wechselbeziehungen aus. Gewebeverbände mit einer bestimmten Funktion stellen eine umschriebene *(Organ)* oder diffuse Einheit *(System)* dar. Ein Organismus *(Individuum)* setzt sich aus Organen und Systemen zusammen.

Zellen kommen in einem Organismus unter normalen, aber auch unter pathologischen Bedingungen als Bestandteil eines Gewebes bzw. freiliegend im Blut, im Liquor, in Ergüssen (Bauch-, Pleura- oder Gelenkhöhle) oder als Krankheitserreger (Bakterien, Pilze, Protozoen) vor. Zu ihrer Untersuchung kann man die Zellen in Suspension auf einen Objektträger ausstreichen oder durch Punktion aus dem Gewebeverband herauslösen. In der Praxis werden die Untersuchungen meist am histologischen Schnitt durchgeführt.

Die Proben werden durch Obduktion, Biopsie oder nach einem operativen Eingriff gewonnen. Nach der Fixierung und Entwässerung erfolgt die Einbettung in Paraffin. Vom Paraffinblock stellt man Schnitte her, die – je nach Fragestellung – gefärbt werden. Beide Methoden (Ausstrich und Schnitt) haben ihre Vor- und Nachteile: Im Ausstrich ist die Morphologie der einzelnen Zelle gut zu beurteilen, eine Aussage über das zelluläre Verteilungsmuster ist aber meist nicht möglich.

Eine Kombination aus beiden Methoden stellt der **Semidünnschnitt** dar. Kleine Gewebestücke werden in Kunststoff eingebettet. Mit einem besonderen Schneidegerät (Ultramikrotom) lassen sich 0,5 µm dicke Schnitte herstellen und färben. Diese Methode erlaubt die Beurteilung der morphologischen Zelleigenschaften (Form, Größe, Färbung bestimmter Strukturen) sowie ihre Verteilung im Gewebe. Die Bearbeitung ist allerdings für die tägliche Routine technisch und zeitlich zu aufwendig.

1 Gestalt der Zelle

1.1 Zellform

Zellen können polar oder nicht polar gebaut sein und eine rundliche, polygonale, spindelförmige oder polymorphe Gestaltung besitzen.

– Eine **runde Form** zeigen freie oder mobile Zellen (Blutzellen). Bestimmte fixe Zellen weisen auch im Geweberverband eine rundliche Form auf (Fettzellen). Unter krankhaften Bedingungen können sich aus dem Verband gelöste Zellen abrunden (z. B. nekrotische Leberzellen, die als Councilman-Körper bezeichnet werden).

– **Polygonale Zellen** kommen als Deckepithelien oder als Drüsenepithelien vor. Sie können flach, isoprismatisch kubisch oder hochprismatisch zylindrisch sein.

– **Spindelförmige Zellen** zeigen einen lang gestreckten Zellleib mit spitzen Enden. Diese Morphologie ist typisch für die glatte Muskelzelle. Quergestreifte Muskelzellen sind länglich faserförmig gestaltet; sie werden daher als Muskelfasern bezeichnet.

– **Polymorphe Zellen** sind in ihrer Form unregelmäßig; dies trifft besonders für bösartige Tumorzellen zu.

– **Synzytium.** Bei einigen Zellen lassen sich die Zellgrenzen mit konventionellen Untersuchungsmethoden nicht nachweisen. In einer größeren Zytoplasmamasse liegen mehrere Kerne. Diese Zellform kann durch Zusammenschmelzen oder durch besondere interzelluläre Verbindungen entstehen. Der Zytotrophoblast der Plazenta oder die Kardiomyozyten bestehen aus Einzelzellen, ihren Verband bezeichnet man als funktionelles Synzytium.

1.2 Zellgröße

Ein Größenvergleich von Zellen lässt sich abschätzen, wenn man einen Erythrozyten (Durchmesser von 7 µm) als Referenz nimmt. Die Größe der verschiedenen Zellen ist unter physiologischen Bedingungen weitgehend konstant (10 bis 40 µm). Einige Zellen können im Durchmesser über 100 µm groß sein; man bezeichnet sie als **Riesenzellen**. Sie kommen unter normalen (choriale Riesenzellen, Megakaryoblasten/Megakaryozyten, Osteoklasten) oder unter pathologischen Bedingungen (Entzündungen, Tumoren) vor.

Klinischpathologische Relevanz. Unter normalen oder pathologischen Bedingungen führt ein erhöhter Anspruch an die Zellleistung (insbesonder bei nicht mehr teilungsfähigen Zellen) zu einer allgemeinen Vergrößerung (großer Kern, Vermehrung der Organellen); diesen Vorgang bezeichnet man als Hypertrophie. Sie tritt sowohl bei einzelnen Zellen, Gewebe und bei Organen auf. Ein charakteristisches Beispiel ist die Hypertrophie der Kardiomyozyten bei Belastung. Eine Vergrößerung von Zellen bzw. Organen kann auch durch intra- oder extrazelluläre Ablagerungen bestimmter Stoffe (Wasser, Glykogen, Fett, pathologische Proteine) stattfinden; in diesen Fällen liegt eine Pseudohypertrophie vor. Bei einer herabgesetzten Zellbeanspruchung kommt es zur Atrophie (Im Rahmen des normalen Alterns wird sie als Involution bezeichnet.): Die Zelle schrumpft, Organellen liegen dicht nebeneinander, bestimmte paraplasmatische Strukturen (z. B. Glykogen) können verschwinden.

1.3 Zellanfärbbarkeit

Insbesondere mit konventionellen Färbemethoden (Hämatoxylin-Eosin-Färbung, HE) zeigen bestimmte Zellen eine besondere Anfärbbarkeit des Zytoplasmas. Unter normalen Bedingungen ist das Zytoplasma mit Eosin hellrosa gefärbt. Als besondere Anfärbbarkeit sind zu nennen:

– **Azidophilie.** Das Zytoplasma färbt sich mit dem sauren Farbstoff Eosin intensiv rot an. Dieser Befund ist besonders ausgeprägt bei Zellnekrosen.
– **Basophilie.** Zytoplasma oder besondere Zellstrukturen (basophile Granulozyten) binden basophile Farbstoffe wie Methylenblau.
– **Orangerote Zellen.** Erythrozyten, Granula der eosinophilen Granulozyten, besonders in der Giemsa-Färbung
– **Helle Zellen.** Das Zytoplasma erscheint optisch leer.

Der Begriff »optisch leer« bezieht sich auf das strukturlose, weiße Bild in der Durchlichtmikroskopie. Dieses Phänomen, das in einer Zellen oder in einem Gewebe vorkommen kann, ist auf mehrere Ursachen zurückzuführen: Der Inhalt (Luft, Wasser) lässt sich nicht färben oder er wird bei der Einbettung und Färbung herausgelöst (Fett, Glykogen).

2 Aufbau der Zelle

Eine Zelle besteht grundsätzlich aus einer **Zellmembran** (*Plasmalemm,* bei einigen Zellen auch *Sarkolemm*) mit dem eingeschlossenen eosinroten azidophilen **Zellleib** *(Zytoplasma),* den verschiedenen zytoplasmatischen Zellorganellen *(Organellen, Paraplasma, Metaplasma)* und dem hämatoxylinblauen basophilen **Zellkern** *(Nucleus).*

2.1 Zellmembran

Die Zelle ist von einer sehr dünnen Doppelmembran *(Membrana cellularis, Plasmalemm)* aus Phospholipiden, Cholesterin und Proteinen einge-

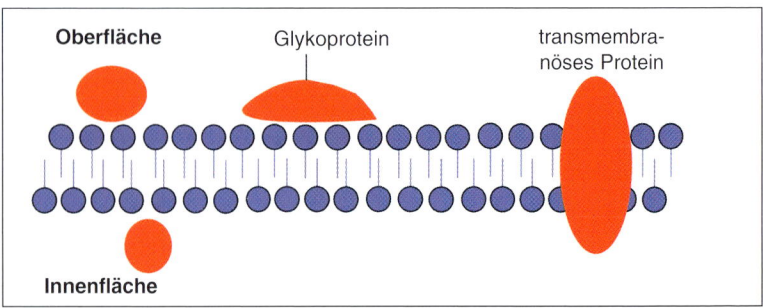

Abb. 1.1. Zellmembran. Aus zwei Lipidschichten (blau) bestehende Zellmembran mit Protein- und Glykoproteinmolekülen (rot).

schlossen. Die Phospholipide bilden eine Doppelschicht (Lamellen), welche Proteine und Glykoproteine einlagert. Eingebaute Proteine können als Strukturproteine die gesamte Zellmembran durchsetzen (= integrale Membranproteine) oder selektiv an der inneren oder äußeren Lamelle lokalisiert sein; hier üben sie wichtige Funktionen als Rezeptorproteine oder als Transportproteine aus. Im Zytoplasma kommen auch stoffwechselaktive Zellkompartimente *(Organellen)* vor, die teilweise von der Zellmembran gebildet werden.

Die Zellmembran übt zahlreiche Funktionen aus: Sie begrenzt und schützt das Zytoplasma mit dem eingeschlossenen Kern. Die Außenfläche der Zellmembran ist von wesentlicher Bedeutung für die **Zelladhäsion**: Die Adhäsionsmoleküle sind mit ihren intra- und extrazellulären Anteilen zuständig für den Zusammenhalt der Zelle. Zu den wichtigsten Adhäsionsmolekülen zählen Selektine, Integrine, Cadherine und N-CAM. Die Oberfläche der Zellmembran wird von Glykoproteinen und Glykolipiden bedeckt, die zusammen eine weitere Oberflächenschicht *(Glykokalyx)* bilden. Durch ihre genetisch programmierte Zusammensetzung ist die Glykokalyx zuständig für die zelluläre Antigenspezifität; sie spielt eine wesentliche Rolle beim Kontakt bzw. der Kontaktinhibition der Zellen untereinander.

Weitere Membranmoleküle dienen als **Rezeptoren für Signalstoffe**. Sie erkennen andere Zellen, Erreger (Viren), Hormone, Wachstumsfaktoren, Neurotransmitter oder Zytokine.

Die Zellmembran grenzt die Zelle gegen die Umgebung ab, ist aber *selektiv permeabel*. Je nach Zellfunktion können verschiedene Stoffe (insbeson-

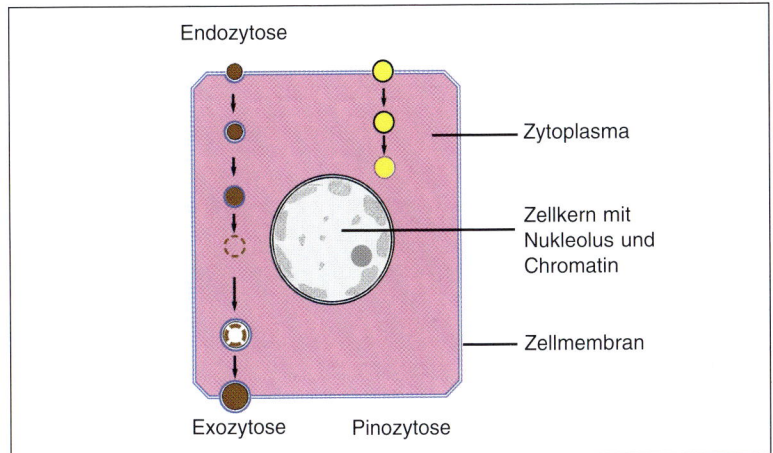

Abb. 1.2. Endozytose – Exozytose – Pinozytose. Braun: aufgenommene bzw. abgebaute und eliminierte Stoffe. **Gelb:** inkorporierte Vesikel mit flüssigem Inhalt. Schematische Darstellung.

dere Wasser, Na^+-Ionen) oder komplexere Strukturen (Proteine, Fremdkörper) aufgenommen bzw. ausgeschleust werden. Diese Funktion wird von Trägermolekülen *(Carrier)* und Ionenpumpen ausgeübt. Verschiedene Membrankanäle *(Poren)* steuern den Durchgang der Moleküle. Sie werden unter Berücksichtigung ihrer Selektivität (Art der Ionenpermeabilität) und ihrer Aktivierung unterteilt. Für die Aufnahme bzw. Abgabe von Wasser sind besondere Kanäle *(Aquaporine)* zuständig; sie kommen bevorzugt in den renalen Tubulusepithelien, in den pulmonalen Alveolarepithelien sowie in den zentralnervösen Astrozyten und den Ependymzellen vor. Größere Stoffe (z. B. Proteine) lassen sich nur durch Endo- oder Exozytose inkorporieren oder eliminieren. Bei der **Endozytose** werden Teile der Zellmembran mit einem extrazellulären Inhalt (Partikel) eingestülpt. Man spricht von einer **Pinozytose,** wenn kleine Bläschen mit flüssigem Inhalt bewegt werden. Bei der **Phagozytose** liegen größere Bläschen (**Vakuolen:** bis zu 1 μm Durchmesser) vor, die Zellreste, Bakterien oder Fremdstoffe aufnehmen und mit Hilfe von Lysosomen intrazellulär verdauen. Zellen, die auf diese Phagozytosefunktion spezialisiert sind, bezeichnet man als **Phagozyten**, **Makrophagen** oder **Fresszellen**. Eine besondere Form von Aufnahme und Abgabe bestimmter Stoffe findet bei der **Transzytose** (früher Zytopempsis) statt: Hierbei werden die Stoffe unverändert durch die Zelle geschleust; es findet lediglich ein intrazellulärer Transport statt. Die Abgabe von Stoffwechselprodukten oder Partikeln wird als **Exozytose**

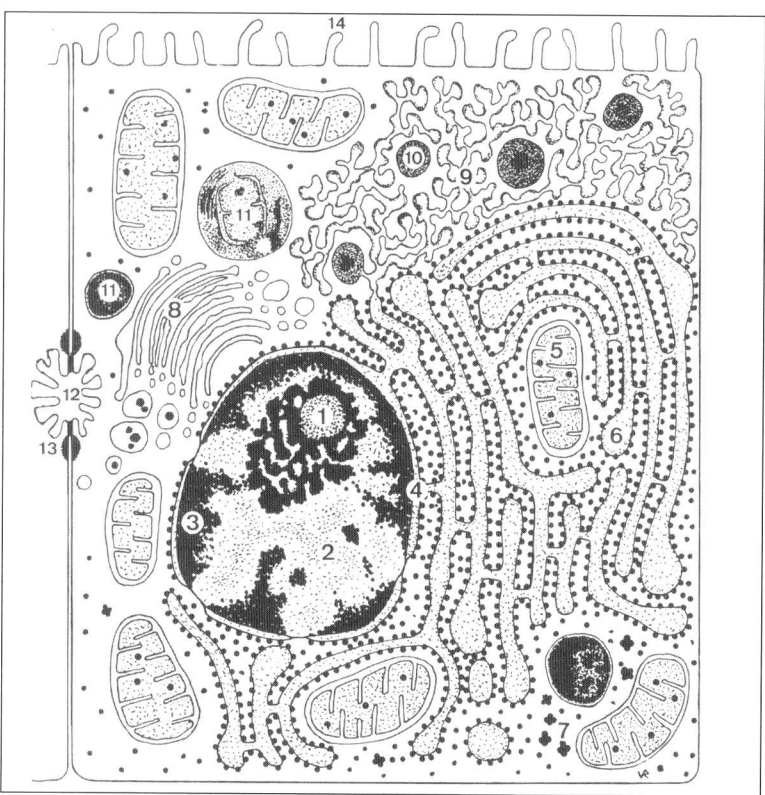

Abb. 1.3. Die Zelle. Elektronenmikroskopisches Bild. Schematische Darstellung der Ultrastruktur eines Hepatozyten. **1:** Nukleolus. **2:** helles Euchromatin. **3:** dunkles Heterochromatin. **4:** perinukleäre Zisterne mit Kernporen. **5:** Mitochondrien mit Cristae. **6:** raues endoplasmatisches Retikulum. **7:** freie Ribosomen und Polysomen. **8:** Golgi-Apparat. **9:** glattes endoplasmatisches Retikulum. **10:** Peroxysomen. **11:** Lysosomen. **12:** Gallekapillare. **13:** Desmosomen. **14:** Mikrovilli.

bezeichnet; sie stellt den umgekehrten Weg und Vorgang der Endozytose dar.

Schutzschichten mit besonderen Funktionen kommen bei Zellen in verschiedenen Organen vor: Auf der Oberfläche der Alveolarzellen liegt ein spannungsherabsetzender Film aus Phospholipiden *(Surfactant)*, der den Kollaps der Lungenalveolen verhindert. Die Epithelien der Harnwege sind durch eine zerebrosidhaltige Oberflächenschicht *(Crusta)* geschützt.

2.2 Zytoplasma

Das Zytoplasma ist die Grundsubstanz oder Matrix (**Zytosol** in der Biochemie) der Zelle. Es besteht überwiegend aus einer kolloidalen Lösung aus Wasser, Proteinen, Elektrolyten und Enzymen mit eingeschlossenen Zellorganellen (Mitochondrien, endoplasmatisches Retikulum, Golgi-Apparat und Lysosomen). Ferner kommen auch besondere Zelldifferenzierungen als **Metaplasma** (z. B. Myofibrillen) sowie gespeicherte Stoffwechselprodukte als **Paraplasma** (Sekretgranula, Fettkugeln, Glykogen) vor. Das Zytoplasma der Muskelzellen wird als **Sarkoplasma** bezeichnet.

Das Zytoplasma stellt sich in der HE-Färbung meist mehr oder weniger homogen eosinrot dar. Man spricht von einem **Sol-Zustand**, wenn die Proteinmoleküle fein verteilt vorliegen. Beim **Gel-Zustand** sind die Moleküle reversibel untereinander verbunden. Die irreversible Extremform dieses Zustandes ist – als Koagulationsnekrose – der Zelltod.

Unter pathologischen Bedingungen lassen sich verschiedene, morphologisch erfassbare Veränderungen des Zytoplasma nachweisen: Wassereinlagerungen (Aufhellung der Zelle) bei der hydropischen Schwellung sowie Glykogengranula oder Fettvakuolen bei verstärkter Ab- bzw. Einlagerung.

2.3 Zellorganellen

• **Endoplasmatisches Retikulum (ER).** Diese Zellorganellen bestehen aus lang gestreckten Membranen, die ein spaltförmiges Hohlraumsystem (*ER-Zisternenraum*) umschließen. Durch einen Kontakt mit der Kernmembran wird eine Verbindung zwischen Kerninhalt und dem Hohlraumsystem des ER hergestellt. Man unterscheidet raues und glattes ER:
– Im **rauen** oder **granulären ER** werden neue Proteine gebildet und im Hohlraum des ER gespeichert. Später werden diese Eiweißkörper in andere Zellstrukturen chemisch modifiziert. Die Oberfläche des granulären ER besteht aus Ribosomen. Wichtigste Funktion des rauen ER ist die Biosynthese von Proteinen, die durch Exozytose von den Zellen abgegeben werden. Durch Knospenbildung aus den Membrananteilen entstehen Transportvesikel, die für den intrazellulären Transport und den Aufbau von Lysosomen, Peroxisomen, des Golgi-Apparates sowie der Zell- und Kernmembran wichtig sind. Ein besonders stark entwickeltes raues ER wird in Drüsenepithelien, Nervenzellen (Nissl-Substanz) oder Plasmazellen (mit typischer Zytoplasmabasophilie) als *Ergastoplasma* bezeichnet.

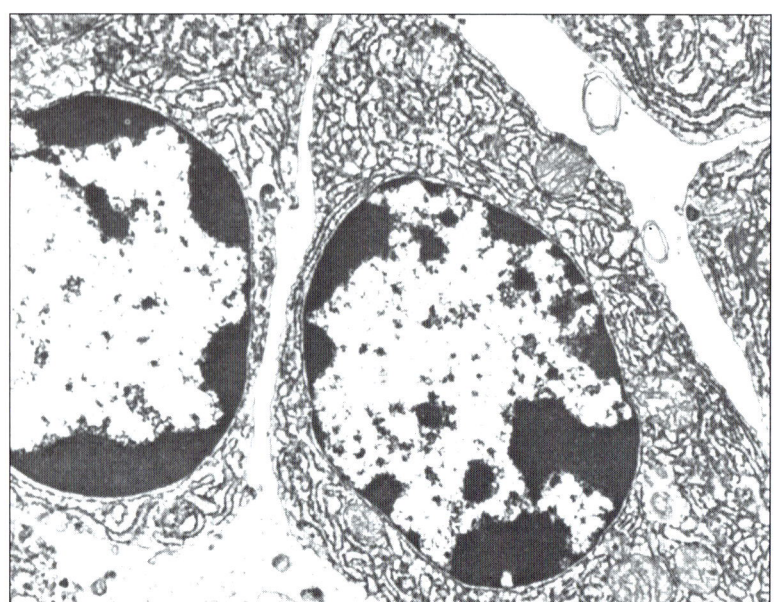

Abb. 1.4. Plasmazellen. Das elektronenmikroskopische Bild zeigt zwei Plasmazellen mit dem typisch stark entwickelten rauen endoplasmatischen Retikulum im Zytoplasma und dem dichten, überwiegend randständigen Heterochromatin im Kern (»Radspeichenstruktur«).

– Das **glatte ER** ist bevorzugt in Zellen mit erhöhtem Lipidstoffwechsel (Hepatozyten) zu finden. In der Nebennierenrinde und im Corpus luteum spielt es eine Rolle bei der Synthese von Steroidhormonen. In der quergestreiften Muskulatur dient das **ER** der Speicherung von Kalzium-Ionen (Kalziumspeicher im sarkoplasmatischen Retikulum).

Klinischpathologische Relevanz. Bei einer Zellschädigung kann es zu einer Ausweitung der Zisternen kommen, die mit Flüssigkeit angefüllt sind. Die Zelle ist lichtmikroskopisch groß, hell und geschwollen. Man spricht von einer hydropischen Degeneration. Das ER ist vermindert (Proteinmangel, Hunger) oder vermehrt (nach medikamentösen oder chemischen Einwirkungen). Auch die Ablösung der Ribosomen vom rauen ER ist ein Zeichen der Zellschädigung.

• **Ribosomen** liegen an der Außenfläche der Zisternen des ER oder frei im Zytoplasma (gruppiert als **Polyribosomen**). Ihre Bildung wird über die Messenger-Ribonukleinsäure (mRNS) des Kerns gesteuert. Ribosomen bestehen zu 40 % aus ribosomaler RNS und zu 60 % aus Proteinen. Wichtigste Funktion dieser Organellen ist die zelluläre Bildung von zytoplas-

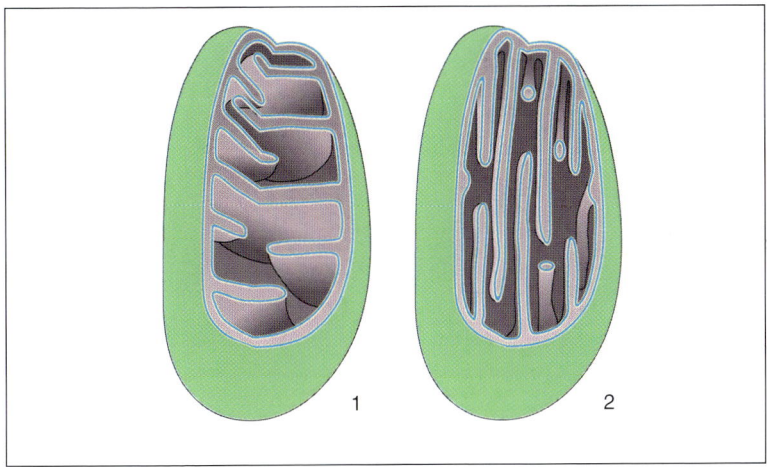

Abb. 1.5. Links: Mitochondrien. 1: Mitochondrium vom Crista-Typ. **2:** Mitochondrium vom Tubulus-Typ. Schematische Darstellung.

matischen Proteinen (Aminosäuren werden zu Polypeptidketten umgebaut.). Die Anzahl von Ribosomen in einer Zelle hängt vom zellulären Funktionszustand ab; sie ist in wachsenden Zellen deutlich erhöht.

An der Proteinsynthese sind drei Varianten der RNS beteiligt:
- Die **Transfer-RNS** (tRNS) steuert die aktivierten Aminosäuren zu den Ribosomen.
- Die **ribosomale RNS** (rRNS) steuert die Ribosomensynthese.
- Die **Messenger-RNS** (mRNS) liefert die Information für die Zusammensetzung der Peptidkette (Bestimmung der Aminosäurensequenz).

Klinischpathologische Relevanz. Verschiedene Stoffe können Teilschritte der Proteinsynthese in Bakterien hemmen und weisen somit antibiotische Eigenschaften auf (Tetracyclin, Neomycin, Streptomycin, Chloramphenicol u. a.).

• **Mitochondrien.** Diese Organellen kommen in allen Zellen – mit Ausnahme der Erythrozyten – vor. Zu ihren wichtigsten Funktionen zählen die Zellatmung und die Bildung von besonderen Stoffwechselenzymen. Die Energiegewinnung geschieht über eine *interne Oxidation* (Glukose und Fette werden in den Mitochondrien unter Freisetzung von CO_2 und H_2O oxidiert). Die Energie steht der Zelle als gespeichertes Adenosintriphosphat (ATP) zur Verfügung. Mitochondrien können bis zu 10 µm groß werden und lassen sich dann bereits lichtmikroskopisch als zytoplasmatische

Granula nachweisen (besonders typisch bei Onkozyten). Ultrastrukturell handelt es sich bei den Mitochondrien um längsovale Gebilde, die mit einer Doppelmembran einen Hohlraum *(Matrix)* einschließen. Dieser wird von einer blattartig gefalteten *(Mitochondrien vom Leisten-* oder *Crista-Typ)* oder von einer schlauchförmig gestalteten *(Mitochondrien vom Schlauch-* oder *Tubulus-Typ)* inneren Membran begrenzt. Beide Typen sind charakteristisch für verschiedene Zellfunktionen: Der Crista-Typ kommt bevorzugt bei Eiweiß produzierenden Zellen vor, der Tubulus-Typ z. B. bei Zellen der Steroidsynthese. Die Innenfläche der Mitochondrienmembran wird von kleinen **Elementarpartikeln** bedeckt, die für die oxidative Phosphorylierung von Bedeutung sind.

Die Mitochondrien sind teilungsfähig und besitzen eine eigene DNS und RNS; da sie aber keinen DNS-Reparaturmechanismus aufweisen, sind sie leicht verletzbar. Eine Gefahr besteht besonders durch toxische Sauerstoffradikale, die bei verschiedenen Stresssituationen, Infektionen, Sauerstoffmangel oder durch Einwirkung von Ozon entstehen. Eine weitere Gefährdung liegt bei Vergiftung (Anreicherung von Nitrosaminen), Virusinfektionen oder Spontanmutationen vor.

Mitochondrien und das mitochondriale Genom werden maternal vererbt. Diese Tatsache wird bei der Erforschung der mütterlichen Verwandtschaftslinien genutzt. Die Organellen werden nicht neu gebildet, sondern vermehren sich durch Teilung bereits vorhandener Mitochondrien. Die in Spermien vorkommenden Mitochondrien verlieren zwei Zellzyklen nach der Eibefruchtung ihre Funktion. Bestimmte Eigenschaften der Mitochondrien erinnern an Bakterien. Man ist daher der Meinung, dass sie vor 2,7 Milliarden Jahren aus endosymbiotischen Bakterien entstanden sind.

Klinischpathologische Relevanz. Erkrankungen, bei denen mitochondriale Störungen im Vordergrund stehen, werden als **Mitochondropathien** bezeichnet. Sie können Folge eines Defektes der mitochondrialen DNS oder der kernkodierten Proteine sein. Mitochondrien sind gegenüber toxischen Einflüssen besonders empfindlich und reagieren mit einer Reihe von morphologisch erfassbaren Veränderungen: Vergrößerung (Schwellung), Verlust der Cristae oder Kondensation. Eine Vermehrung der Mitochondrien sieht man in den Onkozyten. Unregelmäßig vergrößerte Mitochondrien in Hepatozyten sind typisch für einen alkoholtoxischen Leberschaden.

• **Golgi-Apparat.** Morphologisch liegt ein System von abgeflachten, scheibenförmig gebogenen Hohlräumen (die konkave Seite ist zur Kernoberfläche gerichtet) vor, die durch Querbrücken untereinander verbunden sind. Mehre unabhängige Strukturen bilden die in Kernnähe lokalisierten **Golgi-Felder**. Diese sind besonders stark entwickelt in sekretorisch aktiven Zellen (Zellen in Speicheldrüsen, Darm und Leber): Hier dienen sie

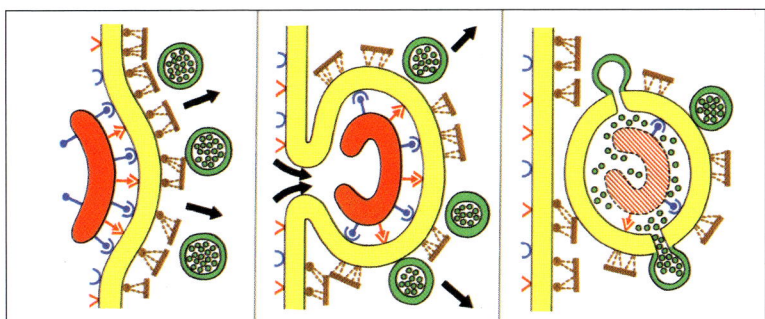

Abb. 1.6. Phagozytose von Mikroorganismen. Links: Das mit Antikörpern beladene Bakterium (rot) haftet auf der Phagozytenoberfläche (gelb). **Mitte:** Durch die Wirkung von Aktin- und Myosinmikrofilamenten sowie von aktinbindenden Proteinen (braun) auf die Innenfläche der Zellmembran wird diese eingezogen, der Mikroorganismus eingestülpt (rezeptorvermittelte Endozytose). **Rechts:** Durch Abschnürung der Zellmembran wird diese von der Oberflächenmembran getrennt und bildet eine phagozytäre Vakuole. Nach einer Verschmelzung mit Lysosomen (grün) können die lysosomalen Enzyme den Mikroorganismus abtöten und verdauen.

der Sekretmodifikation (Prosekretkörnchen als eingedickte Stoffwechselprodukte), dem Sekrettransport und der Sekretabgabe. Zu den wichtigsten Funktionen des Golgi-Apparates zählen auch die Umwandlung von Membrananteilen und der Transport (Folge einer Endozytose) in die und von der Membran weg: Man spricht von einem Membranen-Recycling-Prozess. Ferner spielen diese Organellen eine Rolle bei der Herstellung von Lysosomen, Glykoproteinen und – über eine Sulfatierung – von Proteoglykanen.

Klinischpathologische Relevanz. Bei einer Störung der Proteinsynthese kann es zu einem Kollaps der Zisternen kommen. Bei einer gesteigerten Syntheseleistung sind diese dilatiert.

• **Lysosomen** sind runde oder ovale, ca. 0,5 μm großen Organellen (in der aktiven Resorptionsphase werden sie bis 5 μm groß), die aus Abschnürungen des Golgi-Apparates, dem Trans-Golgi-Netz (TGN), gebildet werden. Sie bestehen aus kleinen Bläschen mit hydrolytischen Enzymen (Phosphatasen, Esterasen, Glykosidasen, Sulfatasen, Desoxyribonukleasen und Peptidasen bei niedrigem pH, etwa pH 6). Eine glykolipidproteinreiche Bläschenmembran verhindert eine Selbstandauung der Zelle durch die primären Lysosomen. Nach einem Kontakt mit abzubauenden Stoffen entstehen aus den inaktiven primären Lysosomen die sekundären aktiven Formen.

Eine Funktion der Lysosomen ist die **Autophagie**, das heißt eine Selbstandauung von Bestandteilen der Zelle (geschädigte Zellanteile, Auflösung
von inaktivierten Zellen). Diese Lysosomen bezeichnet man als **Autopha-
gosomen**. Die Auflösung von exogenen phagozytierten Partikeln (z. B.
Bakterien) findet in **Phagolysosomen** *(Heterophagosomen)* statt.

Nicht vollständig abgebaute Stoffe bleiben als **Residualkörper** zurück: Sie
können unverändert längere Zeit in der Zelle liegen oder umgewandelt (z. B.
in Pigmente) intra- oder extrazellulär abgelagert werden.

Klinischpathologische Relevanz. Bei einer Zellschädigung durch verschiedene
Noxen (z. B. nach Bestrahlung oder durch Infektionen) kann es zu einer Freisetzung von lysosomalen Enzymen kommen, welche die Trägerzelle auflösen **(Auto-
lyse)**. Gelangen intakte Lysosomen in den extrazellulären Raum (Matrix), dann
kommt es auch zu einer Gewebsschädigung. Lysosomale Enzymdefekte verhindern, dass bestimmte Stoffe (Glykoproteine, Glykogen, Lipide) vollständig abgebaut werden. Durch Ablagerung in Lysosomen entstehen **lysosomale Speicher-
krankheiten**.

• **Peroxisomen** sind durch eine Biomembran begrenzte Organellen; sie
sind reich an Katalasen und Oxidasen und kommen bevorzugt in Hepatozyten und Nierenepithelien vor. Diese Organellen entstehen durch Wachstum und Teilung; sie katalysieren den Abbau von Fettsäuren; außerdem
sind sie an zellulären Entgiftungsfunktionen beteiligt.

Klinischpathologische Relevanz. Ein Peroxisomen-Defekt ist die Grundlage der
Zellweger-Krankheit.

• **Zytoskelett.** Form, Kontraktilität und Motilität der Zelle werden durch
das mit der Zellmembran verankerte Zytoskelett bestimmt. Das Zytoskelett besteht aus folgenden Strukturen:

a) Aktinfilamente (Mikrofilamente) stellen eine netzförmige Struktur
dar, die der mechanischen Zellstabilität dient. Ferner sind sie für die Bildung von oberflächlichen Zellausstülpungen (Mikrovilli und Stereozili-
en), des Schnürringes in der Endphase der Mitose sowie für die Steuerung
der Endo- und Exozytose zuständig. Als metaplasmatischer **Aktin-Myosin-
Komplex** bilden sie kontraktile Filamente in der Muskelzelle. Die bikonkave Form der Erythrozyten hängt von Aktinfilamenten und Spectrinmo-
lekülen ab.

b) Mikrotubuli (MT) sind längliche, schmale, röhrenförmige Proteinzylin-
der, die auch für die Stabilität der Zelle verantwortlich sind. Sie bestehen
aus den globulären Polypeptiden α- und *β-Tubulin* und sind an der Bil-

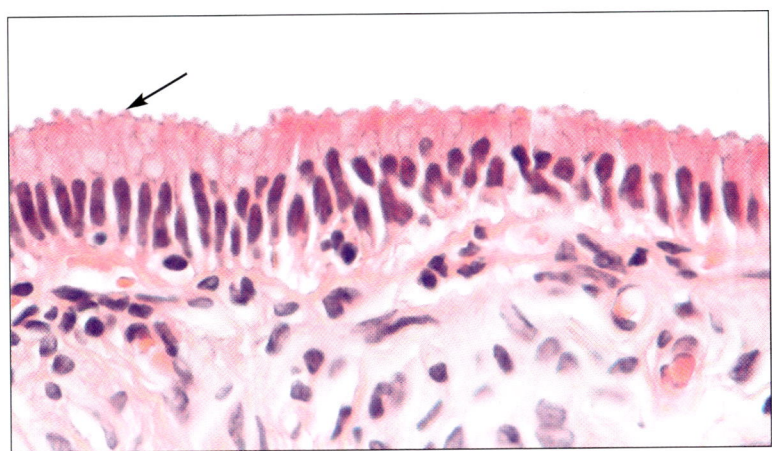

Abb. 1.7. Bürstensaum. Die Zelloberfläche der Epithelien der Gallenblasenschleimhaut zeigt zarte Mikrovilli **(Pfeil)**. HE-Fbg.

dung von Zentriolen, Zilien und Geißeln beteiligt. Über das Mikrotubuli organisierende Zentrum (MTOZ) bestimmen die MT die zytoplasmatische Lokalisation verschiedener Organellen (Golgi-Apparat, ER). Ferner bilden sie spezifische Strukturen wie Axonem und Zentriolen.

- **Zentrosomen – Zentriolen.** Bei *nicht polarisierten Zellen* schließen Zentrosomen in ihrer Hülle zwei Zentriolen ein, die zwischen Kern und Golgi-Apparat liegen. In *polarisierten (sekretorischen) Zellen* liegen die Zentrosomen zwischen Kern und Zelloberfläche. Zu ihren wichtigsten Funktionen zählt die Bildung der mitotischen Spindel, die den Chromosomentransport zu den beiden Tochterzellen reguliert. Ferner sind Zentriolen von Bedeutung für Kinozilien und Geißeln (Spermien, Epithelien der Atemwege); in ihrem Aufbau ähneln sie dem Basalkörper (z. B. der Leishmanien).
- **Bürstensäume** *(Mikrovilli)* bestehen aus Ausstülpungen der Zellmembran mit eingeschlossenen Aktinfilamenten und einer dichten Glykolyx an der Oberfläche. Aufgabe der Bürstensäume ist die Vergrößerung der Schleimhautoberfläche und somit die verstärkte Resorption. Man findet sie besonders in Dünndarm- und Gallenblasenepithelien sowie im Bereich der proximalen Nierentubuli. Eine ähnliche Funktion zeigen die **Stereozilien** (z. B. im Nebenhoden): dabei handelt es sich um büschelförmige Mikrovilli, die aber im Querschnitt keine Mikrotubuli zeigen.

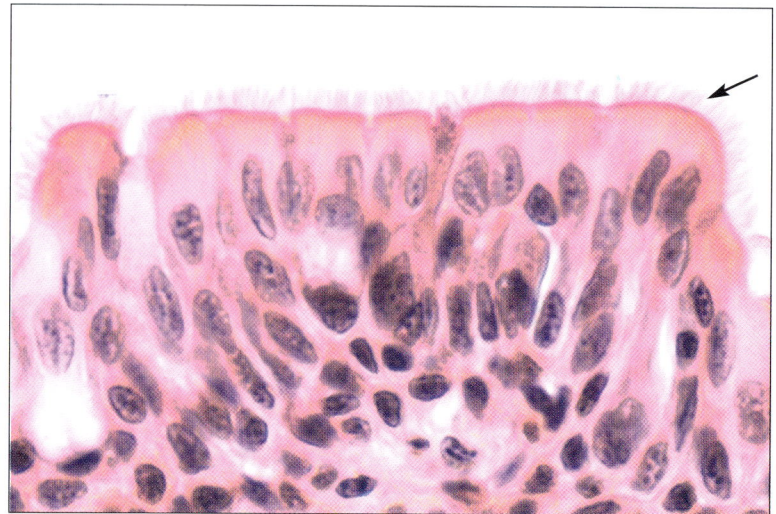

Abb. 1.8. Kinozilien. Die Oberfläche der hochprismatischen Zellen der respiratorischen Schleimhaut ist von zarten Flimmmerhaaren bedeckt **(Pfeil)**. HE-Fbg.

– **Flimmerhaare** *(Kinozilien)* sind bis zu 10 μm lange Ausstülpungen der
Zellmembran, die bestimmte Stoffe auf der Zelloberfläche (Schleim,
Staubpartikel, Eizelle) in eine bestimmte Richtung bewegen. Man findet sie auf den Flimmerepithelien in den Atemwegen und in der
Schleimhaut des Eileiters. Morphologisch handelt es sich um Ausstülpungen der Zellmembran, die ein zentrales Axonem aus MT mit dem
typischen 9 × 2 + 2-Muster besitzen, d. h. 9 Mikrotubuli-Doubletten
sind um ein zentrales MT-Paar angeordnet. Die Kinozilien setzen sich in
der Zelle bis zu dem **Basalkörperchen** (entspricht den Zentriolen)
fort. Unbewegliche Kinozilien kommen bei Riechsinneszellen und
Netzhautzellen (Zilien) vor .

– **Geißeln** *(Flagellen)* sind isolierte, besonders lange Kinozilien, die bei
freien Zellen vorkommen und der Fortbewegung dienen. Beim Menschen liegen sie bei Spermien vor und erreichen eine Länge von 55
μm. Ferner sind sie auch typisch für bestimmte Protozoen (verschiedene Arten von Trypanosomen, *Giardia lamblia, Trichomonas vaginalis*).
Bei einigen dieser Parasiten wird die Geißel durch eine mit der Zelle
verbundene ondulierte Membran ergänzt. Einige Parasiten verlieren
ihre Geißel während eines intrazellulären Reproduktionszyklus. In dieser Phase werden sie als Amastigoten bezeichnet. Neben den Mikrotu-

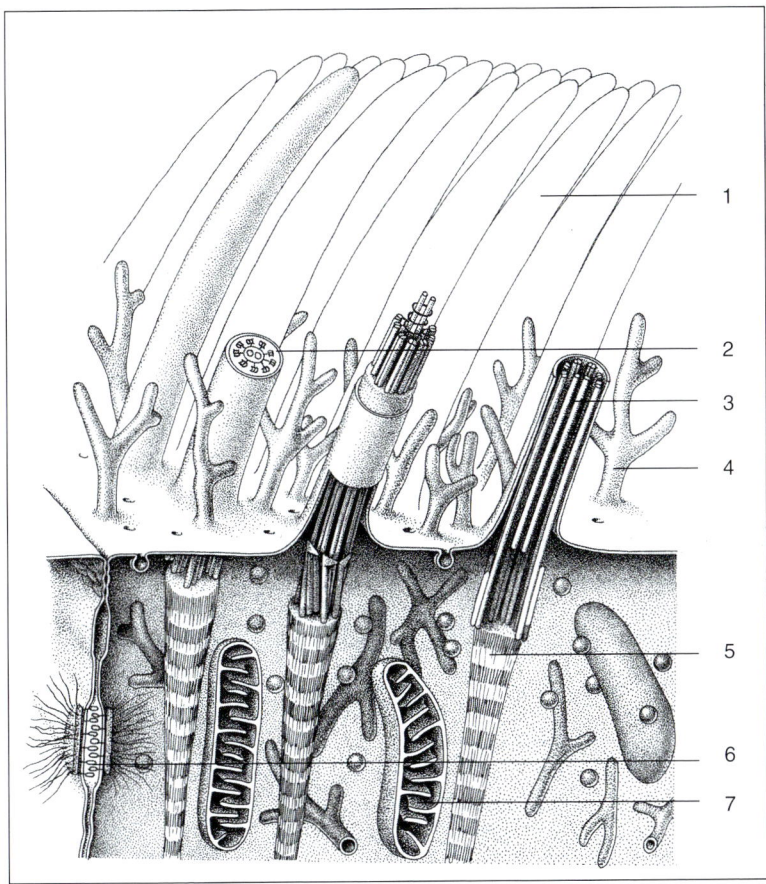

Abb. 1.9 Kinozilien. Oberfläche einer Epithelzelle mit Flimmerhaaren. Schematische Darstellung. **1:** Kinozilie im Längsschnitt. **2:** Kinozilie im Querschnitt mit zentralem Achsenfaden (Axonema). **3:** Mikrotubuli. **4:** Mikrovillus. **5:** Basalkörper. **6:** Zellverbindungen. **7:** Mitochondrium

buli liegen in den Geißeln bestimmte Filamente vor, die durch Proteinverknüpfungen stabilisiert und als **Axonem** bezeichnet werden.

Klinischpathologische Relevanz. Eine Schädigung der Mikrotubuli kann zu Störungen der Zilienfunktion führen, die sich im Bereich der Atemwege (Bronchitis und Bronchiektasen) bzw. in den Spermien (Verlust der Motilität und somit Sterilität) manifestieren.

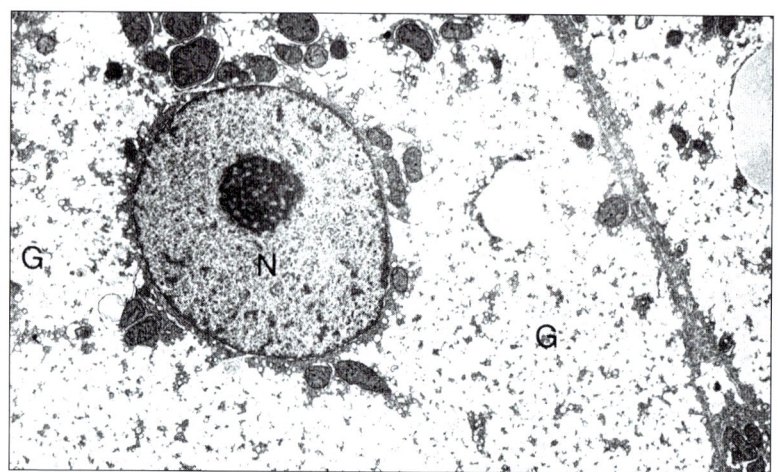

Abb. 1.10. Intrazytoplasmatische Glykogenspeicherung (G) in einer Leberzelle
(**N:** Kern mit Nukleolus). Das Glykogen stellt sich im elektronenmikroskopischen
Bild als feinkörnige paraplasmatische Einlagerung dar.

c) Intermediärfilamente (IF) sind Polypeptidketten, die nur der Zellstabilität dienen und nicht an der Motilität beteiligt sind. Die Filamente verlaufen parallel zu den zytoplasmatischen Zug- und Drucklinien in einer
Zelle. Unter Berücksichtigung der Zellspezifität unterscheidet man:

– **Keratinfilamente** *(Tonofilamente)*, die aus verschiedenen Keratinen
  bestehen und von den Haftplatten *(Desmosomen)* an der Zellmembran
  ausgehen. Diese Organellen verbinden benachbarte Zellen (insbesondere Stachelzellen) untereinander und erhöhen so die Gewebsfesti-
  gung. Epithelzellen ektodermalen Ursprungs enthalten Zytokeratine.
– **Neurofilamente** treten in Dendriten und Axonen von Nervenzellen
  auf; sie dienen der Stabilität des Achsenzylinders in Nerven.
– **Vimentinhaltige Filamente** liegen in Bindegewebszellen (Fibroblasten) vor, das **saure, fibrilläre Gliaprotein** in Astrogliazellen und **Desmin** in Muskelzellen.

Klinischpathologische Relevanz. Das Muster an intermediären Filamenten wird
auch in Tumorzellen beibehalten. Ihr immunhistochemischer Nachweis erlaubt eine histogenetische Einteilung der Neubildung: Angabe der Mutterzelle, aus dem
die Neoplasie hervorgegangen ist.

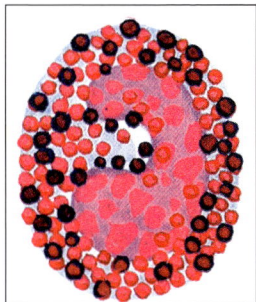 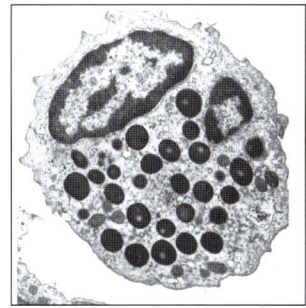

Abb. 1.11. Paraplasma. Basophiler Granulozyt mit intrazytoplasmatischen sekretorischen Granula. **Links:** schematische Darstellung. **Rechts:** elektronenmikroskopisches Bild

2.4 Paraplasma

Als Paraplasma bezeichnet man intrazytoplasmatisch abgelegte Stoffe, die als Reserve oder als Abfall bestimmt sind. Dabei kann es sich um sehr unterschiedliche Verbindungen handeln:

• **Fette.** Unter physiologischen Bedingungen ist das zytoplasmatische Lipid mit der Sudan-Färbung nicht nachweisbar. Erst bei deutlicher Vermehrung des Fettgehaltes kommt es zur Bildung von Fetttröpfchen, die später zu einer großen Vakuole zusammenfließen. Dieser Vorgang findet unter physiologischen (Fettzelle) und pathologischen Bedingungen (in Hepatozyten oder Kardiomyozyten bei Sauerstoffmangel) statt.

• **Glykogen** (Reserveform der Glukose) ist besonders in Leber-, Muskel- und Herzmuskelzellen nachweisbar. Unter pathologischen Bedingungen (z. B. bei Glykogenosen) kommt es zu einer massiven Glykogenanreicherung im Zytoplasma. Glykogen kann auch im Kern nachweisbar sein (Glykogenkerne bei Diabetes mellitus).

• **Eiweißeinlagerungen** sind als homogene, eosinrote, intrazytoplasmatische Tröpfchen nachweisbar. Man sieht sie z. B. bei verstärkter Eiweißresorption in Tubulusepithelien der Niere (beim nephrotischen Syndrom).

• **Sekretionsprodukte.** Im Zytoplasma können verschiedene Stoffe vorkommen, die meist als mehr oder weniger dichte freiliegende Granula zu erkennen sind. Als Beispiele sind die großen zytoplasmatischen sekretorischen Granula der eosinophilen und basophilen Granulozyten sowie die elektronenmikroskopisch dichten Granula in endokrinen Zellen zu nennen.

• **Pigmente** sind intra- oder extrazelluläre, endogene oder exogene Stoffe mit einer Eigenfarbe; sie lassen sich selektiv im ungefärbten Schnitt oder nach Anwendung besonderer histologischer Nachweismethoden (Hämatoxylin-Färbung ohne Gegenfärbung) darstellen (siehe Seite 37). Pigmente kommen unter physiologischen oder pathologischen Bedingungen vor:

– **Lipofuszin** ist ein feinkörniges, intrazelluläres, eisenfreies Pigment von goldgelber Farbe. Es handelt sich um ein abgelagertes Abbauprodukt, das mit dem Alter an Menge zunimmt (besonders im Bereich der Hepatozyten und Kardiomyozyten).

– **Hämosiderin** ist ein eisenhaltiges Pigment (Berliner-Blau-Reaktion ist positiv), das hauptsächlich aus dem Hämoglobin stammt und bei einem verstärkten Blutzerfall (Hämolyse) in den Zellen des monozytären Phagozytensystems (MPS) in Milz, Leber und Knochenmark abgelagert wird. Das Pigment ist überwiegend intrazellulär als goldgelbe Körnchen nachweisbar. In der Berliner-Blau-Reaktion stellt es sich intensiv blau dar.

– **Melanin** ist ein Lichtschutzpigment, das von Melanozyten gebildet wird, und hauptsächlich in Haut, Haaren und Retina zu finden ist. Unter krankhaften Bedingungen kommt es in Tumoren oder tumorartigen Veränderungen (Nävi, Melanom) vor. Das überwiegend intrazellulär lokalisierte, schollige Pigment ist von dunkelbrauner bis schwarzer Farbe. Es lässt sich selektiv durch Versilberung (Masson-Technik) nachweisen. Die Melanozyten werden aufgrund ihrer neuroektodermalen Herkunft immunhistochemisch mit S100-Protein-AK identifiziert.

– **Gallenpigment.** Gallenfarbstoffe werden – meist unter pathologischen Bedingungen – verstärkt in und außerhalb von Zellen abgelagert. Man sieht sie beim Ikterus als *Gallezylinder* zwischen den Hepatozyten oder als gelb pigmentierte *Galletropfen* nach Resorption aus dem Harn in den renalen Tubulusepithelien. Ferner können nekrotische Zellen (z. B. Hepatozyten bei einer Virushepatitis) *gallig imbibiert* sein. Zu diesen Pigmenten zählt auch das extrazelluläre, eisenfreie, goldgelbe **Hämatoidin**, das durch extrazellulären Abbau von Blut (z. B. aus einem Hämatom) entsteht.

– **Exogene Pigmente.** Verschiedene Stoffe aus der Umwelt können in Gewebe und Zellen vorkommen. Zu den häufigsten Pigmenten dieser Art zählt der **Kohlenstaub**, der im Rahmen einer Anthrakose in Lungen und Lymphknoten abgelagert wird. Hier sind auch die bei Tätowierung intrakutan eingebrachten Pigmente zu nennen.

– **Artefakte.** Bei der Beurteilung der Pigmente ist ein Kunstprodukt auszuschließen, das **Formalinpigment**. Es entsteht, wenn eine blutreiche Untersuchungsprobe nach der Fixierung nicht ausreichend gewässert wird. Das bräunliche, körnige Pigment kann durch die Kardasewitsch-Reaktion identifiziert werden.

• **Kristalle.** Mikrokristalle und kristalloide Strukturen können in normalen Zellen (eosinophilen Granulozyten) vorkommen. Meist handelt es sich um intra- oder extrazelluläre Ablagerungen, die als pathologisch zu bezeichnen sind: Kalk (bei einem Überangebot von Ca^{2+}), Natriumurat (bei Gicht), Silikate (bei Silikose) oder andere Stoffe. Ihre Identifizierung gelingt mit besonderen Untersuchungsmethoden (Kalk durch die Kossa-Versilberung; Urate sind nach wasserfreier Einbettung doppelbrechend im polarisierten Licht).

2.5 Zellkern

Der Zellkern kommt in allen funktionstüchtigen Zellen (mit Ausnahme der Erythrozyten) vor. Zu den wichtigsten Funktionen zählen die Speicherung der genetischen Information (in DNS-Fäden) und die Weitergabe von gespeicherten funktionellen Informationen über ribonukleinsäurehaltige Botenstoffe (m-RNS).

Kerngröße. Die Größe eines Zellkerns steht in Relation zur Zytoplasmamasse (Kern-Zytoplasma-Relation). Veränderungen dieses Verhältnisses weisen auf die Funktion (Kerngröße nimmt bei Hyperfunktion zu) hin. Dieser Befund spielt eine Rolle in der Tumordiagnostik (bei malignen Tumoren ist die Relation meist zugunsten des Kerns verschoben).

Kernlage. In der Regel liegen die Kerne *zentral* in der Zelle; sie können aber auch *basal* (z. B. bei sezernierenden Epithelien) oder *peripher* (z. B. in der quergestreiften Muskulatur im Gegensatz zu Kardiomyozyten) lokalisiert sein. Unter physiologischen Bedingungen kommt es durch Zytoplasmaeinlagerungen (z. B. unter Ausbildung einer großen Fettvakuole in der normalen Fettzelle) zu einer Verdrängung in die Zellperipherie.

Unter pathologischen Bedingungen führt die intrazytoplasmatische Speicherung von Schleim (z. B. beim verschleimten Karzinom) zur Bildung der charakteristischen *Siegelringzellen.* Typisch ist der leicht *exzentrische* Kern der Plasmazellen.

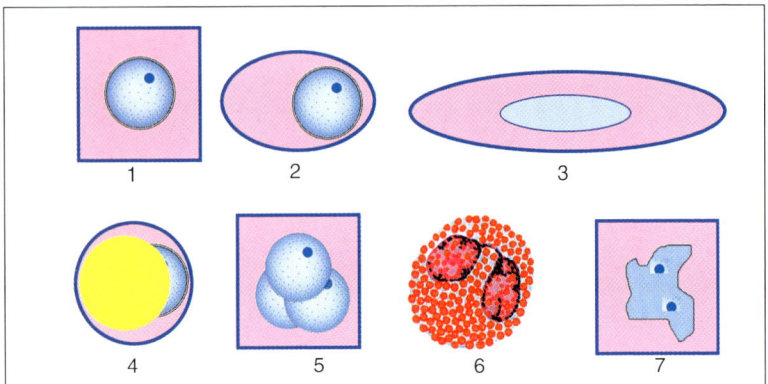

Abb. 1.12. Der Zellkern. **1** Rundlicher, zentraler Kern (Typ Hepatozyt). **2** Exzentrischer Kern (Typ Plasmazelle). **3** Länglicher Kern (Typ glatte Muskelzelle). **4** Exzentrischer Kern durch zytoplasmatische Vakuole (Typ Fettzelle, Siegelringzelle). **5** Mehrkernige Zelle (Typ Megakaryozyt). **6** Segmentkernige Zelle (Typ eosinophiler Granulozyt). **7** Polymorpher Kern (Tumorzelle).

Zahl der Zellkerne. In der Regel besitzt die Zelle nur einen Kern, *zweikernige Zellen* (z. B. in der Leber) sind aber nicht selten. *Mehrkernige Zellen* können unter physiologischen (Osteoklasten, choriale Riesenzellen, Megakaryozyten) oder pathologischen Bedingungen (Tumorriesenzellen, Fremdkörperriesenzellen) vorkommen. Die Bezeichnung »Riesenzelle« weist auf die deutliche Größenzunahme der Zelle (10- bis 100-mal größer als ein Erythrozyt) hin.

Kernform. Der Kern passt sich in seiner Form der Zelle an: rundlich in abgerundeten oder kubischen Zellen (z. B. in Hepatozyten, Nierenepithelien) oder oval bis spindelig in lang gestreckten Zellen (Fibroblasten, glatte Muskelzellen, Endothelzellen). Andere Zellen weisen eine für sie typische Kerngestalt auf, so z. B. die segmentierten oder stabförmigen Kerne der neutrophilen und eosinophilen Granulozyten.

2.5.1 Kernaufbau

Der Kern ist mit einer doppelten Kernmembran umgeben, welche das Kernplasma (Kerngrundsubstanz, Chromosomen und Nukleolus) einschließt. Die Kernhülle ist durch Kernporen mit einer besonderen Struktur unterbrochen. Die **Kerngrundsubstanz** *(Kernmatrix)* stellt den »flüssi-

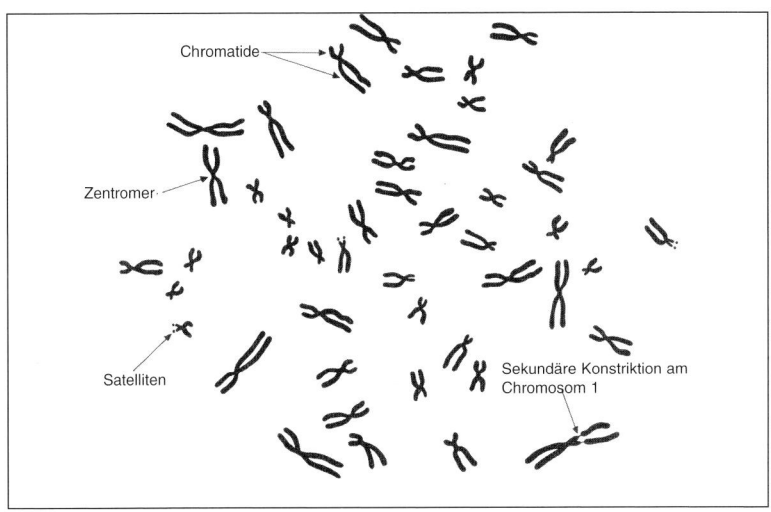

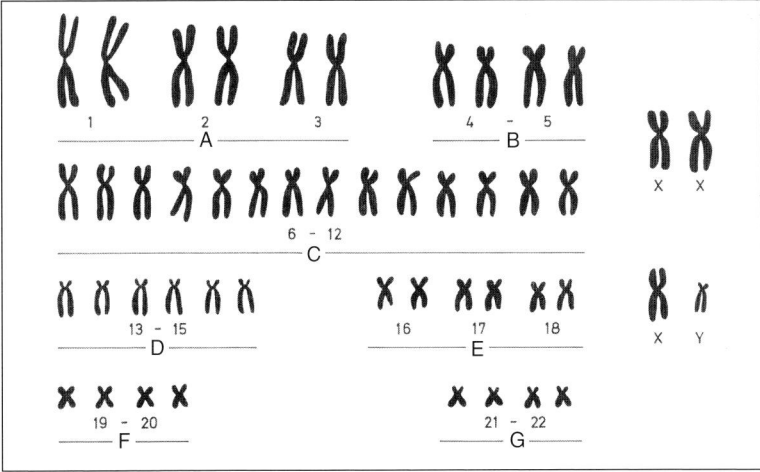

Abb. 1.13. Chromosomen. Oben: Chromosomenausstrich aus einer Lymphozyten-mitose (Metaphase bei 8000-facher Vergrößerung). **Unten:** paarweise Anordnung in einem Karyogramm.

gen« Kernanteil mit histongebundener DNS, RNS, Enzymen, Ionen und Metaboliten dar.

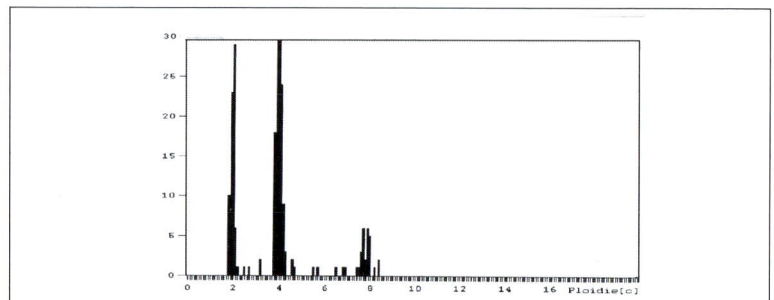

Abb. 1.14. DNS-Stammlinie mit Polyploidisierung. Zytofotometrisch lassen sich gehäuft 2c-, 4c- und 8c-Kerne im DNS-Histogramm nachweisen. Zervixausstrich bei HPV-Infektion.

Das Chromatin besteht aus der nukleären DNS sowie aus Proteinen (Histone dienen der Stabilität der DNS-Doppelhelix), Phospholipiden, Kalzium-Ionen und kleinen Mengen von RNS. Chromosomen bestehen aus DNS-Ketten, die sich um Histone lagern. Zwei Nukleinsäureketten bilden eine schraubenartige **Doppelhelix**. Im Kern liegen die Chromosomenfäden in der Ruhephase (Phase zwischen zwei Mitosen) bevorzugt entspiralisiert, das heißt gestreckt (als histologisch heller Anteil: **Euchromatin**), vor. Hier wird die mRNS als primäres Genprodukt transkribiert. Die spiralisierten, funktionell weniger aktiven Anteile **(Heterochromatin)** erkennt man als histologisch dunkle Kernregion bevorzugt in unmittelbarer Nachbarschaft zur inneren Kernmembran. Das menschliche Genom enthält 46 Chromosomen; sie stammen zur Hälfte vom Vater und zur Hälfte von der Mutter. Chromosomen bilden Paare **(Autosome)**, die sich in einem Karyogramm ordnen lassen. Geschlechtlich unterschiedlich sind lediglich die **Gonosomen** (Geschlechtschromosomen X und Y). Bei der Frau kommt das 46,XX-Chromosomenmuster, beim Mann das 46, YX-Muster vor. Typisch für das weibliche Geschlecht ist eine randständige Chromosomenverdichtung **(Barr-Körperchen)**, die als **Sexchromatin** bezeichnet wird. Es handelt sich um ein inaktiviertes X-Chromosom. Dieses bleibt auch während der Interphase – als Heterochromatin – kondensiert und ist als kleine randständige Feulgen-positive Chromatinverdichtung in 20 bis 30 % der Zellen einer normalen Frau nachweisbar. Zur Untersuchung werden bevorzugt Zellen aus der Mundschleimhaut verwendet. Im Granulozytenkern sind die geschlechtsspezifischen Strukturen als trommelschlegelartiger Anhang **(Drumstick)** erkennbar.

In der Metaphase lassen sich die Chromosomen lichtmikroskopisch bei 1200-facher Vergrößerung identifizieren und in einem Karyogramm paarweise nach Größe und Zentromerlage ordnen. Weitere morphologische Kriterien sind sekundäre Konstriktionen und Satelliten.

Eine weitere Untersuchungstechnik stellt die **DNS-Zytofotometrie** dar. Zellausstriche werden mit einer spezifischen Färbung für Zellkern-DNS (Thionin oder Pararosanilin nach Feulgen) behandelt. Nach entsprechender Kalibrierung wird die Lichtabsorption des gemessen Zellkerns bestimmt. Der Wert korreliert mit dem DNS-Gehalt. In ein Histogramm eingetragene Werte weisen auf die Stammlinie hin: Unter normalen Bedingungen **(Euploidie)** liegt ein diploider (2c) oder tetraploider Chromosomensatz (4c) vor. Bei einer gesteigerten Funktion einer nicht teilungsfähigen Zellen (Herzmuskelzelle) kommt es zu einer **Polyploidisierung** (8c, 16c und 32c): Der Zellkern ist groß und hyperchromatisch. Bei malignen Tumoren können Chromosomenanomalien auftreten, so dass abnorme Werte (7c, 13c u. a.) gemessen werden. Man spricht von einer **Aneuploidie**.

2.5.2 Nukleolus

Eine weitere Kernstruktur sind die stark basophilen, bis zu 3 µm großen **Kernkörperchen** *(Nukleoli)*, die hauptsächlich aus ribosomaler RNS bestehen und nur in der Interphase nachweisbar sind. Ihre Größe korreliert mit der Intensität der Proteinsynthese in der Zelle. Nukleoli gehen aus den **Nukleolus-organisierenden Regionen** (NOR) hervor. Diese lassen sich selektiv mit Versilberungsmethoden darstellen; daher spricht man von AgNOR. Die Silberreaktion (Argyrophilie) findet an Regulatorproteinen statt, die mit der ribosomaler RNS verbunden sind. Ihre Bestimmung (Zahl und Größe der Partikel) erfolgt elektronisch mit morphometrischen Methoden.

Klinischpathologische Relevanz. Mehrere und besonders große Nukleolen sind häufiger bei malignen Tumoren (z. B. Prostatakarzinom) nachzuweisen. Zahl und Größe der versilberbaren NOR zeigen eine gewisse Korrelation mit der Zellfunktion. In Rahmen der Zellreifung nehmen die NOR an Zahl ab, aber an Größe zu. Bei malignen Tumoren (insbesondere bei endokrinen Karzinomen) liegen mehrere, kleine versilberbare Partikel vor.

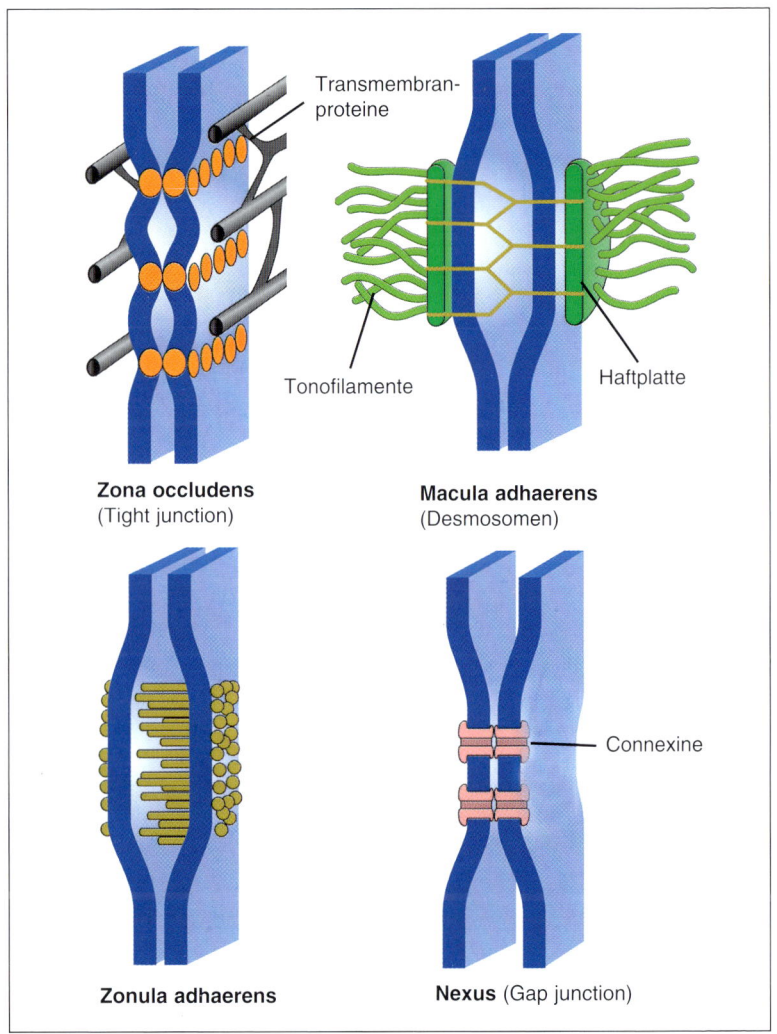

Abb. 1.15. Zellverbindungen. Schematische Darstellung. **Blau:** Zellmembran. **Rot:** Transmembranproteine (Claudine und Occludine). **Grün:** Haftplatte mit Filamenten.

3 Zelle im Gewebe

Zellen können isoliert vorkommen (z. B. als zirkulierende Blutzellen) oder fest in einem Gewebeverband verankert sein. In diesen Fällen liegen besondere Strukturen als Zellverbindungen vor. Bei den polar ausgerichteten Zellen (z. B. die Auskleidung eines Hohlraumes oder die Bedeckung einer Fläche) können ebenfalls besondere Strukturen an der Oberfläche oder an der Basis der Zelle bestehen.

3.1 Zellverbindungen

Man unterscheidet laterale und basale Verknüpfungen der Zellen untereinander oder mit einer Basalmembran. Sie können punktförmig *(Macula)* oder gürtelförmig *(Zonula)* sein. Der Raum zwischen zwei Zellmembranen kann vollständig verlegt *(occludens)* oder teilweise eingeengt *(adhaerens)* sein.

Eine Kombination der verschiedenen Arten von seitlichen Zellkontakten zeigt sich histologisch in einem Flachschnitt als **Schlussleisten**. Ihre Aufgaben sind die Stabilisierung der Zellverbände, die Bildung bzw. der Schutz von funktionellen Zellkompartimenten, der interzelluläre Stoffwechselaustausch und der Aufbau von Signalketten zur Informationsübermittlung. Zu den seitlichen Verbindungen gehören folgende Strukturen:
- Bei der **Zonula occludens** *(Tight junction)* kommt es zu einer flächenhaften Verschmelzung von zwei nebeneinander liegenden Zellmembranen. Durch Verlegung des Interzellularraumes wird im Bereich der oberflächlichen Deckzellen (Epithelien und Mesothelzellen) eine besonders effektive Schutz- und Stoffwechselbarriere gebildet. Zonula occludens und Zonula adhaerens bilden zusammen – als **Haftkomplexe** – netzförmige Schlussleisten. Tight junctions sind an der Bildung von Funktionskompartimenten beteiligt, z. B. beim Aufbau der Endothelschranke im Nervengewebe.
- **Desmosomen** *(Macula adhaerens)* sind Verdichtungen der Zellmembran von zwei nebeneinander liegenden Zellen. Sie werden durch intrazytoplasmatische Intermediärfilamente (Tonofilamente bei Epithelzellen) verstärkt und dienen primär der mechanischen Stabilisierung. Die Wirkung der Desmosomen wird durch die gürtelförmige **Zonula adhaerens** des Junktionkomplexes verstärkt.
- Als **Nexus** *(Gap junction)* bezeichnet man eine Verbindung zwischen zwei Zellen, die einen direkten Austausch bestimmter Stoffwechselprodukte erlaubt. Dabei ist der interzelluläre Raum stark spaltförmig

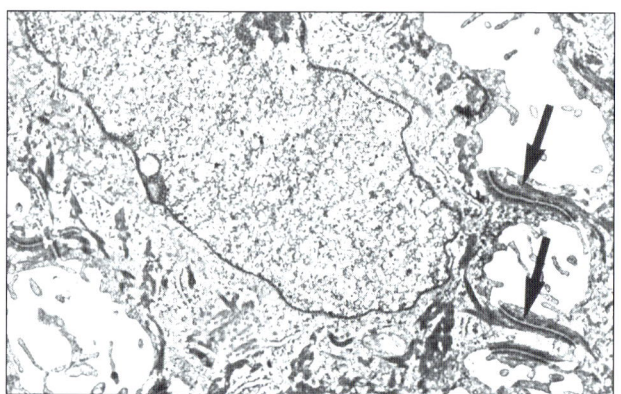

Abb. 1.16. Desmosomen. Zellverbindungen **(Pfeile)** zwischen zwei Plattenepithelzellen. Elektronenmikroskopisches Bild.

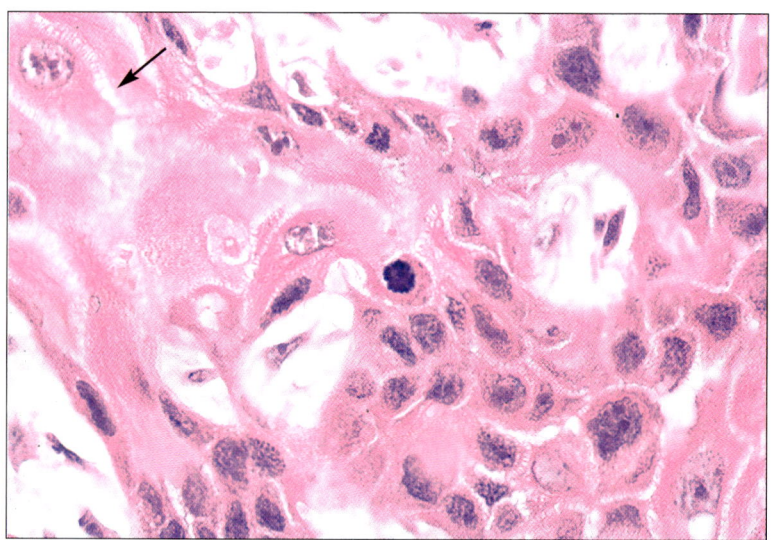

Abb. 1.17. Interzellularbrücken. Tumorzellen eines Plattenepithelkarzinoms werden untereinander durch Interzellularbrücken **(Pfeil)** verbunden. Diese Zellverbindungen lassen sich bei stärkerer Vergrößerung nachweisen, wenn man die Kondensorblende stärker zuzieht. Der Nachweis dieser Zellverbindungen ist von Bedeutung, da er die Abstammung des Tumors von Stachelzellen bestätigt. HE-Fbg.

eingeengt *(Gap).* Kleine tunnelförmige Membranproteine (zellspezifische Connexine) erlauben hier eine direkte Verbindung zwischen zwei Zellen für Ionen und sehr kleine Moleküle.

3.2 Freie Zelloberfläche

Neben den temporären Oberflächenstrukturen, die sich z. B. im Rahmen einer Phagozytose bilden, kommen auch **permanente Oberflächendifferenzierungen** vor. Sie dienen bevorzugt der verstärkten Aufnahme von Stoffen (durch Vergrößerung der Austauschfläche) oder der Zellmotilität. Hier sind die Mikrovilli, Kinozilien und Geißeln bei Parasiten zu nennen (siehe Seite 13).

3.3 Zellbasis

Bei polar ausgerichteten Zellen (mit einem basalen und einem apikalen Zellpol) zeigt die Zellbasis eine mechanische Verankerung **(Hemidesmosomen:** einseitig differenzierte Haftplatten**)** mit dem Bindegewebe oder der Basalmembran über spezielle Anheftungsproteine (Integrine). Ferner kommen Invaginationen der Zellmembran vor, die Aggregate von Mitochondrien zur Bereitstellung von Energie bei Transportproteinen enthalten (»basale Streifung«).

• **Basallamina.** Eine Form der Zellabgrenzung (aber auch Haftschicht für mechanische Verbindungen) im Bereich der Zellbasis ist die Basallamina, die lichtmikroskopisch als **Basalmembran** erscheint. Ultrastrukturell besteht sie aus einer 25 nm dicken, amorphen Schicht mit einem dichten (Lamina densa) und einem hellen Anteil (Lamina lucida), die heute als Fixierungsartefakte gedeutet werden. Die Synthese der Membran findet in den benachbarten Epithelien oder Endothelien statt, teilweise auch in Bindegewebszellen oder in spezialisierten, organspezifischen Zellen (z. B. Podozyten im renalen Glomerulus). Durch die Basalmembran werden bestimmte Zellen (z. B. Epithelien oder Endothelien) von der Umgebung, d. h. von der extrazellulären Matrix, getrennt. Zu den wichtigsten Funktionen zählen die *Filtration* (im Bereich der renalen Glomeruli), und die *Zellstabilität* (durch Verankerung mit Hemidesmosomen). Weiterhin dient die Basallamina als *Leitschiene* für die Epithelregeneration (renale Tubulusepithelien, pulmonale Alveolarepithelien). In den meisten Fällen ist die Basalmembran im konventionellen HE-Schnitt nicht oder nur schwer zu erkennen. Ihr Nachweis gelingt in der PAS-Färbung durch Versilberung (Movat-Methode) sowie immunhistochemisch durch die Darstellung von Kollagen IV oder von Laminin.

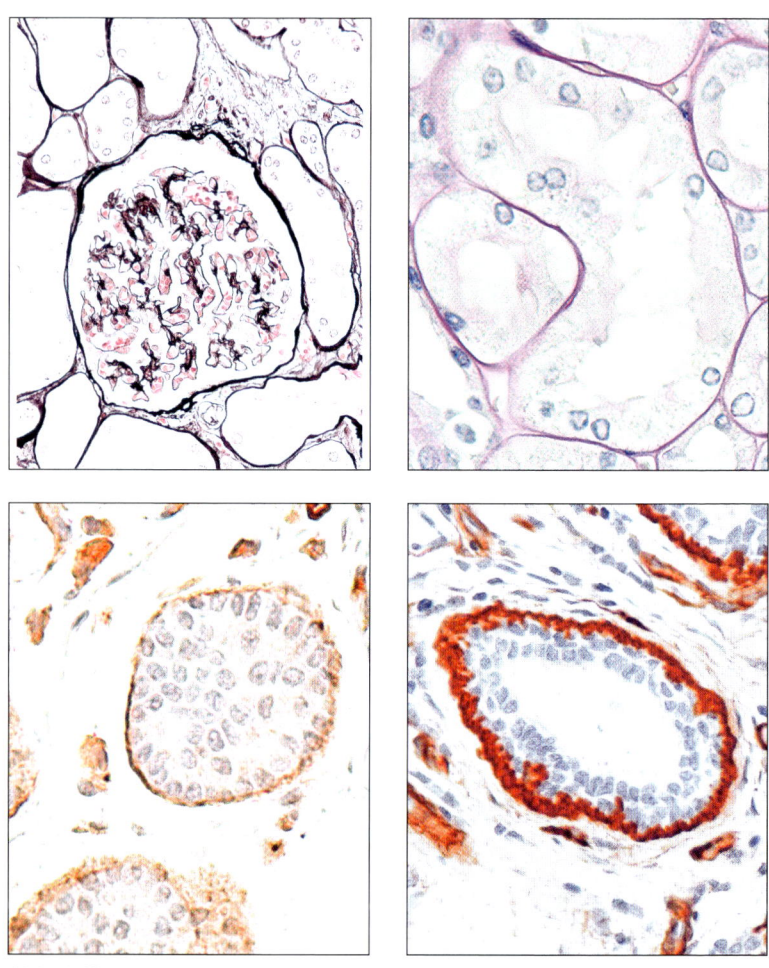

Abb. 1.18. Nachweismethoden der Basalmembran. 1: Versilberung nach Movat (Niere: Glomeruli und Tubuli).. **2:** PAS-Färbung (Nierentubuli). **3:** Laminin: Mamma. Ausführungsgang ausgefüllt mit Tumorzellen. **4:** Kollagen IV. Mammaausführungsgang.

Biochemisch besteht die Basallamina aus einem Kollagen-IV-Laminin-Netz, das verschiedene Proteoglykane und Glykoproteine einschließt. Ferner ist zu beachten, dass sich die Basalmembran in den verschiedenen Organen und Gewebsarten durch die Zusammensetzung der genannten

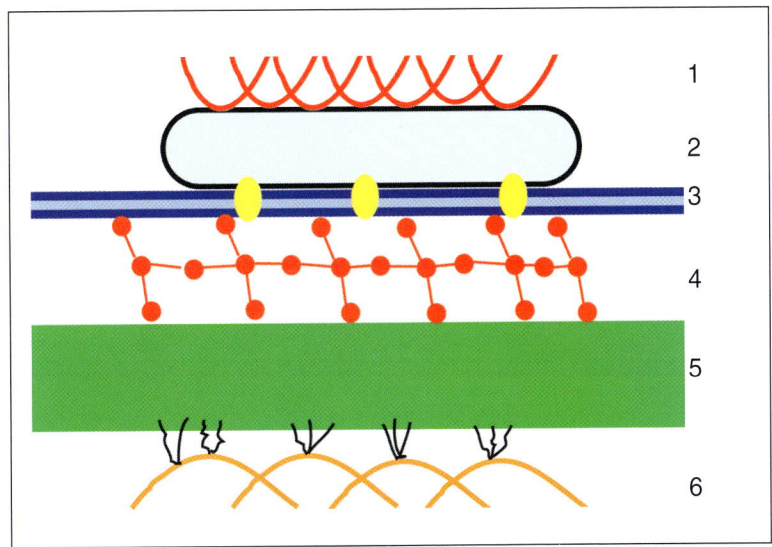

Abb. 1.19. Basallamina. Schematische Darstellung. **1:** intermediäre Filamente. **2:** Hemidesmosom. **3:** Zellmembran. **4:** Ankerfilamente. **5:** Basallamina. **6:** Ankerfibrillen an Retikulinfasern.

Komponenten unterscheidet. Heute sind 15 verschiedene Lamininarten bekannt.

Klinischpathologische Relevanz. Die Basalmembran ist bei verschiedenen Grunderkrankungen mit morphologisch erfassbaren Veränderungen beteiligt. Dabei kann die Basalmembran als homogenes, eosinrotes Band **verdickt** sein (diabetische Mikroangiopathie, hypertensive Vaskulopathie, allergische Rhinitis/Sinusitis, Asthma bronchiale). Eine besonders **dünne Basalmembran** wird in den Glomeruli beim Alport-Syndrom beobachtet. Eine **verdoppelte Basalmembran** ist charakteristisch für die Transplantatglomerulopathie (Niere). **Ablagerungen** im Bereich der Basalmembran kommen bei metastatischen Verkalkungen und bei Amyloidosen vor. Eine **Unterbrechung der Basalmembran** ist Folge einer Kollagenaseeinwirkung von Granulozyten (bei Entzündungen) oder von invasiven Tumorzellen.

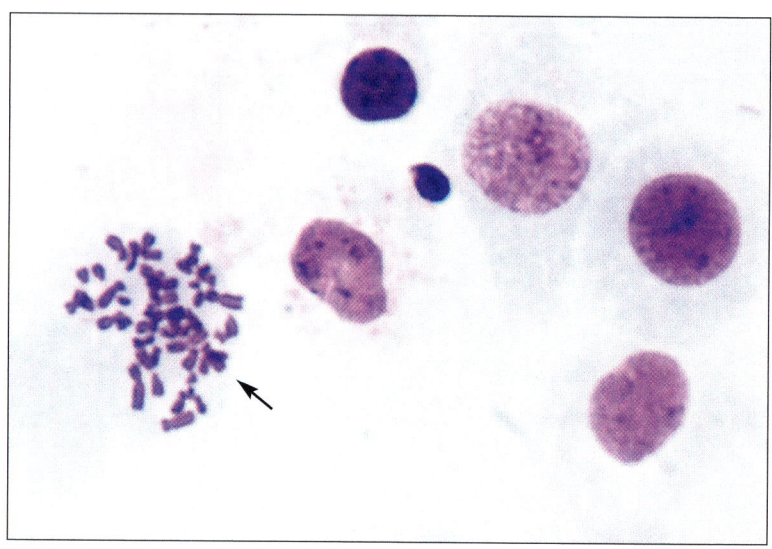

Abb. 1.20. Mitose (Pfeil). Giemsa-Fbg.

4 Zellzyklus (Mitose und Interphasemitose)

Teilungsfähige Zellen vermehren sich. Der Zeitraum zwischen zwei Mitosen wird als **Interphase** oder **Intermitose** bezeichnet. Nicht teilungsfähige Zellen (z. B. Ganglienzellen des Zentralnervensystems) bleiben in einer G_0-Phase.

Die **Intermitose** besteht aus folgenden Unterphasen:
– **G_1-Phase** = Wachstumsphase
– **S-Phase** = Synthesephase (DNS-Replikation und Histonsynthese)
– **G_2-Phase** = postsynthetische oder prämitotische Phase (RNS-Synthese, Chromatidenbildung [Verdoppelung] und Vorbereitung zur Mitose)

Die **Zellteilung (Mitose)** besteht aus folgenden Schritten:
1 Prophase. Die verdoppelten und stark spiralisierten Chromosomen sind verdichtet; sie bilden ein Chromatiden-Paar, das durch ein Zentromer verbunden ist. Die Kernmembran wird aufgelöst und bleibt in Form von kleinen intrazytoplasmatischen Membranfragmenten zurück. Die`Zentriolen wandern an die Zellpole und stehen untereinander durch eine Spindel aus Mikrotubuli in Kontakt.

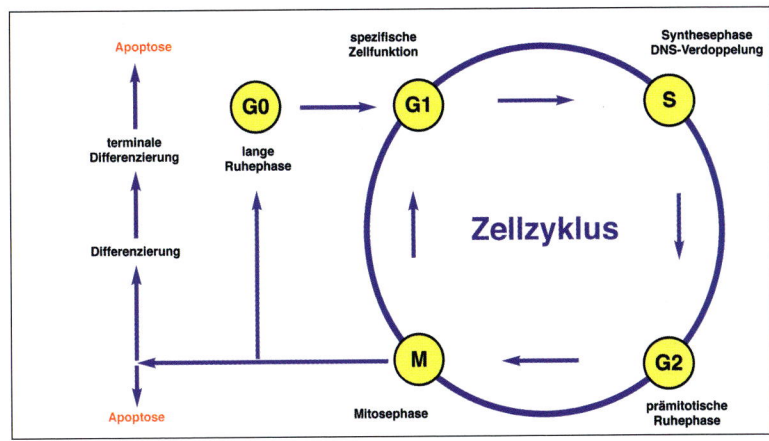

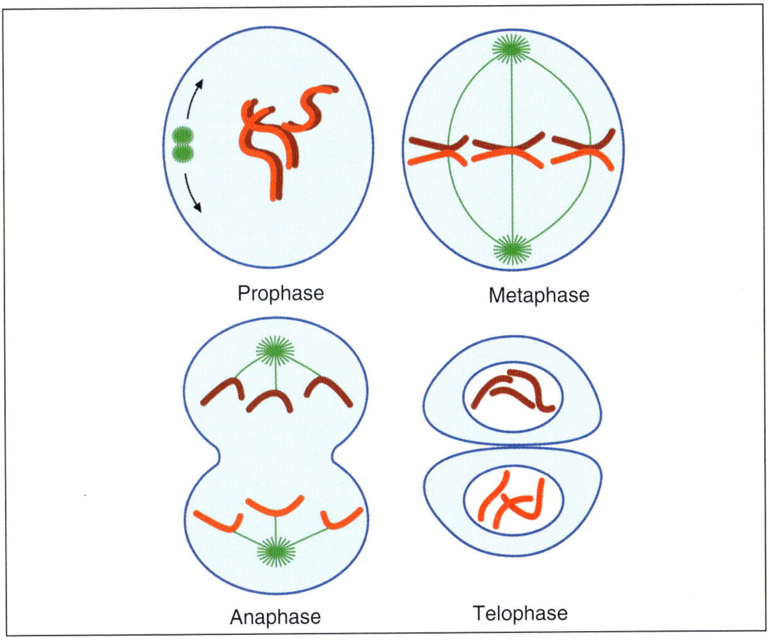

Abb. 1.21. Mitose. Oben: Zellzyklus. Schematische Darstellung. **Unten:** schematische Darstellung der Mitosephasen. **Rot:** Chromosomen. **Grün:** Zentriolen und Spindel. **Blau:** Zytoplasma und Zellmembran.

2 Metaphase: Die Chromosomen ordnen sich in der Zellmitte (Äquatorialplatte) zu einer Platte aus spiralisierten Chromosomenpaaren.

3 Anaphase: Die Chromosomen teilen sich in zwei Tochterchromosomen (Trennung der Chromatiden-Paare), die von den Spindelfasern in den jeweiligen Zellpol gezogen werden.

4 Telophase: Eine neugebildete Kernmembran (teilweise aus zusammengefügten Membranfragmenten) schließt die wieder entspiralisierten Chromosomen ein. Durch Zytokinese teilt sich beim Einschnüren der Zellmembran die ursprüngliche Zelle in zwei unabhängige Tochterzellen. In diesen Zellen werden die Mitochondrien der Mutter übernommen, die sich unabhängig vom Zellzyklus vermehren. ER und Golgi-Apparat zerfallen dagegen in Vesikel, aus denen die Tochterzelle die entsprechenden Organellen bildet.

Im weiteren Zellzyklus geht die Zelle wieder in einen Zyklus (Mitose-Intermitose-Phase) oder in eine längere G_0-Phase. Hochdifferenzierte Zellen sind nicht mehr teilungsfähig («terminale Differenzierung»).

Sonderformen einer Zellteilung. Bei der **Amitose** entstehen zwei Tochterzellen ohne Spindelbildung, Auflösung der Kernmembran oder Spiralisierung der Chromosomen. Bei dieser beschleunigten Zellteilung wird die Zellfunktion wenig beeinträchtigt. Die **Meiose** stellt die besondere Vermehrung der Geschlechtszellen dar: Die Verdoppelung des Chromosomensatzes fehlt (aus dem *diploiden Chromosomensatz* 2 × 23 entsteht der *haploide Chromosomensatz* 1 × 23). Durch die Fusion der ovariellen Eizelle mit der männlichen Samenzelle kommt es wieder zu einem diploiden Chromosomensatz.

5 Zelltod

Ein Merkmal eines Lebewesens ist die begrenzte Lebensdauer. Diese wird bei Zellen durch die Telomere am Chromosomenende bestimmt. Somatische Zellen besitzen – im Gegensatz zu Keimbahn- oder Stammzellen – keine Telomerase (spezifische DNS-Polymerase), welche die Replikation der Telomere steuert. Daher kommt es mit jeder Mitose zu einer Verkürzung des Chromosomenendes. Wird eine kritische Länge erreicht, dann führt die Instabilität zu einer Apoptose.

Klinischpathologische Relevanz. Das Tumorsuppressorprotein p53 erkennt die Chromosomenverkürzung. Fehlt es, dann können die Zellen mit dieser Veränderung überleben. Dieser Vorgang ist für die Entstehung menschlicher Tumoren von Bedeutung, da ihre Zellen Telomerase exprimieren und theoretisch unsterblich sind.

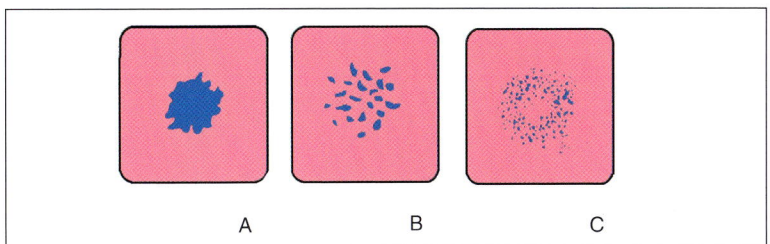

Abb. 1.22. Zellnekrose. A: Kernpyknose. Der Kern ist homogen und stärker basophil. **B: Karyorrhexis.** Die Kernmembran ist aufgelöst, der Kerninhalt nur noch als
Fragmente erkennbar. **C: Karyolysis.** Auch die Kernreste werden aufgelöst, so dass
die Zelle kernlos erscheint. In allen Phasen der Koagulationsnekrose ist das Zytoplasma intensiv homogen eosinrot gefärbt.

5.1 Apoptose

Die Apoptose stellt den Zelltod dar, der physiologisch vorprogrammiert
sein kann oder unter pathologischen Bedingungen eintritt. Geschädigte
oder potenziell »gefährliche« Zellen (nach Virusinfektionen, Genommu-
tationen) werden aktiv vom Organismus eliminiert. Die Apoptose stellt einen wichtigen Mechanismus zum Abbau bestimmter embryologischer
Strukturen (z. B. die Vorniere beim Menschen, autoreaktive oder nutzlose
Immunzellen) dar. Während einer Apoptose ist die Zellmembran intakt.
Durch die fehlende Freisetzung zytosolischer Zellanteile bleibt eine entzündliche Reaktion in diesem Bereich aus. Die Zelle schrumpft und zeigt
Abschnürungen, die letztlich zur Spaltung und Bildung von Apoptosekör-
perchen führen. Diese können von benachbarten Zellen phagozytiert werden.

Klinischpathologische Relevanz. Apoptosen stellen einen Schutzmechanismus
gegenüber Mutationen dar. Dies trifft für Tumorzellen, aber auch für AIDS und
verschiedene neurodegenerative Erkrankungen zu. Fehlfunktionen bei der Apop-
toseinduktion (z. B. Überexpression von Apoptoseschutzgenen wie bcl-2) spielen
eine Rolle bei malignen Lymphomen.

5.2 Zellnekrose

Die Zellnekrose ist – im Gegensatz zur Apoptose – ein passiver Zustand,
der keiner genetischen Kontrolle unterliegt und als Folge einer Zellschädigung entsteht. Dabei kann es sich um einen Sauerstoffmangel oder um
mechanische (Trauma), physikalische (Hitze, Kälte, ionisierende Strahlen)
oder chemische Noxen (Gifte, Laugen und Säuren) handeln.

Morphologisch unterscheidet man folgende Formen von Zellnekrosen:

- Bei einer **kolliquativen Nekrose** kommt es infolge der Zellschädigung zu einer Wasseraufnahme. Die Zelle ist vergrößert, das betroffene Organ groß, weich und wasserreich. Diese Nekroseform ist charakteristisch für das Zentralnervensystem.

- Die **Koagulationsnekrose** ist gekennzeichnet durch einen »trockenen« Zelluntergang. Die Zelle zeigt eine erhöhte Azidophilie des Zytoplasmas. Der Kern ist geschrumpft und zunächst sehr chromatindicht *(Karyopyknose)*. Später tritt eine Kernfragmentierung *(Karyorrhexis)* auf, die in eine Kernauflösung *(Karyolysis)* übergeht. Der Vorgang der Nekrose ist mit der vollständigen Zellauflösung *(Zytolyse)* abgeschlossen.

- Bei der **fibrinoiden Nekrose** stehen die morphologischen Eigenschaften des Fibrins (feinstkörnige, eosinrote Strukturen) im Vordergrund.

Weitere Formen einer Nekrose (käsige, fibrinöse, hämorrhagische Formen) sind von der Art des betroffenen Gewebes abhängig.

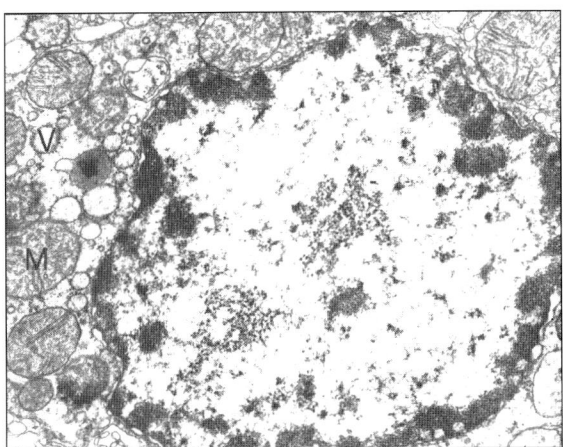

Abb. 1.23. Kernveränderungen nach Zellschädigung. Zu den frühen morphologisch erfassbaren Zellveränderungen nach einer Schädigung (Sauerstoffmangel) zählt die Kernwandpyknose. Das Heterochromatin kondensiert (stärker an der inneren Kernmembran, während die inneren Anteile heller erscheinen). Elektronenmikroskopisches Bild.

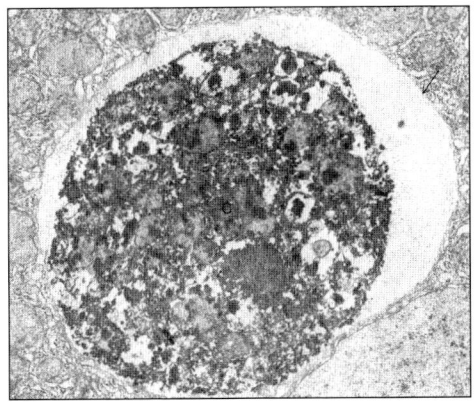

Abb. 1.24. Einzelzellnekrose am Beispiel einer Einzelzellnekrose (Councilman-Körper) eines Hepatozyten bei Virushepatitis. In einem fortgeschrittenen Stadium der Nekrose löst sich die Zelle aus dem Verband (Leberbälkchen) und zeigt eine runde Form. Gleichzeitig kommt es zu einer Zellschrumpfung. Ultrastrukturell sieht man einen Verlust der Zeichnung der Organellen und des Kerns. Elektronenmikroskopisches Bild.

Differenzialdiagnose: Pigmente

	Lipofuszin	Hämosiderin	Hämatoidin	Galle	Melanin
Organ	Leber, Myokard	Leber, Milz[1]	in jedem Organ	Leber, Niere	Haut
Lokalisation	intrazellulär	intrazellulär	extrazellulär	intra/extra-zellulär	intrazellulär
Farbe	goldgelb	braungelb	hellgelb	gelb bis grün	dunkel-braun
Beschaffenheit	feinkörnig	grobkörnig	tafelförmig	homogen	körnig
Normal	ja[2]	nein	nein	nein	ja[3]
Pathologisch	ja[4]	ja[5]	ja[6]	ja[7]	ja[8]
Fe-Reaktion	–	+++	–	–	–
Untersuchung	PAS-positiv				Versilberung

Erläuterungen. 1: Bei einer Siderose sind mehrere Organe (Myokard, Nebennieren u.a.) beteiligt. **2:** häufig im Alter. **3:** in epidermalen Melanozyten . **4:** vermehrt bei schweren Grundleiden, die mit Kachexie einhergehen. **5:** bei verstärktem Zerfall von Erythrozyten (Hämolyse) mit zellulären Abbau (Freisetzung von Eisen aus dem Hämoglobin). **6:** Erythrozytenzerfall ohne zellulären Abbau. **7:** beim Ikterus; meist extrazellulär als Gallezylinder in der Leber; bei Rückresorption aus dem Harn auch in Tubulusepithelien. **8:** bei Pigmentnävi und malignen Melanomen.

Differenzialdiagnose: Pigmente

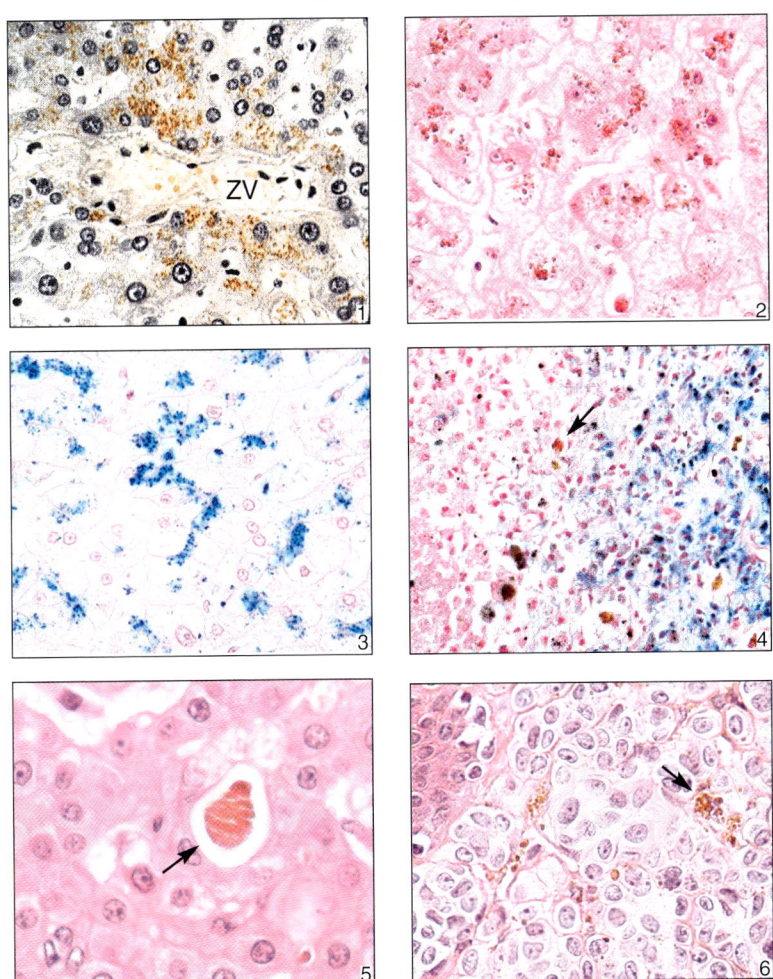

Abb. 1.25. Pigmente. 1: Lipofuszinablagerungen in Hepatozyten in der Umgebung der Zentralvene (**ZV**) H-Fbg. **2: Hämosiderinablagerungen** in Hepatozyten bei Siderose. HE-Fbg. **3:** Eisenhaltiges **Hämosiderin** in Hepatozyten. Berliner-Blau-Reaktion. **4:** Eisenfreies **Hämatoidin** in einer Blutung (**Pfeil**) Berliner-Blau-Reaktion. **5: Gallezylinder** in der Leber bei Ikterus (**Pfeil**) **6: Melanin** in Zellen eines Pigmentnävus. (**Pfeil**) HE-Fbg.

Differenzialdiagnose: Riesenzellen

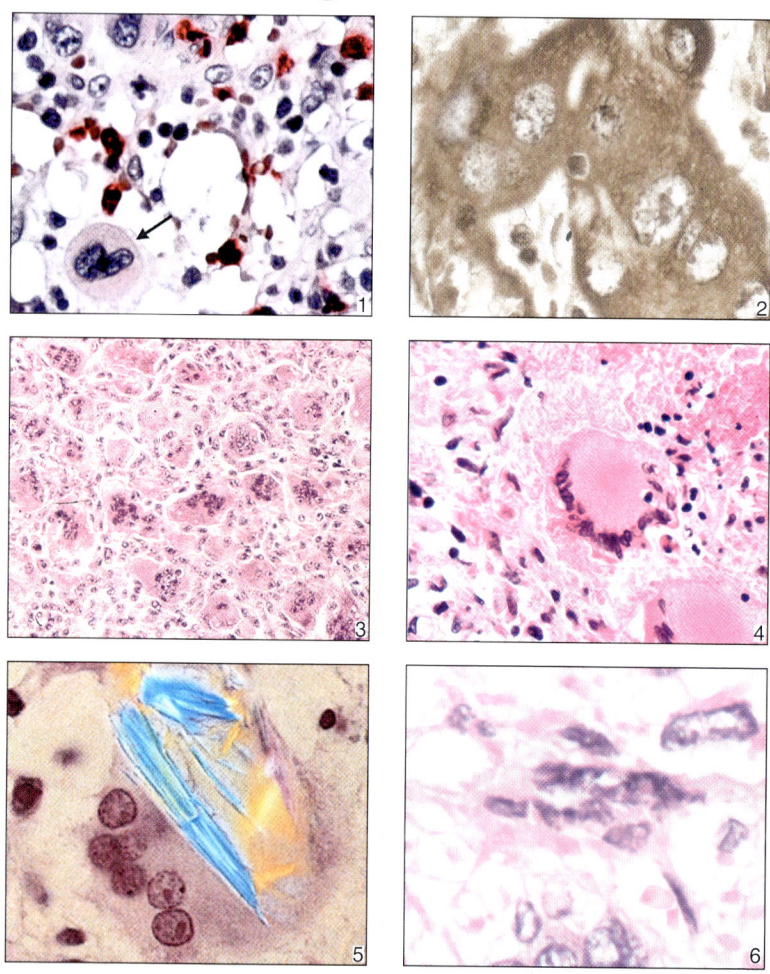

Abb. 1.26. Riesenzellen. 1: Megakaryozyt im Knochenmark **(Pfeil)**. Chlorazetates-
terase. **2: choriale Riesenzelle.** HCG-Immunhistochemie. **3: Osteoklasten** in einem
Osteoklastom. HE-Fbg. **4: Langhans-Riesenzelle** bei Tuberkulose. HE-Fbg. **5:
Fremdkörperriesenzelle** mit doppelbrechendem Fremdkörper. Polarisiertes Licht.
HE-Fbg. **6:** mehrkernige, polymorphe **Tumorriesenzelle**. HE-Fbg.

2 Histologie

Die **Histologie** ist die Lehre von den Geweben: Die Zellen bilden einen Verband mit einer oder mehreren Funktionen. Dabei übt ein Teil dieser Zellen vorgesehene Aufgaben aus, die anderen dienen dem Zusammenhalt und der Versorgung. Verschiedene Gewebe können als ein in sich geschlossenes **Organ** (mit Kapsel vom Rest des Organismus anatomisch getrennt) oder diffus als **System** angelegt sein. Organe, die sich in einem funktionellen Zusammenhang über den Organismus ausbreiten, werden als Apparat (z. B. Kreislaufapparat, Verdauungsapparat) bezeichnet.

Man unterscheidet vier Arten von **Grundgewebe**:
1 Epithelgewebe
2 Binde- und Stützgewebe
3 Muskelgewebe
4 Nervengewebe

In diesem Abschnitt werden die beiden ersten Gewebearten besprochen. Das Muskel- und Knochengewebe(mit Ausnahme der glatten Muskulatur) wird im Kapitel Kreislauf- und Bewegungsapparat, das Nervengewebe (einschließlich Sinnesepithel) im Kapitel Nervensystem abgehandelt.

1 Epithelgewebe

Das **Epithel** (griech.: »auf der Brustwarze«) ist ekto- oder entodermalen Ursprungs; es stellt in Organen den »edlen Anteil« dar, der die spezielle Funktion ausübt.

Im Gegensatz zu den Epithelien, hat das **Bindegewebe** die Aufgabe ein Organ zu schützen (Kapsel), zu formen (Stroma) und über die Gefäße zu ernähren. Man unterscheidet daher das epitheliale, parenchymatöse Gewebe von dem mesenchymatösen Gewebe. Eine ausführliche Beschreibung der verschiedenen Zellen bzw. Gewebe findet im jeweiligen Organkapitel statt.

Unter Berücksichtigung der **Funktion der Zellen** bzw. des **Gewebes** unterscheidet man:
– Schutzepithelien (Oberflächen- oder Deckepithelien)
– Drüsenepithelien mit endokriner oder exokriner Sekretion
– Resorptionsepithelien als semipermeable Schranke für die Aufnahme von exogenen Stoffen (Darmtrakt)
– Exkretionsepithelien für die Elimination von End- bzw. Abfallprodukten des Stoffwechsels (Harnapparat)

– Sinnesepithelien (Geruchs-, Geschmacks-, Gehörsinne)
– Keimepithelien in Hoden oder Ovar

In diesem Abschnitt werden die beiden ersten Epithelformen besprochen, die restlichen in den jeweiligen Organkapiteln.

1.1 Deckepithel (Oberflächenepithel)

Diese Zellart bedeckt die äußere Körperoberfläche (Epidermis der Haut) bzw. kleidet innere Hohlräume (Verdauungstrakt, Atemwege, Harnwege, Genitale) aus. Epithel und das darunter liegende Bindegewebe bilden im Bereich der Hohlorgane eine Einheit (Schleimhaut). Typisch für das Deckepithel sind folgende Befunde: Die Zellen liegen dicht nebeneinander in einer oder mehreren Schichten, sie besitzen keine bindegewebige Zwischensubstanz und sind nicht vaskularisiert. Das Deckepithel kann aus einer oder mehreren Zellschichten bestehen. Ferner unterscheidet man Deckepithelien entsprechend ihrer unterschiedlichen Zellform in der jeweils obersten Zelllage: flache, kubische oder zylindrische Zellen. Ein weiteres differenzialdiagnostisches Kriterium ist die Oberfläche: Sie kann frei oder von Kinozilien bzw. Mikrovilli bedeckt sein.

1.1.1 Einschichtiges Epithel

• Das flache, einschichtige Epithel wird als **Plattenepithel** bezeichnet und kommt im Auge (Korneaepithel [Korneaendothel]), in den Nierenkörperchen (Bowmann-Kapsel), Lunge (Alveolarepithelien) und in den Ausführungsgängen einiger Drüsen vor. Das einschichtige Epithel dient vorwiegend der Resorption bzw. Sekretion; seine Schutzfunktion ist eher gering. Platte Epithelien kommen auch in Organen vor: etwa Schaltstücke der Speicheldrüsen und Follikelepithel im Ovar.

Einen ähnlichen Zellaufbau zeigen Mesothelien, die seröse Hohlräume (Pleura, Perikard, Gelenke, Peritoneum) auskleiden, oder die Endothelien, die im Gefäßsystem (Gefäße, Herzhöhlen) vorliegen. Beide Zellarten sind mesodermalen Ursprungs (exprimieren Vimentin!) werden aber unter Berücksichtigung ihrer flachen Gestaltung häufig als Plattenepithelien bezeichnet.

• **Kubische (isoprismatische) Epithelzellen** liegen in ihrer Höhe zwischen Plattenepithelien und Zylinderepithelien. Zu den typischen Beispielen zählen die Zellen der Ausführungsgänge der Speicheldrüsen und des Pankreas, bestimmte Abschnitte im renalen Tubulusapparat, das Keimepithel auf der Oberfläche des Ovars, das Epithel des Plexus choroideus sowie Zellen, die drüsige Strukturen auskleiden (z. B. Thyrozyten der Schilddrüsenfollikel).

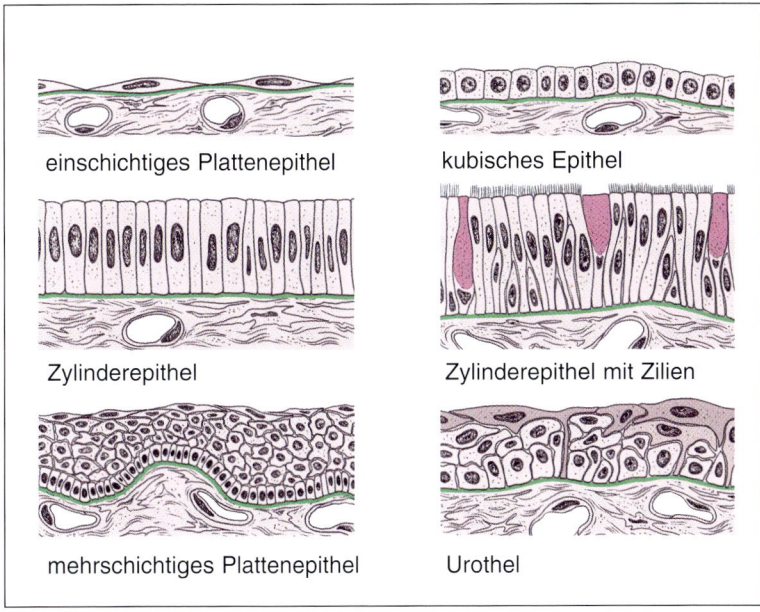

einschichtiges Plattenepithel

kubisches Epithel

Zylinderepithel

Zylinderepithel mit Zilien

mehrschichtiges Plattenepithel

Urothel

Abb. 2.1. Oberflächenepithel. Grün: Basalmembran. **Violett:** Schleim in Becher-zellen. Schematische Darstellung

Unter den drüsigen Organen zeigen Leber, (Hepatozyten), Nebenniere (Rinde) und Plazentarzotten (Chorionepithel) kubische Epithelzellen. Einen weitgehend kubischen Aufbau weisen auch Reservezellen in verschiedenen Schleimhäuten auf.

• **Zylinderepithelien** kommen als hochprismatische, einschichtige bzw. einreihige (Zellkerne in einer Ebene) Zellen besonders im Magen-Darm-Trakt vor; hier werden sie als Resorptionsepithelien bezeichnet. Ferner liegen sie in der Gallenblase, im Eileiter und im Endometrium vor. Im Respirationstrakt sind die Zylinderepithelien mehrreihig (basal, mittelständig oder apikal gelagerte Kerne täuschen eine Vielschichtigkeit vor): Alle Zellen sitzen der Basalmembran auf, aber nicht alle erreichen die Oberfläche. Die Basalzellen bezeichnet man als Reserve- oder Ersatzzellen. Zu den mehrreihigen Zylinderepithelien zählen auch Epithelien des Nebenhodens (mit Stereozilien). Ferner zeigen die Zylinderepithelien unterschiedliche Oberflächen; diese können

– frei sein, z. B. in Samenblase, Gallengängen

- von Mikrovilli (Bürstenzellen im Darmtrakt [Enterozyten]) oder
- von Kinozilien (Eileiter, respiratorisches Epithel) bedeckt sein.

1.1.2 Mehrschichtige Deckepithelien

Von einer **Mehrschichtigkeit** spricht man, wenn das Deckepithel einer Schleimhaut aus mehreren Zelllagen besteht; dabei sitzen nur die Basalzellen der Basalmembran auf. In diese Gruppe fallen die mehrschichtigen Plattenepithelien, wie sie im Bereich der Haut (Epidermis), des oberen Verdauungstraktes (Mundhöhle bis Ösophagus) oder im weiblichen Genitale (Portio, Vagina, Vulva) vorkommen. Mehrschichtige Epithelien aus kubischen oder zylindrischen Epithelien sind selten; sie sind bevorzugt in Übergangszonen zu finden, z. B. der Urethra und der Conjunktiven.

• Das **mehrschichtige Plattenepithel** (Pflasterepithel) besteht aus einer kubischen Basalzellschicht *(Stratum basale)*, die unmittelbar der Basalmembran aufsitzt und die Regenerationszone darstellt. Die Zellen oberhalb der Basalzellschicht bilden das *Stratum spinosum*: Es besteht aus polygonalen Zellen, die untereinander durch Desmosomen verankert sind. Lichtmikroskopisch stellen sich diese als stachelige Zellausläufer (Interzellularbrücken) dar. Intrazytoplasmatisch angeordnete Tonofibrillen, die sich nach Zug- und Drucklinien richten, erhöhen die Gewebestabilität. In Richtung Oberfläche werden die Zellen flach und lang gestreckt. Der Kern passt sich an die Zellform an. In den obersten Schichten sind die Zellen bereits sehr schmal, der Kern kaum erkennbar. Als Ausdruck einer verstärkten Schutzfunktion gegenüber mechanischen Belastungen sind die Epithelzapfen (Reteleisten) anzusehen, die bogenförmig in das darunter liegende Stroma vorwachsen. Auf diese Weise wird die Haftfläche zwischen Epithel und Bindegewebe (Stroma) deutlich vergrößert.

Verhorntes Plattenepithel. Im Bereich der Haut, des Nasen- und Scheidenvorhofes wird die Epitheloberfläche von einer Schicht aus Hornlamellen *(Stratum corneum)* bedeckt. In den übrigen Körperregionen (Mundhöhle, Pharynx, Ösophagus, Anus, Vagina und vorderes Korneaepithel) bleibt die Schleimhaut unverhornt.

• Das **Urothel** (Übergangsepithel) wird meist als mehrschichtiges Epithel bezeichnet; es ist nur bei Nagern mehrreihig. Da die unteren Zellschichten mit Zellausläufern der Basalmembran aufsitzen, muss es als eine Sonderform angesehen werden. Histologisch besteht es aus großen ovalen Zellen, die nur im Bereich der obersten Zellschicht abgeflacht sind. In der Harnbla-

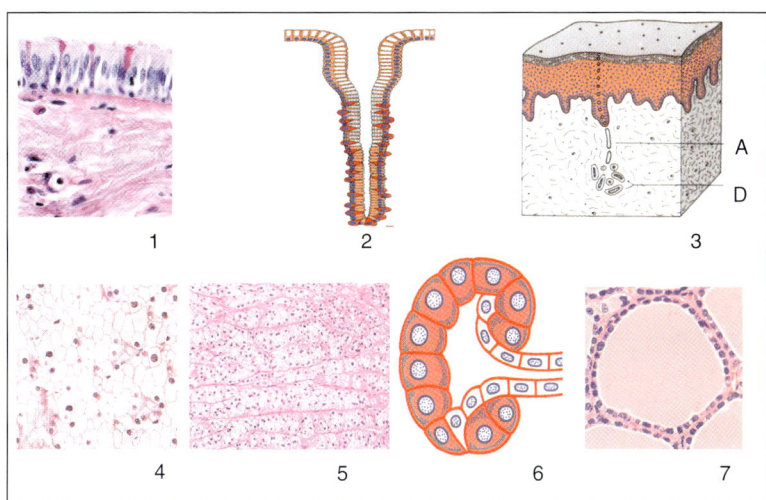

Abb. 2.2. Drüsen. Schematische Darstellung. **1:** endoepitheliale Drüse (Becherzellen in einem respiratorischen Epithel. Schleimvakuole stark PAS-positiv. **2:** tubuläre Drüse mit Grübchen (Magenfundus). **3:** geknäuelt tubuläre Drüse **(D)** mit Ausführungsgang **(A)** (Schweißdrüse). **4:** solide Drüse mit läppchenförmiger Anordnung (Epithelkörperchen). **5:** trabekulär angeordnete Zellen (Leber). **6:** Azinäre Drüse (dunkelrot) mit kleiner Lichtung und Ausführungsgang (Speicheldrüse). **7:** Follikuläre Drüse mit größerer Lichtung, die von kubischen Epithelien ausgekleidet wird (Schilddrüse).

se hängt die Zellform vom Dehnungszustand des Organs ab: In einer stark gefüllten Harnblase imponiert die Schleimhaut als zweischichtiges stark abgeflachtes Epithel. Ein weiteres Merkmal ist eine oberflächliche, eosinrote Verdichtung, die als Crusta bezeichnet wird. Sie besteht aus Intermediär- und Aktinfilamenten sowie aus membranproteinhaltigen Vesikeln, die reversibel in die apikale Membran eingebaut werden können. Aufgabe der Crusta ist die Bildung einer Schutzschicht gegenüber dem hypertonen Harn.

• Ein **mehrschichtiges hochprismatisches Epithel** findet man in den Ausführungsgängen der Glandula parotis sowie in der Urethra.

1.2 Drüsenepithel

Aus der Bezeichnung »Drüse« geht hervor, dass die Sekretion die wichtigste Funktion ist. Diese kann direkt oder – über einen Ausführungsgang – nach außen (Körperoberfläche, Lichtung von Hohlorganen) erfolgen; man spricht von einer exokrinen Sekretion. Meist handelt es sich dabei um Enzyme (Gal-

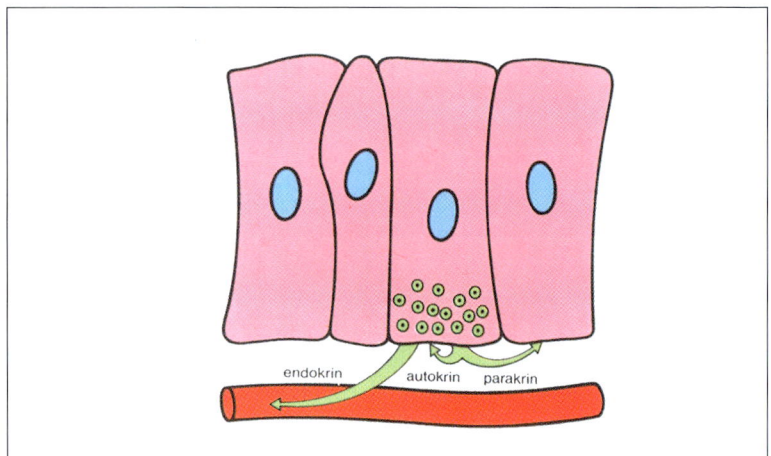

Abb. 2.3. Endokrine, parakrine und autokrine Sekretionsart. Schematische Darstellung

le, Pankreassaft), aber auch Wasser und Elektrolyte können als Exkrete abgegeben werden (z. B. über Schweißdrüsen oder Nieren). Beide Begriffe »Sekretion« und »Exkretion« sind nicht scharf zu trennen, sie werden oft synonym gebraucht. Drüsen mit endokriner Sekretion (Hypophyse, Schilddrüse, Epithelkörperchen, Pankreasinseln, Nebennieren) geben ihr Produkt an benachbarte Zellen oder in den Blutkreislauf ab. Gelegentlich kommt in einem Organ (z. B. Pankreas) gleichzeitig eine endokrine und eine exokrine Aktivität vor. Dies wird als amphikrine Sekretion bezeichnet.

Drüsenepithelien kommen isoliert in einem Gewebe (endoepitheliale Drüsen, z. B. als Becherzellen im respiratorischen Epithel), in kleineren Zellgruppen (isolierte Speicheldrüsen) oder als größeres Organ (Leber, Pankreas) vor. Diffus verteilte, sekretorisch aktive Zellen lassen sich im Rahmen einer gemeinsamen Funktion – organunabhängig – zu einem System zusammenfassen (z. B. als neuroendokrines System).

- **Exokrine Sekretionsart**
- – Bei einer **apokrinen Sekretion** (Mamma, Schweißdrüsen) werden Sekretgranula im apikalen Zellbereich angesammelt. Später wölben sie sich an der Zelloberfläche vor und werden abgestoßen.
- – Bei der **holokrinen Sekretion** (z. B. Talgdrüsen) sterben verfettende Zellen ab und bilden selber das Sekretionsprodukt (Talg).

– Bei einer **merokrinen Sekretion** wird das Sekret nach intrazellulärem Transport aus dem Ergastoplasma und Golgi-Apparat exozytotisch in Form kleiner Granula über die Zelloberfläche ausgeschieden. Diese Sekretionsform ist typisch für seröse und muköse Drüsen.

• **Endokrine Sekretionsart**

– Bei einer **autokrinen Sekretion** sind Bildungs- und Wirkungsort (Zielzelle) dieselbe Zelle. Weder verlässt das Sekret die Zelle noch wirkt es über die Außenmembran auf die Zelle.

– Die **parakrine Sekretion** ist gekennzeichnet durch eine Wirkung auf benachbarte Zellen. Sie findet über eine Diffusion von Hormonen in das interstitielle Bindegewebe statt. Als Beispiel sind auch einige Prostaglandine sowie das von Mastzellen freigesetzte Histamin zu nennen.

– **Neurokrine Sekretion.** Parakrin sezernierte Hormone (Neurotransmitter, Neuromodulatoren) werden von den Ausläufern von Nervenzellen freigesetzt und wirken lokal über spezielle Kontaktstellen (Synapsen). Als Beispiel sind einige Peptidhormone (Bombesin, VIP, Substanz P und Enkephaline) zu nennen.

– Bei der **endokrinen Sekretion** im engeren Sinne werden entfernte Zellen und Organe – über den Blutkreislauf – angesprochen.

• **Zytologischer Aufbau der exokrinen Drüsen**

– **Seröse Drüsen** (Pankreas, Parotis, Tränendrüsen) bestehen aus pyramidenförmigen Zellen mit einem leicht basophilen, körnigen Zytoplasma und einem basalen Kern. Die im ER gebildeten Sekretvorstufen (Zymogengranula: kleinste, eosinrote Körnchen) werden im Golgi-Apparat gespeichert und später zur Sekretion abgegeben. Das dünnflüssige eiweißreiche eosinophile Sekret enthält verschiedene Enzyme.

– **Muköse Drüsen** bestehen aus hellen Zellen mit einem fein- bis grobvakuolisierten Zytoplasma und einem basalen, stark abgeflachten Zellkern. Diese Drüsen kommen in verschiedenen Regionen (als Brunner-Drüsen im Duodenum, in der Gallenblase, im Zungengrund und in der Cervix uteri) vor. Ihr Sekretionsprodukt ist schleimreich. Als mukoid werden Drüsenzellen vom mukösen Phänotyp bezeichnet, die keine Schleimreaktion ergeben.

– **Gemischte Drüsen** setzen sich aus serösen und mukösen Drüsen zusammen. Die serösen Zellen lagern sich halbmondförmig über die mukösen Zellen. Je nach Zusammensetzung unterscheidet man seromuköse Drüsen (Glandula submandibularis) und mukoseröse Drüsen (Glandula sublingualis).

– **Weitere färberische oder immunhistochemische Eigenschaften:** Die Zellen eines epithelialen Gewebes oder Tumors (insbesondere von Drüsen) werden auch nach ihren färberischen Eigenschaften bezeichnet: azidophile, basophile, chromophobe (nicht spezifisch angefärbt) oder helle (mit optisch leerem Zytoplasma) Zellen. Anhand von Spezialfärbungen hat man versucht die Zellen histogenetisch oder einer bestimmten Funktion zuzuordnen (z. B. die Zellen der Adenohypophyse). Diese Methode wird heute meist durch immunhistochemische Untersuchungen ersetzt (z. B. Nachweis von Hormonen).

• **Histologischer Aufbau der exo- und endokrinen Drüsen**
Der histologische Aufbau eines drüsigen Gewebes hängt vom jeweiligen Organ bzw. seiner Aufgabe ab. Man unterscheidet folgende Gewebemuster:

– **Solide endokrine Drüsen** bestehen aus unterschiedlich großen Zellhaufen, die keine Lichtung bilden und keine besondere Anordnung zeigen. Dieses Bild ist typisch für die Adenohypophyse und die Epithelkörperchen.

– In einigen endokrinen Organen sind die soliden Zellen **trabekelförmig** aufgebaut (z. B. Leberzellen oder die *Zona fasciculata* der Nebennierenrinde).

– Endokrine Drüsen mit Speicherfunktion wie die Schilddrüse bilden **Follikel**, d. h. mit Hormonen gefüllte Hohlräume, die von den endokrinen Zellen umzäumt werden.

– **Drüsen mit Lichtung.** Beim **Acinus** (Speicheldrüsen, Pankreas) ist die Lichtung sehr klein. **Follikel** (Schilddrüsen) zeigen eine etwas größere rundliche Lichtung, die meist von kubischen Epithelien ausgekleidet wird. Bei **tubulären Drüsen** (Magen) ist die Lichtung im Flachschnitt länglich, im Querschnitt rund. **Alveolen** sind rundliche bis sackförmige Drüsen mit einer zentralen Lichtung. **Kombinierte Formen** (z. B. tubuloazinöse Drüsen) kommen vor.

In der Regel besteht eine **exokrine Drüse** aus folgenden Abschnitten: Den periphersten Abschnitt stellt das **Drüsenendstück** (Acinus) dar mit serösen, mukösen oder gemischten Zellen. Diese gehen in das **Schaltstück** aus abgeflachten Epithelien über. Es folgen die **Sekretrohre**, die in einen **Hauptausführungsgang** einmünden. Dieser endet an einer Epitheloberfläche (Hautoberfläche, Lichtung im Magen-Darm-Trakt oder der Luftwege), gelegentlich als trichterförmige Lichtung (Grübchen oder Foveolae). Die verschiedenen Abschnitte werden vom umgebenden Stroma durch eine Basalmembran begrenzt. Bei einigen Drüsen (z. B. Mamma) findet man zwi-

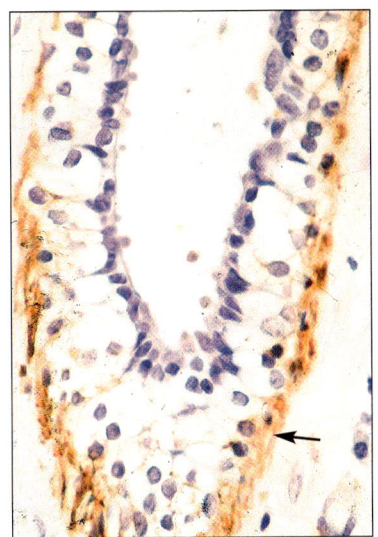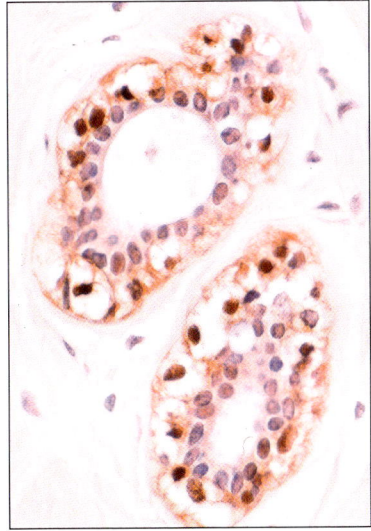

Abb. 2.4. Myoepithelien. Links: helle Myoepithelien innerhalb der Basalmembran **(Pfeil)** einer Mammadrüse. Immunhistochemie: Kollagen IV. **Rechts:** Aktin-positive Myoepithelien in einer Mammadrüse.

schen der Basalmembran und dem Drüsenepithel eine Schicht aus Myoepithelien *(Korbzellen)*, die sich selektiv immunhistochemisch (Aktin-Antikörper) darstellen lassen.

Klinischpathologische Relevanz. Die krankhaften, morphologisch erfassbaren Veränderungen der beschriebenen Epithelien hängen vom betroffenen Organ oder Gewebe ab. Sie werden durch **Störungen im Kreislauf, im Stoffwechsel oder durch Entzündungen** hervorgerufen. Zu den wichtigsten Erkrankungen zählen die **Tumoren**, die in ihrer malignen Variante als Karzinome (oder als Adenokarzinom, wenn sie von Drüsen ausgehen) bezeichnet werden.

2 Binde- und Stützgewebe

Aus dem embryonalen Bindegewebe (Mesenchym) entwickeln sich das Binde- und das Stützgewebe sowie die Muskulatur und das Gefäßsystem mit dem Blut und dem Blut bildenden Gewebe. Das Bindegewebe setzt sich aus einem zellulären Anteil und aus der Interzellularsubstanz (Fasern und Extrazellulärmatrix) zusammen. Das Stützgewebe besteht vorwiegend aus Knochen- und Knorpelgewebe, aber auch das Bindegewebe (kollagene Fasern Gitterfasern) trägt zur Organgestaltung bei.

2.1 Zelliger Bestandteil

• Zu den **ortsständigen** oder **fixen Zellen des Bindegewebes** gehören: Fibroblasten, Fibrozyten, Tendinozyten und Retikulumzellen sowie Zellen des Fettgewebes (Lipoblasten und Adipozyten). In verschiedenen Organen bzw. Entwicklungsphasen kommen spezialisierte fixe Zellen vor: so z. B. in den Sehnen (Flügelzellen), während der Odontogenese (Zahnbildung) u. a. Diese Zellen bilden Stoffe (Proteine) für die umgebende Grundsubstanz und entstehen aus den – in ihrer Differenzierungsfähigkeit – **pluripotenten Mesenchymzellen**; letztere lassen sich als Stammzellen aus dem Knochenmark isolieren und züchten. Beim Erwachsenen kommen sie in verminderter Zahl als »adulte Stammzellen« vor.

Aufgabe der **Fibroblasten** ist die Bildung der extrazellulären Matrix. Diese Zellen stellen aber keine einheitliche Population dar, sondern unterscheiden sich je nach Organ und Gewebe durch ihr abweichendes Expressionsmuster an Kollagenen und Proteoglykanen. Die funktionell nicht aktiven Zellen werden als **Fibrozyten** bezeichnet und sind morphologisch nicht zu unterscheiden. Eine Variante der Fibroblasten sind die **Myofibroblasten** mit kontraktilen Filamenten (Vimentin, Myosin) im Zytoplasma.

• Im Bindegewebe kommen auch **freie** oder **mobile Zellen** vor, die aus dem hämolymphopoetischen System stammen (Lymphozyten, Plasmazellen, Histiozyten, Makrophagen und Mastzellen); sie können das Bindegewebe wieder verlassen.

2.2 Zwischensubstanz

Die **extrazelluläre Matrix (ECM)** setzt sich aus einer amorphen Grundsubstanz (reich an Proteoglykanen, Hyaluronsäure und Strukturproteinen) und aus einem strukturierten Anteil (Bindewebsfaser, Knorpel- oder Knochensubstanz) zusammen. Die Konsistenz kann flüssig (besteht bis zu 90 % aus Wasser) bis gallertig sein und hängt von der Zusammensetzung ab. Die ECM unterliegt auch postembryonal einem kontinuierlichen An- und Abbauprozess, der normalerweise ausgeglichen ist (Homöostase). Die Produktion hängt von den ortsständigen fixen Bindegewebszellen (in geringerem Maße auch von anderen benachbarten Zellen, wie Basalepithelien einer Schleimhaut) ab. Der Abbau findet vorwiegend durch Einwirkung von Proteasen und Hydrolasen statt; er ist bei Entzündungen und einigen Tumoren besonders deutlich aktiviert. Die ECM kann bestimmte zelluläre Eigenschaften oder Funktionen beeinflussen, so z. B. die Teilung, Differenzierung und

Wanderung von Bindegewebszellen im Rahmen einer normalen Entwicklung oder einer Reparation.

Das Bindegewebe schließt in seiner ECM **faserige Strukturen** ein, die aus Kollagenfasern, Gitterfasern und/oder elastischen Fasern bestehen.

- **Kollagenfasern** (griech.: Leim erzeugend) gehören zu den stabilen extrazellulären Bindegewebsfasern. Sie stellen sich histologisch rot (Eosin und van Gieson), blau (Azan), braun (Versilberung nach Gomori) oder grün (Goldner) dar. Insbesondere neugebildete Kollagenfasern (z. B. in einer Narbe) weisen eine deutliche Doppelbrechung im polarisierten Licht auf. Elektronenmikroskopisch zeigen die Fasern eine typische periodische Querstreifung. Die Anordnung der Fasern hängt von der Funktion bzw. Lokalisation ab: parallel, wellenartig im lockeren Bindegewebe, scherengitterartig in Faszien und Aponeurosen sowie parallel-gerade verlaufend in Sehnen. Zu den wichtigsten Eigenschaften der Kollagenfasern zählen die hohe Zugfestigkeit (die Dehnfähigkeit beträgt nur 5 %) sowie die fehlende Zug- und Beugungselastizität.

Kollagenfasern werden zunächst intrazellulär als Prokollagen gebildet. Anschließend erfolgt die exozytotische Ausschleusung und Umwandlung in Tropokollagen, das zum nativen Kollagen polymerisiert. Es sind verschiedene Kollagenarten bekannt, die typischerweise in bestimmten Geweben oder Gewebsstrukturen vorkommen.

Klinischpathologische Relevanz. Veränderte Kollagenfasern kommen bei zahlreichen Erkrankungen vor. Deutlich vermehrt sind sie bei **Fibrosen**, die als eigenständige Krankheitsbilder (Kollagenosen), im Rahmen von reparativen Prozessen nach **Entzündungen** oder **Nekrosen** sowie bei bestimmten **Tumoren** (gut- und bösartige fibröse Tumoren oder bei szirrhösen Karzinomen) auftreten. Wenn die kollagenen Fasern besonders dick und lichtmikroskopisch weitgehend homogen erscheinen, spricht man von einer **Sklerose**. Eine **Verminderung** der kollagenen Fasern sieht man beim Vitamin-C-Mangel (Skorbut).

- **Retikuläre Fasern** (Gitter- oder Retikulinfasern) sind sehr dünne versilberbare Strukturen (Versilberungsmethoden nach Gomori oder Foote), die in verschiedenen Organen ein Maschenwerk bilden, die Basalmembran begleiten oder Muskelzellen umhüllen. Ein besonders dichtes Gitterfasernetz liegt in den blutbildenden Organen (Knochenmark, Milz, Lymphknoten) vor. Gitterfasern werden in Retikulumzellen (teilweise auch von Endothelzellen) gebildet und extrazellulär in Mikrofibrillen umgewandelt. Immunhistochemisch enthalten sie Kollagen III, Kollagen IV und Fibronectin.

Klinischpathologische Relevanz. Gitterfasern bleiben auch nach Einwirkung von verschiedenen entzündlichen Noxen längere Zeit erhalten. So kann man häufig in einem bereits nekrotischen Gewebe (z. B. in der Leber) – anhand der Gitterfasern – die ursprünglich Gewebsstruktur noch nachweisen.

• **Elastische Fasern** haben als herausragende Eigenschaft die Fähigkeit zur Dehnung (bis zu 150 % der ursprünglichen Länge). Die Vorstufe Proelastin wird in Fibroblasten und Muskelzellen produziert und anschließend extrazellulär polymerisiert. Elastische Fasern kommen isoliert (im Stroma) sowie in Bündeln oder als Membranen (Wand elastischer Arterien) vor. Ihr Nachweis gelingt mit den klassischen Elastika-Färbungen (Orcein, Aldehydfuchsin). Die elastischen Fasern bestehen aus einem amorphen elastinreichen Kern (Pars amorpha), der von einem Mikrofibrillensaum (Pars filamentosa aus Fibrillin und anderen Molekülen) umgeben wird.

Klinischpathologische Relevanz. Spezifische Erkrankungen der elastischen Fasern können angeboren sein (z. B. Marfan-Syndrom). Unter den erworbenen Erkrankungen ist die luesbedingte Nekrose der Tunica media der Aorta (Mesaortitis luica) zu nennen.

2.3 Systematik des Bindegewebes

2.3.1 Mesenchymales Bindegewebe

Das **Mesenchym** stammt aus dem Mesoderm und besteht aus sternförmigen Zellen, die in einer nicht differenzierten, weitgehend homogenen Zwischensubstanz liegen. Diese ist reich an Proteoglykanen (Hyaluronsäure und Glykosaminoglykane). Die Interzellularsubstanz ist noch nicht angelegt, Fasern fehlen. Die ortsständigen Zellen bilden mit ihren Ausläufern ein Maschenwerk, können sich aber aus dem Verband lösen. Als primitive Mesenchymzellen stellen sie das Muttergewebe für das Binde- und Stützgewebe mit den verschiedenen Differenzierungen dar. Als freie Zellen liegen vereinzelte Blutstammzellen vor.

2.3.2 Embryonales Bindegewebe (gallertiges Bindegewebe)

Im Bereich der Nabelschnur findet man die Wharton-Sulze mit einer schleimig gallertigen Grundsubstanz; sie schließt vereinzelte Fibrozyten und Kollagenfasern ein. Die ECM ist besonders reich an Hyaluronsäure. Die fixen Zellen besitzen nicht mehr die Fähigkeit zur pluripotenten Differenzierung. Auch die Zahnpulpa besteht aus gallertigem Bindegewebe.

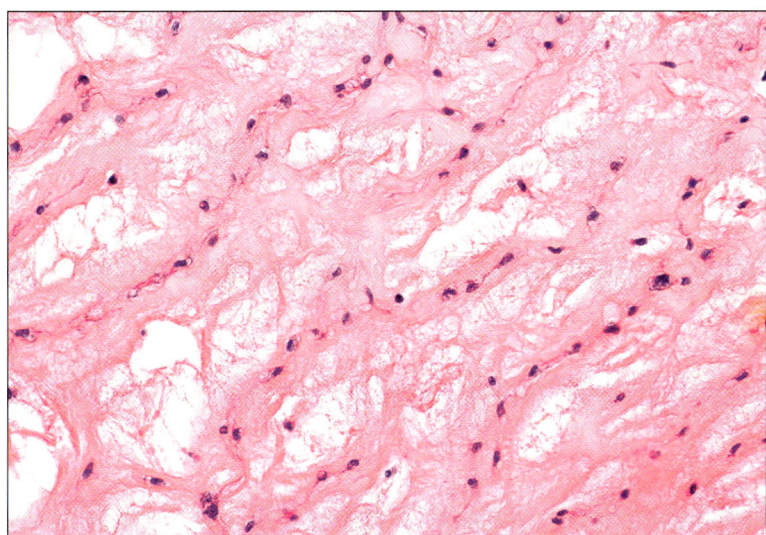

Abb. 2.5. Embryonales Bindegewebe. Mukoid aufgelockertes Bindegewebe aus der Nabelschnur. HE-Fbg.

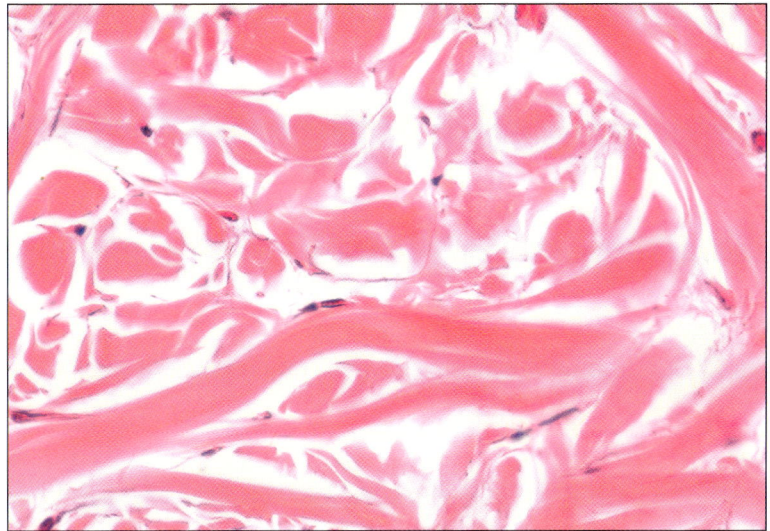

Abb. 2.6. Kollagenes Bindegewebe. Längs- und quergetroffene, eosinrote, kollagene Fasern. Dazwischen vereinzelte Fibroblastenkerne. HE-Fbg.

2.3.3 Retikuläres Bindegewebe

Es handelt sich um das Grundgerüst lymphoretikulärer Organe (Milz, Lymphknoten, Tonsille). In der interzellulären Substanz finden sich reichlich Gitterfasern sowie Retikulumzellen. Letztere sind als Stammzellen an der Hämopoese beteiligt oder an der Bildung von freien (mobilen) Zellen mit der Fähigkeit der Phagozytose. Die **Retikulumzellen** zeigen einen großen, chromatinarmen Kern und bilden ein weitmaschiges Netz. Sie sind an der Synthese der Gitterfasern sowie an bestimmten immunologischen Reaktionen beteiligt. Als Sonderformen sind die **dendritische** bzw. **interdigitierende Retikulumzelle** zu nennen, die zum monozytären Phagozytensystem (MPS) gehört und Bestandteil der Immunabwehr sind. Neben diesen Zellen kommen auch – als mobile Zellen – Blutzellen vor. Überwiegt diese Zellpopulation, dann spricht man von einem hämoretikulären Gewebe (Knochenmark). Die Retikulumzelle behält die Fähigkeit zur pluripotenten Differenzierung und kann sich auch in Fettzellen umwandeln.

2.3.4 Faserhaltiges Bindegewebe

In der konventionellen histologischen Untersuchung zeigen die ortsständigen Fibroblasten/Fibrozyten einen längs ovalen Kern, die Zytoplasmagrenzen sind nicht sichtbar. Das Bindegewebe besteht vorwiegend aus kollagenen und elastischen Fasern. Ferner enthält es Blut- und Lymphgefäße, Nerven sowie mobile Zellen (vorwiegend aus der Blutreihe).

• Das **lockere Bindegewebe** bildet als interstitielles Bindegewebe oder Zwischengewebe die Subcutis bzw. das Corium, zusammen mit dem Deckepithel in der Haut die **Kutis** sowie im Bereich der Hohlorgane die **Submucosa** einer Schleimhaut, die je nach Lokalisation noch weitere Schichten zeigen kann. Als Hüllgewebe (»Stroma«) ist es in verschiedenen Organen nicht nur verantwortlich für die Formgestaltung, sondern auch Träger für Gefäße, Nerven und für bestimmte organspezifische Strukturen (z. B. Ausführungsgänge). Zu den weiteren Eigenschaften dieses Gewebes zählen Stoffwechselaufgaben (Verbindung zwischen Parenchym und Blutgefäßen) und der Wasseraustausch. Der zelluläre Bestandteil setzt sich aus fixen (Fibroblasten und Fibrozyten) und aus freien Zellen (hämatogene Zellen, die an der zellulären Immunität beteiligt sind) zusammen.

• Das **dichte, straffe Bindegewebe** ist entsprechend seiner Schutz- (Organkapsel, Faszie) und Zugfunktion (Sehnen, Bänder, Aponeurosen) besonders reich an kollagenen Fasern, aber arm an Gefäßen und Zellen. Die Kollagenfasern (90 % Typ I und je 5 % Typ III und V) sind je nach Lokalisation

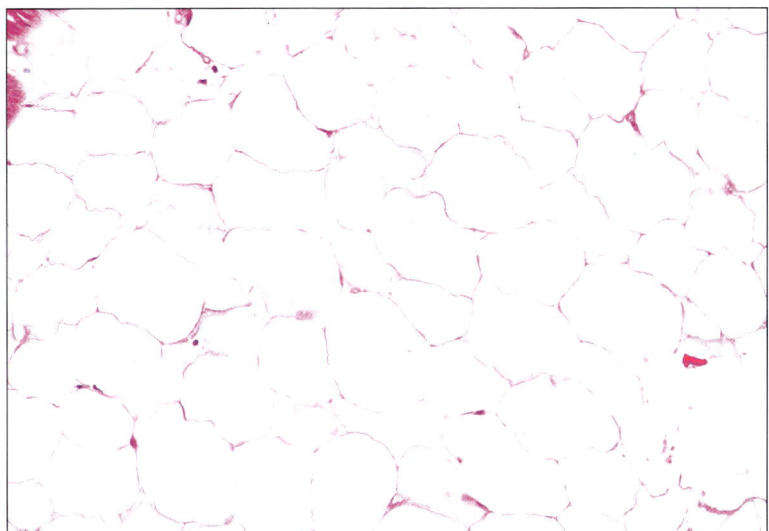

Abb. 2.7. Reifes Fettgewebe. Große, rundliche Zellen mit optisch leerem Zytoplasma und peripherem Zellkern. HE-Fbg.

und Funktion geflechtartig oder parallel angeordnet. Eine Variante stellt das **membranöse Bindegewebe** (unter dem Mesothel seröser Häute) dar.

Klinischpathologische Korrelation. Das Bindegewebe ist mit seinen Gefäßen nicht nur der versorgende Gewebeanteil in einem Organ. Es ist auch der Ausgangspunkt der **Vernarbung** nach einer lokalen Schädigung. Außerdem spielen sich im Bindegewebe die zellulären und exsudativen Reaktionen im Rahmen einer Entzündung ab. Ferner stellt das Bindegewebe die Mutterzellen für mehrere, verschiedene, gut- und bösartige **Tumoren** dar.

2.3.5 Fettgewebe

Aus dem retikulären Bindegewebe differenzieren sich abgerundete Zellen, die in ihrem Zytoplasma Fettvakuolen einlagern, und sich – als **weißes Fettgewebe** – in **Adipozyten** umwandeln. Die Fettzellen bilden Fettläppchen. Diese Zellen zeigen eine große, paraplasmatische Fettvakuole, die den größten Teil des Zytoplasmas einnimmt. Der Kern wird zur Peripherie verdrängt. Im Rahmen der Paraffineinbettung wird das Fett herausgelöst, so dass nur ein großer, rundlicher, optisch leerer Hohlraum zurückbleibt. Selektiv lässt sich das Fett in einem mit Sudan gefärbten Gefrier- oder Kryostatschnitt als gelborange Zytoplasmaeinlagerungen nachweisen. Das Fett in den Adipozyten besteht aus Neutralfetten, freien Fettsäuren, Lipoiden und Lipochromen.

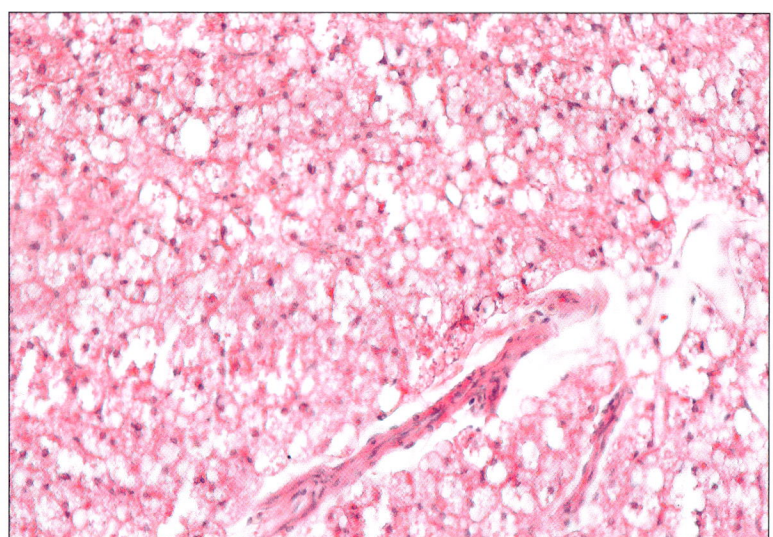

Abb. 2.8. Braunes Fettgewebe. Die Fettzellen zeigen unterschiedlich große, optisch leere, zytoplasmatische Vakuolen. HE-Fbg.

Bemerkenswert ist, dass immunhistochemisch Fettzellen S100-Protein-positiv sind.

Zu den fettreichen Körperregionen zählen das subkutane Fettgewebe (Hypodermis), Retroperitoneum und das große Netz. Man nimmt an, dass bis zur Pubertät die Fettzellen durch Teilung und Differenzierung den Fettspeicher des Erwachsenen angelegt haben. Später bleibt ihre Zahl weitgehend konstant.

Als **braunes Fettgewebe** bezeichnet man das bevorzugt bei Tieren (»Winterschlafdrüse«) und im frühen Kindesalter vorkommende Gewebe mit multivakuolären, mitochondrienreichen Zellen. Beim Erwachsenen finden sich Reste in der Nackenregion, in der Subkutis zwischen den Schulterblättern, der Achselhöhle und der Nierenkapsel.

Zu den wichtigsten **Funktionen des Fettgewebes** zählen:
– **Schutz- und Polsterfunktion.** Besonders in der Haut dient es als mechanischer Schutzfaktor. In einigen Regionen (Fußsohlen, Orbita und Wangen) kommt strukturiertes Fettgewebe vor, das Druckpolster bildet und auch bei hochgradiger Unterernährung nicht abgebaut wird. Als

schlechter Wärmeleiter dient das Fettgewebe auch als Schutz vor Unterkühlung.

– Fettgewebe ist als Depotfett ein **Energiereservoir**, auf das der Körper bei Nahrungsmangel effektiver als auf gespeicherte Kohlenhydrate oder Proteine zurückgreifen kann. Das braune Fettgewebe kann die gespeicherte Energie bei Bedarf besonders schnell in Wärme umwandeln.

– **Speicherfunktion.** Fettgewebe speichert Wasser sowie bestimmte Substanzen (Hormone).

Klinischpathologische Relevanz. Eine deutliche Vermehrung von Fettgewebe liegt bei der **Fettsucht** *(Adipositas)* vor. Dieser Befund kann auch auf ein Organ beschränkt bleiben *(Adipositas cordis)*. Fetteinlagerungen kommen nicht nur in Adipozyten, sondern auch in Zellen verschiedener Organe vor (unter pathologischen Bedingungen in Leber und Nierentubuli). Daher sollte man zwischen den Begriffen »Fettzelleinlagerung« und »Fetteinlagerung« (z. B. Verfettung der Hepatozyten) unterscheiden. Im fortgeschrittenen Alter wird der involutionsbedingte Abbau von Parenchym durch Fettgewebe ersetzt *(Fettzellvakatwucherung)*. Dieser Vorgang ist typisch für Thymus, Niere und Knochenmark.

2.4 Knorpel

Je nach Zusammensetzung der Grundsubstanz unterscheidet man hyalines, elastisches und fibröses Knorpelgewebe. Sowohl in der embryonalen Phase als auch beim Erwachsenen zeigen die verschiedenen Knorpelarten weitgehend übereinstimmende morphologische Eigenschaften.

2.4.1 Hyaliner Knorpel

Hyaliner Knorpel kommt beim Erwachsenen als Gelenkknorpel, im Thorax (Rippenknorpel), im Skelett des Kehlkopfes (mit Ausnahme der Epiglottis) und in den Knorpelspangen von Trachea und Bronchien vor. Im wachsenden Organismus entwickelt sich aus dem hyalinen Knorpel der Epiphysenfugen – über eine enchondrale Ossifikation – Knochengewebe.

Der hyaline Knorpel geht aus dem mesenchymalen Bindegewebe hervor, zunächst mit perichondral differenzierten Fibroblasten (Perichondrium); dabei beginnen Mesenchymverdichtungen vermehrt Grundsubstanz zu bilden, die Zellen differenzieren sich zu Chondroblasten, während sich aus den randständigen Fibroblasten die Knorpelhaut *(Perichondrium)* bildet. Diese Zellen differenzieren sich zunächst zu Chondroblasten; später runden sie sich ab und bilden kleinere Zellgruppen aus Chondrozyten, die von einer Kapsel und einem Knorpelhof umgeben sind: Man bezeichnet sie als funktionelle Baueinheiten oder **Chondrone**. Durch Zellteilung können zwei oder mehrere Zellen in einem Knorpelhof liegen.

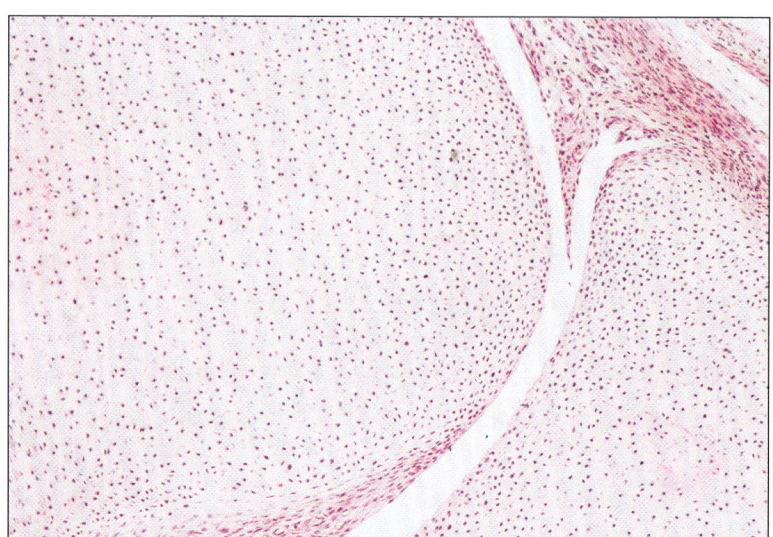

Abb. 2.9. Hyaliner Gelenkknorpel beim Säugling. Die Grundsubstanz ist leicht basophil. Typisch sind dicht nebeneinander liegenden Zellkerne. HE-Fbg.

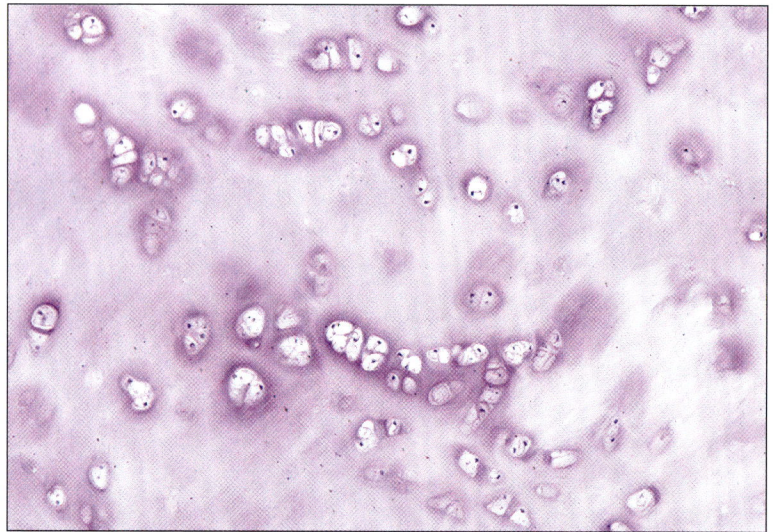

Abb. 2.10. Hyaliner Knorpel beim Erwachsenen. Die Grundsubstanz ist unterschiedlich stark basophil. Ferner sieht man grobblasige Chondrozyten mit geschrumpften Zytoplasma. HE-Fbg.

Die glasige Beschaffenheit des Knorpels hängt von seinem hohen Glykos–aminoglykan- und Wassergehalt (bis zu 70 % der Gesamtmasse: wirkt daher wie ein biomechanischer Hydraulikstoßdämpfer) und von der fehlenden Vaskularisation ab. Zu den färberischen Eigenschaften zählen die Basophilie der Grundsubstanz sowie die metachromatischen Eigenschaften (z.B. nach Toluidinblau-Färbung). Dabei ist aber darauf hinzuweisen, dass bei einer Überfärbung mit Eosin oder nach Alterung des Gewebes die Grundsubstanz sich rötlich anfärben kann. Elektronenmikroskopisch zeigen die Chondrozyten ein stark entwickeltes endoplasmatisches Retikulum. Die in der Grundsubstanz nachweisbaren Kollagenfibrillen (80 % Typ II und je 10 % Typ IX und XI) weisen nur bei älteren Menschen die typische Kollagenquerstreifung auf.

Stoffwechsel. Im Knorpelgewebe lassen sich keine Blutgefäße nachweisen. Die Ernährung findet über Diffusion ausgehend vom Perichondrium statt: Man spricht von einem bradytrophen Gewebe. Mit zunehmendem Knorpelwachstum verlängert sich der Diffusionsweg und somit verschlechtert sich die Ernährung.

• **Chondrozyten** sind großblasige Zellen mit einem rundlichen Kern. Sie werden in Knorpelhöhlen von Knorpelmatrix umgeben und von einer Knorpelwand begrenzt. Durch Zellschrumpfung während der Fixierung und Einbettung entsteht ein heller Hof. Aus dem Perichondrium können sich durch appositionelles Wachstum (von außen nach innen) neue Knorpelzellen bilden. Auch die tiefer gelegenen Knorpelzellen können – als interstitielles, diffuses Wachstum – an der Knorpelneubildung beteiligt sein. Eine *Restitutio ad integrum* nach einer Knorpelschädigung findet allerdings nicht statt; defektes Knorpelgewebe wird durch Narbengewebe ersetzt.

• **Knorpelmatrix.** Chondrozyten bilden kollagene Fasern, die gerichtet zur Oberfläche ziehen und unter dem Perichondrium arkadenförmig (tangential) ihre Richtung – parallel zum Perichondrium – ändern. Im Kollagenfasergerüst kommt es zur Einlagerung von verschiedenen Glykosaminoglykanen, die die endgültige Knorpelzwischensubstanz bilden. Diese ist beim hyalinen Knorpel weitgehend homogen, basophil und glasig (= hyalin); die Kollagenfasern sind lichtmikroskopisch maskiert, also nicht erkennbar. Die Einlagerungen sind gleichzeitig Indikator der Aktivität der Knorpelzellen. Mit zunehmendem Knorpelwachstum mit Neubildung von Knorpelgrundsubstanz werden die Chondrone auseinander gedrängt. Bei verminderter Grundsubstanz (Alterung!) treten die Fasern als »Asbestfaserung« hervor.

• Der **unreife Knorpel** ist in einem Übersichtsbild gekennzeichnet durch dicht nebeneinander liegende Zellkerne. Dieses Bild ist besonders eindrucksvoll in den Knorpelspangen der Bronchien von Feten und Neugeborenen zu sehen.

• Der **Gelenkknorpel** ist als Sonderform des hyalinen Knorpels anzusehen. Typische Eigenschaften sind hohe Druckelastizität, hohe Festigkeit und hohe oberflächliche Gleitfähigkeit. Typisch ist, dass die Gelenkoberfläche (Tangentialzone) von einem hyalinen Knorpel mit stark abgeflachten Chondrozyten gebildet wird. Es folgt eine Intermediärzone mit etwas kugeligen Chondrozyten. Diese Zone geht in die Hauptmasse (Radiärzone) über; hier bestehen die Chondrone aus mehreren Zellen. Die tiefsten Anteile dieser Zone gehen in Knochengewebe über.

Zu den **Aufgaben des Knorpels** gehört auch die Differenzierung zu Knochengewebe. In diesem Prozess der enchondralen Ossifikation wird die Kalzifikation durch den Blasenknorpel eingeleitet. Die verkalkte Knorpelmatrix wird von Chondroklasten (entsprechen den Osteoklasten) abgebaut. Die Funktion der Chondrozyten wird durch Apoptose beendet.

2.4.2 Elastischer Knorpel

Ein elastischer Knorpel entsteht, wenn das Gewebe nicht nur auf eine Druckbelastung, sondern auch auf Biegungen reagieren muss. Dies trifft für die Ohrmuscheln und die Epiglottis zu. Diese Knorpelart zeigt reichlich elastische Fasern in der Grundsubstanz und ist deshalb makroskopisch gelblich. Die Chondrozyten sind kleiner und regelmäßig verteilt; außerdem haben sie die Fähigkeit, Elastin und Fibrillin zu synthetisieren.

2.4.3 Faserknorpel (kollagenfaseriger Knorpel)

Der Faserknorpel entsteht, wenn – neben der Druckbelastung – noch andere Einwirkungen (Ausgleich von mechanischen Zugeinwirkungen) bzw. Funktionen (Verbindung zwischen Knochenstrukturen) vorliegen. Besonders ausgeprägt ist der Faserknorpel zwischen den Wirbelkörpern als Zwischenwirbelscheiben *(Disci articulares)*. Ferner kommt Faserknorpel in den Menisken und in der Symphyse vor. Da die Einlagerungen in die Knorpelgrundsubstanz eher spärlich ist, bleiben die kollagenen Fasern unmaskiert und sind somit deutlich zu erkennen: Ihr Verlauf sowie die Längsachse der abgeflachten Kerne entsprechen der mechanischen Zugrichtung. Die Morphologie wird durch die Kollagenfibrillen mit Kollagen I und III bestimmt. In der

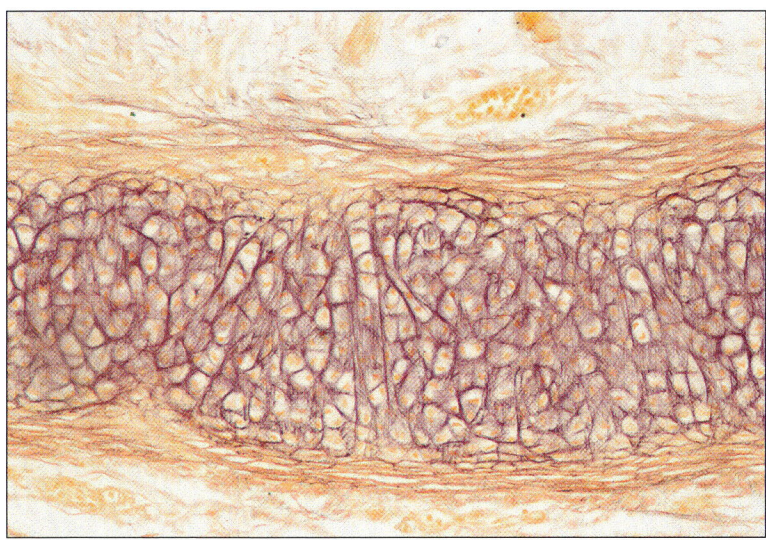

Abb. 2.11. Elastischer Knorpel (Ohrmuschel). Zwischen den Chondrozyten zeigt die Grundsubstanz reichlich elastische Fasern. EvG-Fbg.

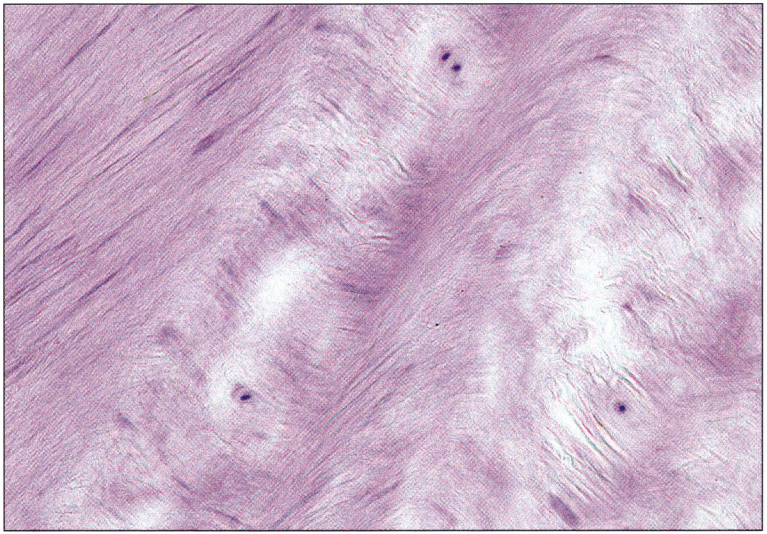

Abb. 2.12. Faserknorpel. Die Grundsubstanz zeigt einen faserigen Aufbau (unmaskierte Kollagenfasern). Die Chondrozyten sind spärlich angelegt. HE-Fbg.

mengenmäßig überwiegenden Grundsubstanz sind nur vereinzelte Chondrozyten zu sehen.

Klinischpathologische Relevanz. Altersveränderungen – abnorme Druckbelastung. Im Alter und besonders bei abnormer mechanischer Druckbelastung kommt es zu einer Degeneration der Grundsubstanz: In der Grundsubstanz werden die Fasern sichtbar (Asbestfasern). Als Zeichen der erhöhten Zellaktivität entstehen Brutkapseln (mehrkernige Chondrone). Diese feingeweblichen Befunde sind typisch für eine Arthrose. Zu den altersbedingten Veränderungen zählen auch Verkalkungen und Verknöcherungen der Knorpelspangen der Luftwege. Als Tumoren kommen gut- und bösartige Neubildungen in verschiedenen histologischen Varianten vor.

Der Knochen wird im Kapitel »Bewegungsapparat« beschrieben.

3 Muskelgewebe

3.1 Glatte Muskulatur

Glatte Muskelzellen kommen in zahlreichen Organen (Magen-Darm-Trakt, Gefäßwand von Venen und mittelgroßen Arterien, Uterus, Harnblase, Ureteren, Luftwege, Augenbinnenmuskeln) vor. Morphologisch handelt es sich um lang gestreckte, spindelförmige Zellen (Länge bis 200 μm, im Uterus maximal bis 700 μm) mit spitzen Zytoplasmaenden und nur einem Kern in der Zellmitte. Der Kern kann 25 μm groß sein und zeigt bei Kontraktion eine typische Korkenzieherform. In der HE-Färbung stellt sich das Zytoplasma rot, in der Gieson-Färbung gelb dar. Elektronenmikroskopisch findet man Aktin- und Myosinfilamente, die keine Sarkomere bilden; sie liegen netzförmig verteilt im Zytoplasma (daher keine Querstreifung erkennbar). Die Mitochondrien sind spärlich vorhanden und nur in Kernnähe. Immunhistochemisch lassen sich die glatten Muskelzellen mit der Aktin-Reaktion darstellen. Die Muskelzellen werden von elastischen Fasern umgeben, so dass sich die Wandelastizität eines Organs steuern und an die jeweilige Beanspruchung anpassen lässt. Kommt es zu einer besonders ausgeprägten Zellleistung (z. B. Muskelzellen im graviden Uterus), dann wird die Zelle reversibel hypertroph: Zelle und Zellkern sind vergrößert.

Die **Muskelaktivität** ist unwillkürlich; sie wird durch vegetative Nerven und endokrin beeinflusst. Die Reizleitung erfolgt über Gap junctions (Nieren). Die Kontraktion der glatten Muskulatur erfolgt schwächer (Zelllänge wird um 20 % verkürzt) und langsamer als bei quergestreiften Muskelfasern, ist aber gegenüber diesen wesentlich ausdauernder. Da keine Ermüdungserscheinungen eintreten, kann ein Dauertonus (z. B. im Gefäßsys-

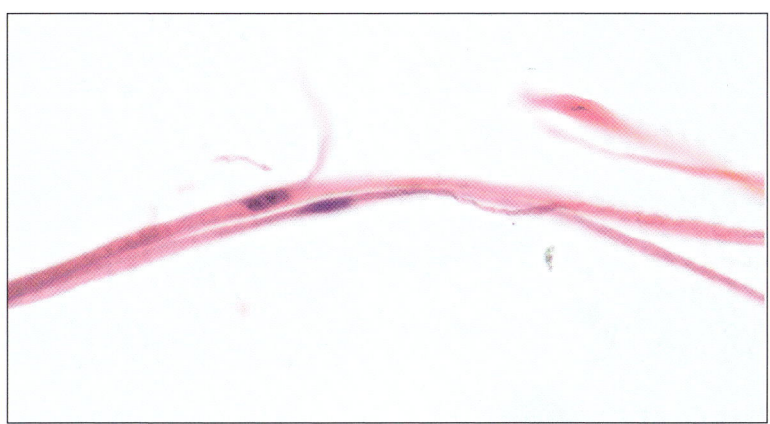

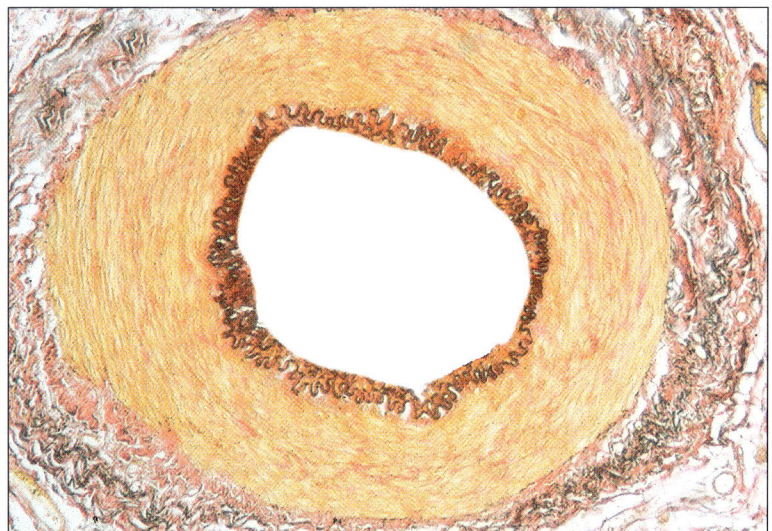

Abb. 2.13. Glatte Muskelzellen. Oben: einzelne lang gestreckte glatte Muskelzellen mit zentralem Kern. Isolierte Zellen aus einem Zupfpräparat. HE-Fbg. **Unten:** Mittelgroße Arterie mit einer starken Muskelwand aus glatten Gieson-gelben Muskelzellen. Gieson-Fbg.

tem) aufgebaut werden. Eine weitere wichtige Funktion der glatten Muskelzellen ist die wellenförmig koordinierte Kontraktion, die eine peristaltische Welle im Darm hervorruft und somit den Darminhalt bewegt.

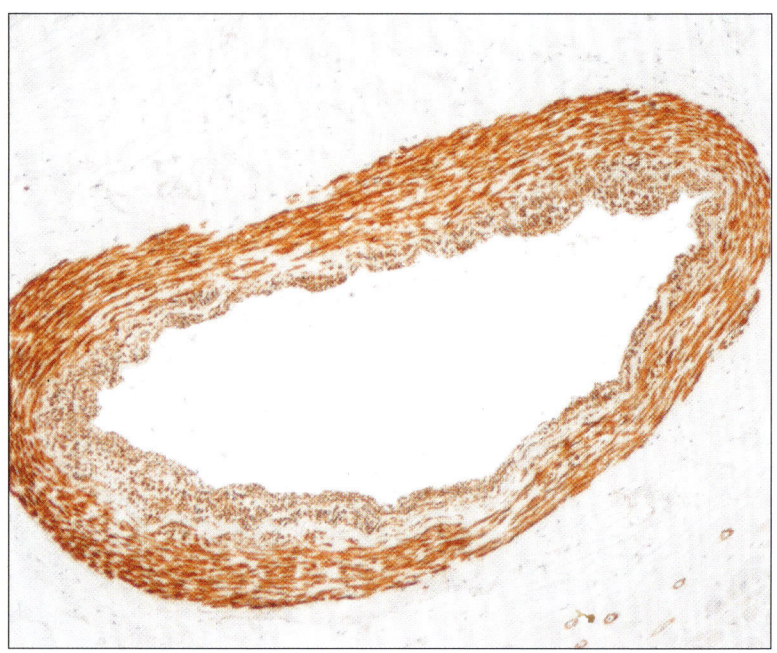

Abb. 2.14. Glatte Muskelzellen in der Wand einer Vene. Immunhistochemie: α-Aktin

Klinischpathologische Relevanz. Zu den wichtigsten Veränderungen bzw. Erkrankungen der glatten Muskelfasern gehören die **Hypertrophie** (z. B. im graviden Uterus, als Muskelplatte im Magen, in der Wand der kleinen Bronchien bei Asthma bronchiale oder in der Nachbarschaft von Endometrioseherden). Unter den **Tumoren** sind die sehr häufigen, gutartigen Leiomyome (z. B. im Uterus der älteren Frau) zu nennen. Leiomyosarkome stellen die bösartige Variante dar.

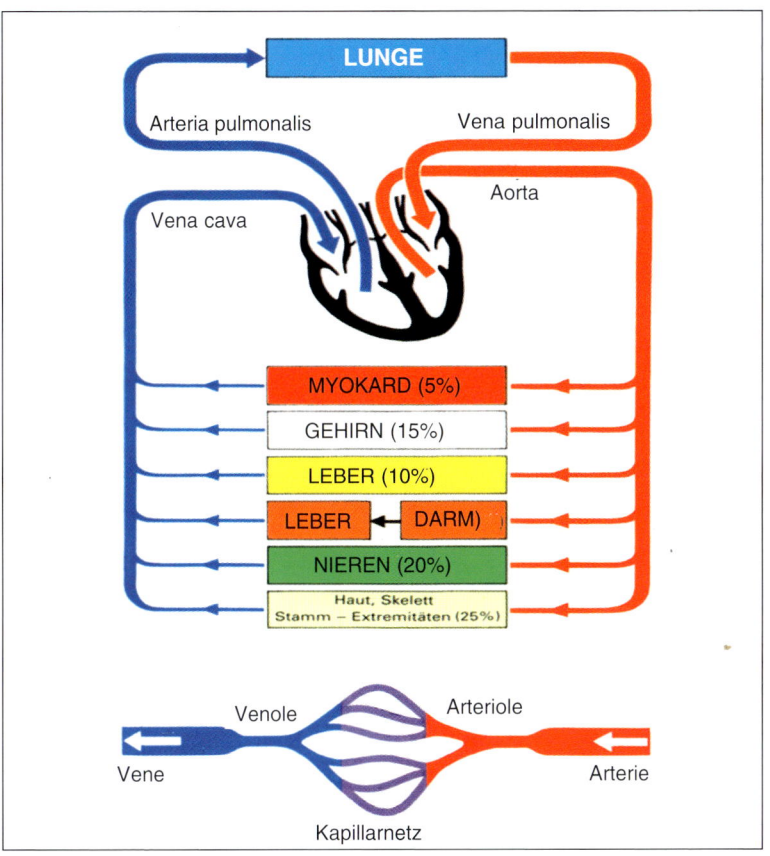

Abb. 3.1. Kreislaufsystem. Schematische Darsellung

Das **Kreislaufsystem** setzt sich aus einer Pumpe *(Herz)* und aus einem Röhrensystem mit Blut *(Arterien, Kapillaren und Venen)* zusammen. Das **Herz** wird durch Septen in zwei Hälften (das linke und das rechte Herz, die jeweils aus Vorhof und Kammer bestehen) unterteilt. Jede Herzhälfte versorgt einen eigenen Kreislauf: links den großen und rechts den kleinen oder pulmonalen Kreislauf. Beide werden durch das lymphatische Drainagesystem *(Lymphgefäße)* ergänzt.

Aufgabe des Herzens ist, den Druck im Kreislaufsystem zu erzeugen, um die Blutsäule zu bewegen. Ferner hat es auch eine endokrine Funktion (Produktion des atrialen natriuretischen Faktors).

Aus dem Herzen *(Kammern)* entspringen die **großen Arterien** (links die Aorta, rechts die A. pulmonalis), die zunächst den durch die Herzventrikel erzeugten Blutdruck (Hochdrucksystem: bis 120 mm Hg unter normalen Bedingungen) auffangen und an die Verzweigungen *(Arterien)* weitergeben. Es folgen die großen **Organ-** und **Extremitätenarterien**, die sich in kleinere Äste verzweigen. Die **Arteriolen** stellen den kleinsten Gefäßtyp vor dem Kapillarnetz dar.

Die **Kapillaren** bilden – als engster Teil des Röhrensystems – eine Austauschfläche für Gase und Stoffwechselprodukte von ca. 300 m^2 Größe, die bei Bedarf auf das Dreifache erhöht werden kann. Aus dem Kapillarnetz wird das Blut gesammelt und in das **Venensystem** weitergeleitet. Der Druck beträgt höchstens 10 mm Hg, daher spricht man von einem Niederdrucksystem. **Venolen**, **kleine** und **mittelgroße Venen** gehen in die **großen Venen** *(Vena cava superior et inferior* und *Pulmonalvenen)* über, die in die Herzvorhöfe einmünden; auf diese Weise schließt sich der Kreislauf.

Vaskularisation. Dieser Begriff bezieht sich auf die Durchblutung von Organen oder Gewebe. Das physiologische Korrelat ist die durchfließende Blutmenge in einer Zeiteinheit. Anatomisch wird der Begriff definiert durch die Dichte (Zahl pro mm^3) bzw. die Weite (4 bis 15 μm) der Kapillaren. Einige Gewebe (z. B. Myokard) sind sehr stark durchblutet, andere (Kornea, Herzklappen, Knorpel und das mehrschichtige Epithel) sind nicht vaskularisiert.

Endothel. In allen Abschnitten des Kreislaufsystems kommt die Endothelzelle vor. Dabei handelt es sich um einen eigenständigen Zelltyp, der sich vom Plattenepithel deutlich abgrenzt:

	Endothel	**Plattenepithel**
Keimblatt	Mesoderm	Ekto-Entoderm
Funktion	Gleitbarriere	Schutz, Sekretion
Immunhistochemie	Faktor VIII-positiv	EMA-positiv
	Ulex-positiv	Zytokeratine

Ferner unterscheiden sich beide Zellarten in der pathologischen Reaktion. Typisch für Endothelien sind Ablagerungen von Thromben, Tumoren sind dagegen selten. Auch von der **Mesothelzelle** sind die Endothelien abzugrenzen. Sie sind zwar auch mesodermalen Ursprungs, unterscheiden sich jedoch immunhistochemisch und histopathologisch.

Zu den wichtigsten Funktionen des Endothels zählen:

• **Barrierefunktion.** Ermöglicht die Trennung oder Permeabilität zwischen Blut und Gewebe. Bei einer ausgeprägten Undurchlässigkeit spricht man von einer Blut-Organ-Schranke (z. B. im Gehirn), dabei kann diese durch die Endothelzelle, aber auch durch andere Zellen (z. B. Sertoli-Zellen im Hoden) bedingt sein.

Klinischpathologische Relevanz. Bei **Entzündungen** ist die Barrierefunktion des Endothels deutlich gestört. Bei einer leichten Endothelschädigung kommt es lediglich zu einem verstärkten Austritt von Flüssigkeit (Plasma = eiweißarme Flüssigkeit), die ein entzündliches Ödem zur Folge hat. Bei einer stärkeren Schädigung können größere Blutbestandteile austreten: Fibrinogen (fibrinöse Entzündung), segmentkernige Leukozyten (eitrige Entzündung) oder Erythrozyten (hämorrhagische Entzündung).

• **Metabolische Aufgaben.** Endothelzellen können verschiedene Substanzen bilden, aktivieren oder inaktivieren. Sie haben die Fähigkeit Basalmembransubstanz zu produzieren. Typisch sind die Weibel-Palade-Körperchen, die endothelspezifische Organellen darstellen und für die Produktion des Willebrand-Faktors zuständig sind.

Klinischpathologische Relevanz. Der elektronenmikroskopische Nachweis von Weibel-Palade-Körperchen in einer Tumorzelle spricht für einen vaskulären Ursprung (z. B. für ein Angiosarkom).

• **Gerinnung.** Endothelzellen sind an der Aktivierung bzw. Hemmung einer Gerinnung beteiligt. Bei einer Schädigung des Endothels kann es zu örtlichen Ablagerungen von Thromben kommen.

• **Regulierung des Tonus der Mediamuskulatur.** Diese findet durch direkten Zellkontakt zwischen Endothelzelle und den glatten Muskelzellen in der Media oder über parakrin wirksame Substanzen statt.

1 Herz

Die Wand der Herzhöhlen setzt sich aus drei Schichten zusammen: innen das Endokard, außen das Epikard und dazwischen das Myokard.

• Das **Endokard** kleidet die Innenfläche der Herzhöhlen (Kammern, Vorhöfe: parietales Endokard) aus und bedeckt die Klappen (valvuläres Endokard) sowie die Sehnenfäden (chordales Endokard). Histologisch besteht es aus einer flachen, einreihigen Endothelschicht, die im parietalen Bereich einer dünnen, fibroelastischen Bindegewebsschicht mit glatten Muskelzellen aufsitzt. Zur Tiefe hin wird diese durch kollagene und elastische Fasern begrenzt. Endokard und Myokard sind durch die Tela subendothelialis verbunden; hier verlaufen Blutgefäße sowie die Fasern des autonomen Erregersystems.

Die **Herzklappen** bestehen aus einer Endothelduplikatur, die ein straffes, kollagenfaserreiches Bindegewebe einschließt. Von Bedeutung ist, dass das Grundgerüst der Herzklappen nicht vaskularisiert ist.

Klinischpathologische Relevanz. Das **parietale Endokard** kann bei einem Sauerstoffmangel, der zu einem Myokardinfarkt führt, geschädigt sein. Nach der Nekrose der Endothelien bildet das Narbengewebe eine aufgeraute Oberfläche, auf die sich Parietalthromben ablagern. **Valvuläres Endokard:** Im Bereich der Herzklappen sind unter den krankhaften Veränderungen vorwiegend Stoffwechselstörungen (Atherosklerose mit Lipideinlagerungen und Verkalkungen) und Entzündungen (Endokarditis) zu nennen. Folgen sind narbige Einengungen (Klappenstenose) oder eine Klappenretraktion (Klappeninsuffizienz).

• Das **Myokard** macht die Hauptmasse der Herzwand aus, besonders im Bereich der Kammern. Die inneren Myokardanteile bilden Balken, Trabekeln und Papillarmuskeln. Die einzelnen Muskelzellen *(Kardiomyozyten)* bestehen aus lang gestreckten Fasern mit zentralem Kern und quergestreiftem Zytoplasma *(Sarkoplasma)*. Sie sind nur 150 μm lang und somit kürzer als Muskelzellen. Außerdem unterscheiden sie sich durch ihren besonderen Wandaufbau, der eine spontane Erregungsbildung erlaubt. Funktionell stellen die Myokardfasern ein Synzytium dar, da sie durch zahlreiche Gap junctions *(Nexus)* untereinander elektrisch gekoppelt sind. Außerdem erlauben sie einen metabolischen Transport von Zelle zu Zelle (Laktat, Glukose). Die interzellulären Kontaktstellen lassen sich lichtmikroskopisch als Glanzstreifen *(Disci intercalares)* darstellen; diese werden mechanisch durch Desmosomen verstärkt.

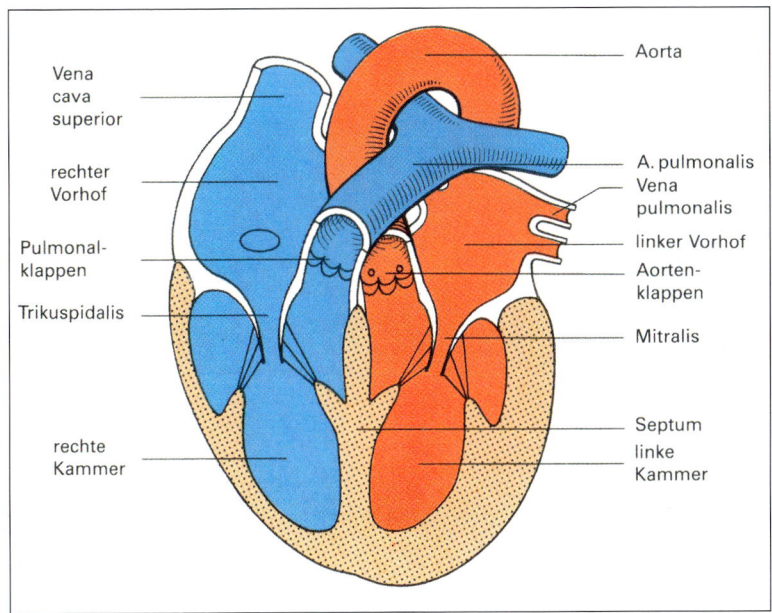

Abb. 3.2. Herz. Herzvorhöfe, Herzkammern, Klappensystem und Abgang bzw. Einmündung der großen Blutgefäße. **Rot:** linkes Herz mit sauerstoffreichem Blut. **Blau:** rechtes Herz mit sauerstoffarmem Blut. Schematische Darstellung

Die **Zellmembran** *(Sarkolemm)* weist tief reichende Einstülpungen auf, die ein verzweigtes transversales System (T-System) von Canaliculi (T-Tubuli) bilden. Über sie wird die elektrische Erregung weitergeleitet. Das sarkoplasmatische Retikulum stellt ein längs verlaufendes, gefenstertes Membranensystem dar (L-System), das an seinen Enden zisternenartig erweitert ist. Dieses System dient vorwiegend der Speicherung und dem intrazellulären Transport von Kalzium.

Hinter- und nebeneinander geschaltete **Sarkomere** sind als **kleinste kontraktile Einheit** anzusehen. Einzelne Sarkomere sind durch quer verlaufende Z-Streifen mit dünnen, peripheren, aktinhaltigen und zentralen, dicken, myosinhaltigen Filamenten verbunden. Diese sind längs gerichtet und an den Z-Streifen verankert. Entsprechend ihrer hohen Leistung sind die Kardiomyozyten besonders reich an Mitochondrien, die das für die Kontraktion benötigte ATP zur Verfügung stellen. Die zahlreichen gespeicherten Glykogengranula sowie Fetttröpfchen bilden eine Energiereserve. Typisch

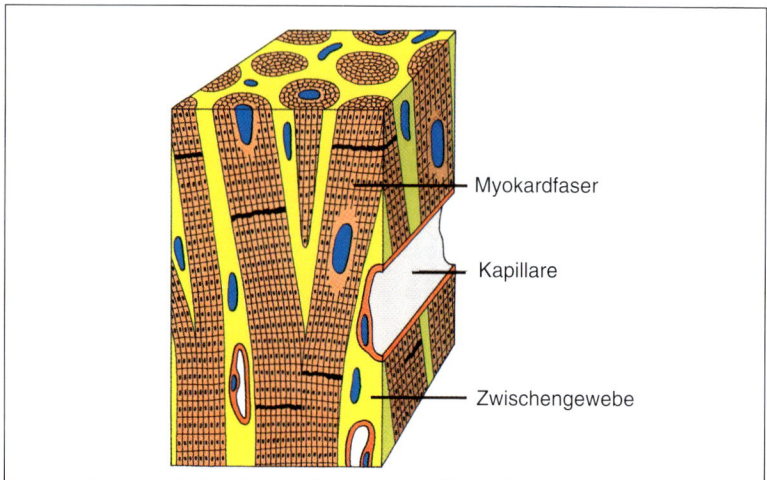

Abb. 3.3. Myokard. Histologischer Aufbau. Zentraler Kern und Y-förmige Gestaltung der Kardiomyozyten. Querstreifung des Sarkoplasmas. Schematische Darstellung.

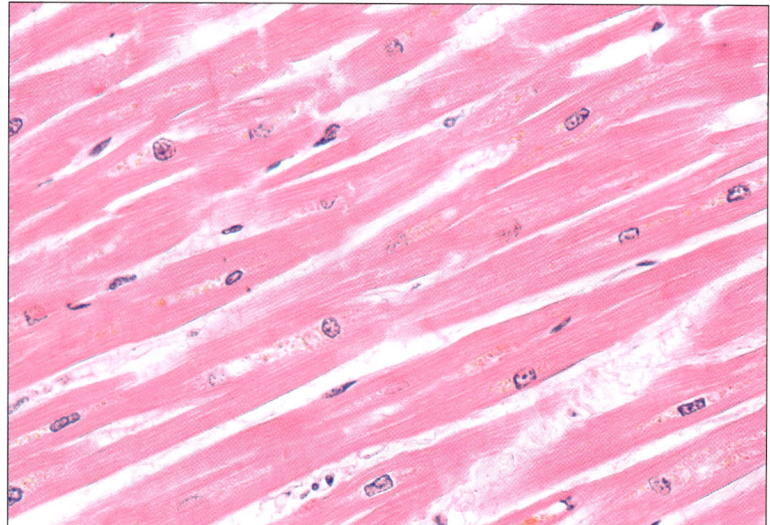

Abb. 3.4. Myokard. Herzmuskelfasern mit zentralem Kern. Die sarkoplasmatische Querstreifung ist schwer zu erkennen. HE-Fbg.

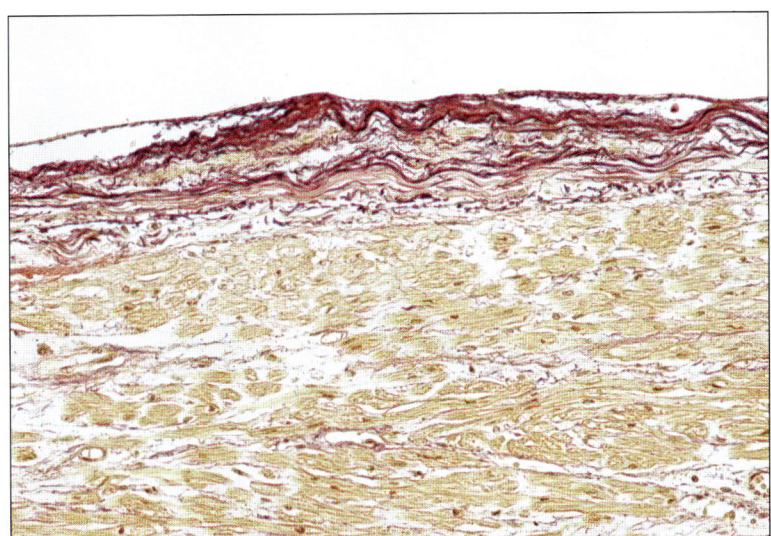

Abb. 3.5. Tela subendothelialis. Zwischen Endothelschicht und Myokard liegt eine Schicht aus kollagenen (roten) und elastischen (schwarzen) Fasern. Unten das Gieson-gelbe Myokard. EvG-Fbg.

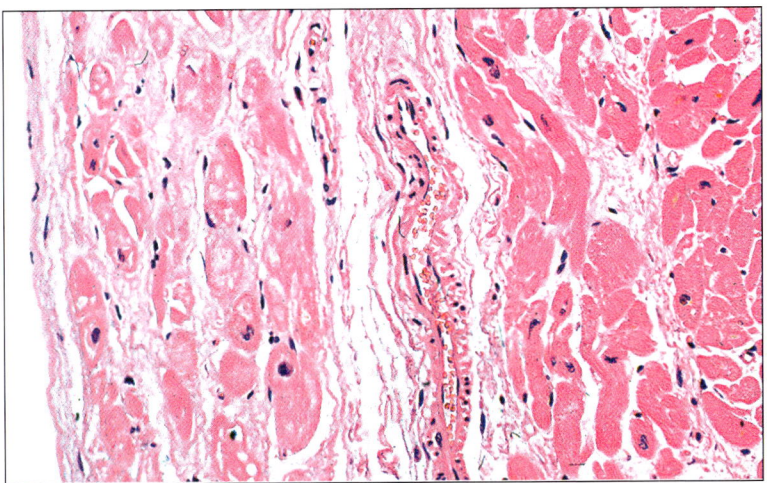

Abb. 3.6. Erregungsleitungssystem. Subendokardial liegen die langgestreckten Zellen mit einem glykogenreichen Sarkoplasma. **Rechts:** normale Myokardfasern. HE-Fbg.

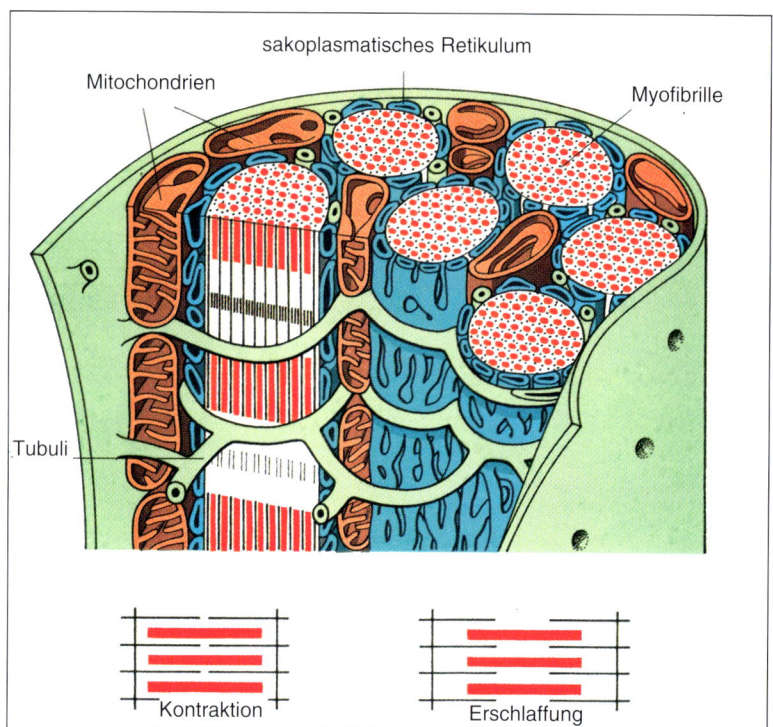

sakoplasmatisches Retikulum

Mitochondrien

Myofibrille

Tubuli

Kontraktion   Erschlaffung

Abb. 3.7. Ultrastruktur der Herzmuskelzelle. Die Myofibrillen mit ihren Myofilamenten Aktin und Myosin stellen die kleinste kontraktile Einheit dar. Sie werden von den Mitochondrien (rot) und dem sarkoplasmatischen Retikulum (blau), die den inrazellulären Kalziumspeicher darstellen, umgeben. Das T-Tubulussystem (grün) dient der schnellen Weiterleitung des Kontraktionsimpulses.

sind auch intrazytoplasmatische Ablagerungen von Lipofuszin, das bevorzugt an den Kernpolen lokalisiert ist und mit zunehmendem Alter an Menge zunimmt. Weitere ultrastrukturelle Befunde, insbesondere die Anordnung des Aktin-Myosin-Komplexes sowie biochemische Vorgänge während der Kontraktion, stimmen weitgehend mit den quergestreiften Muskelzellen (Skelettmuskulatur) überein.

Klinischpathologische Relevanz. Im Bereich des Myokards treten bevorzugt drei krankhafte Veränderungen auf: Als Folge einer mechanischen Belastung durch einen hohen peripheren Blutdruck (Druckbelastung) oder durch eine erhöhte Aufnahme von Blut in den Kammern (Volumenbelastung) muss der Herzmuskel eine verstärkte Leistung erbringen. Da es sich bei den Kardiomyozyten um postmitotische Zellen handelt, ist nur eine **Hypertrophie** (Zunahme der Zellgröße) möglich. Die-

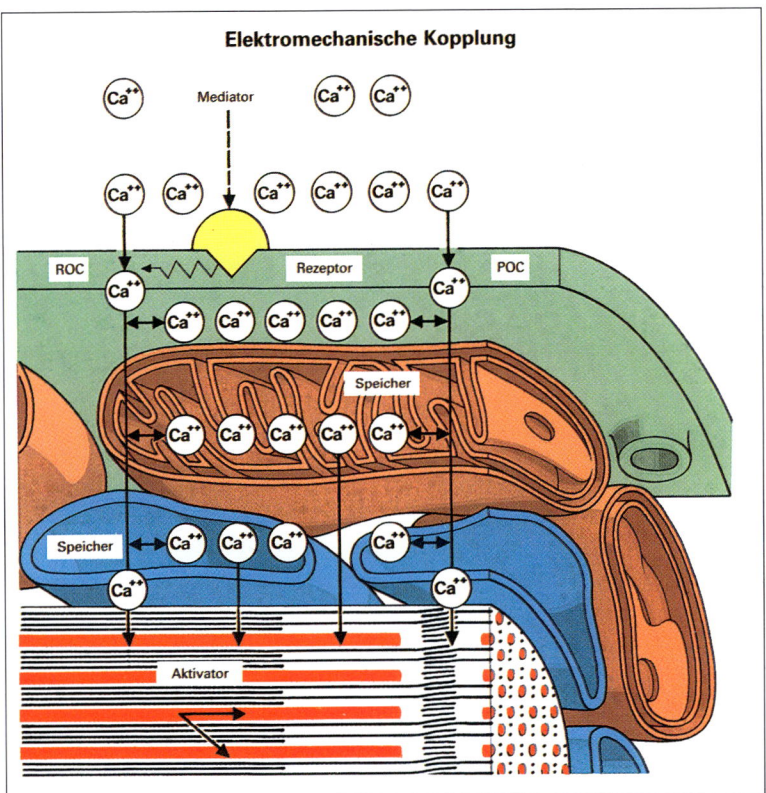

Abb. 3.8. Ultrastruktur der Herzmuskelzelle. Schematische Darstellung der Speicherung und des Transports von Kalzium. Rot: Mitochondrien. Grün: T-Tubulussystem. Blau: sarkoplasmatisches Retikulum

se zeichnet sich durch eine Polyploidisierung aus. Bei einem plötzlichen Sauerstoffmangel durch den Verschluss eines Koronararterienastes kommt es zur Nekrose (anämischer Myokardinfarkt = blutarme Koagulationsnekrose). Im Myokard kommen bevorzugt **interstitielle Entzündungen** *(Myokarditis)* vor. Diese werden häufig durch Viren hervorgerufen, können aber auch immunologisch bedingt sein (Myocarditis rheumatica).

• Das **Epikard** *(viszerales Perikard)* bildet die Oberfläche des Herzens. Eine dünne Bindegewebsschicht wird von Mesothel bedeckt. Zwischen diesem und dem Myokard liegt das subepikardiale Fettgewebe, das die Herzoberfläche modelliert und die Kranzfurchen ausfüllt. Das Fettgewebe

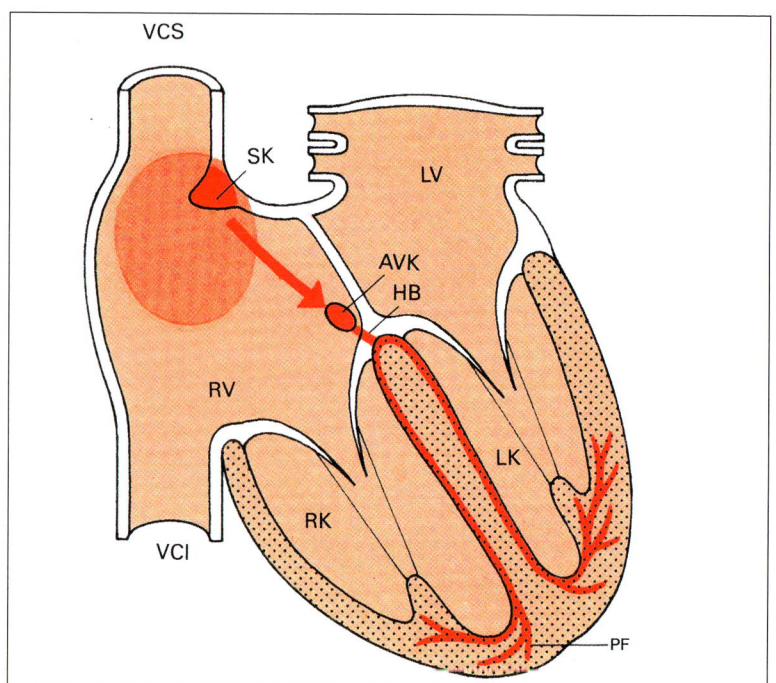

Abb. 3.9. Erregungsleitungssytem. Entstehung und Ausbreitung der Erregerimpulse. **VCS:** Vena cava superior. **VCI:** Vena cava inferior. **RV:** rechter Vorhof. **LV:** linker Vorhof. **RK:** rechte Kammer. **LK:** linke Kammer. **SK:** Sinusknoten. **AVK:** atrioventrikulärer Knoten. **HB:** Hiss-Bündel mit dem rechten und linken Schenkel. **PF:** Purkinje-Fasern

ist besonders über dem rechten Ventrikel stark entwickelt und kann auf das darunter liegende Myokard übergreifen *(Fettzelldurchwachsung)*.

Klinischpathologische Relevanz. Im Bereich des Perikards (Epikard und parietales Perikard) kann es zu Entzündungen (Epikarditis bzw. Perikarditis) kommen. Strangförmige oder flächenhafte Verwachsungen sind häufig die Folge.

• Das **Erregungsleitungssystem** besteht aus den Erregerknoten und den Bündeln. Letztere stellen ein differenziertes Myokard dar, das sich durch ein helleres, glykogenreiches Zytoplasma abhebt. Außerdem besitzt es weniger Mitochondrien und Myofibrillen. Immunhistochemisch verhalten sich diese Fasern wie Kardiomyozyten.

Aufgabe des Reizbildungs- und Reizleitungssystems ist die lokale Erzeugung von selbstständigen Aktionspotenzialen, die das Myokard stimulieren. Die Aktivität der verschiedenen Herzanteile (Vorhöfe und Kammern) muss koordiniert und regelmäßig erfolgen. Obwohl alle Abschnitte des Reizleitungssystems Aktionspotenziale erzeugen können, unterliegen sie unter normalen Bedingungen der Kontrolle des Sinusknotens (etwa 2×3 mm groß und in der Vorhofwand im Bereich der Einmündung der Vena cava superior lokalisiert). Weitere Abschnitte des Reizleitungssystems sind der Atrioventrikularknoten, das Hiss-Bündel, der rechte und linke Schenkel und die Purkinje-Fasern, die bis zur Herzspitze und in die Papillarmuskeln reichen. Die Verbindung zwischen dem Erregungsleitungssystem und den Kardiomyozyten findet über Gap junctions statt, die Zellverbindungskanälchen (Connexone aus transmembranösem Proteinkomplex: Connexine) besitzen. Die Zahl an Gap junctions bestimmt die Übertragungsgeschwindigkeit der Erregerausbreitung.

Klinischpathologische Relevanz. Zu den – meist arteriosklerotisch bedingten – Erkrankungen des Erregungsleitungssystems zählt die **Unterbrechung** (Block) der Myokardstimulierung, die sich als Rhythmusstörung manifestiert. Bei einer Unterbrechung distal vom Sinusknoten wird die normale Herzfrequenz von durchschnittliche 80 Kontraktionen in der Minute auf die Hälfte reduziert.

2 Blutgefäße

Die Blutgefäße bestehen aus den **Leitungsgefäßen** (Arterien und Venen) und aus dem **Mikrozirkulationssystem** (Arteriolen, Kapillaren und Venolen). Die Leitungsgefäße haben die Aufgabe, das Blut in das Mikrozirkulationssytem zu führen bzw. es daraus abzuführen; sie üben eine reine Transportfunktion aus. Die eigentliche Aufgabe des Kreislaufsystems (Austausch von Gasen und Stoffwechselprodukten) findet im Kapillarbett des mikrozirkulatorischen Systems statt.

2.1 Arterien

Der Wandaufbau der Arterie besteht aus Tunica intima (Endothel auf einer dünnen Bindegewebsschicht), Tunica media (durch Membrana elastica interna von der Intima getrennt) und Tunica adventitia.

• Die **Tunica intima** stellt die innerste Schicht eines Gefäßes dar; sie kleidet die Gefäßlichtung aus. Die flachen, in Längsrichtung orientierten Endothelien stehen unmittelbar mit dem Blut in Kontakt; sie haben die Aufgabe, im jeweiligen Kreislaufabschnitt gegenüber der Umgebung eine

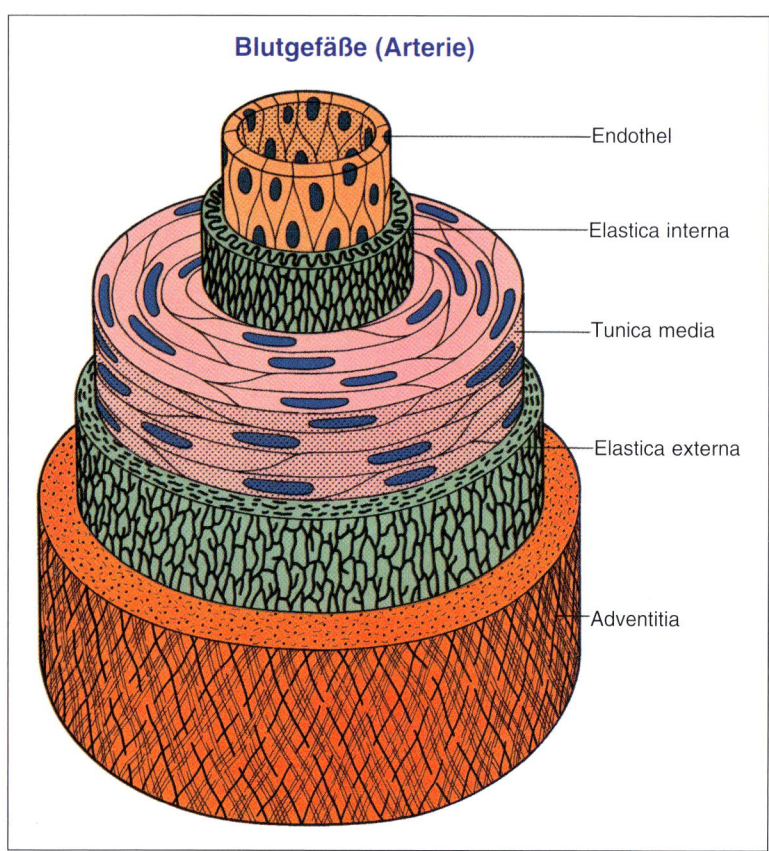

Abb. 3.10. Arterie. Histologischer Aufbau mit den verschiedenen Wandschichten. Schematische Darstellung.

Barriere zu bilden und durch ihre glatte Oberfläche den Blutstrom zu fördern. Zwischen der Endothelschicht mit ihrer Basalmembran und der Tunica media (bzw. Membrana elastica interna) liegt eine dünne Gewebsschicht aus glatten Muskelzellen sowie aus kollagenen und elastischen Fasern. Die Grenze zwischen Intima und Media wird durch die **Membrana elastica interna** bestimmt. Diese besteht aus stark gewellten, dicken, elastischen Fasern.

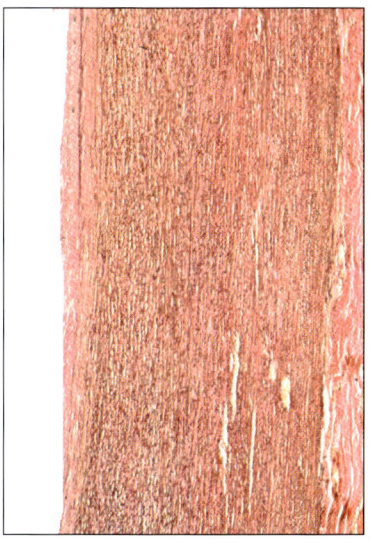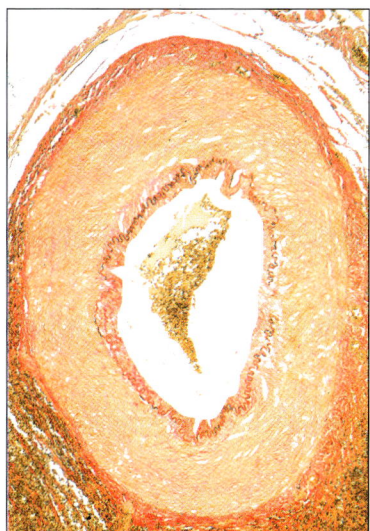

Abb. 3.11. Arterien. Links: vom elastischen Typ (Aorta). **Rechts:** vom muskulären Typ (A. temporalis). EvG-Fbg.

• Je nach Gefäßtyp besteht die **Tunica media** überwiegend aus elastischen Fasern (herznahe Gefäße: Aorta, A. pulmonalis) oder bevorzugt aus glatten Muskelzellen (organnahe Gefäße: Organ- und Extremitätenarterien).

– Die **Media der Aorta** (als Beispiel einer Arterie vom elastischen Typ) setzt sich aus 40 Schichten aus elastischen Fasern und kontraktilen Myofibroblasten zusammen. Diese Zellen sind nicht nur mechanisch, sondern auch stoffwechselaktiv: Sie produzieren eine Matrix aus Kollagen I und II, Fibrillin und Elastin. So entsteht ein lamellärer Aufbau von elastischen Schichten, die untereinander verbunden sind. Mit zunehmendem Alter nimmt die Zahl der Muskelzellen ab. Aufgabe der elastischen Schicht ist die Dehnung beim Blutauswurf aus den Herzkammern (Windkesselfunktion: Druckspitze wird aufgefangen und kontinuierlich an die Peripherie weitergegeben).

– Bei den mittelgroßen **Organ- und Extremitätenarterien** (Arterien vom muskulären Typ) wird innen die aus konzentrisch geschichteten glatten Muskelzellen bestehende Media von der Elastica interna mit gewellt verlaufenden, elastischen Fasern begrenzt.

• Die **Tunica adventitia** setzt sich aus einem schraubenförmig angelegten fibroelastischen Gewebe zusammen, das Blutgefäße *(Vasa vasorum)* und

Nerven einschließt. In der Aorta werden nur die äußeren 20 % der Media vaskularisiert. Eine netzförmig angeordnete Schicht aus elastischen Fasern bildet die **Membrana elastica externa** (schwächer ausgebildet als die Membrana elastica interna).

Die **Arteriolen** weisen einen kleineren Durchmesser (unter 100 µm) auf; sie bestehen nur aus einer glattmuskulären Wand, die innen von Endothel austapeziert wird. Diese Gefäße sind besonders typisch für die zu- und abführenden Gefäße des Nierenglomerulus. Die mittlere Schicht (Tunica media) zeigt glatte Muskelzellen, die von den Endothelien durch eine homogene Schicht aus elastischen Fasern getrennt werden. Arteriolen, die unmittelbar vor den Kapillaren liegen und glatte Muskelzellen in ihrer Wand zeigen, werden als präkapillärer Sphinkter bezeichnet. Aus der Verzweigung der Arteriolen entstehen die **Metarteriolen**, die im Durchmesser unter 20 µm groß sind und nur noch vereinzelte glatte Muskelzellen in ihrer Wand zeigen.

Perizyten weisen eine pluripotente Differenzierungsmöglichkeit auf (Muskelzellen, Fettzellen, Phagozyten). Sie liegen mit eigener Basalmembran der endothelialen Basalmembran auf. Diese Zellen findet man in der Umgebung von Kapillaren und Venolen, die sie mit einem weit verzweigten Netz aus Zellausläufern umschließen. Ihr Zytoplasma ist reich an Myosin und Aktin. Perizyten sind von Adventiazellen abzugrenzen, da diese keinen Kontakt zur Basalmembran besitzen.

Klinischpathologische Relevanz. Zu den wichtigsten Erkrankungen der Arterien zählt die **Arteriosklerose**. Diese zeigt unterschiedliche histopathologische Manifestationen in den verschiedenen Gefäßarten: Lipideinlagerungen, geschwürige Aufbrüche der Intima, Verkalkungen und Thrombosen, die die Gefäßlichtung verlegen. **Entzündungen** der Gefäße bezeichnet man als Angiitis. Je nach Abschnitt spricht man von einer Arteriitis, Arteriolitis, Kapillaritis oder Phlebitis. Bei einer Schädigung der Media (z. B. der Aorta) kann es zu einer **Wandaussackung** *(Aneurysma)* kommen. Zu den wichtigen arteriellen Erkrankungen zählen der thrombotische (lokale) und der embolische (fortgeleitete) Gefäßverschluss. Unter den **bösartigen Tumoren** hat in den letzten Jahren das Angiosarkom (Kaposi-Sarkom) – wegen seines ursächlichen Zusammenhangs mit AIDS – an Bedeutung gewonnen.

2.2 Venen

Die Venenwand entspricht in ihrem Aufbau einer Arterie, ist aber dünn und schließt eine weite Lichtung ein. Innen wird die Venenwand durch eine Endothelschicht begrenzt. Die Tunica media besteht überwiegend aus elastischen Fasern mit vereinzelten glatten Muskelzellen. Die Differenzierung der Membrana elastica interna et externa fehlt oder ist nicht so deutlich zu

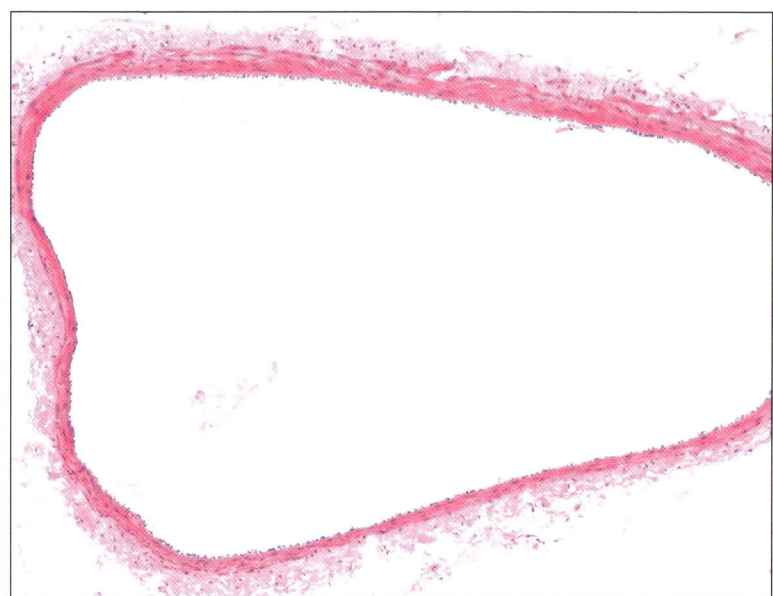

Abb. 3.12. Vene. Charakteristisch ist die dünne Gefäßwand und die weite Lichtung. HE-Fbg.

erkennen. Typisch für Venen ist der Nachweis von Klappen, die für die Richtung der Blutzirkulation verantwortlich sind: Sie verhindern den Rückfluss des Blutstromes, der hier einen nur geringen Druck aufweist.

Klinischpathologische Relevanz. **Varizen** (irreversible Erweiterung der Gefäßlichtung infolge einer Wandschwäche) stellen die häufigste Erkrankung der Venen dar; sie kommen bevorzugt im Bereich der unteren Extremitäten vor, aber auch andere Venen können beteiligt sein. Zu den weiteren Krankheitsbildern zählen die **Venenthrombose** mit *(Thrombophlebitis)* oder ohne Entzündungszeichen *(Phlebothrombose)*.

2.3 Kapillaren

Kapillaren setzen sich aus einer Endothelschicht zusammen, die einer unterschiedlich stark entwickelten Basalmembran aufliegt. Zwischen Endothelschicht und Basalmembran finden sich vereinzelte Perizyten.

• Bei **geschlossenen (kontinuierlichen) Kapillaren** wird die Lichtung von sich überlappenden Endothelien mit intakter Basalmembran ausgekleidet, sodass eine Barriere für Wasser und wasserlösliche Moleküle vorliegt.

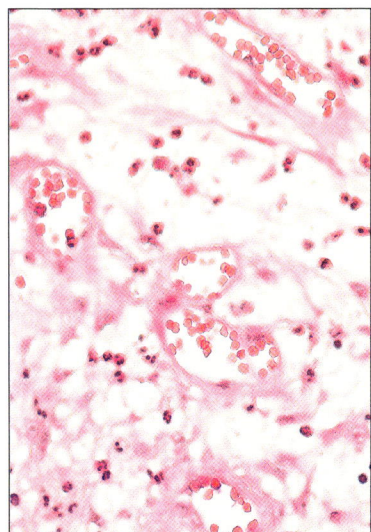

Abb. 3.13. Kapillaren. Endothelwand und eine Lichtung mit Blut. HE-Fbg.

Die Endothelzellen stehen über Tight junctions untereinander in Kontakt. Dieser Kapillartyp kommt bevorzugt im zentralen Nervensystem (mit Ausnahme des Plexus chorioideus) vor.

• Auch bei den **Kapillaren mit Endothelporen** *(fenestrierte Kapillaren)* ist die Basalmembran intakt. Zwischen den Endothelzellen bestehen aber Poren, die einen intensiven Austausch zwischen Kapillarlichtung und Umgebung erlauben. Dieser Wandaufbau entspricht den üblichen Kapillaren in Darm, Nieren, Gelenken, Plexus choroideus und endokrinen Organen.

• **Kapillaren ohne Basalmembran** *(diskontinuierliche Kapillaren)* zeigen die höchste Durchlässigkeit für große Moleküle und Zellen, sodass es hier zu einem besonders ausgeprägten Austausch zwischen Blutstrom und Umgebung kommt. In diesen Fällen spricht man von Sinusoiden, die für Leber, Milz und Knochenmark typisch sind. Sie erreichen einer Durchmesser von 50 µm.

Klinischpathologische Relevanz. Neugebildete Kapillaren können isoliert als Tumoren (z. B. als kapilläres Hämangiom der Haut oder der Leber) oder im Rahmen komplexer Missbildungen (Phakomatosen) vorliegen.

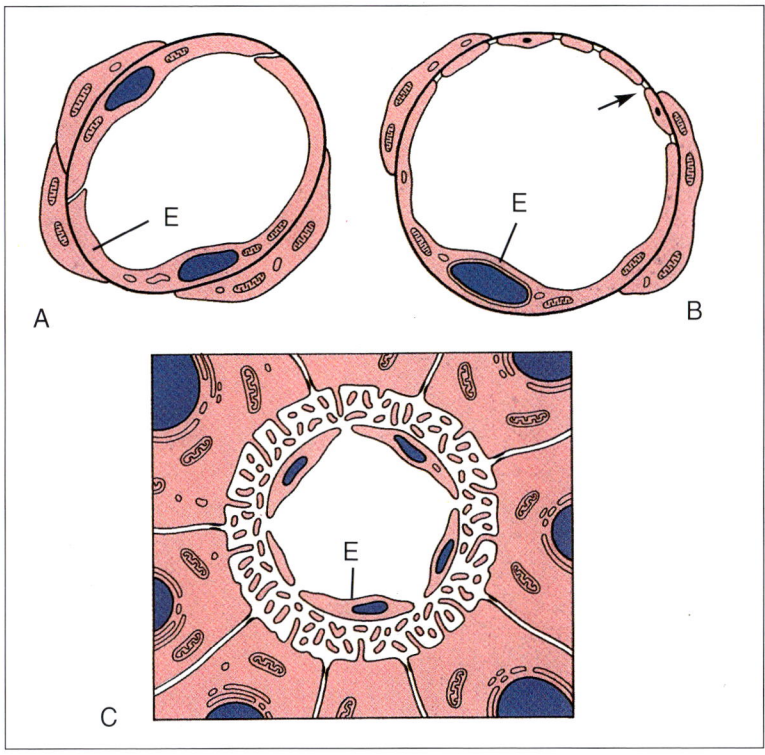

Abb. 3.14. Kapillaren. Histologischer Aufbau. **A:** geschlossener Typ. **B:** normaler Typ mit Endothelporen **(Pfeil)** und geschlossener Basalmembran. **C:** Sinusoidtyp mit offenen Kapillaren ohne Basalmembran. **E:** Endothelzellen.

2.4 Endstrombahn

Als **Endstrombahn** *(Mikrozirkulation)* bezeichnet man den Kreislaufab-schnitt, der aus Arteriolen, Kapillaren und Venolen besteht. Hämodyna-misch handelt es sich um den neutralen Bereich zwischen dem arteriellen Influx und dem venösen Efflux, also um den Wendepunkt des Kreislaufes. Hier erreicht der Blutkreislauf seine größte Fläche und führt seine wesent-lichen Aufgaben aus: Gas-, Ionen- und Stoffwechselaustausch mit der Um-gebung sowie die Thermoregulation. In etwa 1 mm³ Herzmuskelgewebe findet man im Durchschnitt 2000 Kapillaren. Der Durchmesser jeder Ka-pillare beträgt 3 bis 8 µm. Die Kapillaren werden nicht gleichzeitig, son-dern intermittierend durchströmt, sodass nur ein Teil von ihnen geöffnet ist. Bei einem erhöhte Blutbedarf nimmt der Prozentsatz an durchbluteten Kapillaren zu.

Klinischpathologische Relevanz. Die Endstrombahn ist bei zahlreichen Krankheiten wesentlich beteiligt. Besonders eindrucksvoll sind die Veränderungen beim **Schock**. In diesem Fall kommt es zu einer Insuffizienz der Mikrozirkulation. Sauerstoffmangel in der Zelle (besonders der Endothelien), Azidose und Ansammlung von toxischen Stoffwechselprodukten sind die Folge. Ein morphologisch erfassbares Korrelat ist der Nachweis einer **diffusen, intravasalen Gerinnung** *(DIC)* mit kleinen eosinroten Thromben in den Kapillarlichtungen.

2.5 Anastomosen

Zwischen Arterien und Venen kommen Kurzschlüsse vor, die es gestatten, ein Kapillarsystem zu umgehen. Man bezeichnet sie als arteriovenöse Anastomosen. Man unterscheidet eine **primäre Gefäßbildung** (Vaskulogenese) von einer später einsetzenden **sekundären Gefäßneubildung** (Angiogenese). Letztere entwickelt sich bei einer länger andauernden Hypoxie (Sauerstoffmangel). Auch in Tumoren (besonders in malignen Geschwülsten) kommt es bei einer bestimmten Größe (Millimeter) – unter der Einwirkung von Gefäßwachstumsfaktoren (Angiogenesisfaktor: VEGF) – zu einer Neubildung von Blutgefäßen mit Anschluss an die gesamte Zirkulation (Voraussetzung für eine hämatogene Metastasierung).

2.6 Kollateralen

Kollateralen stellen eine angeborene Verbindung zwischen zwei Abschnitten derselben Arterie dar. Sie dienen einer doppelten Sicherung der Blutversorgung. Wenn zwischen den Arterien eines Endstromgebietes keine Kollateralen vorhanden sind, dann spricht man von **Endarterien**. Sind sie vorhanden, reichen aber bei einem Verschluss des Hauptastes nicht aus, um das örtliche Gewebe zu versorgen, dann bezeichnet man sie als **funktionelle Endarterien**.

Im Herzen sind in der Regel die Kollateralen zu schwach entwickelt, um einen plötzlichen Koronararterienverschluss zu kompensieren. Entwickelt sich dieser Verschluss aber langsam progredient, dann können sich erworbene, präformierte Kollaterale erweitern und somit funktionstüchtig werden. Man unterscheidet zwischen Brücken- und Glomusanastomosen:

– **Brückenanastomosen** verbinden Arterien und Venen in kurzen Bahnen. Mit zusätzlichen Ring- und Längsmuskelzellen steuern sie die örtliche Hämodynamik. Diese Anastomosenart ist weit verbreitet (Magen-Darm-Trakt, Atemwege, Genitale und endokrine Organe). In der

Haut der Extremitäten, Ohrmuscheln und Nase können sie durch einen arteriovenösen Kurzschluss einen Kapillarbereich ausschalten und so zur Regulierung der örtlichen Körpertemperatur beitragen.
– Auch die **Glomusanastomosen** verbinden Arterien und Venen. Sie sind reich an marklosen Nervenfasern. Bevorzugte Lokalisation sind die Endphalangen (Daumen, Kleinfingerballen). Als Besonderheit zeigen diese Anastomosen Epitheloidzellen (modifizierte Muskelzellen), die in der Tunica media liegen. Eine Membrana elastica interna ist nicht angelegt.

2.7 Sperrarterien

Sperrarterien zeigen in der Tunica interna längsgerichtete glatte Muskelzellen, die die Muskulatur der Media unterstützen. Auf diese Weise kann eine vollständige Unterbrechung der Blutzufuhr erzielt werden.

2.8 Drosselvenen

Drosselvenen gehören auch zu den kreislaufregulatorischen Einrichtungen. Sie zeigen in ihrer Intima zirkulär oder spiralförmig angeordnete, glatte Muskelzellen. Diese unterbrechen nicht die Blutzirkulation, sondern verlangsamen sie, sodass es zu einer lokalen Erhöhung des Blutdruckes kommt. Derartige Gefäße kommen im juxtaglomerulären Apparat der Niere vor.

2.9 Lymphgefäße

Lymphgefäße liegen im extrazellulären Raum des Bindegewebes; sie haben die Aufgabe hier Flüssigkeit (Lymphe) zu sammeln und dem venösen Blutstrom wieder zuzufügen. Die Lymphe besteht aus Plasma mit vereinzelten Lymphozyten; sie unterscheidet sich in Abhängigkeit der Lokalisation. Im Darmtrakt ist die milchig aussehende Lymphe reich an Cholesterinestern, Phospholipiden und Fettsäuren, die kleine Fetttröpfchen *(Chylomikronen)* bilden. Lymphgefäße fehlen im Zentralnervensystem, im Knochenmark und in der roten Pulpa der Milz.

Den periphersten Abschnitt der Lymphzirkulation bilden die **Lymphkapillaren**, die nur aus Endothelien bestehen. Diese bilden einen bis zu 50 μm dicken Schlauch. Eine Basalmembran fehlt oder ist unvollständig ausgebildet.

Die Lymphkapillaren gehen in **kleine**, **mittelgroße** und **große Lymphgefäße** über. Diese werden in ihrem Verlauf von Lymphknoten unterbrochen.

Histologisch bestehen die Lymphgefäße aus einer Endothelschicht, die von einem lockeren Bindegewebe umgeben wird. Die Endstrecke der Lymphzirkulation bilden der **Ductus thoracicus**, der in die Vena cava superior, bzw. der **Ductus lymphaticus dexter**, der in den Winkel der Venae jugularis und subclavia einmündet. Dieser Abschnitt entspricht in seinem feingeweblichen Aufbau einem Blutgefäß mit einer Intima, Media und Adventitia. Typisch sind auch Gefäßklappen, die an Venen erinnern.

Das Lymphsystem hat die Aufgabe, einen Teil der in das umgebende Gewebe ausgetretenen Flüssigkeit *(Plasma)* in den Blutkreislauf zurückzuführen (ca. 2 bis 3 Liter pro Tag). Durch die zwischengeschalteten Lymphknoten spielt das Lymphsystem auch eine wesentliche immunologische Rolle.

Klinischpathologische Relevanz. Eigenständige Krankheitsbilder der Lymphgefäße sind eher selten. Im Rahmen eines chronischen Lymphstaus der unteren Extremitäten oder des Skrotum kann sich ein **Lymphödem** entwickeln, das in seiner Extremform als Elephantiasis bezeichnet wird. Zu den **echten Neubildungen** zählen Lymphangiome und Lymphangiosarkome.

Zytohistologische Untersuchungen

• **Zytologische Untersuchungen** spielen im Rahmen einer histopathologischen Diagnostik der Herz-Gefäßkrankheiten keine bedeutende Rolle, sie werden lediglich bei der Abgrenzung entzündlicher und neoplastischer Ergüsse eingesetzt.

• **Histopathologische Untersuchungen des Herzens** werden meist bei einer Obduktion durchgeführt. Es werden kleinere Gewebsproben aus den verschiedenen Herzregionen entnommen. Um die Ausbreitung einer bestimmten Erkrankung (z. B. eines Myokardinfarktes) zu bestimmen, eignen sich besonders Großflächenschnitte, die auf einem Querschnitt die Wände beider Herzventrikel darstellen. Ferner kann Untersuchungsgut im Rahmen von chirurgischen Eingriffen (im Thoraxraum oder am Herzen) gewonnen werden. Dabei kann es sich um Gewebsproben aus dem Perikard, aus operativ entfernten Herzklappen, aus dem Herzohr oder Myokard handeln. Ferner lassen sich auch Myokardproben durch Punktion oder Endomyokardproben durch Herzkatheter erzielen. **Untersuchungen an Arterien** werden routinemäßig bei Obduktionen sowie an operativ entfernten Gefäßen (z. B. bei einem Aneurysma oder einer Entzündung

[Arteriitis femoralis] vorgenommen. **Untersuchungen an Venen** (z. B. bei Varizen) finden an Operationspräparaten statt. Kleinere Gefäße (z. B. **Arteriolen** und **Kapillaren**) sind bei einer Organuntersuchung (z. B. der Glomerula einer Niere oder der Alveolarsepten der Lunge) zu beurteilen.

Histologische Untersuchungsmethoden. Routinefärbungen sind die Hämatoxylin-Eosin- (HE) und die Elastika-Gieson-Färbung (EvG). Für die Beurteilung der verschiedenen Gefäßschichten ist besonders die Darstellung der elastischen Fasern (EVG-schwarz) und der glatten Muskelzellen (EVG-gelb) von Nutzen. Auch Trichromfärbungen (Goldner oder Azan) können mit einer Färbung der elastischen Fasern kombiniert werden. Zu den erweiterten histologischen Untersuchungen zählen Spezialfärbungen und die Immunhistochemie.

– **Spezialfärbungen:** Hier sind die Darstellung der Basalmembran (z.B. mit der PAS-Färbung oder Versilberungen [Movat]) zu nennen.

– **Immunhistochemie.** Es stehen zahlreiche Antikörper zur Verfügung, die die verschiedenen Gewerbeanteile differenziert darstellen können: Kollagen IV (Basalmembran), Aktin (glatte Muskelzellen), Desmin (Myokard), Faktor VIII von Willebrand (Endothel) und andere.

– **Elektronenmikroskopie.** Diese Untersuchungsmethoden spielt in der täglichen Routine keine Rolle. Sie wird für wissenschaftliche Zwecke oder gelegentlich zur Differenzierung vaskulärer Neubildungen (Nachweis von Weibel-Palade-Körperchen) eingesetzt.

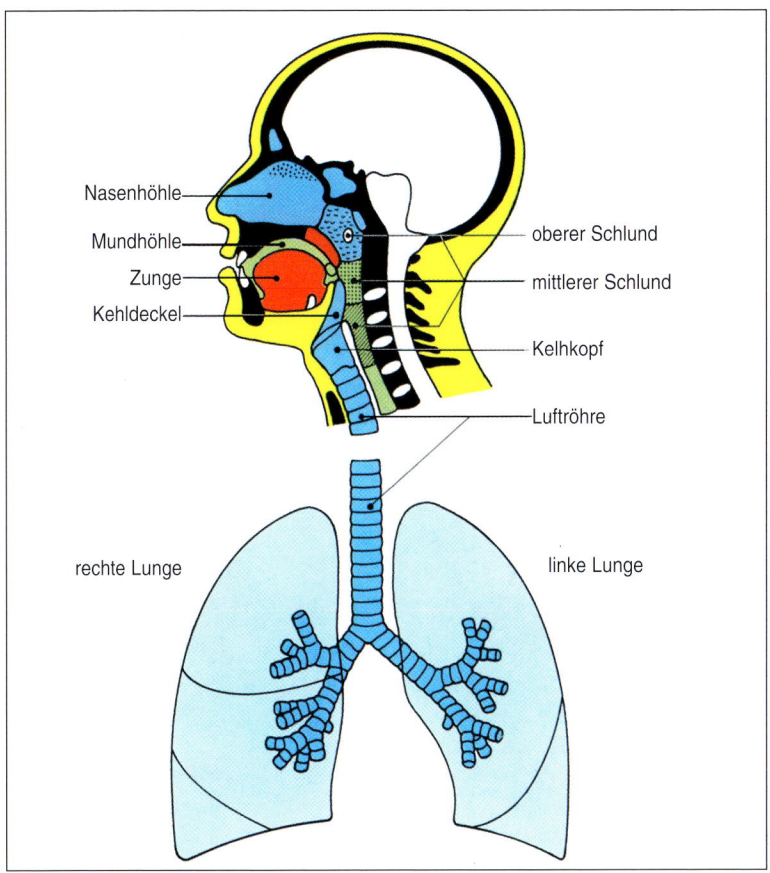

Nasenhöhle

Mundhöhle

Zunge

Kehldeckel

oberer Schlund

mittlerer Schlund

Kelhkopf

Luftröhre

rechte Lunge

linke Lunge

Abb. 4.1. Atemwege. Schematische Darstellung der Atemorgane mit den Luftwegen und den Lungen.

1 Luftwege

Die **Atmungsorgane** bestehen aus den oberen und unteren Luftwegen und den Lungen mit ihren Hüllen *(Pleura)*. Im weiteren Sinne ist auch der Brustkorb mit den knöchernen und muskulären Anteilen *(Zwerchfell)* als Bestandteil des Atemapparats zu nennen, denn er ist an der Atemmechanik beteiligt. Ferner unterscheidet man eine **Lufttransportzone** (»Totraum«), mit der ein- bzw. ausgeatmeten Luft bewegt wird und eine **respiratorische Zone,** in der der Gasaustausch (O_2/CO_2) stattfindet.

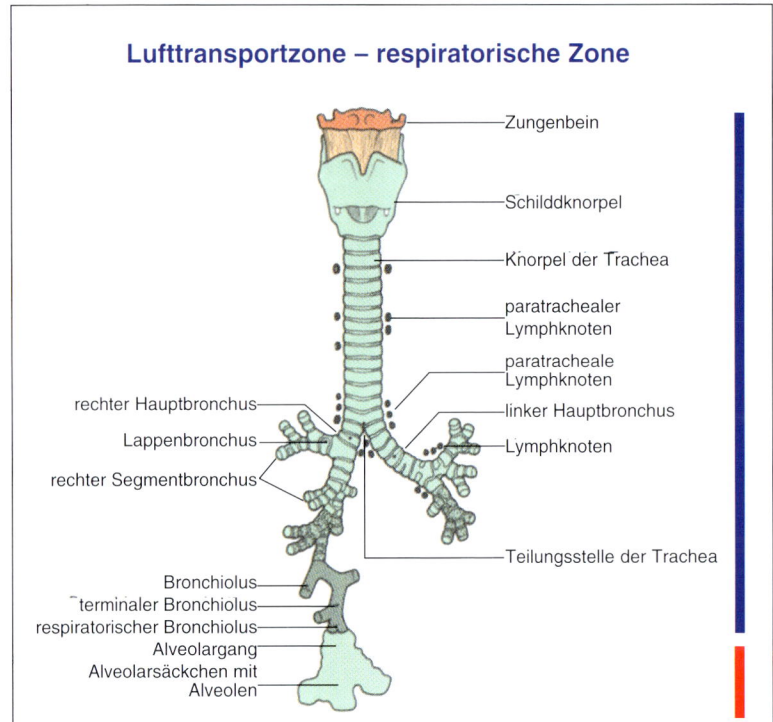

Lufttransportzone – respiratorische Zone

Zungenbein

Schilddknorpel

Knorpel der Trachea

paratrachealer
Lymphknoten

paratracheale
Lymphknoten

rechter Hauptbronchus

Lappenbronchus

rechter Segmentbronchus

linker Hauptbronchus

Lymphknoten

Teilungsstelle der Trachea

Bronchiolus
terminaler Bronchiolus
respiratorischer Bronchiolus
Alveolargang
Alveolarsäckchen mit
Alveolen

Abb. 4.2. Luftwege. Schematische Darstellung der Lufttransportzone (blau) und der respiratorischen Zone (rot). Aus der Trachea bilden sich folgende Abschnitte der Luftwege: Hauptbronchien, Lappen-, Segment- und Subsegmentbronchien, Bronchiolen, terminale Bronchiolen, respiratorische Bronchiolen, Alveolargänge und Alveolarsäckchen. Die meist dichotomen Aufteilungen beginnen in der Trachea und erreichen nach 23 Generationen die Alveolen.

Die **Lufttransportzone** besteht aus den extra- und intrapulmonalen Luftwegen. Die extrapulmonalen Abschnitte setzen sich aus einem oberen Anteil (Nasenhöhlen, Nasennebenhöhlen, oberer und mittlerer Rachenraum, Kehlkopf) und einem unteren Anteil (Luftröhre und Hauptbronchien) zusammen.

Die intrapulmonalen Luftwege reichen von den großen Lappenbronchien über ihre Verzweigungen (Segmentbronchien) bis zur **respiratorischen Zone**. Dieser letzte Abschnitt der unteren Luftwege geht nach dem Endbronchiolus *(Bronchiolus terminalis)* über den Alveolen enthaltenden

Bronchiolus respiratorius in den Alveolargang *(Ductus alveolaris)* und anschließend in die Alveolarsäckchen über.

1.1 Histologie der Luftwege

Die Luftwege stellen einen verzweigten lufthaltigen Schlauch dar, der in einem Querschnitt eine weitgehend runde Lichtung bildet. Im Bereich der kleinen Bronchien entstehen durch Kontraktion längs gerichtete Schleimhautfalten mit einer sternförmig gestalteten Lichtung. Die histologische Gestaltung der verschiedenen Abschnitte der Lungentransportzone hängt vom Kaliber der Bronchien bzw. Bronchiolen ab. Dies trifft besonders für die Schleimhaut und das Knorpelgerüst zu.

• Die **Tunica mucosa** *(Mukosa, Schleimhaut)* besteht aus einem Epithel *(Lamina epithelialis)* und dem angrenzenden Stroma *(Lamina propria)* mit Drüsen. Bei den auskleidenden Epithelien handelt es sich vorwiegend um Flimmerepithelien mit Kinozilien und eingestreute Becherzellen sowie interepitheliale Lymphozyten, Basalzellen und gelegentliche endokrine Zellen (Kulschitzky-Zellen). Im darunter liegenden Stroma *(Lamina propria mucosae)* finden sich seromuköse Drüsen, deren Zahl und Dichte in Richtung Peripherie abnimmt. Das Epithel der Bronchialdrüsen baut sich aus mukösen und serösen Zellen auf; darüber hinaus lassen sich Myoepithelien nachweisen. Die mukösen Zellen entsprechen weitgehend denen, die auch im Deckepithel anzutreffen sind. Die vorwiegend in den distalen Abschnitten der Drüse gelagerten serösen Zellen (seröser Halbmond) haben als Zeichen der starken Zellpolarität ein apikal eosinophiles und ein basal basophiles Zytoplasma. Elektronenmikroskopisch ist in ihnen ein dichtes raues endoplasmatisches Retikulum nachzuweisen. Die wesentlichen Sekretionsprodukte der Drüsen sind neben Schleim, Lysozym und Antileukoprotease.

• Die **Tunica fibromusculocartilaginea** setzt sich – je nach Bronchusgröße – aus unterschiedlich stark entwickeltem Bindegewebe, ringförmig angelegten glatten Muskelfasern und Knorpelspangen zusammen. Die Muskelfasern regulieren die Weite der Bronchuslichtung. Der Knorpel (mit Ausnahme der mit elastischem Knorpel ausgestatteten Epiglottis) ist vom hyalinen Typ und hat vorwiegend eine Stützfunktion (verhindert den Lichtungskollaps). In den oberen Abschnitten (Trachea, großen Bronchien) ist das Knorpelgewebe hufeisenförmig gestaltet, in der Peripherie spangenförmig. Mit zunehmender Verzweigung der Bronchien werden die Knorpelspangen kleiner (»Knorpelfragmente«), bleiben aber durch bindegewebige Fasern (insbesondere elastische Fasern) untereinander verbunden. In der

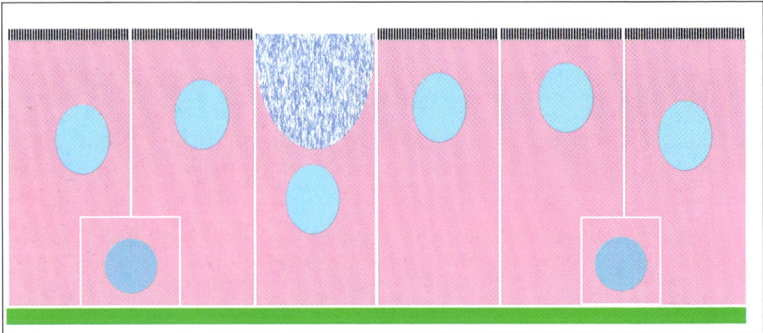

Abb. 4.3. Respirationsepithel. Die mehrreihige Epithelschicht besteht vorwiegend aus hochprismatischen Flimmerepithelien. Der Kern dieser Zellen liegt in der oberen Kernreihe. Die Becherzellen zeigen eine große, apikale Schleimvakuole. Der Zellkern liegt in der mittlere Kernreihe. Im Gegensatz zu diesen beiden Zellarten erreichen die kleinen Basalzellen nicht die Schleimhautoberfläche. Der kleine runde Kern liegt in der unteren Zellreihe. Alle Zellen sitzen der Basalmembran (grün) auf.

Wand der mittelgroßen und kleineren Bronchien sind die elastischen Fasern stärker entwickelt; sie sind für die Anpassung der Lichtung bei der Ventilation von Bedeutung.

Klinischpathologische Relevanz. Bei einer **chronischen Reizeinwirkung** kann sich das Flimmerepithel in ein metaplastisches Plattenepithel umwandeln. Dieser Befund tritt besonders im Kehlkopf als »Leukoplakie« auf. Mit zunehmendem Alter kommt es zu Verkalkungen der Knorpelspangen, die später auch verknöchern können. Dieser Befund ist klinisch nicht relevant. Eine ausgeprägte Verdickung der ringförmigen Muskulatur in den kleinen Bronchien und Bronchiolen ist typisch für eine spastische Bronchitis und für das Asthma bronchiale.

• Die **Tunica adventitia** *(Peribronchium).* Die äußere bindegewebige Schicht schließt Fettzellen, Gefäße (Vasa bronchialia als Vasa privata), Nerven und Lymphgefäße/Lymphknoten ein.

1.2 Zytologie der Luftwege

Histologisch besteht die Schleimhaut der Luftwege (bis zu den Alveolen) aus dem **Respirationsepithel**, das auf einer fibrovaskulären, drüsenhaltigen Unterlage liegt. Die Bezeichnung »Respiration« bezieht sich nicht auf die Funktion, sondern auf die anatomische Lokalisation. Das Epithel zeigt verschiedene Zelltypen auf, die auf einer Basalmembran ruhen. Diese grenzt die *Lamina epithelialis* von dem darunter liegenden Bindegewebe

(Lamina propria) mit Fibroblasten und anderen ortsständigen bzw. mobilen Zellen ab. Die Basalmembran ist schon in der HE-Färbung als homogenes, eosinrotes Band deutlich erkennbar. Beim Epithel handelt es sich überwiegend um ein mehrreihiges, hochprismatisches Flimmerepithel, daneben kommen auch unterschiedlich differenzierte Zellen vor. Man unterscheidet folgende Zellarten:

• **Kinozilien tragende Flimmerepithelien** kommen in den oberen Luftwegen und Bronchien vor, in kleinen Bronchien und Bronchiolen sind sie nur noch vereinzelt zu finden. Die Zellen sind hochprismatisch. Der Kern liegt in den oberen Reihen, ist von ovaler Gestalt und in seinem Chromatinmuster weitgehend strukturlos. Perinukleär zeigen die Zellen große Golgi-Felder sowie lysosomale Restkörper. Mitochondrien finden sich in allen Zytoplasmaregionen, verstärkt in den apikalen Bereichen. Die 5 bis 8 μm langen und etwa 0,3 μm starken Kinozilien sitzen dem Apex der Zelle auf. Sie zeigen auf einem elektronenmikroskopischen Querschnitt den typischen »9 × 2 + 2«-Aufbau (Mikrotubuluspaare oder Doubletten), wie er bei den Kinozilien der meisten Eukaryonten gefunden wird. Intrazytoplasmatisch sind diese Strukturen mit einem Basalkörperchen verankert. Aufgabe der Kinozilien tragenden Flimmerepithelien ist die Bewegung der Schleimschicht auf der Schleimhautoberfläche. Diese erfolgt im Bereich der oberen und unteren Luftwege in Richtung Oropharynx: Hier werden größere Schleimmassen verschluckt oder als Sputum ausgehustet.

• **Bürstensaumzellen** sind flimmerlose Epithelien mit Mikrovilli an der Oberfläche. Sie stellen keine einheitliche Zellpopulation dar, da auch unreife Epithelien – z. B. nach einer Schleimhautschädigung – einen ähnlichen Aufbau zeigen.

• **Basalzellen** liegen der Basalmembran auf, sind kubisch gestaltet und zeigen einen runden, kleinen Kern, der in der tieferen Kernreihe liegt. Diese Zellen erreichen nicht die Schleimhautoberfläche. Als Stammzellen besitzen sie die Fähigkeit zur Differenzierung.

• **Becherzellen** liegen oberflächlich zwischen Flimmerepithelien und weisen eine typische, leicht basophile, apikale Schleimvakuole auf. Diese Zellen kommen besonders zahlreich in der Schleimhaut von der Nasenhöhle bis zur Trachea vor. In den Bronchioli terminales sind sie nicht mehr nachweisbar. Die Zellkerne der Becherzellen liegen in der mittleren Kernreihe. Die apikalen Zellanteile zeigen große, zum Teil konfluierte, stark PAS-po-

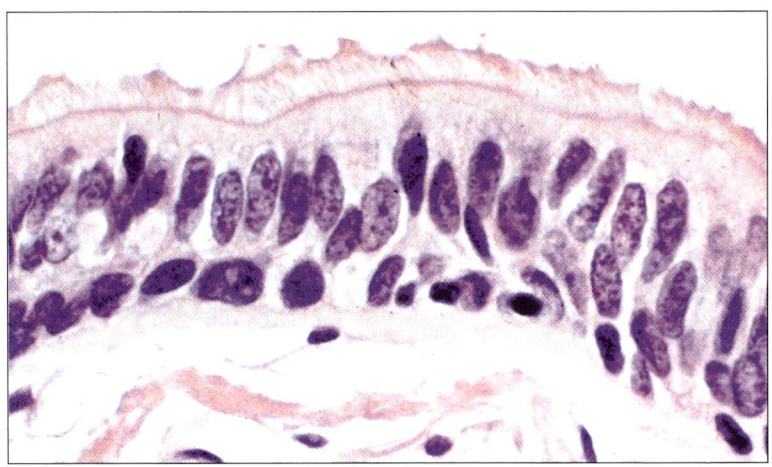

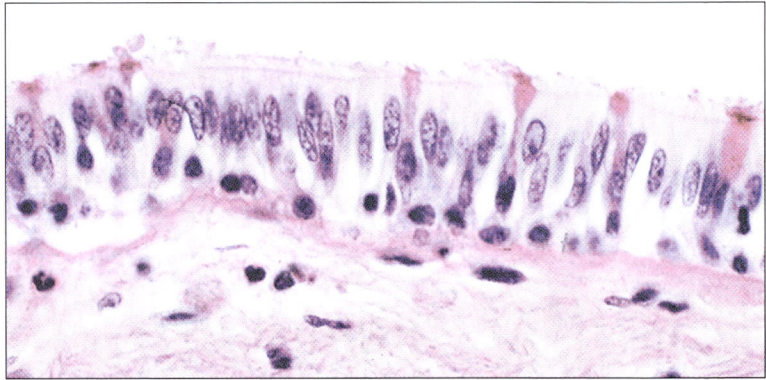

Abb. 4.4. Epithel der Lufttransportzone. Oben: Die typische Zellauskleidung der Luftwege bis zum Bronchiolus besteht aus einem **respiratorischen Epithel**. Dabei handelt es sich um mehrreihige, **hochprismatische Zellen mit Zilien** an der Oberfläche. Die ovalen Kerne sind – in unterschiedlicher Höhe – in der oberen Zellhälfte lokalisiert und täuschen eine Mehrschichtigkeit vor: Alle Zellen sitzen der Basalmembran auf. Die der unteren Kernlage besteht aus den kleinen, runden Kernen der **Basalzellen (BZ)**. HE-Fbg. **Unten:** Zwischen den Zylinderepithelien finden sich **Becherzellen** mit der typischen apikalen Schleimvakuole. Die **Basalmembran** ist als zartes, eosinrotes Band erkennbar **(Pfeil)**. Der Kern liegt in der mittleren Kernreihe. PAS-Fbg.

sitive Schleimvakuolen, die auch das wesentliche Unterscheidungsmerkmal zwischen mukösen und serösen Zellen sind. Durch die Bildung einer ca. 10 µm dicken Schleimschicht entsteht ein Schutz gegenüber einer Schleimhautaustrocknung sowie gegenüber Fremdstoffen (Staubpartikel), die eingeatmet werden. Diesen Reinigungsprozess bezeichnet man als mukoziliare Clearance.

Klinischpathologische Relevanz. Bei einer **chronischen Reizeinwirkung** (z. B. im Rahmen einer Entzündung) kommt es zu einer Vermehrung der Becherzellen. Man spricht von einer Becherzellmetaplasie der respiratorischen Schleimhaut. Ausgeprägt ist dieser Befund bei allergisch bedingten Rhinitiden und beim Asthma bronchiale.

• Zu den spezialisierten Zellen zählen die hochprismatischen, Mikrovilli tragenden **Sinneszellen**, die mit afferenten Nervenendigungen verbunden sind und für die Auslösung von Nies- und Hustenreflexen verantwortlich sind.

• **Neuroendokrine Zellen** (mit typischer Argyrophilie [Versilberung]) treten disseminiert oder als neuroendokrine Körperchen auf. Die isolierten Zellen stellen die γ-Enolase- und Chromogranin-positiven **Kultschitzky-Zellen** (K-Zellen, Feyrter-Zellen, »small-granular cells«) dar, die als kleine, hellzytoplasmatische Zellen zwischen den Zylinderepithelien auf der Basalmembran lokalisiert sind. Die neuroendokrinen Zellen kommen bevorzugt bei Feten im Bereich der Bronchiolen vor. In großen Bronchien, in parabronchialen Drüsen sowie beim Erwachsenen sind sie nur selten zu finden. Elektronenmikroskopisch lassen sich bis 0,2 µm große intrazytoplasmatische Granula nachweisen. Immunhistochemisch handelt es sich dabei – besonders in den isolierten neuroendokrinen Zellen – um Bombesin, Kalzitonin, Serotonin und Leu-Enkephalin. Die Zellen sind stark Chromogranin-positiv. Die Funktion der neuroendokrinen Lungenzellen ist noch nicht geklärt (Hypoxie-sensibler Chemorezeptor?).

• Die **exkretorischen Zellen der Bronchialschleimhaut** lassen sich in muköse und seröse Zellen unterteilen. Muköse Zellen finden sich hauptsächlich – als Becherzellen – im Oberflächenepithel der Luftwege. Im Gegensatz dazu werden beim Menschen seröse Zellen ausschließlich in den Bronchialdrüsen angetroffen.

• Eine besondere Rolle kommt der **Clara-Zelle** (Keulenzelle, flimmerloses Bronchiolenepithel) zu. Es handelt sich um zilienlose Epithelien, die sich kappenartig in das Lumen der terminalen Bronchiolen vorwölben

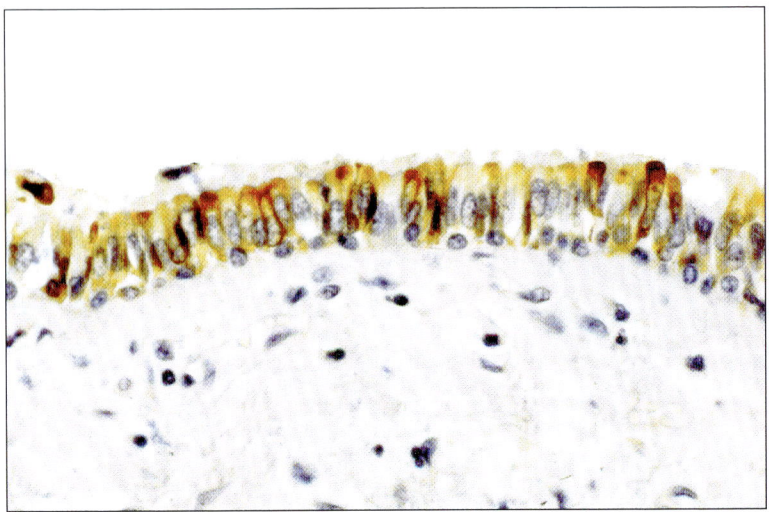

Abb. 4.5. Flimmerepithel der Luftwege. Die Zellen stellen sich selektiv in der immunhistochemischen Zytokeratin-7-Reaktion dar.

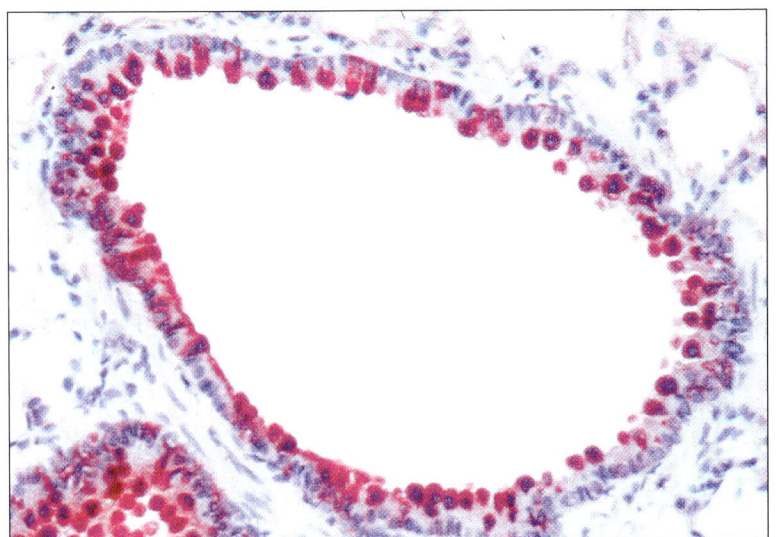

Abb. 4.6. Clara-Zellen. In der Schleimhaut der Bronchiolen liegen die Clara-Zellen, die in die Lichtung vorragen. Diese Zellen lassen sich selektiv durch die Uteroglobin-Reaktion darstellen.

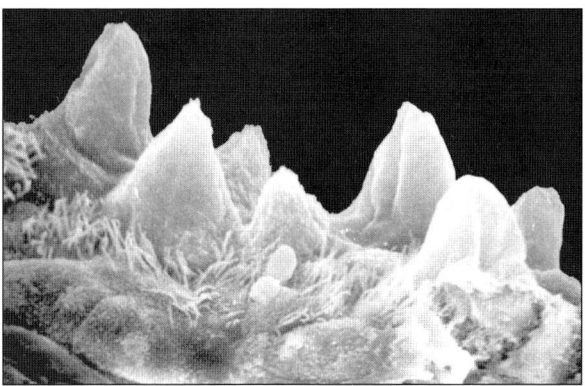

Abb. 4.7. Clara-Zellen. Das rasterelektronenmikroskopische Bild der bronchiolären Schleimhautoberfläche zeigt spitz hervorragende Zellen.

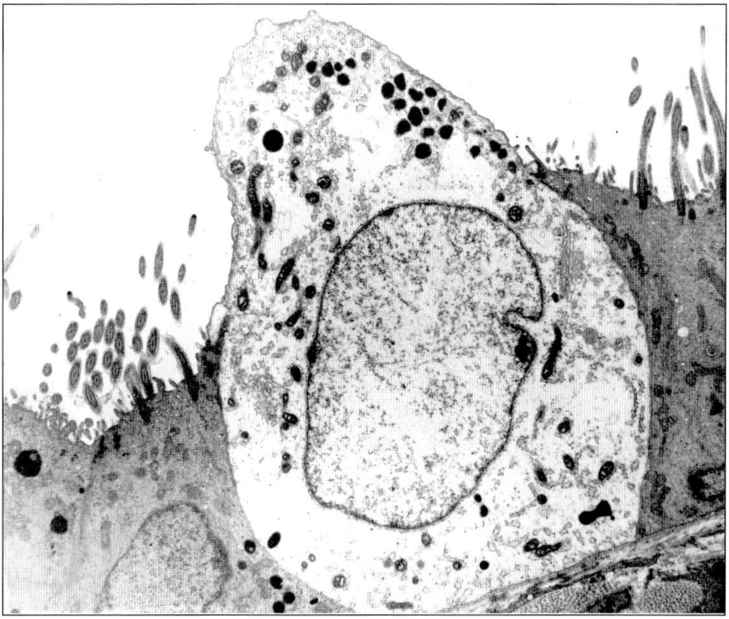

Abb. 4.8. Clara-Zellen. Im elektronenmikroskopischen Bild sieht man die helle, zilienlose Clara-Zelle mit typischer oberflächlicher Vorwölbung. Die benachbarten Zylinderepithelien zeigen Zilien an ihrer Oberfläche. Das Zytoplasma ist organellenreich mit typischen dichten Granulae.

(apokrine Sekretion). Im Apexbereich zeigt das Zytoplasma elektronen-dichte Granula, einen gut entwickelten Golgi-Apparat sowie vermehrte Mitochondrien. Die runden Zellkerne enthalten den Glukokortikoidrezeptor.

Funktionen der Clara-Zellen

– **Regeneration.** Nach einer Zerstörung der Bronchiolenschleimhaut kommt es zu einer direkten Regeneration über die Basalzellen oder – indirekt – über die Clara-Zellen.

– **Sekretion.** Die Clara-Zellen weisen eine apokrine Sekretion auf, die unter ß-adrenerger Kontrolle steht. Dabei werden Surfactant-Apoproteine und Proteinaseinhibitoren sezerniert. Ein wesentliches Sekretionsprodukt der Clara-Zelle ist das 10-kD-Clara-Zell-spezifische Protein, das weitgehend dem PCB (polychlorierte Biphenyle)-bindenden Protein des Bronchialsekretes entspricht. Es kann als immunhistochemischer Marker für die Clara-Zellen dienen.

– **Metabolische Wirkung.** Clara-Zellen enthalten Enzyme des p450-Cytochrom-Oxidase-Systems und metabolisieren inhalierte organische Schadstoffe.

Pathologischanatomische Relevanz. Selektive Schäden der Clara-Zellen werden nach Einwirkung verschiedener Noxen beschrieben, die z. B. als Autoabgase oder als Insektizide vorkommen. Unter der Einwirkung von Nitrosoverbindungen oder von kanzerogenen Kohlenwasserstoffen bilden sich bei Nagern typische Alveolarzelladenome und -karzinome, die aus transformierten Clara-Zellen hervorgehen. Beim Menschen gehen einige nicht verschleimte Karzinome wahrscheinlich von den Clara-Zellen aus.

• **Lymphatisches Gewebe.** Im Bereich der Luftwege und des Lungenparenchyms lassen sich teils diffuse, teils herdförmige Ansammlungen von Lymphozyten finden. Sie liegen im Stroma bevorzugt in der Umgebung der Gefäße (**BALT: B**ronchus **A**ssociated **L**ymphatic **T**issue).

2 Lufttransportzone

2.1 Nasenhöhlen – Nasennebenhöhlen

Die **Nasenhöhlen** *(Cavitas nasi)* sind über das *Vestibulum nasi* mit der Außenhaut verbunden. Histologisch wird dieser Abschnitt von einem verhornten Plattenepithel ausgekleidet. Typisch sind zahlreich nachweisbare Talg- und Schweißdrüsen sowie besonders dicke Haare *(Vibrissae)*. Das Plattenepithel verliert seine Hornschicht und geht in den Nasenhöhlen in ein respiratorisches Epithel über. Charakteristisch für diese anatomische Region ist der stark entwickelte **venöse Plexus**, der die Temperatur der ein-

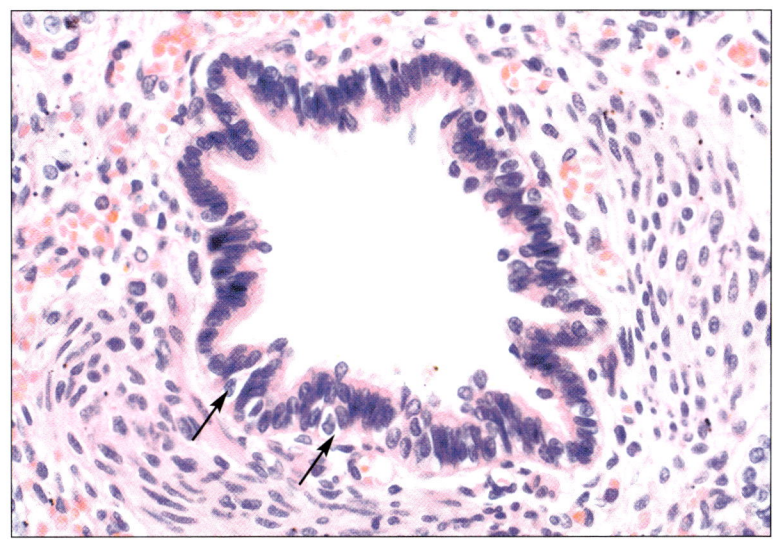

Abb. 4.9. Kultschitzky-Zellen. Ein Querschnitt durch einen Bronchiolus zeigt die Schleimhautauskleidung. In den basalen Abschnitten der Lamina epithelialis finden sich vereinzelte Zellen mit hellem Zytoplasma **(Pfeile)**. HE-Fbg.

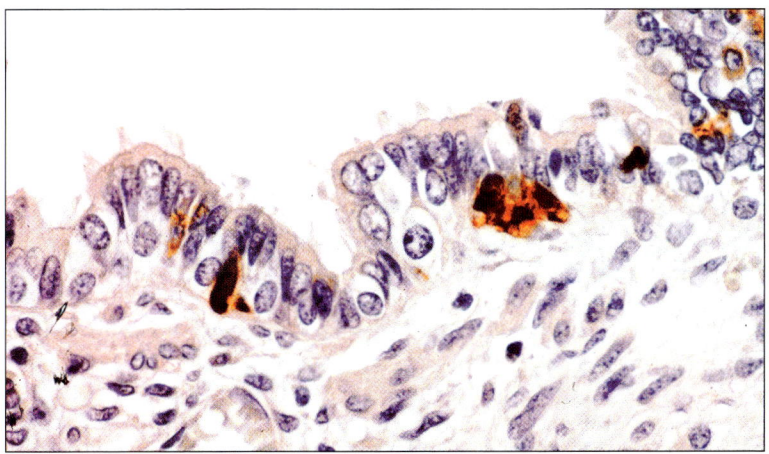

Abb. 4.10. Kultschitzky-Zellen. Diese besonderen Zellen lassen sich immunhistochemisch mit neuroendokrinen Markern nachweisen. Das Bild zeigt die Zellen mit einer bräunlichen Farbe als Ausdruck einer positiven Chromogranin-Reaktion.

geatmeten Luft optimiert. Im Schleimhautstroma finden sich zahlreiche muköse Drüsen *(Glandulae nasales)*. In den oberen Abschnitten der Nasenhöhlen liegt das olfaktorische Epithel *(Regio olfactoria)*

Pathologischanatomische Relevanz. Zu den häufigsten Erkrankungen der Nasenhöhlen zählt der banale Schnupfen *(Coryza)*, der durch eine beginnende seröse Exsudation gekennzeichnet ist. Später geht die Entzündung in eine schleimige Phase über infolge einer ausgeprägten Vermehrung bzw. verstärkten Sekretion der Becherzellen. Häufig sind auch die histologischen Veränderungen bei einer allergisch bedingten Rhinitis (bzw. Sinusitis). **Tumoren** sind selten.

Die **Nasennebenhöhlen** *(Sinus paranasales)* zeigen einen feingeweblichen Aufbau, der weitgehend der nasalen Schleimhaut entspricht. Allerdings fehlt der venöse Plexus, außerdem finden sich weniger Becherzellen und Drüsen im Stroma.

2.2 Schlund (Rachen)

Der **Rachen** *(Schlund, Pharynx)* setzt sich aus dem oberen *(Epipharynx)*, dem mittleren *(Mesopharynx)* und dem unteren Schlund *(Hypopharynx)* zusammen.

2. 2.1 Epipharynx

Der obere Schlundabschnitt verbindet die hintere Öffnung der Nasenhöhlen *(Choanen)* mit dem mittleren Rachenraum. Man findet eine Auskleidung mit Respirationsepithel. Kranial liegt die von aspiratorischem Epithel bedeckte Rachenmandel.

2.2.2 Mesopharynx

In diesem Abschnitt, der eine Verlängerung des Epipharynx darstellt, kommt es zu einer Kreuzung der Luftwege (Kehlkopf) und des Verdauungstraktes (vorne: Mundhöhle, unten: Hypopharynx. Die Region ist durch einen kräftigen lymphatischen Apparat gekennzeichnet, der den Waldeyer-Ring mit seinen beiden größeren Gaumenmandeln bildet. (»MALT«, siehe Kapitel 11)

2.2.3 Hypopharynx

Dieser Abschnitt des Verdauungstraktes geht in die Speiseröhre über.

2.3 Kehlkopf

Der **Kehlkopf** *(Larynx)* weist einige histologische Besonderheiten auf. Das Skelett besteht aus hyalinen Knorpelstücken (Ausnahme: *Epiglottis, Teile des Ary-Knorpels* mit elastischem Knorpel), die untereinander mit Muskeln

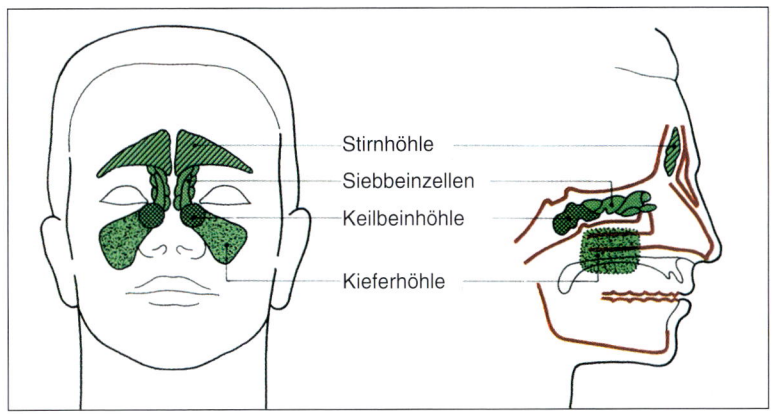

Abb. 4.11. Nasennebenhöhlen. Schematische Darstellung

und kollagenfaserreichen Bändern verbunden sind. Die Schleimhaut ist überwiegend mit Respirationsepithel bedeckt. Der Kehldeckel *(Epiglottis)* wird auf der oralen Seite von einem mehrschichtigen unverhornten Plattenepithel und auf der laryngealen Seite von Respirationsepithel überzogen. Unterhalb der Epiglottis bildet die Schleimhaut zwei paarige Falten: oben die falschen Stimmlippen *(Taschenfalten: Plicae vestibulares)*, unten die echten Stimmbänder *(Plicae vocales)*. Letztere werden teilweise von einem unverhornten Plattenepithel bedeckt.

Pathologischanatomische Relevanz. Im Kehlkopf kommen **Entzündungen** (Laryngitis) und bösartige **Tumoren** (Plattenepithelkarzinom) vor. Eine typische Veränderung der Stimmbänder ist das Sängerknötchen als Ausdruck einer langfristigen Stimmbelastung.

2.4 Luftröhre

Die **Luftröhre** *(Trachea)* zeigt einen typischen Wandaufbau. Die Lichtung wird von einem hyalinen, C-förmig gestalteten Knorpel bestimmt und von einer Schleimhaut mit Respirationsepithel (reich an Becherzellen) ausgekleidet. Im Stroma liegen zahlreiche seromuköse Drüsen *(Glandulae tracheales)*. Die Enden der C-Spangen werden von Bindegewebe *(Paries membranaceus)* geschlossen.

Pathologischanatomische Relevanz. Zu den typischen Erkrankungen der Luftröhre zählen **Entzündungen**, bevorzugt im Rahmen einer Virusinfektion (Grippetracheitis). **Tumoren** sind sehr selten.

2.5 Bronchien – Bronchiolen

Nach der Aufteilung der Trachea in zwei **Haupt-** oder **Stammbronchien** *(Bronchi principales)*, treten diese – nach einem kurzen extrapulmonalen Verlauf – in die Lungen ein. Dieser Eintritt erfolgt zusammen mit Nerven, Blut- und Lymphgefäßen im Lungenhilum.

• **Bronchien** sind knorpelhaltige, Luft leitende Atemwege mit einem äußeren Durchmesser von mehr als einem Millimeter. Die Lichtung wird von respiratorischer Scheimhaut ausgekleidet. Das Gerüst besteht aus hyalinen, spangenförmig angeordneten Knorpelplatten. In mittelgroßen und kleineren Bronchien ist die aus zirkulär angeordneten glatten Muskelfasern bestehende Schicht – zwischen Schleimhaut und Knorpelspangen – besonders deutlich zu erkennen.

• **Bronchiolen** sind knorpelfreie Luftwege, die von Epithel ausgekleidet und von glatter Muskulatur umgeben werden. Das Epithel der Bronchioli ist ein einschichtiges hochprismatisches Flimmerepithel. Das Stroma ist reich an glatten Muskelfasern. In den tieferen Wandschichten der Bronchioli sowie in den weiter distal gelegenen Luftwegen sind keine seromukösen Drüsen mehr nachweisbar. Auch die Zahl der Becherzellen nimmt in der Peripherie ab.

• Beim **Endbronchus** *(Bronchiolus terminalis)* handelt es sich um einen bis zu 3 mm langen und 0,4 mm weiten knorpellosen Gang, der von einem zilienfreien Zylinderepithel ausgekleidet wird. Hier sind keine Becherzellen mehr nachweisbar. In der bronchiolären Schleimhaut lassen sich vereinzelte Kultschitzky-Zellen finden, die sich immunhistochemisch mit neuroendokrinen Markern (Chromogranin) gut darstellen lassen. Ferner kommen hier auch Clara-Zellen vor, die sich auf der Schleimhautoberfläche vorwölben (»Keulenzellen«: apokrine Sekretion von 10 kD-PCB-Bindungsprotein).

Pathologischanatomische Relevanz. Zu den wichtigsten Erkrankungen der Bronchien und Bronchiolen zählen Entzündungen und bösartige Tumoren. **Entzündungen** können selektiv die Bronchien befallen (Bronchitis) oder zusammen mit einem entzündlichen Exsudat in den Alveolen als Bronchopneumonie einhergehen. Typische feingewebliche Veränderungen liegen beim Asthma bronchiale vor. Zu den bösartigen **Neubildungen** zählen verschiedene Karzinomarten.

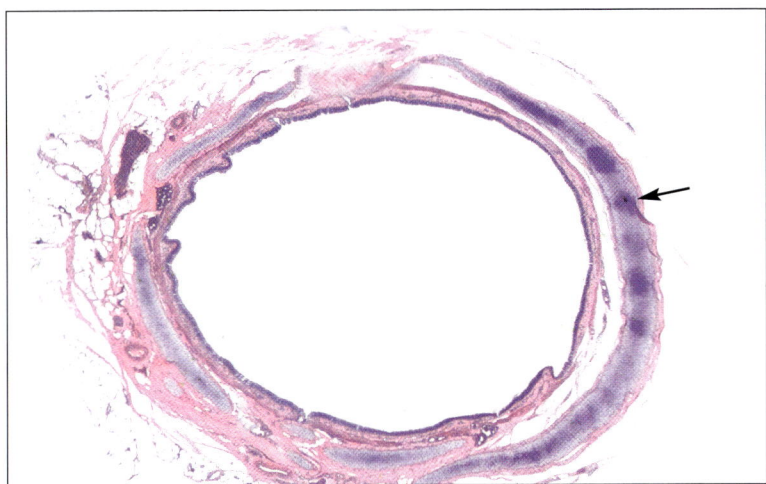

Abb. 4.12. Untere Luftwege. Auf einem Querschnitt zeigen Trachea und Bronchien eine rundliche Lichtung, die von Schleimhaut ausgekleidet wird. Typisch ist das aus Knorpelgewebe bestehende Gerüst, das in der Trachea C-förmig gestaltet ist und in den **Bronchien (Pfeil)** aus zirkulär angeordneten Spangen besteht. HE-Fbg.

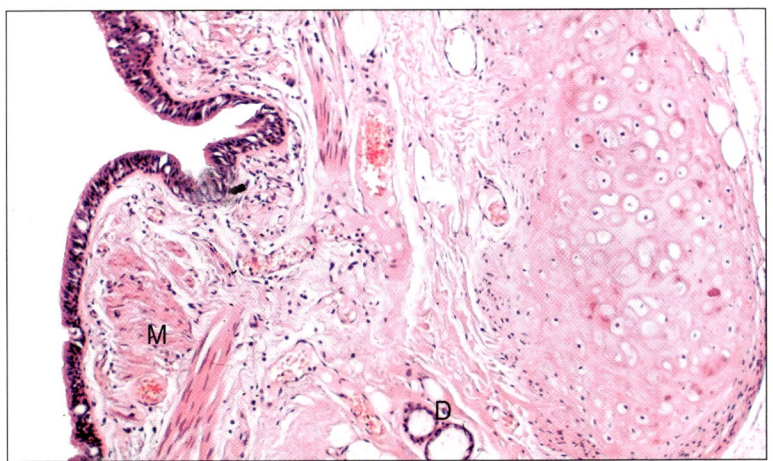

Abb. 4.13. Bronchuswand. Eine Ausschnittvergrößerung aus der Bronchuswand zeigt innen die Schleimhaut **(links im Bild)**, in der Mitte das Stroma (Lamina propria) mit Drüsen **(D)** und zirkulär angeordneten glatten Muskelfasern **(M)**. Außen **(rechts im Bild)** sieht man Anteile des hyalinen Knorpels. HE-Fbg.

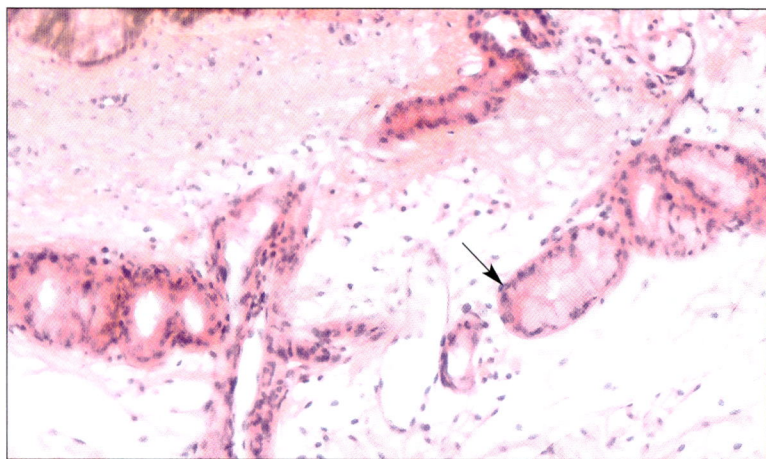

Abb. 4.14. Exokrine Drüsen. Im Schleimhautstroma der oberen Luftwege finden sich seromuköse Drüsen. Ihre Zahl nimmt in Richtung Bronchiolen ab. Typisch für diese Drüsen ist die azinäre Gestaltung: eine kleine, zentrale Lichtung wird von hellen, mukösen Zellen begrenzt. Außen sitzen halbmondförmig, seröse Zellen auf **(Pfeil)**. HE-Fbg.

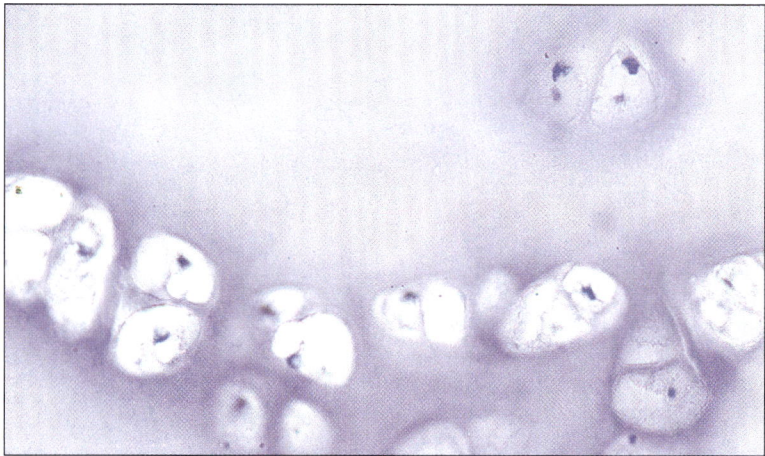

Abb. 4.15. Knorpelgewebe der Trachea und der Bronchien. Typisch für diesen Abschnitt der Luftwege ist der Nachweis eines Knorpelgerüstes. Es handelt sich um hyalinen Knorpel mit einer homogenen, basophilen (blauen) Grundsubstanz, die in der Umgebung der kernhaltigen, hellen Chondrone dunkler erscheint. HE-Fbg.

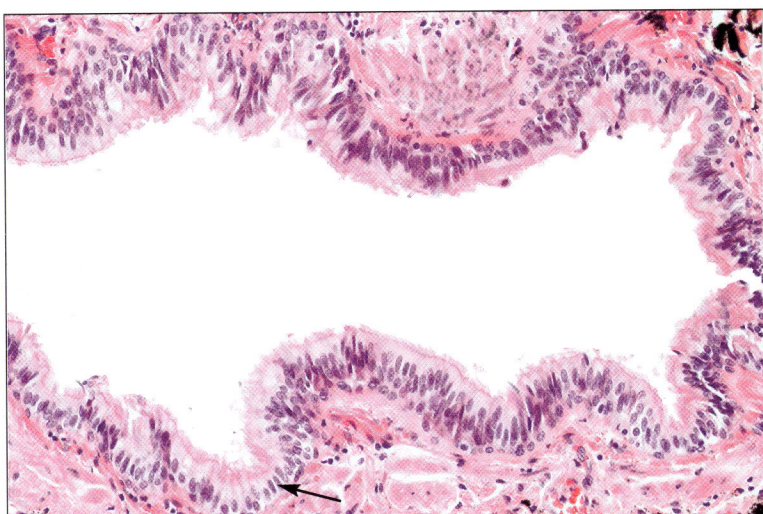

Abb. 4.16. Bronchiolus. Die Lichtung wird von einem Flimmerepithel ausgekleidet, das stellenweise schon einreihig ist **(Pfeil)**. Becherzellen fehlen. Die Wand zeigt keine Knorpelspangen. HE-Fbg.

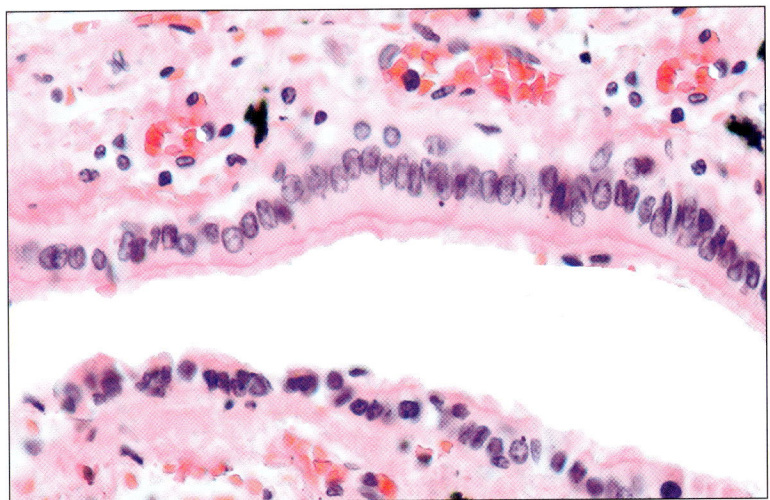

Abb. 4.17. Endbronchiolus. Die Schleimhaut besteht teilweise noch aus Flimmerepithel mit Zilien **(oben)**, die aber bereits einreihig sind. In anderen Bereichen **(unten)** ist das Epithel zilienlos und kubisch. HE-Fbg.

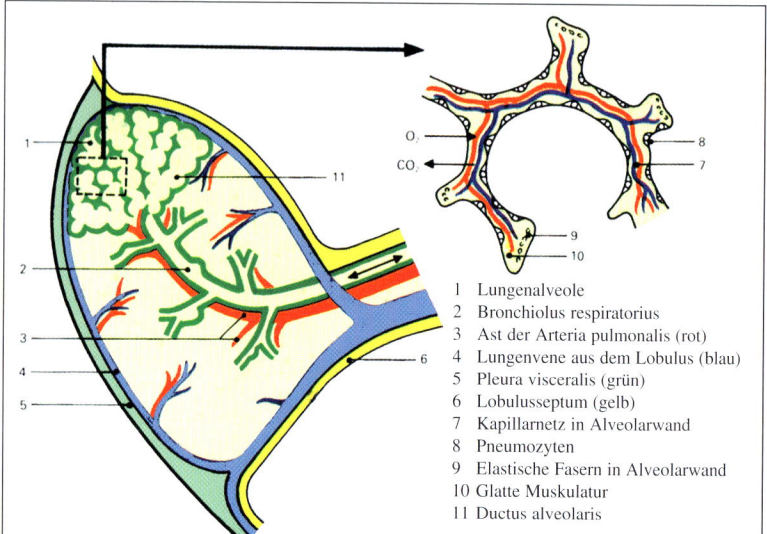

1 Lungenalveole
2 Bronchiolus respiratorius
3 Ast der Arteria pulmonalis (rot)
4 Lungenvene aus dem Lobulus (blau)
5 Pleura visceralis (grün)
6 Lobulusseptum (gelb)
7 Kapillarnetz in Alveolarwand
8 Pneumozyten
9 Elastische Fasern in Alveolarwand
10 Glatte Muskulatur
11 Ductus alveolaris

Abb. 4.18. Lungensegment und Alveole bei stärkerer Vergrößerung. Schematische Darstellung.

2.6 Lungenlappen

Entsprechend der ersten Teilung der Hauptbronchien in Lappenbronchien lassen sich in der linken Lunge zwei und in der rechten Lunge drei **Lungenlappen** unterscheiden, die jeweils von einem Lappenbronchus ventiliert werden. Die Lungenlappen werden durch Fissuren, die von der Pleura visceralis ausgekleidet sind, teilweise gegeneinander abgegrenzt.

2.7 Lungensegmente

Mit der weiteren dichotomen Teilung der Bronchien lassen sich innerhalb der Lungenlappen als nächstkleinere Baueinheiten die **Lungensegmente**, die von einem Segmentbronchus versorgt werden, abgrenzen. Die einzelnen Segmente haben die Gestalt einer Pyramide, deren Basis der Pleura zugewandt ist. Im Zentrum eines Segments verläuft der versorgende Bronchus mit dem begleitenden Pulmonalarterienast *(Segmentarterie; Vasa publica)*, an den Segmentgrenzen verlaufen die Lungenvenen *(Vv. pulmonales)*.

2.8 Lungenläppchen

Innerhalb der Segmente werden die Lungenläppchen *(Lobuli)* durch unvollständige bindegewebige Wände *(Septa interlobularia)* begrenzt und von einem Bronchiolus versorgt. Eine regelrechte Läppchengliederung ist nur in der Lungenperipherie nachweisbar. Ein Lungenläppchen besteht aus 8 bis 12 Acini. Die distalen Abschnitte der Lunge, die einem Endbronchiolus zuzuordnen sind, werden als **Acini** bezeichnet. Nach mehrfacher dichotomer Teilung entsteht der *Bronchiolus respiratorius,* der den Übergang in die respiratorische Zone darstellt und in seiner Wand bereits Alveolen enthält.

3 Respiratorische Zone

3.1 Histologie der respiratorischen Zone

Die respiratorische Zone, in der der Atemgaswechsel stattfindet, besteht aus den respiratorischen Bronchiolen, Alveolargängen und Alveolen. In den Bronchioli respiratorii findet man eine kubische Epithelauskleidung (Clara-Zellen, Pneumocyten Typ II u. Zwischenformen), elastische Fasern und glatte Muskelzellen. Dieser Gang geht in das **Alveolarsäckchen** *(Sacculi alveolares)* über und endet in den von Pneumozyten ausgekleideten **Lungenbläschen** *(Alveolen),* die das Ende der Luftwege darstellen. Die Eingänge in die Alveolen enthalten glatte Muskelzellen und annähernd zirkulär verlaufende elastische Fasern. Beide Lungen besitzen ca. 400 Millionen Alveolen mit einer Gasaustauschfläche von 80 m², die bei forcierter Exspiration auf 40 m² zurückgehen kann.

Die Lichtung der Alveolen wird von unvollständigen **Alveolarsepten** *(Septa interlobularia)* begrenzt; sie sind bis 15 μm dick und sehr stark von Kapillaren durchzogen. Alveolarsepten stellen auch die Grenze zwischen zwei benachbarten Alveolen dar, die untereinander über die Kohn-Alveolarporen kommunizieren. Das Septenstroma *(Interstitium)* besteht aus reichlich elastischen Fasern und aus einem spärlichen Fasernetz aus Kollagen I und IV mit eingeschlossenen Fibroblasten und mobilen Stromazellen (Leukozyten, Makrophagen, Mastzellen). Die Lichtung der Alveolen wird vorwiegend von Pneumozyten Typ I ausgekleidet.

3.2 Zytologie der respiratorischen Zone

• **Pneumozyten Typ I.** Die abgeflachten Alveolardeckzellen kleiden etwa 95 % der alveolären Innenfläche aus und können als stark ausgezogene Zellen bis zu 50 μm lang werden. In einer normalen Lunge sind die leicht abge-

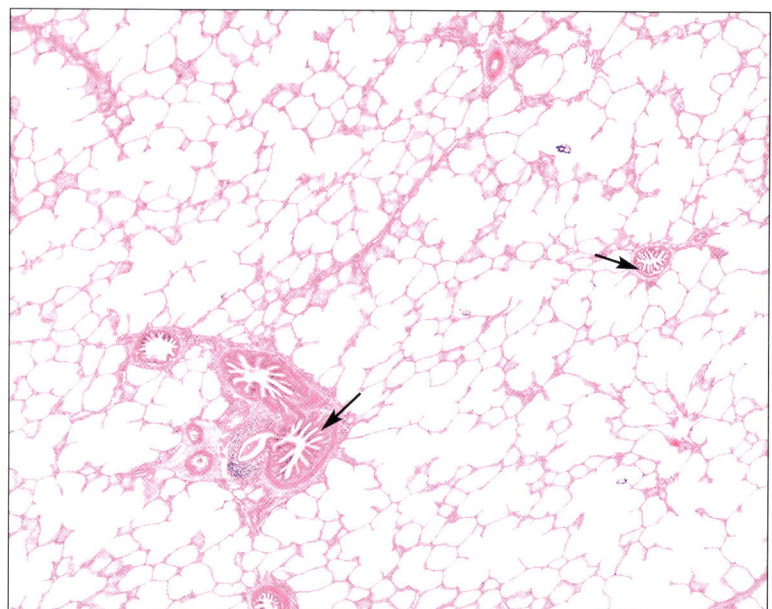

Abb. 4.19. Lungenparenchym. Die respiratorische Zone besteht aus respiratorischen Bronchiolen und Alveolen. Untersuchungsproben aus den zentralen (perihilären) Regionen zeigen mittelgroße und kleine Bronchien. In den peripheren Lungenabschnitten überwiegen die Bronchiolen (Pfeile). Das histologische Bild wird durch die weitgehend regelmäßig aufgebauten lufthaltigen (optisch leeren) Alveolen bestimmt. Die Alveolargänge zeigen eine längliche, etwas größere Lichtung. HE-Fbg.

Wichtige Befunde bei der Beurteilung eines Lungenpräparates sind:
- regelmäßige, lufthaltige Lichtungen (fehlen bei einer Atelektase oder sind vergrößert beim Emphysem),
- ohne zelligen Inhalt (Leukozyten bei Entzündungen),
- sehr dünne, blutarme Alveolarsepten (bindegewebig verdickt bei Fibrose, blutreich bei Blutstauung).
- Die verschiedenen Zellarten (Pneumozyten, Kapillaren, Fibroblasten) sind unter normalen Bedingungen nur schwer zu erkennen.

rundeten Typ Zellkerne nur schwer zu erkennen. Ultrastrukturell zeigen die Pneumozyten Typ I-Zellkerne einen gut entwickelten Golgi-Apparat, vermehrte Mitochondrien sowie ein ausgeprägtes endoplasmatisches Retikulum. Die reichlich vorhandenen mikropinozytotischen Bläschen sind Ausdruck einer aktiven transepithelialen Migration verschiedener Stoffe (Luftraum – Stroma – Blutraum). Untereinander sind die Zellen durch Tight junctions und Desmosomen verbunden. Unter pathologischen Bedingungen (bei einer Atelektase) wölben sich kubisch metaplastische Pneumozyten Typ I in die Alveolarlichtung vor. Selektiv lassen sich diese immunhistochemisch (EMA, Zytokeratin 7) als dünne, braun gefärbte Zytoplasmaausläufer darstellen.

• **Pneumozyten Typ II.** Vor allem an den Kreuzungen der Alveolarsepten kommen kubische Alveolarzellen *(Nischenzellen)* mit einem abgerundeten Zellkern vor. Elektronenmikroskopisch zeigen sie apikale Mikrovilli und in Kernnähe dicht gelagerte Lamellenkörper, die besonders Phospholipide des Surfactant und Surfactant-assoziierte Proteine (SP-A, SP-B, SP-C, SP-D) enthalten. Immunhistochemisch lassen sie sich auch mit EMA und Zytokeratin 7 nachweisen. Von den Pneumozyten Typ I unterscheiden sie sich durch die immunhistochemische Reaktion mit Maclura-pomifera-Lektin, die sich als brauner intrazytoplasmatischer Strich im apikalen Zellbereich manifestiert. Weitere Oberflächenmarker sind die alkalische Phosphatase, das Heyman-Nephritis-Antigen, das p146-Glykoprotein und der Integrin-like-Rezeptor.

Die Pneumozyten Typ II sezernieren ständig Surfactant in die Alveolarlichtung. Surfactant setzt die Spannung (spezifische Detergenswirkung) in den Alveolen herab und verhindert den exspiratorischen Alveolenkollaps. Surfactant unterliegt einem ständigen Stoffwechsel: Es wird an die Alveolarflüssigkeit abgegeben und von Pneumozyten und Makrophagen pinozytotisch phagozytiert.

• **Alveolarmakrophagen** sind Abkömmlinge der Blutmonozyten und Bestandteil des monozytären Phagozytensystems (MPS). Die bis 40 µm großen Zellen liegen in der Alveolarlichtung bzw. auf den Pneumozyten Typ I. Zu ihren Aufgaben gehört die Phagozytose von eingeatmeten Fremdstoffen (Staub, Kohlepartikel), die von der mukoziliaren Clearance nicht beseitigt wurden. Eine besondere Form stellen die Tabakmakrophagen dar. In ihrem Zytoplasma ist ein braunes Pigment nachzuweisen. Die Eisenreaktion kann schwach positiv sein. Typisch sind auch die Herzfehlerzellen, die bei einem erhöhten Blutdruck im pulmonalen Kreislauf (z. B. im Rahmen einer Mitralklappenstenose) auftreten. Sie speichern das Berliner-Blau-positive Hämosiderin, ein Abbauprodukt des Erythrozytenhämoglobins.

• **Intrakapilläre Riesenzellen vom Megakaryoblastentyp** treten vermehrt bei Sepsis und myeloproliferativen Erkrankungen auf. Die Lunge stellt – zusammen mit Knochenmark und Milz – ein Reservoir für diese Zellen dar.

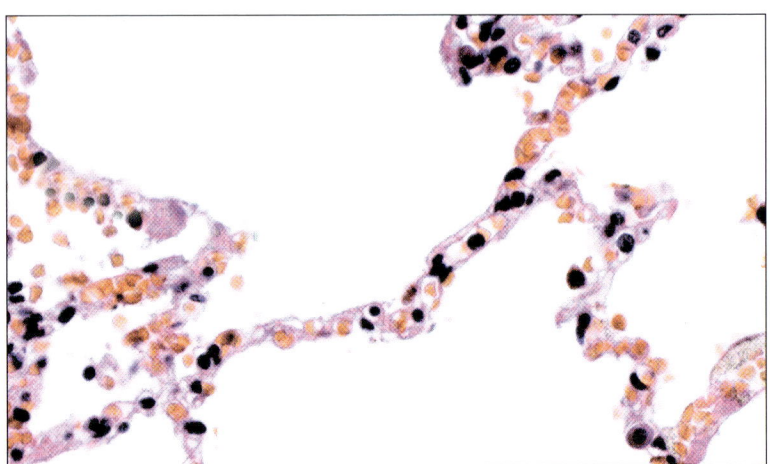

Abb. 4.20. Alveolarsepten. In den dünnen Alveolarsepten lassen sich die Kapillaren gut darstellen wenn sie orangerote Erythrozyten enthalten (als Zeichen einer leichten Blutstauung). Die Kerne von Pneumozyten, interstitiellen Zellen oder Endothelzellen lassen sich in einer konventionellen Färbung nur schwer zuordnen.

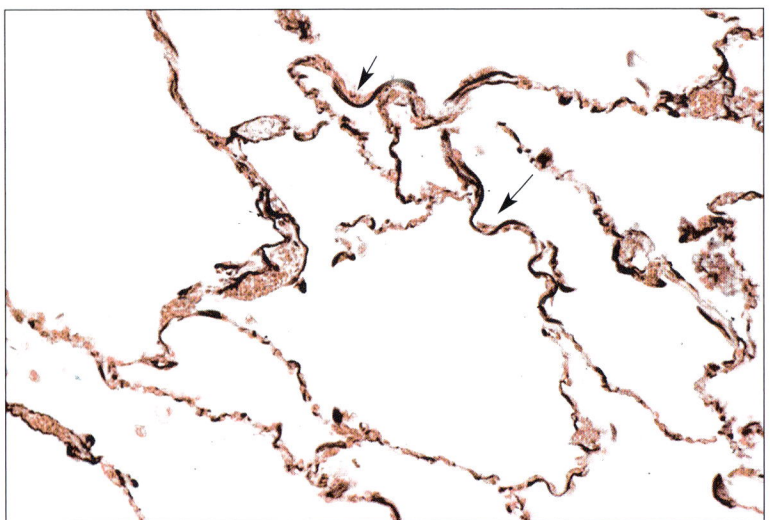

Abb. 4.21. Alveolarsepten. In der Elastika-Gieson-Färbung lassen sich im Zwischengewebe der Alveolarsepten einzelne, **elastische Fasern** (schwarz) nachweisen (**Pfeile** zeigen auf dicke schwarze elastische Fasern).

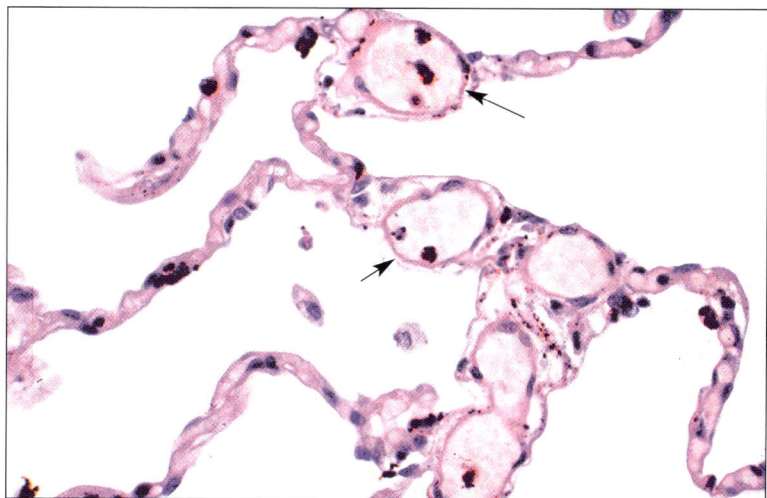

Abb. 4.22. Basalmembran der Kapillaren in den Alveolarsepten. In der PAS-Färbung erkennt man scharf gezeichnete Basalmembranen **(Pfeile)**, die die leicht gestauten Kapillaren nach außen begrenzen.

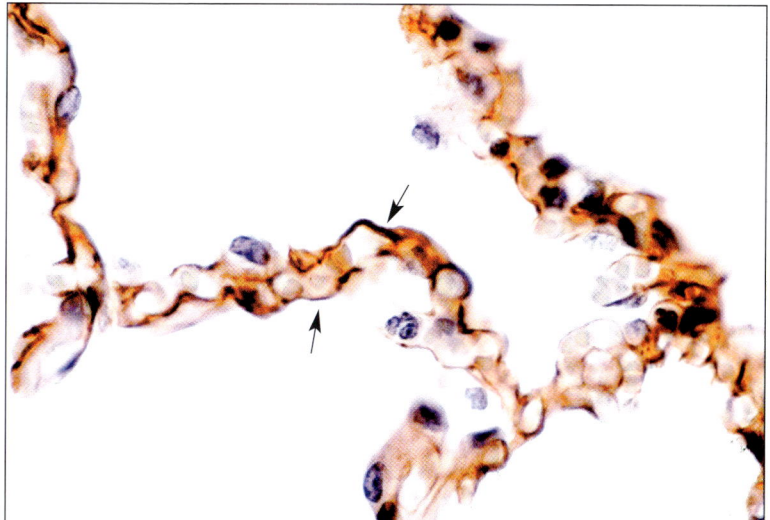

Abb. 4.23. Basalmembran der Kapillaren. Besonders deutlich lassen sich die endothelialen Basalmembranen **(Pfeile)** durch den immunhistochemischen Nachweis von Kollagen IV darstellen.

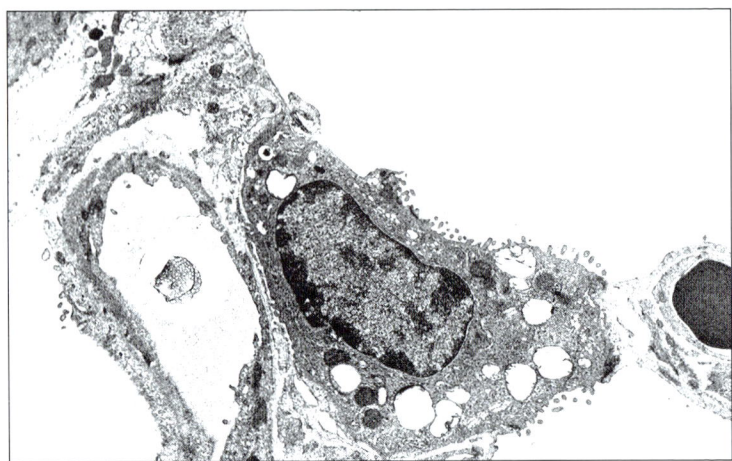

Abb. 4.24. Pneumozyt Typ II. Das elektronenmikroskopische Bild zeigt eine Nischenzelle (Pneumozyt Typ II) mit Vakuolen und lamellären Körpern im Zytoplasma.

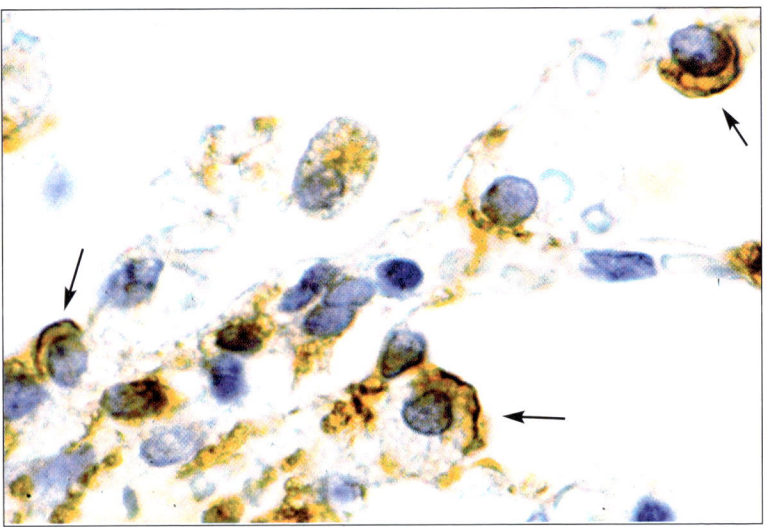

Abb. 4.25. Pneumozyten Typ II. Diese Zellen lassen sich selektiv durch die immunhistochemische Maclura-pomifera-Reaktion darstellen. Typisch ist eine apikale, leicht geborene strichförmige Reaktion **(Pfeile)**.

4 Alveolokapilläre Transitstrecke

Die alveolokapilläre Transitstrecke setzt sich von außen (Luft) nach innen (Blut) aus folgenden Schichten zusammen:
- Pneumozyten Typ I (mit Surfactant-haltiger Alveolarflüssigkeit),
- epitheliale Basalmembran,
- Zwischengewebe,
- endotheliale Basalmembran (selektiv durch den immunhistochemischen Nachweis von Kollagen IV nachweisbar) und
- Endothelzellen.

Bei Kindern – bis zum 4. Lebensjahr – ist das Zwischengewebe auch unter physiologischen Bedingungen zellreich. An der dünnsten Stelle der Strecke liegen die stark ausgezogenen Pneumozyten und Endothelien Rücken an Rücken und werden nur durch die verschmolzenen Basalmembranen beider Zellarten getrennt.

Pathologischanatomische Relevanz. Eine Störung der alveolokapillären Transitstrecke kann sich in einer erhöhten Durchlässigkeit der Kapillaren manifestieren. Folge ist eine Ansammlung von Flüssigkeit in den Alveolarlichtungen (Lungenödem). Bei einer Verbreiterung der alveolokapillären Transitstrecke (z. B. als Folge einer interstitiellen Kollagenfaservermehrung = Fibrose) ist der Gasaustausch gestört; es kommt zur respiratorischen Insuffizienz.

5 Lungengefäße

Die Lunge verfügt über eine doppelte arterielle Blutversorgung. Man unterscheidet Vasa publica (Pulmonalarterien und -venen) und Vasa privata (Bronchialarterien und -venen). Zwischen beiden Systemen kommen kleinere Anastomosen vor, die z. T. für den physiologischen intrapulmonalen Shunt von etwa 1,5 % des Herzzeitvolumens verantwortlich sind.

5.1 Pulmonalgefäße

Die Pulmonalarterien treten am Lungenhilus mit dem Stammbronchus in die Lunge ein und verzweigen sich gemeinsam mit den begleitenden Bronchien. Bis zum Niveau der Bronchioli terminales sind die Lungenarterien vom elastischen Typ; die distalen präazinären Arterien zeigen eine Wand aus glatten Muskelzellen. Mit dem Eintritt in den Acinus nimmt die Wandstärke der Pulmonalarterienäste ab; in den proximalen Abschnitten ist eine nur noch unvollständige muskuläre Wand nachweisbar.

Pathologischanatomische Relevanz. Die häufigste Erkrankung der Pulmonalarterien ist der **embolische Gefäßverschluss**, der zu einem Lungeninfarkt führen kann. Die für den großen Kreislauf so charakteristische Atherosklerose kommt hier nur selten und wenig ausgeprägt vor.

Die Lungenalveolen werden von einem dichten **Kapillarnetz** umgeben, das sich in der PAS-Färbung oder immunhistochemisch mit Kollagen IV gut darstellen lässt. Die Reaktionen der Endothelzellen mit Ulex-Lektin oder Faktor VIII (v. Willebrand) sind nur schwach positiv.

Der **venöse Abfluss** aus dem kapillären Gefäßbett der Lunge erfolgt über kleine Venolen in den Septa interlobularia. Größere Venen mit einer vollständigen muskulären Wand sind erst auf dem Niveau der Bronchien nachweisbar. Die Lungenvenen haben keine Venenklappen. Die Vv. pulmonales münden in den linken Vorhof.

5.2 Bronchialgefäße

Die **Bronchialarterien** *(Vasa privata der Lunge)* entspringen der Aorta thoracica und treten mit den Pulmonalarterien in die Lunge ein. Gemeinsam mit diesen verlaufen sie im Bindegewebe der Adventitia der Bronchien. Sie dienen der Substratversorgung der Luftwege und der sie umgebenden Adventitia. Das Lumen der Bronchialarterien ist wesentlich kleiner als das der Pulmonalarterien. Im Gegensatz zu den Pulmonalarterien zeigen die Bronchialarterien in ihrem gesamten Verlauf eine dickere und vollständige Wand aus glatten Muskelzellen. Die **Bronchialvenen** *(Venae bronchiales)* dränieren in die Vena azygos und die Vena hemiazygos; kleinere Äste münden in die Venae pulmonales. Zwischen Bronchial- und Pulmonalarterien gibt es **präkapilläre** und **kapilläre Anastomosen**. Sie lassen sich durch Bronchialarteriogramme darstellen und erklären das gelegentliche Fehlen von Lungeninfarkten nach Lungenarterienembolien.

5.3 Lymphgefäße

Subpleural sowie in den Interlobularsepten sind neben venösen Gefäßen weite **Lymphgefäße** nachweisbar, die über die Lymphgefäße in der Adventitia der Bronchiolen und Bronchien mit den hilären Lymphbahnen kommunizieren. Hier münden sie in die **regionären Lymphknoten** *(Nodi lymphoidei bronchopulmonales)*, die Verbindungen zu den *Nodi lymphoidei mediastinales anteriores et posteriore* aufweisen. Die Lymphgefäße sind wesentlich daran beteiligt, dass die Lungen »trocken« bleiben. Sie dränieren die in die Alveolarsepten abgepresste Flüssigkeit. Beim Lungenödem wird die Flüssigkeitstransportkapazität des Lymphsystems überschritten. Lymphozyten sind im subepithelialen Gewebe eingestreut; sie liegen einzeln oder in Verbänden. Lymphozytenaggregate finden sich besonders an den Aufzweigungen der größeren Bronchien. In den Lungensepten können kleine Lymphozytenansammlungen vorkommen. Größere, von der Umgebung abgegrenzte Follikel aus Lymphozyten werden als **bronchusassoziiertes lymphatisches Gewebe** (BALT) bezeichnet. Dieses System, das nur bei bestimmten Krankheiten vorkommt (nicht bei Gesunden), kann sich als Hyperplasie oder als maligne Systemerkrankung manifestieren.

6 Besondere Lungenbefunde

6.1 Fetale Lunge

Wichtigstes diagnostisches Merkmal einer fetalen Lunge ist die fehlende Belüftung. Die Lichtung der Alveolen und kleinen Bronchien ist nicht oder nur angedeutet entfaltet. Bei schwacher Vergrößerung entsteht das Bild eines soliden, zellreichen Gewebes) mit läppchenförmiger Anordnung, das an ein endokrines Organ erinnert. Die Pneumozyten zeigen eine kubische Form. Typisch sind auch die unreifen Knorpelspangen der Bronchien und Trachea, die besonders zellreich erscheinen.

6.2 Anthrakose

Zu den regelmäßigen Befunden der Lungenprobe eines Erwachsenen gehört der Nachweis einer Anthrakose. Dabei handelt es sich um eingeatmeten Kohlenstaub, der sich im histologischen Bild als amorphe, dunkelbraune bis schwarze Ablagerung darstellt. Im Zwischengewebe der Alveolarsepten finden sich Makrophagen, die mit diesem Pigment beladen sind. Die Anthrakose besitzt keinen Krankheitswert, ist aber ein Zeichen einer Umweltbelastung.

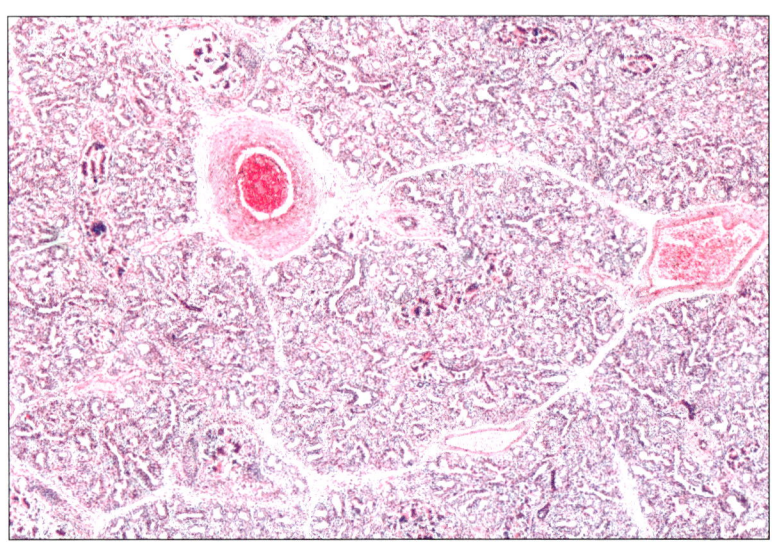

Abb. 4.26. Fetale Lunge. Die Lunge zeigt noch kein belüftetes Parenchym (fetale Atelektase). Die Läppchenzeichnung ist deutlich zu erkennen. HE-Fbg.

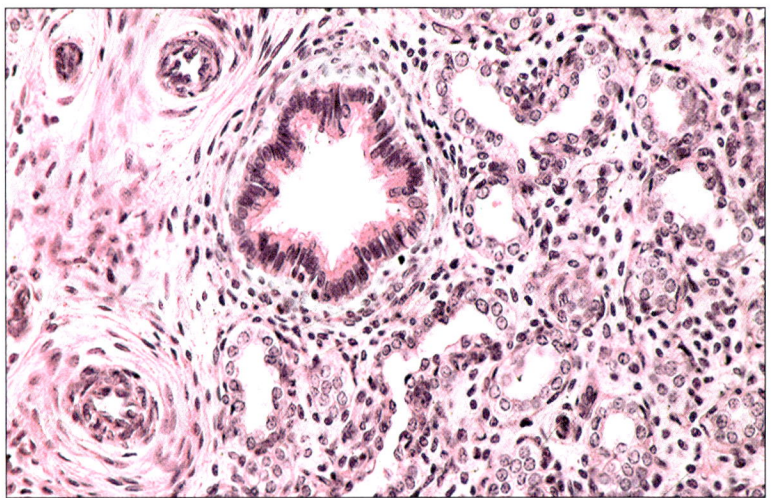

Abb. 4.27. Fetale Lunge. Das Lungenparenchym zeigt nur leicht ausgeweitete Lichtungen der Bronchiolen und Alveolen, die von einem kubischen Epithel ausgekleidet werden. Das histologische Bild täuscht einen drüsigen Aufbau vor. Das Zwischengewebe ist zelldicht. HE-Fbg.

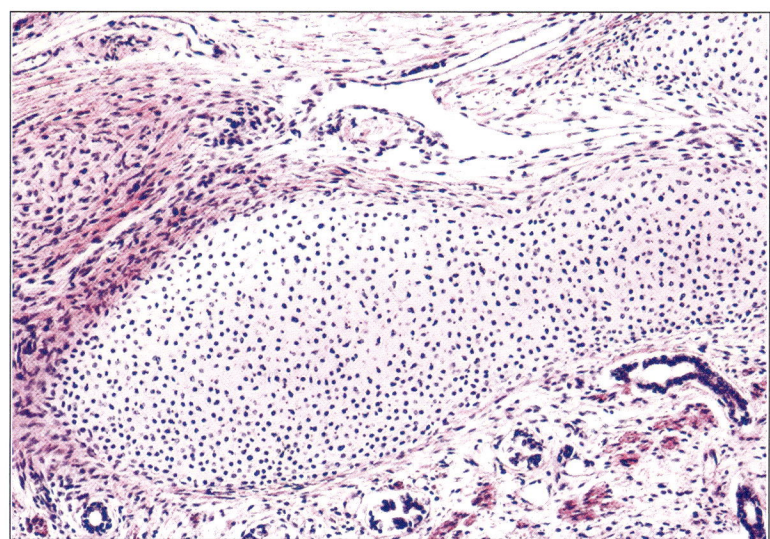

Abb. 4.28. Fetaler Bronchialknorpel. In einer fetalen Lunge erkennt man den typischen unreifen Knorpel: Das Gewebe ist besonders zelldicht. HE-Fbg.

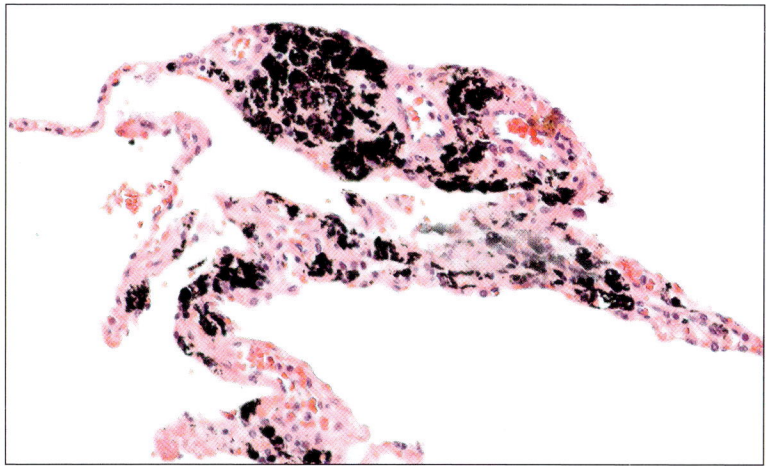

Abb. 4.29. Lungenanthrakose. Das Lungenparenchym eines Erwachsenen zeigt regelmäßig Ablagerung von inhaliertem Kohlenstaub. Frei im Zwischengewebe sowie intrazellulär in den Makrophagen lassen sich bräunliche bis schwarze, körnige Ablagerungen finden, die aber keinen Krankheitswert besitzen. HE-Fbg.

7 Brustfell

Das Brustfell *(Pleura)* setzt sich aus einem Blatt, das die Lunge überzieht *(Pleura visceralis, Lungenfell)* und einem Blatt, das die Pleurahöhle auskleidet *(Pleura parietalis, Rippenfell).* Zwischen den beiden Blättern wird eine spaltförmige Lichtung gebildet. Die Oberfläche der beiden Blätter wird von einer **Mesothelschicht** bedeckt. Dabei handelt es sich um abgeflachte Zellen, die einer Basalmembran aufsitzen, die sie von einer kollagenfaserreichen Bindegewebsschicht mit reichlich Blut- und Lymphgefäße trennt. Unmittelbar unter der Basalmembran lässt sich eine gut entwickelte Schicht aus elastischen Fasern darstellen.

Das Pleuramesothel wird häufig auch als Pleuraepithel bezeichnet. Die Mesothelzelle unterscheidet sich jedoch deutlich durch ihr typisches immunhistochemisches Muster und durch die histopathologischen Veränderungen (Tumoren).

Klinischpathologische Korrelation. Zu den wichtigsten Erkrankungen der Pleura zählen die Entzündungen (Pleuritis) und die Tumoren. Die Neubildungen gehen bevorzugt aus dem Mesothel hervor und werden als Mesotheliome bezeichnet. Häufig sind auch sekundäre Absiedelungen von primären Lungentumoren. Diese Tumoren sind meist bösartig. Da sie drüsenähnlichen Formationen bilden, sind sie schwer von Metastasen eines Adenokazinoms abzugrenzen. In diesen Fällen ist die Anwendung von immunhistochemischer Methoden hilfreich: Mesotheliomzellen sind Zytokeratin- Calretinin- und Vimentin-positiv sowie CEA-negativ.

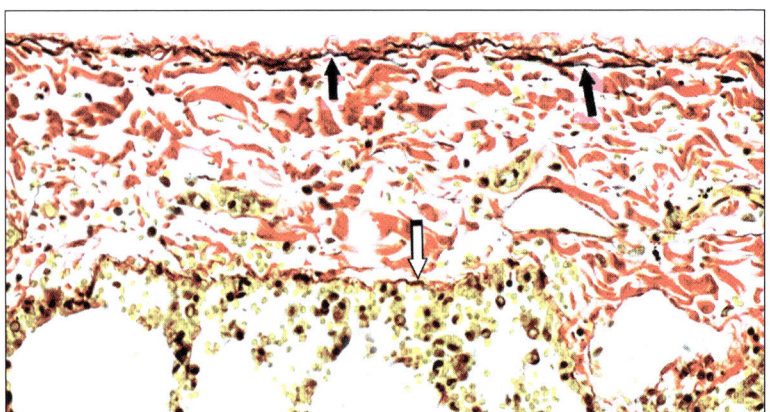

Abb. 4.30. Pleura. Das Lungengewebe **(weißer Pfeil)** wird von der Pleura visceralis bedeckt. Diese besteht aus einer oberflächlichen Mesothelschicht, die einer Basalmembran aufsitzt. Darunter liegt ein kollagenfaserreiches Bindegewebe (Tela subserosa), das nach oben durch eine dünne Schicht von elastischen Fasern getrennt wird **(schwarze Pfeile)**. EvG-Fbg.

Zytohistologische Untersuchungen

• Die **zytologische Untersuchung** von Zellen aus den Atemwegen ist von diagnostischer Bedeutung. Sie dient insbesondere dem Nachweis von bösartigen Tumoren, aber auch andere Erkrankungen (Bronchitis, Pneumonien, Tuberkulose, Sarkoidose, Begleitinfektionen bei AIDS) lassen sich zytologisch erfassen. Die Interpretation der zytologischen Befunde setzt eine entsprechende Erfahrung voraus. Als **Untersuchungsmaterial** dienen Sputum sowie das durch Bronchoskopie bzw. durch bronchioalveoläre Lavage gewonnene Sekretmaterial.

– Als **Sputum** bezeichnet man das ausgehustete Sekret aus den Atemwegen. Nach einer Mundspülung wird durch Abhusten das »Aufwachsputum« gewonnen. Je nach Indikation wird diese Untersuchung an drei aufeinander folgenden Tagen durchgeführt. Die Probe wird ausgestrichen und nach Giemsa oder Papanicolaou gefärbt. Kleine Gewebe- oder Schleimbrocken können auch in Paraffin eingebettet werden. Der Vorteil der Sputummethode liegt in seiner Gewinnung (leicht durchzuführende, nichtinvasive Untersuchungsmethode). Nachteile sind mögliche Verunreinigungen aus dem Mundraum sowie die geringere Sensitivität gegenüber einer histologischen Untersuchung.

– Beim **bronchoskopisch gewonnen Bronchialsekret** ist eine sichere örtliche Zuordnung des gewonnen Materials möglich. Mit einer **bronchoalveolären Lavage** werden gezielt Zellen aus der respiratorischen Zone für die Untersuchung gewonnen.

Im HE-, Giemsa- oder nach Papanicolaou gefärbten Ausstrich sollten abgeschilferte Flimmerepithelien sowie Makrophagen vorhanden sein, die den pulmonalen Ursprung des zytologischen Untersuchungsgutes bestätigen. Das Material kann auch immunzytochemisch untersucht werden, sodass sich die vorhandenen Zellen sicherer zytogenetisch einordnen lassen. Die Zytologie spielt eine wichtige Rolle in der **Tumordiagnostik**. Hier geht es um den Nachweis von Tumoren und ihren Vorstufen (Präkanzerosen). Neben Zellen können auch verschiedene Krankheitserreger (Bakterien, Pilze und Parasiten) vorliegen. Letztlich sind auch andere Bestandteile des Sputums zu beachten (Form und Menge des Schleims: vermehrt = Hyperkrinie, besonders zäh = Dyskrinie).

• **Histopathologische Untersuchungen** werden meist an einer durch endoskopische Biopsie gewonnenen Gewebsprobe durchgeführt. Liegt die krankhafte Lungenveränderung sehr peripher und besteht der Verdacht auf eine bösartige Neubildung, dann kann die Gewebsprobe durch eine offene Minithorakotomie (chirurgische Eröffnung des Thorax) gewonnen werden. Zur Routineuntersuchungen werden die HE-, Elastika-Gieson- und die PAS-Färbung eingesetzt. Diese werden – je nach Fragestellung – durch Spezialfärbungen und Immunhistochemie ergänzt.

– **Spezialfärbungen.** Versilberungen zum Nachweis von Gitterfasern (Gomori-Methode), der Basalmembran (Movat), Zellen des diffusen neuroendokrinen Systems (Grimelius). Trichromfärbungen: Nachweis von Bindegewebe oder Fibrin.

– **Immunhistochemie.** Zu diesen Methoden zählen der Nachweis von Chromogranin und gamma-Enolase (endokriner Strukturen, z. B. Kultschitzky-Zellen), Aktin (glatte Muskelzellen), Kollagen IV (Basalmembran), Maclura-pomifera (Pneumozyten Typ II), Zytokeratin (insbesondere CK7: Epithelien), S100-Protein (neurogene Strukturen), Vimentin (Pleuradeckzellen), carcinoembryonales Antigen (negativ bei Pleurazellen).

– Bei **Erkrankungen** sind weitere Nachweismethoden wichtig: Kongorot-Färbung (Amyloidnachweis), Berliner-blau-Reaktion (Herzfehlerzellen), mikrobiologische Färbungen (Gram, Ziehl-Neelsen und Levaditi).

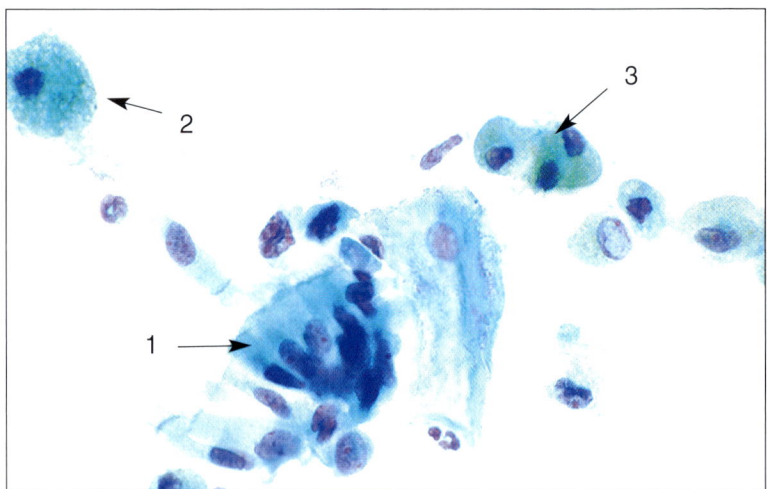

Abb. 4.31. Lungenzytologie. Im Sputumausstrich finden sich Flimmerepithelien mit Zilien (**1**), als Zeichen dass das Material aus den Luftwegen stammt. Ferner sieht man eine große Plattenepithelzelle aus der Mundhöhle (**2**) sowie Alveolarmakrophagen (**3**). Papanicolaou-Fbg.

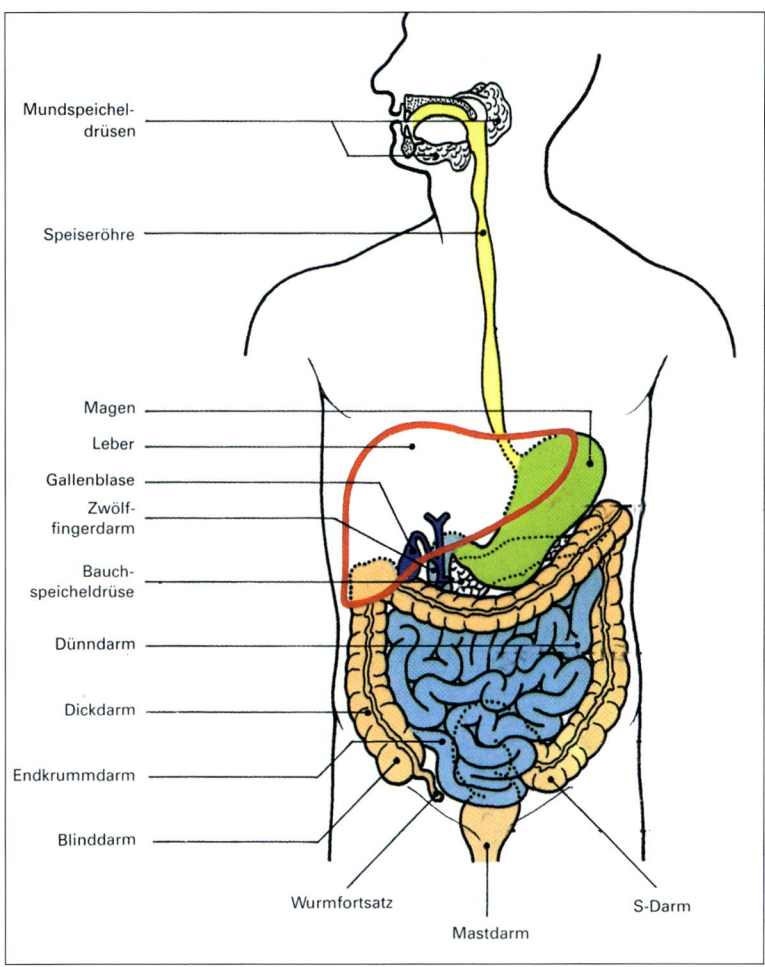

Abb. 5.1. Verdauungapparat. Schematische Übersicht.

Der **Verdauungsapparat** setzt sich aus dem Verdauungstrakt (reicht von der Mundhöhle bis zum Anus) und den Verdauungsdrüsen (Speicheldrüsen, Leber, Bauchspeicheldrüse) mit Ausführungsgängen (Gallenwege, Drüsengänge) zusammen. Makroskopisch lassen sich die verschiedenen Abschnitte des Verdauungstraktes in zwei große Regionen zusammenfassen:

– **Kopfregion:** Mundhöhle (Lippe, Zunge, Wangenschleimhaut, Gaumenmandeln, kleine Speicheldrüsen), Zähne und Zahnhalteapparat, Rachen
– **Rumpfbereich:** Speiseröhre, Magen, Dünn-, Dickdarm, Mastdarm und Analkanal.

Die großen Speicheldrüsen gehören zur Kopfregion, Bauchspeicheldrüse und Leber zur Rumpfregion.

Zu den Aufgaben des Verdauungsapparates zählt die Verarbeitung (Zerkleinerung, An- und Verdauung sowie Resorption, Ablagerung und Verwertung der Spaltprodukte) von Nahrungsstoffen. Außerdem ist der Verdauungstrakt Sitz eines großen lymphatischen Systems (MALT: Mucosa Associated Lymphatic Tissue) und spielt somit eine wesentliche immunologische Rolle. Ferner kommen in den Verdauungsorganen in sich geschlossene endokrine Organe oder diffus angelegte endokrine Zellen vor.

1 Kopfregion

1.1 Mundhöhle

Die **Mundhöhle** *(Cavitas oris)* setzt sich aus einem Vorhof *(Vestibulum oris)*, einer Haupthöhle *(Cavum oris)* und einer Schlundenge *(Isthmus faucium)* zusammen. Letztere Region geht über den Rachen *(Pharynx)* in den ersten Abschnitt der Rumpfdarmregion, die Speiseröhre *(Oesophagus)* über. Die äußere Grenze der Mundhöhle wird durch die Lippen bestimmt, die morphologisch teilweise zur Haut, teilweise zur Mundhöhle gehören.

Zu den wichtigsten **Organen der Mundhöhle** zählen: der orale Lippenanteil *(Labia oris)*, Zähne mit Zahnhalteapparat *(Dentes, Desmodontium)*, Zunge *(Lingua)*, Wangenschleimhaut *(Bucca)*, Gaumen *(Palatum)*, die kleinen Speicheldrüsen *(Glandulae salivariae minores)* und der lymphatische Rachenring *(Waldeyer-Ring)* mit den Gaumenmandeln (Bestandteil des lymphatischen Systems).

Charakteristisch für diese Region ist die histologische Auskleidung der Höhle durch ein mehrschichtiges unverhorntes Plattenepithel, das auf einer bindegewebigen Schicht liegt. Eine Lamina muscularis mucosae fehlt.

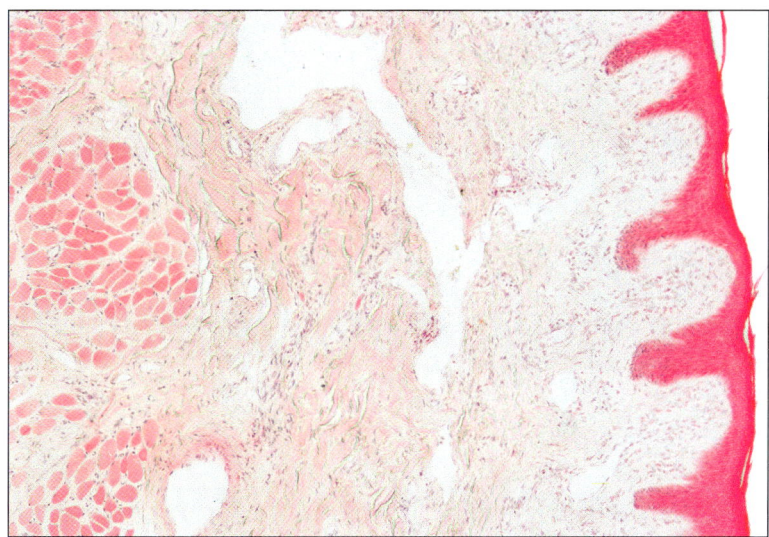

Abb. 5.2. Lippe. Rechts im Bild unverhorntes Plattenepithel, links Muskulatur. HE-Fbg.

1.1.1 Lippen

Grundgerüst der Lippen ist ein Muskel *(M. orbicularis oris)*, der außen von einer Hautschicht *(Pars cutanea* mit einem leicht verhornten Plattenepithel, Schweiß- und Talgdrüsen und innen *(Lippenrot)* von einem unverhornten Plattenepithel bedeckt wird. Der Schleimhautanteil besitzt hohe, gut vaskularisierte Bindegewebspapillen. Im Stroma finden sich herdförmige Ansammlungen von mukösen Drüsen *(Gll. labiales)*.

Klinischpathologische Relevanz. Zu den wichtigsten Erkrankungen der Lippen gehören Entzündungen (Herpes labialis), Präkanzerosen (proliferative Leukoplakien) und maligne Tumoren (Plattenepithelkarzinom).

1.1.2 Wangen und Gaumen

Auf einer bindegewebigen Lamina propria sitzt das mehrschichtige unverhornte Plattenepithel. Das kollagenfaserreiche Stroma schließt seromuköse und rein muköse Drüsen ein. Außen wird die Wangenregion von Haut bedeckt und schließt Fettgewebe *(Corpus adiposum buccae)* ein.

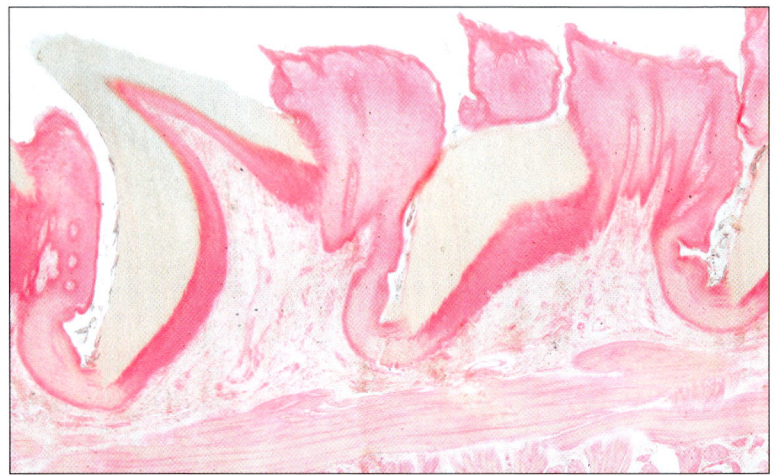

Abb. 5.3. Zungenschleimhaut mit Papillae filiformes. HE-Fbg.

1.1.3 Zunge

Die Zunge besteht weitgehend aus einem Muskelkörper (in drei Ebenen sich durchflechtende Skellettmuskelfasern, die in die *Aponeurosis linguae* einstrahlen) und wird von einem mehrschichtigen unverhornten Plattenepithel bedeckt. In den hinteren Zungenregionen (Zungenwurzel) liegt ein gut entwickelter lymphatischer Apparat *(Tonsilla lingualis)*, der die Schleimhautoberfläche knotenförmig vorwölbt. Typisch für die Zunge ist der Nachweis von unterschiedlich aufgebauten Papillen, die aus einer vorgewölbten Lamina propria bestehen. Man unterscheidet folgende Varianten:

– **Papillae filiformes** zeigen infolge einer leichten Verhornung (Parakeratose) eine raue Oberfläche. Tastrezeptoren und freie Nervenendigungen sind für nervöse Funktionen (Mechanorezeption) zuständig.

– **Papillae fungiformes** sind pilzförmig und kommen bevorzugt in der Zungenspitze vor. Diese Strukturen schließen Geschmacksknospen sowie Mechano- und Thermorezeptoren ein.

– **Papillae foliatae** liegen am hinteren Zungenrand; sie besitzen Geschmacksknospen und bilden sich im Alter zurück.

– **Papillae vallatae** sind große, sich an der Oberfläche breitbasig vorwölbende Strukturen, die von tiefen Schleimhauteinziehungen begrenzt sind. Hier finden sich Geschmacksknospen, die von serösen Stromadrüsen (von Ebner-Spüldrüsen) umgeben sind.

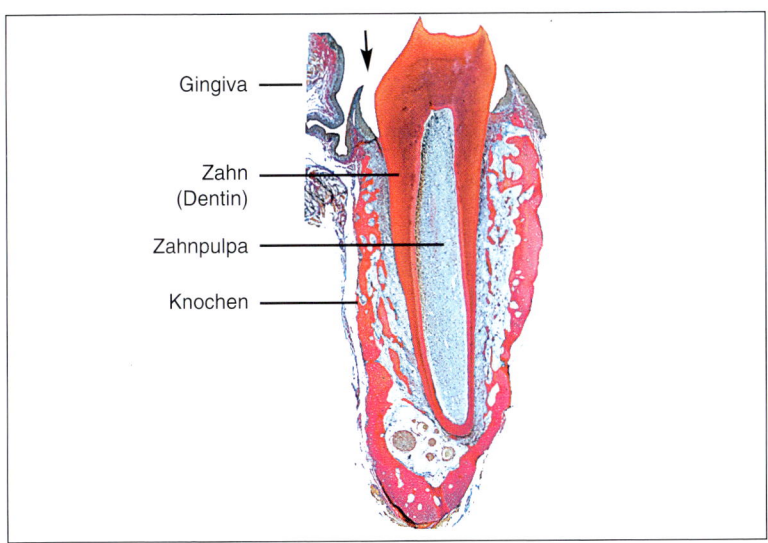

Gingiva

Zahn
(Dentin)

Zahnpulpa

Knochen

Abb. 5.4. Zahn mit Zahnhalteapparat. Trichromfärbung. Übersichtsbild. Pfeil:
Bereich des Zahnschmelzes.

Geschmacksknospen *(Caliculi gustatorii)* gehören als Geschmacksorgan
zu den Rezeptoren. Sie kommen nicht nur in der Zunge, sondern auch im
weichen Gaumen und in den proximalen Anteilen des Hypopharynx vor.
Es handelt sich um endoepitheliale, etwa 60 µm große Organe, die über eine Öffnung *(Porus gustatorius)* mit der Oberfläche in Kontakt stehen. Sie
bestehen aus mehreren Zellarten: Von der Funktion her gesehen stellen die
Sinneszellen den wichtigsten zellulären Bestandteil dar. Die Zellen sind
von einer Basalmembran umgeben und stehen mit Nerven in Kontakt. In
der Umgebung der Sinneszellen finden sich Basalzellen, die eine Stützfunktion ausüben, aber auch für die zelluläre Erneuerung zuständig sind.

Klinischpathologische Relevanz. Entzündungen der Zunge werden als Glossitis
bezeichnet. Insbesondere an den Zungenrändern können Plattenepithelkarzinome
auftreten.

1.2 Zähne – Zahnhalteapparat

Zähne *(Dentes)* sind im Alveolarknochen eingebettet. In der Tiefe füllt
Weichteilgewebe *(Periodontium)* den Raum zwischen Zahn und Knochen
aus. An der Oberfläche umgibt das Zahnfleisch *(Gingiva)* den Zahnhals.

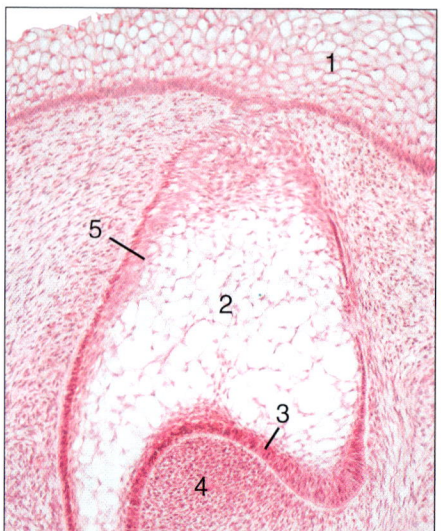

Abb. 5.5. Zahnkeim im Glockenstadium. An der Oberfläche ein glykogenreiches Plattenepithel (1) des Kieferrandes. 2: Schmelzpulpa. 3: inneres Schmelzepithel. 4: Zahnpapille. 5: äußeres Schmelzepithel. HE-Fbg.

Der Zahn setzt sich aus folgenden Regionen zusammen: Krone *(Corona dentis)*, Hals *(Cervix dentis* zwischen Zahnfleisch und Alveolarrand) und Wurzel *(Radix dentis)*. Der Zahn schließt die Pulpahöhle *(Cavitas dentis)* mit dem Zahnmark *(Pulpa dentis)* ein. Dieses besteht aus Bindegewebe, Gefäßen und Nerven und setzt sich im Bereich der Wurzeln (Wurzelkanal, *Canalis radicis dentis)* als *Pulpa radicularis* fort. Die Pulpa wird von der Hartsubstanz begrenzt. Die innere Schicht der Hartsubstanz bildet das Zahnbein *(Dentinum)*. Dieses wird im Bereich der Krone von Schmelz *(Enamelum)* und über Hals und Wurzel von Zahnzement *(Cementum)* bedeckt.

• **Schmelz** *(Substantia adamantina)*. Im Kronenbereich wird der Zahn von der härtesten Schicht (Schmelz) bedeckt. Sie ist zellfrei und besteht zu 97 % aus Hydroxylapatit. In den oberflächennahen Schichten findet sich auch Fluor. Die Grundstruktur besteht aus den radiär verlaufenden Schmelzprismen. Schmelz wird vor dem Zahndurchbruch durch das Schmelzepithel *(Ameloblasten)* erzeugt, das aber später fehlt: Daher ist eine Regeneration nach Schmelzverlust nicht möglich.

• **Dentin** *(Substantia eburnea)* stellt den knochenähnlichen Grundstock eines Zahnes dar. Die Innenfläche des Dentins begrenzt die Pulpahöhle und wird von spezialisierten Mesenchymzellen *(Odontoblasten)* produziert. Ihre Zellfortsätze *(Tomes-Fasern)* durchdringen entlang der Dentinkanälchen diese Zahnschicht. Dentin ist stärker mineralisiert als Knochengewebe, besitzt aber auch organische Bestandteile (Kollagen Typ I, Proteoglykane und Glykoproteine).

• **Zement** *(Substantia ossea)*. Diese Zahnschicht besteht aus anorganischen (Hydroxylapatit) und aus organischen Bestandteilen (Kollagen Typ I). An- und Abbauvorgänge (Turnover) durch innen aufliegende, flache *Zementoblasten* sind – im Gegensatz zum Knochengewebe – gering. Zement wird in Schichten abgelegt, die durch stark gefärbte Linien *(Zementlinien)* markiert sind. Die äußeren Anteile des Zements sind weitgehend strukturlos und zellfrei. Die inneren Schichten schließen *Zementozyten* ein (von Zement eingeschlossene Zementoblasten). Diese Zone ist mit den Zellausläufern kanalikulär aufgebaut.

• **Zahnpulpa.** In der Zahn- oder Pulpahöhle liegt ein stark aufgelockertes (»gallertiges«) Bindegewebe mit kollagenen Fasern (Kollagen Typ I und III), elastischen Fasern, Gefäßen, Nerven und verschiedenen Zellarten (Odontoblasten, Fibrozyten [Pulpozyten] und verschiedene freie Zellen [Lymphozyten, Makrophagen] u. a.).

• Das **Zahnfleisch** *(Gingiva)* umschließt den Zahn in Höhe des Zahnhalses und zeichnet sich durch eine hohe Regenerationsfähigkeit aus. Die Schleimhaut wird von einem leicht verhornten Plattenepithel bedeckt und sitzt einer kollagenfaserreichen *Lamina propria* auf. Der zahnnahe Anteil zeigt einen ähnlichen Aufbau. Zwischen Gingiva und Zahn liegt das *Saumepithel*, das eine etwa 2 mm breite Manschette bildet und über eine Basalmembran und Hemidesmosomen mit der Zahnoberfläche verbunden ist. Die Lamina propria der Gingiva ist kollagenfaser- (Kollagen Typ I und III) und proteoglykanreich. Ferner finden sich Gefäße, Nerven, Merkel-Zellen, Meißner-Körper, Fibroblasten und freie Zellen.

Klinischpathologische Relevanz. Zu den häufigsten Erkrankungen zählt die Zahnkaries. Dabei handelt es sich um eine bakteriell bedingte Zerstörung der verschiedenen Zahnschichten, die bis zur Pulpa reichen kann. Parodontopathien sind degenerative Erkrankungen des Zahnhalteapparats; bei der Parodontose steht der degenerative Schwund des Zahnhalteapparates im Vordergrund. Zahntumoren sind selten und meist von örtlicher Malignität.

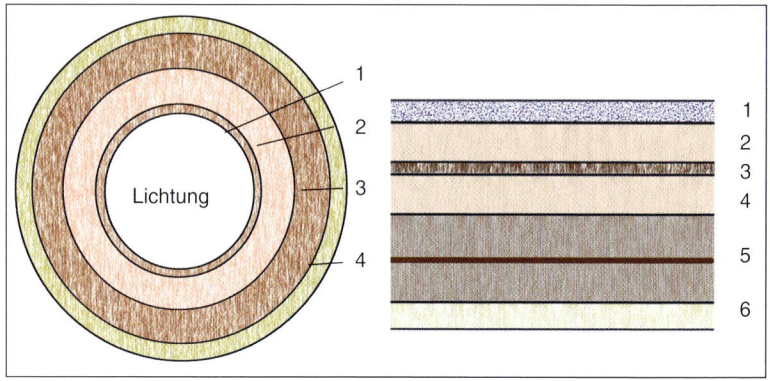

Abb. 5.6. Verdauungstrakt. Schematische Darstellung der Wandschichten. **Links Querschnitt. 1:** Tunica mucosa mit Lamina muscularis mucosae. **2:** Tunica submucosa. **3:** Tunica muscularis propria. **4:** Tunica adventitia/serosa. **Rechts Ausschnitt aus der Wand 1:** Tunica mucosa. **2:** Lamina propria. **3:** Lamina muscularis mucosae. **4:** Tunica submucosa. **5:** Tunica muscularis mit innen quer- und außen längsverlaufenden Muskelzellen. **6:** Tunica adventitia (ohne Serosaüberzug) oder Serosa mit Peritoneum.

2 Rumpfregion

Der Verdauungstrakt zeigt vom Ösophagus bis zum Rektum einen schichtförmigen Aufbau.

– **Tunica mucosa**: Die Lichtung wird von einer Schleimhaut ausgekleidet. Diese besteht aus einer Epithelschicht *(Lamina epithelialis mucosae)* mit Basalmembran, die - entsprechend ihrer Funktion - einen besonderen Aufbau zeigt: Schutzepithel (Plattenepithel), ein resorptives Epithel (Dünndarm) oder ein sekretorisches Epithel (Magen und Dickdarm). Das Epithel sitzt auf einer bindegewebigen Schicht *(Lamina propria mucosae)*, die als Stützschicht für das Epithel, Verschiebeschicht (entsprechend der Darmbewegung: Dilatation/Kontraktion oder Peristaltik) sowie als Sitz für Gefäße, Nerven und immunkompetente Zellen dient. Außen folgt eine dünne Schicht aus vorwiegend zirkulär angeordneten glatten Muskelzellen *(Lamina muscularis mucosae)*, die die Schleimhaut bewegen (Faltenbildung).

– **Tunica submucosa:** Nach innen folgt eine weitere Schicht aus Bindegewebe, die bis zur Muskelschicht reicht. Sie zeigt den gleichen Aufbau wie die Lamina propria mucosae und stellt den Verzweigungs- und Verschieberaum der größeren Gefäße dar.

- Die **Tunica muscularis** besteht aus zwei Schichten mit unterschiedlicher Anordnung der glatten Muskelfasern: innen zirkulär, außen in Längsrichtung. Sie bewirkt die Wandspannung (Peristole) und Motorik (Peristaltik) des gesamten Darms.
- Die **Tunica adventitia** besteht aus lockerem Bindegewebe, das in der Magen-Darm-Region von Mesothel (T*unica serosa*: Peritoneum) bedeckt wird.

• Das **Nervensystem des Gastrointestinaltraktes** (enterisches Nervensystem) besteht aus zwei Systemen:
- Das **darmeigene (intrinsische) autonome Nervensystem** bildet in der Magen-Darm-Wand ein Geflecht aus Nervenfasern und Ganglienzellen, das als Plexus bezeichnet wird. Der innere Plexus submucosus (Meissner) liegt in der Submukosa und ist für die Sekretion, Durchblutung und Motilität der Schleimhaut zuständig. Der äußere Plexus myentericus (Auerbach) liegt in der Muskelwand (Tunica muscularis, zwischen Ring- und Längsmuskulatur) und kontrolliert ihre Motorik.
- Das **vegetative (extrinsische) System** besteht aus Nervenfasern des Sympathikus und Parasympathikus.

• Das **lymphatische System** zeigt einen besonderen Aufbau: Es reicht von vereinzelten Zellen in der Mukosa und Submukosa, über unterschiedlich große Follikel bis zu den größeren Peyer-Plaques im Ileum. Das lymphatische Gewebe wird zu einer eigenen Gewebeeinheit zusammengefasst und als darmassoziiertes lymphatisches Gewebe (**GALT**: Gut Associated Lymphatic Tissue) bezeichnet.

• **Diffuses neuroendokrines System.** Im gesamten Magen-Darm-Trakt kommen isolierte oder in kleineren Gruppen angeordnete Zellen mit endokriner Funktion vor (Siehe Kapitel 10: Endokrines System).

2.1 Speiseröhre

Histologisch setzt sich die Wand der Speiseröhre (Ösophagus) von innen nach außen aus folgenden Schichten zusammen:
- **Tunica mucosa.** Die Lichtung wird von einem mehrschichtigen, nicht verhornten Plattenepithel ausgekleidet, das einer Basalmembran aufsitzt.
- Die **Tela submucosa** zeigt besonders im distalen Abschnitt muköse Drüsen. Von besonderer klinischer Bedeutung sind die submukösen Venen, die eine Verbindung zwischen der Portalvene und der Vena cava inferior herstellen können.

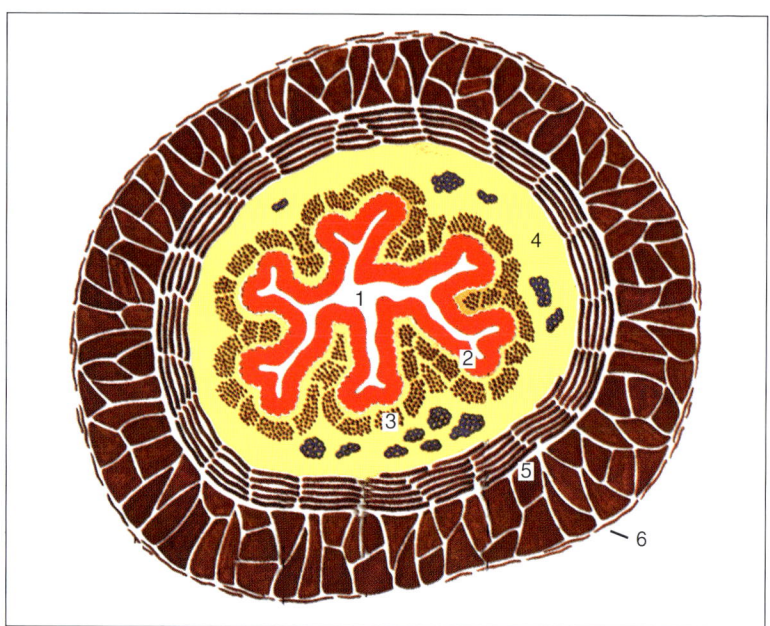

Abb. 5.7. Ösophagus. Querschnitt in einer schematischen Darstellung. **1:** Lichtung. **2:** Schleimhaut mit Epithelschicht (rot) und der darunter liegenden Lamina propria (gelb). **3:** Lamina muscularis mucosae. **4:** Submukosa. **5:** Muskelwand. **6:** Adventitia

– Die **Tunica muscularis** besteht im oralen Viertel aus quergestreifter Muskulatur. Im zweiten proximalen Viertel besteht sie aus glatten und quergestreiften Muskelzellen. In der distalen Ösophagushälfte sind nur noch glatte Muskelzellen nachweisbar. Die Muskulatur besteht aus einer äußeren Schicht mit längs- und einer inneren Schicht mit quer verlaufenden Muskelzellen. Im distalen Ösophagusbereich ist die Muskulatur sphinkterartig angeordnet, um einen Reflux von Mageninhalt zu verhindern.

– Die **Tunica adventitia** setzt sich aus einem faser- und fettzellhaltigen Gewebe zusammen, das im Mediastinum eingebettet ist. Der intraabdominelle Anteil des Ösophagus *(Pars abdominalis)* wird von Peritoneum überzogen.

Klinischpathologische Relevanz. Im Bereich des Ösophagus kommen verschiedene Erkrankungen funktioneller oder organischer Natur vor. Entzündungen werden als Ösophagitis bezeichnet; besonders häufig werden sie durch Einwirkung von Magensaft *(Refluxösophagitis)* hervorgerufen. Bei Säuglingen und Kleinkindern

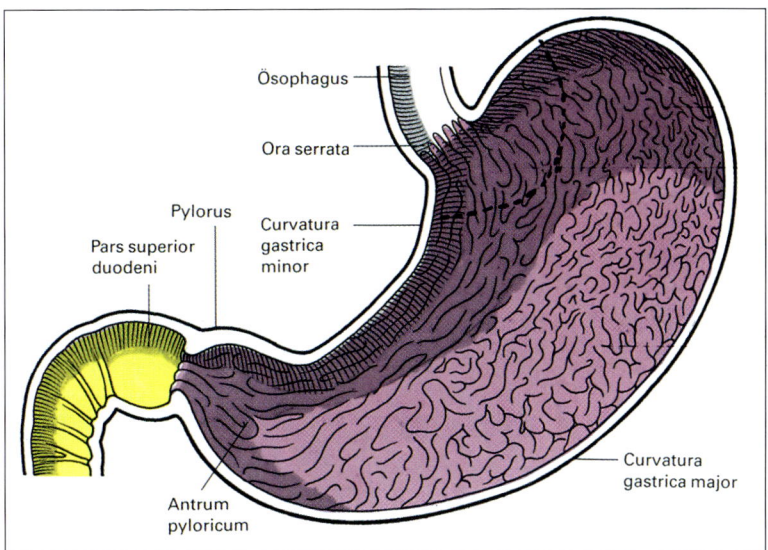

Abb. 5.8. Magen. Schematische Darstellung der Magenregionen

ist die Soorösophagitis nicht selten. Unter den Kreislaufstörungen sind die Öso-
phagusvarizen zu nennen; sie entstehen als Kurzschlusskreislauf zwischen dem
portalen und dem cavalen Venensystem bei portalem Hochdruck (typisch für die
Leberzirrhose). Maligne Tumoren (Plattenepithelkarzinome) treten bevorzugt bei
Männern auf.

2.2 Magen

Der **Magen** *(Gaster, Ventriculus)* ist ein erweiterter Abschnitt des Magen-
Darm-Kanals, der zunächst die eingenommene Speise aufnimmt und sowohl mechanisch als auch chemisch/enzymatisch in einen Speisebrei *(Chy-
mus)* umwandelt. Zu den weiteren Funktionen zählen die Sterilisierung des
Speisebreies durch Einwirkung von Salzsäure, die Bildung des intrinsi-
schen Faktors (von Bedeutung für die Blutbildung) und eine neuroendokrine Sekretion. Eine resorptive Wirkung ist nur gering und selektiv (z. B. von
Alkohol).

Der Magen setzt sich aus verschiedenen Regionen mit einem unterschiedlichen histologischen Aufbau zusammen. Von klinisch-diagnostischer Relevanz ist die Abgrenzung der Korpus-Fundus-Schleimhaut von der An-
trum-Pylorus-Mukosa. Alle Regionen zeigen von außen nach innen die be-

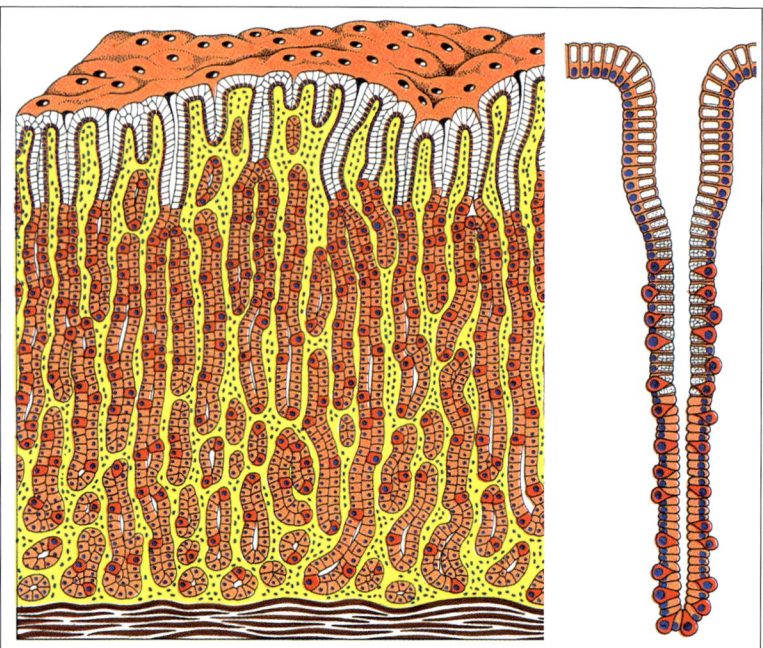

Abb. 5.9. Magenschleimhaut. Schematische Darstellung. **Links:** Ober- und Schnittfläche der Schleimhaut aus dem Magenfundus mit Basalmembran und Anteilen der
Lamina propria. Der obere Schleimhautanteil (weiß) besteht aus Deckzellen, die eine
leicht ausgeweitete Lichtung (Foveolae gastricae) begrenzen. Der untere Anteil (rot)
besteht aus den sekretorischen Zellen, die von Stroma (gelb) umgeben sind. **Rechts:**
schematische Darstellung einer Magendrüse aus dem Fundusbereich. Oben Deckzellen mit ausgeweiteter Lichtung, unten Haupt- und Parietalzellen.

reits beschriebenen Schichten: Tunica serosa, Tunica subserosa, Tunica
muscularis, Tunica submucosa und Tunica mucosa (mit Lamina muscularis mucosae, Lamina propria und Lamina epithelialis). Die Einmündung
der Schleimhautdrüsen in die Magenlichtung stellt sich als kleine ausgeweitete Öffnung (Foveolae gastricae) dar. In der Lamina propria und in
der Tunica submucosa finden sich kleine Ansammlungen von Lymphozyten, die gelegentlich zu Follikel konfluieren. Ferner kommen hier Gefäße
und Nerven vor.

• Der Übergang des Ösophagus in den Magen wird als **Kardia** *(Pars car-
diaca)* bezeichnet. Hier liegen verzweigte, tubuläre, mukoide Drüsen (Kar-
diadrüsen), die Schleim bilden. Die Schleimhaut zeigt einen unscharfen

Übergang von ösophagealem Plattenepithel in gastrales Zylinderepithel (makroskopisch als **Z-Linie** bezeichnet).

- Im **Korpus** *(Corpus ventriculi)* und **Fundus** *(Fundus ventriculi)* liegen die magenspezifischen Drüsen. Diese Hauptdrüsen sind englumig und wenig verzweigt. Sie setzen sich aus drei Zelltypen zusammen:
  - Im **Drüsenhals** *(Cervix)* finden sich schleimbildende, hochprismatische Nebenzellen, die neben Stammzellen auch dem regeneratorischen Ersatz des Oberflächenepithels dienen. Das Zytoplasma ist leicht basophil.
  - In den tieferen Drüsenabschnitten *(Hauptteil oder Pars principalis)* liegen die **Pepsinogen bildenden Hauptzellen**, die die Hauptmasse an Zellen darstellen. Die Zellen sind basophil, zeigen einen basalen Kern und schließen im Zytoplasma Zymogengranula (Pepsinogen) ein. Die sekretorische Aktivität wird über Gastrin gesteuert.
  - Zwischen den Hauptzellen lassen sich die isoliert vorkommenden azidophilen **Belegzellen** darstellen, die für die Salzsäurebildung zuständig sind. Das Zytoplasma ist sehr mitochondrienreich. Elektronenmikroskopisch zeigt die apikale Oberfläche dieser Zellen Einstülpungen, die kleine intrazelluläre Kanälchen (Canaliculi) bilden. Bei einer funktionellen Aktivierung kann die Entfaltung der Canaliculi die Zelloberfläche stark vergrößern (tubulovesikuläres System mit ATPasen und Carboanhydrasen). Für die HCl-Produktion sind verschiedene Stoffe von Bedeutung: Histamin, Acetylcholin und Gastrin. Andere Stoffe (GIP [Gastrin Inhibitory Peptide], Somatostatin oder Prostaglandin) hemmen die Sekretion.
  - Im Drüsengrund kommen verschiedene **Zellen mit neuroendokriner Aktivität** vor (EC-Zellen, ECL-Zellen und Somatostatin bildende D-Zellen), die zum disseminierten neuroendokrinen System gehören und selektiv immunhistochemisch dargestellt werden können (siehe Kapitel 10: Endokrines System).

- Im **Antrum** und im **Pylorus** finden sich verzweigte Drüsen, die aus einem einreihigen, schleimbildenden Epithel bestehen. Sie stellen einen Übergang zu den Brunner-Drüsen im Duodenum dar. Von Bedeutung sind die hier vorkommenden immunhistochemisch darstellbaren, Gastrin produzierenden G-Zellen. Lymphozyten sind in dieser Region etwas häufiger nachweisbar. Im Bereich der Übergangszone zum Duodenum verdickt sich die Muskelschicht zu einem Sphinkter *(Musculus sphincter pylori).*

Klinischpathologische Relevanz. Erkrankungen des Magens sind häufig auf unterschiedliche Ursachen zurückzuführen. Entzündungen (Gastritis) können einen akuten oder chronischen Verlauf zeigen. Unter der Einwirkung von Salzsäure aus

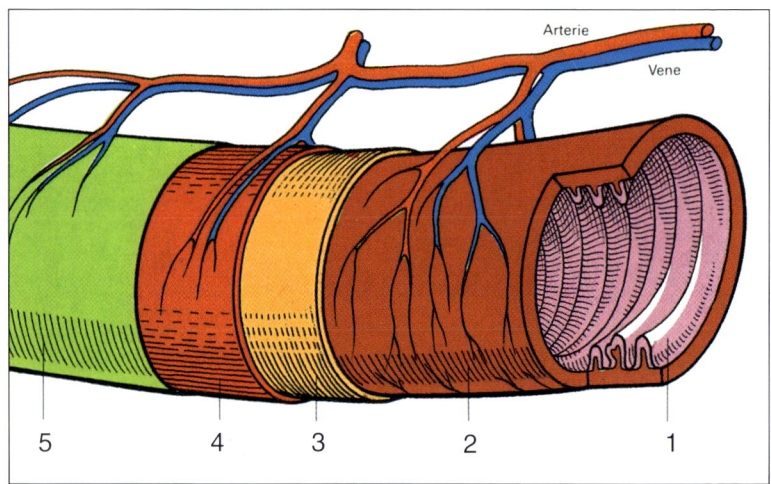

Abb. 5.10. Dünndarm. Schematische Darstellung der Wandschichten einer Dünndarmschlinge. **1:** Schleimhaut mit Falten. **2:** Lamina propria mit Muscularis mucosae. **3:** Tunica submucosa. **4:** Tunica muscularis propria. **5:** Tunica adventitia bzw. serosa.

dem Magensaft kann es zur Bildung von unterschiedlich tiefen Wanddefekten kommen (Ulcera peptica). Primäre maligne Magentumoren (Adenokarzinome) gehören zu den häufigsten Krebsleiden.

2.3 Dünndarm

Der **Dünndarm** *(Intestinum tenue)* setzt sich aus folgenden Abschnitten zusammen: Zwölffingerdarm *(Duodenum)*, Leerdarm *(Jejunum)* und Krummdarm *(Ileum)*. Die wichtigste Aufgabe des Dünndarms ist die Resorption von gespaltenen Nahrungsstoffen.

– Die benötigte Resorptionsfläche wird makroskopisch durch **Schleimhautfalten** *(Kerckring-Falten, Plica circulares)* gebildet: Sie bestehen aus Mukosa und Submukosa.
– Auf mikroskopischer Ebene wird die Fläche erweitert durch **Zotten** *(Villi intestinales)*, die fingerförmige Mukosafalten aus Epithel und Lamina propria darstellen. Typisch für den Dünndarm ist der zottige Aufbau der Schleimhaut. Das bindegewebige Zottenstroma wird von resorbierenden **Zylinderepithelien** *(Enterozyten oder Saumzellen)* bedeckt. Die apikale Zelloberfläche wird von Mikrovilli bedeckt (ihre Glykokalix schließt verschiedene intestinale Verdauungsenzyme ein). Daneben kommen **Becherzellen** vor. Zwischen den Zotten finden sich die versenkten, tubulär aufgebauten Lieberkühn-Krypten mit Stammzellen für

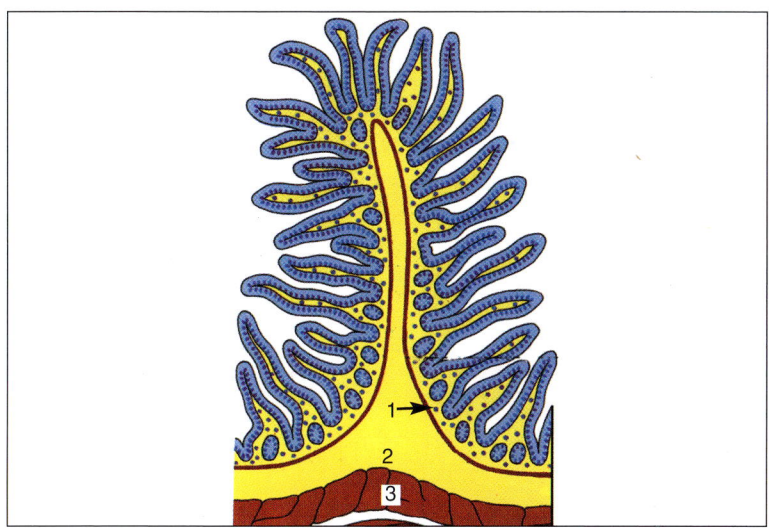

Abb. 5.11. Dünndarm. Dünndarmschleimhaut (blau) mit Falten. Das Schleim-hautstroma (gelb) wird unten durch die Muscularis mucosae (**1**) begrenzt. **2:** Tela submucosa. **3:** Muscularis propria.

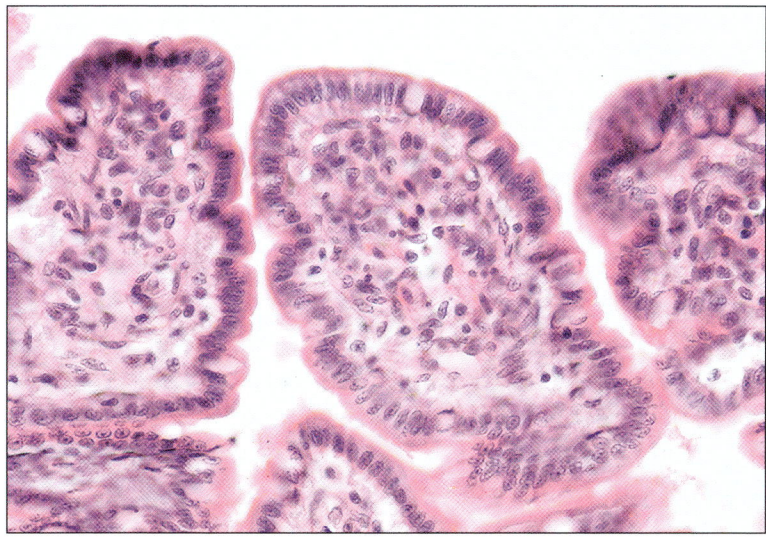

Abb. 5.12. Dünndarmzotten. Das Zottenstroma wird von zylindrischen Deckepi-thelien überzogen. HE-Fbg.

das Saumepithel und die enzym- und schleimbildenden, sezernierenden Becherzellen. In den tiefen Abschnitten lassen sich **Paneth-Zellen** nachweisen; diese zeigen apikal azidophile Granula und dienen der unspezifischen Abwehr. Ferner kommen auch in der Dünndarmschleimhaut **endokrin aktive Zellen** vor: ECl-Zellen, G-Zellen, D-Zellen, I-Zellen (Cholezystokinin), K-Zellen (gastroinhibitorisches Polypeptid), Mo-Zellen (Motilin), N-Zellen (Neurotensin) u. a.

– Letztlich wird die Resorptionsfläche durch apikale, elektronenmikroskopisch nachweisbare **Mikrovilli** erweitert.

In der Lamina propria ist das Gefäßsystem von Bedeutung: Ein dichtes subepitheliales Kapillarnetz *(Randschlingenkapillaren)* erlaubt eine schnelle Resorption. Fette werden als **Chylomikrone** über das Lymphsystem (zentrales Chylusgefäß) aufgenommen. Das lymphatische Gewebe besteht aus intraepithelialen T-Lymphozyten und aus Lymphfollikeln: Es wird zum **MALT-System** (Mucosa Associated Lymphatic Tissue) gerechnet, das im Darm als **GALT** (Gut Associated Lymphatic Tissue) bezeichnet wird.

2.3.1 Zwölffingerdarm (Duodenum)

Dieser Darmabschnitt weist in seinem Schleimhautaufbau einige charakteristische Abweichungen auf. In der Submukosa finden sich große Ansammlungen von schleimbildenden **tubuloalveolären Drüsen** *(Brunner-Drüsen)*. Sie produzieren einen stark alkalischen Schleim als Schleimhautschutz gegen den sauren Mageninhalt. Ferner kommen auch hier **enteroendokrine Zellen** vor, die Cholezystokinin und Sekretin produzieren. Die äußerste Wandschicht besteht – mit Ausnahme der Pars superior mit peritonealem Überzug – nur aus einem lockeren Bindegewebe *(Tunica adventitia)* und liegt retroperitoneal. Im Duodenum münden die Ausführungsgänge der Gallenwege und der Bauchspeicheldrüse auf der *Papilla duodeni* mit der Ampulla hepatopancreatica.

Klinischpathologische Relevanz. Im Duodenum kommen Schleimhautulzera (Ulcera peptica duodeni) vor. Tumoren – mit Ausnahme der Karzinoidtumoren – sind dagegen sehr selten.

2.3.2 Leer- und Krummdarm (Jejunum – Ileum)

Die **proximale Hälfte** *(Jejunum)* zeigt – als stark resorptive Dünndarmfläche – zahlreiche hohe Falten mit dichten Zotten. Gegenüber dem Duodenum ist die Zahl der Becherzellen, der enteroendokrinen Zellen und der

Paneth-Zellen deutlich erhöht. Die Submukosa schließt kleine Lymphozy-tenansammlungen ein.

Die **distale Hälfte** des Dünndarms *(Ileum)* ist gekennzeichnet durch we-niger hohe Falten und plumpere Zotten. Besonders typisch ist das stärker entwickelte lymphatische System (Bestandteil des GALT), das zunächst aus rundlichen Lymphfollikeln besteht, die sich in Richtung Dickdarm zu länglichen **Peyer-Plaques** entwickeln. Über den Plaques ist die Schleim-haut flach und zeigt keine Krypten oder Becherzellen; hier finden sich die antigenpräsentierenden M-Zellen.

Klinischpathologische Relevanz. In diesem Darmabschnitt der Rumpfregion tre-ten verschiedene Krankheitsbilder auf. Zu den Entzündungen zählen unspezi-fische und spezifische Entzündungen (Jejunitis oder Ileitis). Als besondere Ent-zündungsformen sind der Typhus abdominalis, die Darmtuberkulose und die Crohn-Krankheit zu nennen. Nicht selten sind auch Kreislaufstörungen, die zu hämorrhagischen Nekrosen führen. Tumoren – insbesondere maligne Neubil-dungen – sind selten: Erwähnenswert sind lediglich die neuroendokrinen Karzinoid-tumoren.

2.4 Dickdarm

Die verschiedenen Anteile des Dickdarms werden als Blinddarm *(Zä-kum)*, Wurmfortsatz *(Appendix vermiformis)* und Grimmdarm *(Colon, Sigma)* bezeichnet. Das Rektum wird meist als eigenständiger Darmab-schnitt geführt. Diese verschiedenen Dickdarmregionen weisen einen weitgehend übereinstimmenden feingeweblichen Aufbau auf. Von außen nach innen zeigt die Dickdarmwand folgende Schichten:

• Die **Dickdarmschleimhaut** *(T. mucosa)* weist keine Zotten auf, son-dern dicht gelagerte Krypten. Die Oberfläche wird überwiegend von hochprismatischen **Saumzellen** *(Enterozyten)* bedeckt, während die Krypten von **Becherzellen** ausgekleidet sind. Paneth-Körnerzellen finden sich vereinzelt im rechten Kolon. Ferner sind isoliert liegende, endokrine Zellen (D- und EC-Zellen) vorhanden. Die Epithelschicht liegt einer Ba-salmembran auf, die sie von der Lamina propria trennt. Das Stroma schließt vereinzelt herdförmige Ansammlungen von Lymphozyten ein, die Lymphfollikel bilden. Diese breiten sich bis zur Submukosa aus. Außerdem finden sich Gefäße, Nerven und immunkompetente Zellen (Makrophagen, Plasmazellen).

• Die **Submukosa** wird von der Mukosa durch die *Muscularis mucosae*, die aus glatten Muskelzellen besteht, getrennt.

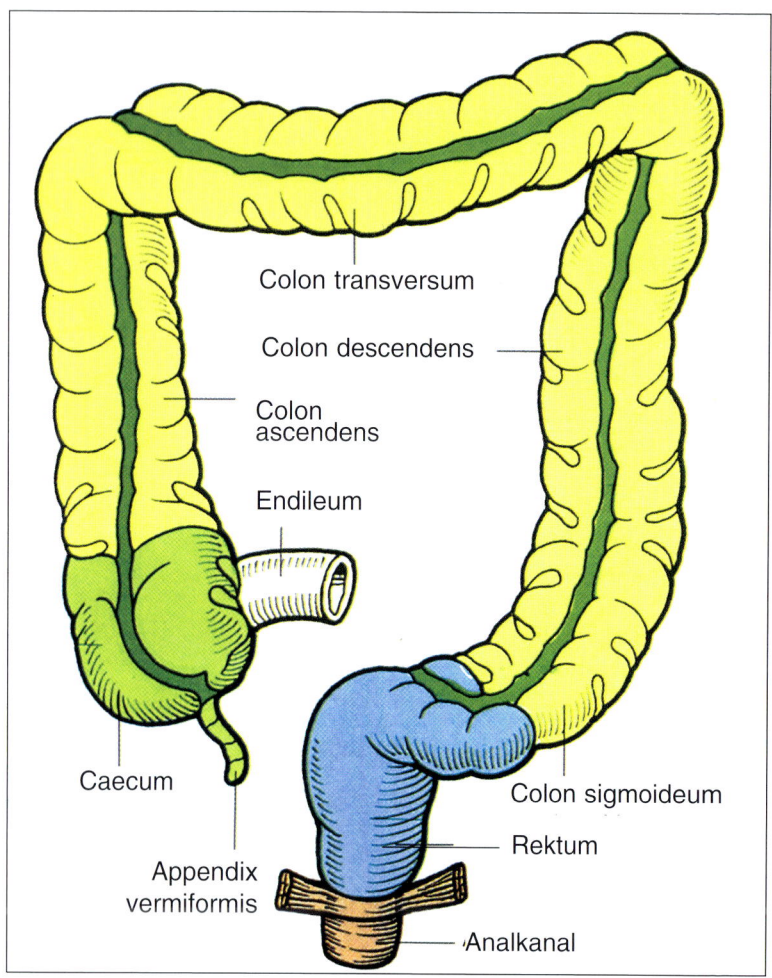

Abb. 5.13. Dickdarm – Rektum – Anus. Schematische Darstellung.

• Die anderen Wandschichten *(Tunica muscularis und T. serosa/adventi-tia)* entsprechen dem beschriebenen Darmaufbau. Die **Adventitia** wird nur teilweise von Serosa (Peritoneum) überzogen. Dickdarmabschnitte mit Serosaüberzug zeigen kleine Ansammlungen von Fettzellen (Appendices epiploicae), die an der Serosaoberfläche liegen und von Peritoneum bedeckt sind.

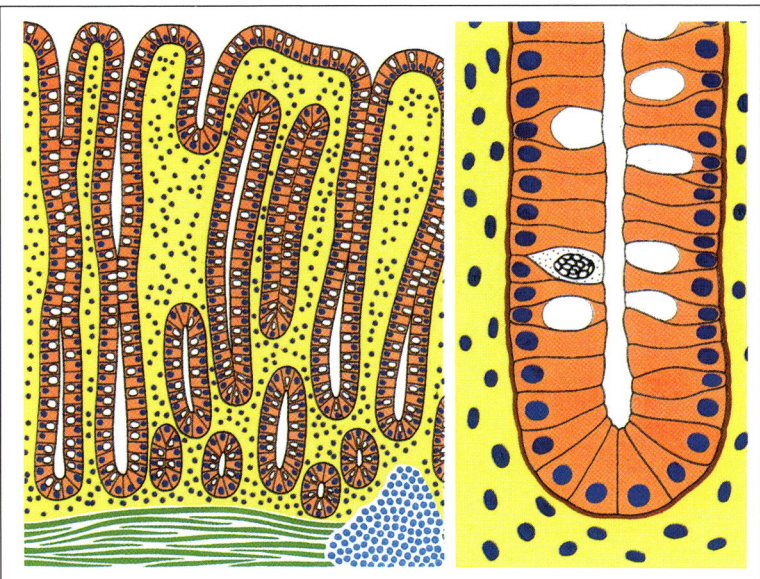

Abb. 5.14. Dickdarmschleimhaut. Links: Übersichtsbild der Schleimhaut mit resorptivem Epithel mit reichlich Becherzellen, Stroma (gelb), Muscularis mucosae (grün), Lymphfollikel (blau). **Rechts:** Dickdarmdrüse bei stärkerer Vergrößerung. Epithelzellen (rot) mit basalem Kern. Becherzellen (weiß), Stroma (gelb).

Der **Wurmfortsatz** *(Appendix vermiformis)* weist in einem Querschnitt – als diagnostisches Merkmal – eine rundliche Form und eine kleine Lichtung auf. Der lymphatische Apparat ist besonders gut entwickelt (GALT, Darmtonsille). Die Lymphfollikel liegen teilweise in der Mukosa, teilweise in der Submukosa und können dabei die Lamina muscularis mucosae durchbrechen. Die Tunica serosa bildet an einer Stelle eine Duplikatur *(Mesenteriolum)*, die Bindegewebe, Fettzellen, Gefäße und Nerven führt.

Klinischpathologische Relevanz. Im Dickdarm kommen vorwiegend Entzündungen (allgemeine Bezeichnung: Kolitis) vor. Ein eigenständiges Krankheitsbild ist die Colitis ulcerosa, die mit Schleimhautdefekten einhergeht. Unter den Neubildungen sind gut- und bösartige Tumoren (Adenome und Karzinome) zu nennen. In der Appendix wird nicht selten als Zufallsbefund im Rahmen einer Appendektomie ein Karzinoidtumor nachgewiesen, der in diesem Darmteil – im Gegensatz zu allen anderen Regionen als gutartig anzusehen ist. Unter den angeborenen Dickdarmerkrankungen ist das Megacolon congenitum *(Hirschsprung-Krankheit)* zu erwähnen: Dabei handelt es sich um eine Dilatation des Dickdarms (bevorzugt des Colon sigmoideum) infolge einer angeborenen Aplasie des Plexus submucosus.

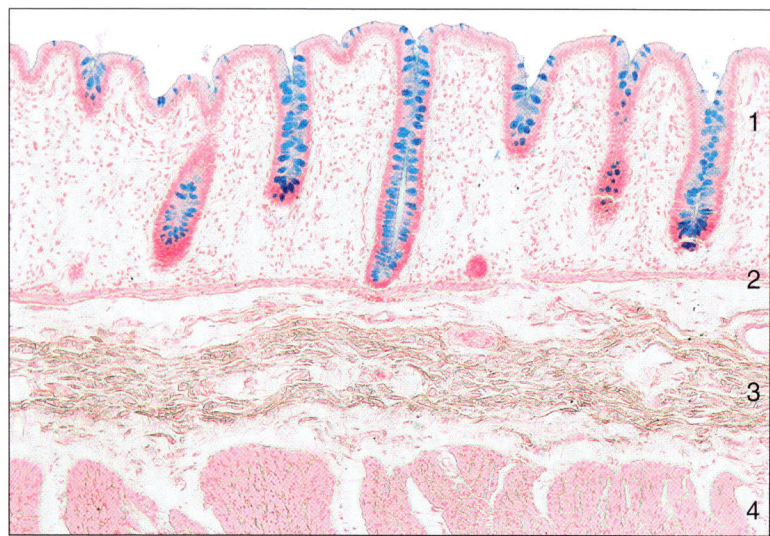

Abb. 5.15. Dickdarm. 1: Tunica mucosa mit blau dargestellten Becherzellen. **2:** Muscularis mucosae. **3:** Tunica submucosa. **4:** Tunica muscularis. Alzianblau-Fbg.

2.5 Mastdarm

Der **Mastdarm** *(Rektum)* reicht vom Colon sigmoideum bis zur Analregion. Der Wandaufbau zeigt einige Besonderheiten: Die Schleimhaut ist besonders reich an Becherzellen, der muköse und submuköse lymphatische Apparat gut entwickelt. Zu den Besonderheiten zählt auch die Bildung von drei quer verlaufenden Falten *(Plicae transversales)* aus Mukosa und Submukosa. Die mittlere Falte *(Kohlrausch-Falte)* schließt auch Anteile der Muskelwand ein und ist daher besonders stark entwickelt. Die äußerste Schicht *(T. adventitialis)* wird nicht von Mesothel (Peritoneum) überzogen.

Klinischpathologische Relevanz. Auch im Rektum kommen – wie im Dickdarm – Entzündungen und Tumoren vor.

2.6 Analregion

Die Schleimhaut der Analregion weist ein mehrschichtiges, nicht verhorntes Plattenepithel auf. Dieser Abschnitt wird in drei Zonen unterteilt:
– Die **Zona columnaris** bildet längsverlaufende Falten *(Columnae anales, Morgagni-Säulen).* Diese bestehen aus Schleimhautfalten, die seit-

lich durch tiefe Sinus anales begrenzt werden. Hier münden rudimentäre apokrine Drüsen (Proktodealdrüsen) ein. Typisch für die Zone ist ein stark entwickelter **Schwellkörper** *(Corpus cavernosum recti)*, der an der Schließfunktion beteiligt ist.

- Die **Zona intermedia** stellt einen Übergang zur Haut dar: Das bedeckende mehrschichtige Plattenepithel ist leicht verhornt; ferner kommen vereinzelte Talg- und Schweißdrüsen vor.

- Die **Zona cutanea** geht kontinuierlich in die perianale Haut mit einem mehrschichtigen, verhornten Plattenepithel über. Typisch ist eine stärkere Melaninpigmentierung, außerdem lassen sich Talg-, Schweiß- sowie apokrine Duftdrüsen *(Gll. circumanales)* nachweisen. Unter der dermalen Schicht liegt ein gut entwickelter Plexus venosus subcutaneus.

Klinischpathologische Relevanz. Die Erkrankungen der Analregion entsprechen teilweise den Hautkrankheiten: z. B. das Analekzem sowie einige Tumorarten (kloakogenes Karzinom, Plattenepithelkarzinom). Von besonderer Bedeutung sind die Hämorrhoiden.

3 Anhangsdrüsen des Verdauungsapparates

Neben der sekretorischen Aktivität der Drüsen des Magen-Darm-Kanals sind an der Bildung und Aufnahme von Verdauungssäften große Drüsenansammlungen beteiligt; sie bilden eigenständige Organe: Mundspeicheldrüsen, Leber mit Gallenwegen und Bauchspeicheldrüse. Diese Drüsen zeigen unterschiedliche Funktionen und weisen dementsprechend auch einen unterschiedlichen feingeweblichen Aufbau auf. Typisch ist die Zusammensetzung der histologischen Einheit aus einem drüsigen Anteil und aus einem Gangsystem.

3.1 Speicheldrüsen

In die Mundhöhle münden neben zahlreichen kleinen Drüsen die drei paarig angeordneten **Kopfspeicheldrüsen** *(Glandula parotidea, Gld. submandibularis, Gld. sublingualis)*. Diese Drüsen setzen sich aus einem sekretorischen, azinären Parenchym mit läppchenartigem Aufbau und aus den Ausführungsgängen zusammen. Die Drüsen unterscheiden sich im Aufbau des sekretorischen Anteils: Die *Glandula parotis* besteht nur aus serösen Acini, die beiden anderen zeigen sowohl muköses als auch seröses Gewebe. Die **Drüsenepithelien** bilden den Primärspeichel, der in seiner Passage durch das Gangsystem durch Sekretion bzw. Reabsorption modifiziert

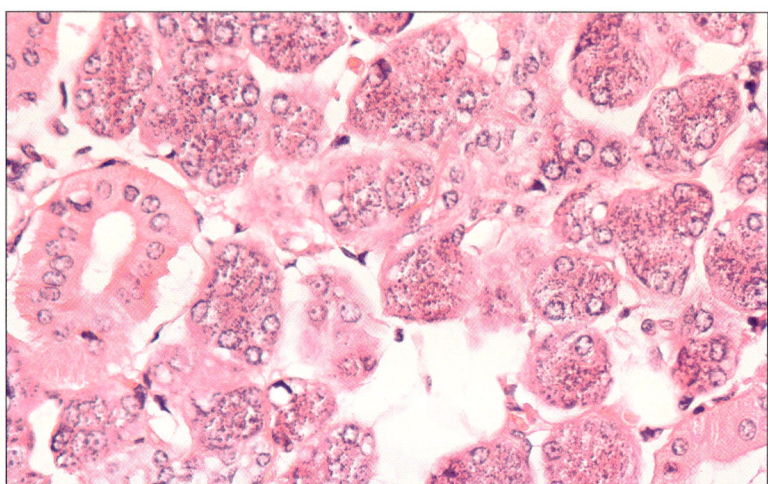

Abb. 5.16. Parotis. Drüsengewebe aus serösen, azinär gestalteten Zellen. Links im Bild ein Streifenstück. HE-Fbg.

wird: In den kleinen engen **Schaltstücken** wird durch Bicarbonat der pH-Wert, in den **Streifenstücken** durch Wasserresorption (basale Streifung durch Mitochondrienaggregate für die Energiebereitstellung der Transport-ATPasen) die Konzentration des Speichels eingestellt. Die Ausführungsgänge setzen sich aus einem intralobulären Anteil (Schaltstücke und intralobuläre Gänge werden von Acini umgeben) sowie aus einem größeren extralobulären Ausführungsgang (liegt in den Septen und wird von Bindegewebe umgeben) zusammen.

Klinischpathologische Relevanz. Entzündungen der Speicheldrüsen werden als Sialadenitis bezeichnet. Am häufigsten ist die Parotis (Parotitis) betroffen. Meist handelt es sich um eine viral bedingte Entzündung (Parotitis epidemica oder Mumps). Typisch für die Speicheldrüsen sind gutartige Adenome, die einen Mischtumor aus epithelialen und mesenchymalen Anteilen vortäuschen (daher die frühere Bezeichnung Parotismischtumor).

3.1.1 Ohrspeicheldrüse

Die **Ohrspeicheldrüse** *(Glandula parotidea, Parotis)* ist die größte Speicheldrüse. Sie wird von einer kollagenfaserreichen Kapsel begrenzt und durch Septen unterteilt. Der sekretorische Anteil (Acini) besteht aus rein serösen Epithelien. Mit zunehmendem Alter kommen vermehrt Fettzellen zwischen Acini vor *(lipomatöse Involution)*.

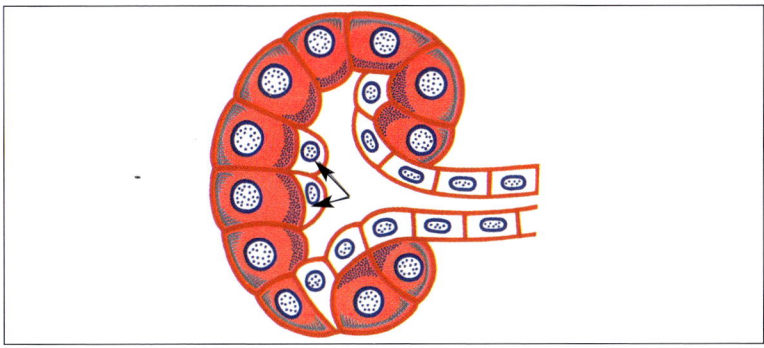

Abb. 5.17. Pankreasacinus mit zentroazinären Zellen **(Pfeile)** und Ausführungsgang. Schematische Darstellung.

3.1.2 Unterkieferdrüse

Die **Unterkieferdrüse** *(Glandula submandibularis, Submandibularis)* zeigt einen seromukösen Aufbau. Die halbmondförmigen Acini der serösen Zellen sitzen den mukösen Zellen exzentrisch auf (Ebner-Halbmonde).

3.1.3 Unterzungendrüse

Die **Unterzungendrüse** *(Glandula sublingualis, Sublingualis)* ist eine gemischte Drüse mit überwiegend mukösen Zellen. Seröse Zellen lagern sich halbmondförmig auf. Schaltstücke sind nur spärlich vorhanden.

3.2 Exokrine Bauchspeicheldrüse

Histologisch bestehen die Drüsenläppchen der **Bauchspeicheldrüse** (Pankreas) aus zahlreichen Drüsenendstücken (Acini), die jeweils aus 70 pyramidenförmigen Acinuszellen aufgebaut sind. Diese Zellen enthalten basal dicht gepackte Membranen des rauen endoplasmatischen Retikulum und oberflächennah über dem ausgeprägten Golgi-Feld reichlich Zymogengranula. Histologisch erinnert das exokrine Pankreas an eine Parotis, unterscheidet sich aber durch das Fehlen der Streifenstücke sowie durch den Nachweis von Langerhans-Inseln.

Die Acini münden in **Schaltstücke**, welche die intralobulären Endaufzweigungen des Gangsystems darstellen. Diese Strukturen bestehen aus kubischen Epithelien und reichen stellenweise weit in den Acinus (zentroazinäre Zellen). Die Schaltstücke gehen in interlobäre Gänge mit schleimbildenden Epithelien über, die sich zu immer größeren Gängen

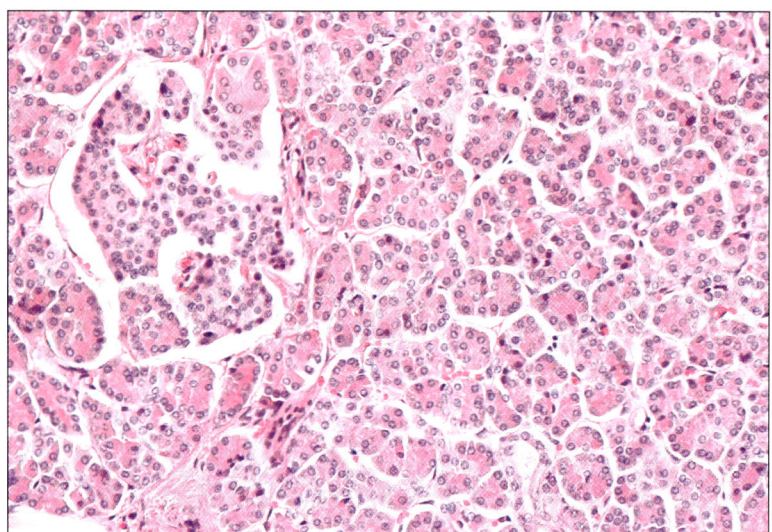

Abb. 5.18. Pankreas. Das exokrine Gewebe besteht aus Acini mit serösen Epithelien. Typisch ist der Nachweis von Langerhans-Inseln (links). HE-Fbg.

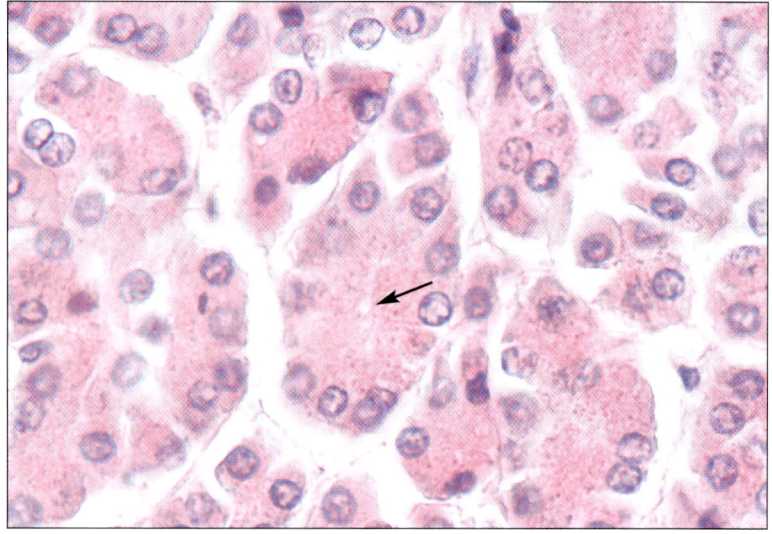

Abb. 5.19. Exokrines Pankreas. Pankreasacini bei stärkerer Vergrößerung. Die Lichtung ist sehr klein (Pfeil). HE-Fbg.

vereinigen. Zuletzt münden sie über den Hauptausführungsgang in das Duodenum.

Klinischpathologische Relevanz. Zu den wichtigsten Erkrankungen zählt die Entzündung des exokrinen Gewebes (Pankreatitis). Tumoren sind in der Regel – als Adenokarzinome - bösartig.

3.3 Leber

Die Leber spielt als Stoffwechselorgan eine zentrale Rolle. Die Zuführung aller Nährstoffe aus dem Magen-Darm-Trakt erfolgt über einen eigenen Blutkreislauf *(Vena portae)*. Lediglich die Chylomikrone werden über Lymphgefäße ins Blut geführt. Zahlreiche Stoffe werden in der Leber synthetisiert (Plasmaproteine, Gerinnungsfaktoren, Galle mit ihren verschiedenen Komponenten), gespeichert (Glykogen, Lipide), entgiftet oder abgebaut. In der Fetalperiode spielt die Leber auch eine Rolle im Rahmen der Blutbildung.

• Die **funktionelle architektonische Baueinheit** ist das ca. 1 mm breite und 2 mm hohe **Leberläppchen** *(Lobuli hepatis)*. Hier verlaufen Äste der A. hepatica und der Vena portae sowie die interlobulären Gallengänge. Im Querschnitt zeigt das Leberläppchen eine angedeutete hexagonale Form. An den Ecken des Polygons finden sich die Portalfelder. In der Längsachse (Läppchenmitte) liegt die Zentralvene *(Vena centralis)*, die den Anfangsteil des abführenden venösen Blutsystems *(Vv. hepaticae)* bildet.

• Die **Leberzellen** *(Hepatozyten)* verlaufen trabekulär radiär zur Zentralvene, meist als ein- oder zweireihige Leberzellplatten. Die Hepatozyten sind kubische, 20 µm große Zellen mit einem eosinroten, fein granulierten Zytoplasma und einem zentralen Kern mit deutlichem Nukleolus. Oft finden sich auch zweikernige Hepatozyten. Seitlich sind die Leberzellen untereinander durch Gap junctions verbunden. Funktionell unterscheidet man

– einen basalen, perisinusoidalen Zellpol, der zu den Kapillaren gerichtet ist (»Gefäßpol«) und von diesen durch den Disse-Raum getrennt wird. Die Zelloberfläche zeigt hier Mikrovilli.
– Der gegenüberliegende apikale, peribiliäre Pol ist für die Bildung der Galle zuständig (»Gallepol«). Durch eine etwa 1 µm tiefe Einbuchtung der Zelloberfläche entstehen die Gallekapillaren *(Canaliculi biliferi)*, die durch die Zellmembranen der Hepatozyten und durch Tight junctions begrenzt sind.

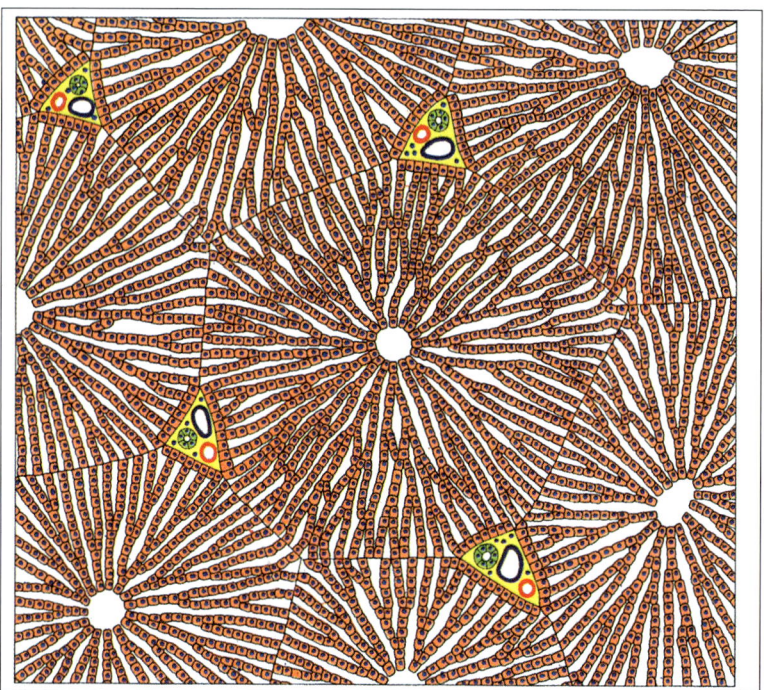

Abb. 5.20. Leberläppchen mit trabekulär gestalteten Verbänden von Hepatozyten. Im Zentrum die rundliche Lichtung der Zentralvenen. In der Peripherie die dreieckförmigen Portalfelder (gelb) mit eingeschlossenem Gallengang (grün), Ast der Arteria hepatica (rot) und Ast der Vena portae (blau).

Ultrastrukturell zeigen die Leberzellen reichlich Organellen. Es finden sich Mitochondrien vom Crista-Typ, ein gut entwickeltes endoplasmatisches Retikulum und ein Golgi-Apparat sowie reichlich Peroxisomen und Lysosomen. Außerdem zeigt das Zytoplasma triglyzeridhaltige Lipidtropfen (unter normalen Bedingungen mit einer Sudan-Färbung nicht nachweisbar), sowie Glykogeneinlagerungen. Das Zytoskelett setzt sich aus Mikrotubuli, Aktin-Myosin-Filamenten und Intermediärfilamenten zusammen.

Das Stroma zwischen den Hepatozyten (Läppchengrundgerüst) besteht aus Gitterfasern und aus einem kollagenfaserreichen Bindegewebe (Kollagen Typ I und III).

• Zwischen den Leberzellen liegt ein dichtes, fenestriertes **Kapillarnetz** *(Sinusoide)*, welches das Pfortadersystem mit den Arterienästen der A. he-

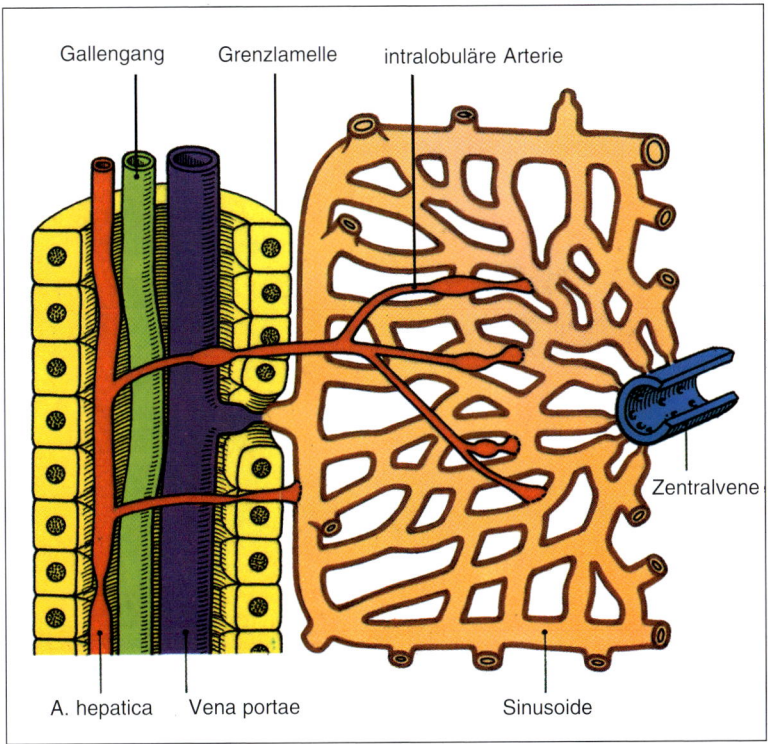

Gallengang Grenzlamelle intralobuläre Arterie

Zentralvene

A. hepatica Vena portae Sinusoide

Abb. 5.21. Leber, Gefäße und Gallengänge. Die Lokalisation von Sphinkteren in den Ästen der Leberarterien ist als Spindel angedeutet. Schematische Darstellung

patica propria verbindet. Die Kapillaren begleiten die Hepatozyten in ihrem radiären Verlauf und münden in die Zentralvene. Die Zellen der Sinusoide *(Kupffer-Sternzellen)* weisen besondere Phagozytosefunktionen auf und stellen einen bedeutenden Vertreter des monozytären Phagozytensystems (MPS) dar. Der **Disse-Raum**, der **Ito-Zellen** (lipidhaltige Zellen, die Vitamin A speichern und sich unter pathologischen Bedingungen in myoblastäre Zellen umwandeln) und Fibrozyten einschließt, wird von Leberbälkchen und Sinusoiden begrenzt, .

• Das **Portalfeld** ist eine dreieckförmige Struktur, die aus Stroma besteht und in der Peripherie von Hepatozyten (Grenz- oder Deckplatte) begrenzt wird. Im Portalfeld findet man Äste der A. hepatica propria, der Pfortader, Lymphgefäße, sowie Gallengänge.

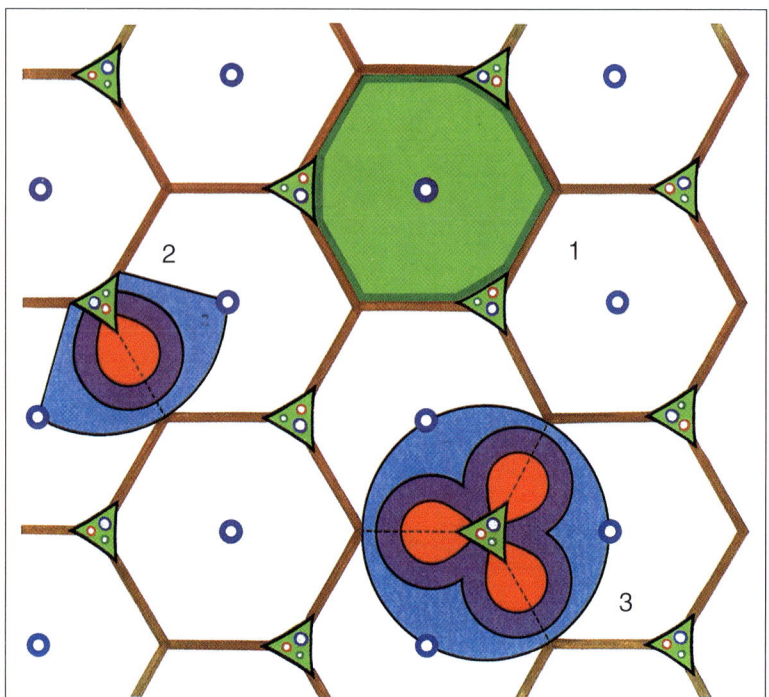

Abb. 5.22. Leber. Schematische Darstellung der verschiedenen Modelle des Leberparenchyms. **1:** klassisches Modell mit Zentralvene in der Mitte und Portalfeldern in der Peripherie. **2:** Acinusmodell mit einem Portalfeld in der Mitte. Die Farben weisen auf die Blutversorgung hin (siehe Modell 3). **3:** zonaler Aufbau mit zentralem Portalfeld: **Rot** die sauerstoffreiche Zone I. **Dunkelblau** Zone II und **Hellblau** die sauerstoffarme Zone III.

• **Intrahepatische Gallenwege.** Aus den Gallekapillaren bilden sich kleine Gänge *(Hering-Kanälchen)*, die in interlobuläre Gallengänge *(Ductus interlobulares biliferi)* – in Richtung Portalfeld – übergehen. Sie werden von isoprismatischen Epithelien ausgekleidet. Die größten intrahepatischen Gallenwege stellen die beiden Ductus hepaticus dexter et sinister dar. Enzymhistochemisch sind die Gallenwege ATPase positiv.

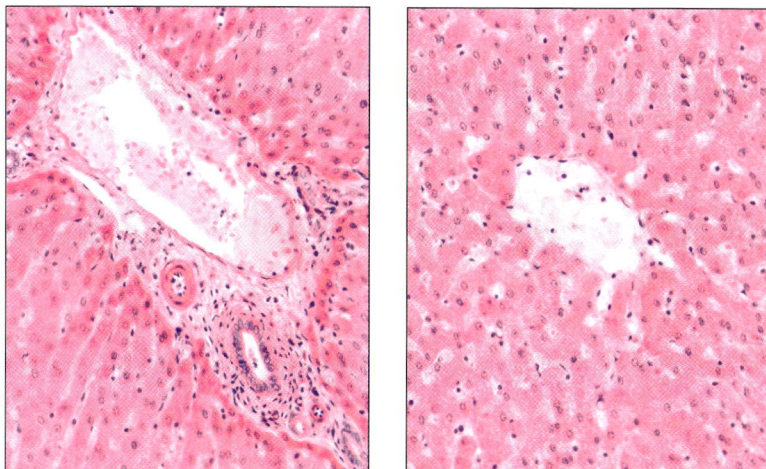

Abb. 5.23. Leber. Links: Portalfeld und läppchenperiphere Hepatozyten. **Rechts:** Zentralvene mit läppchenzentralen Hepatozyten. HE-Fbg.

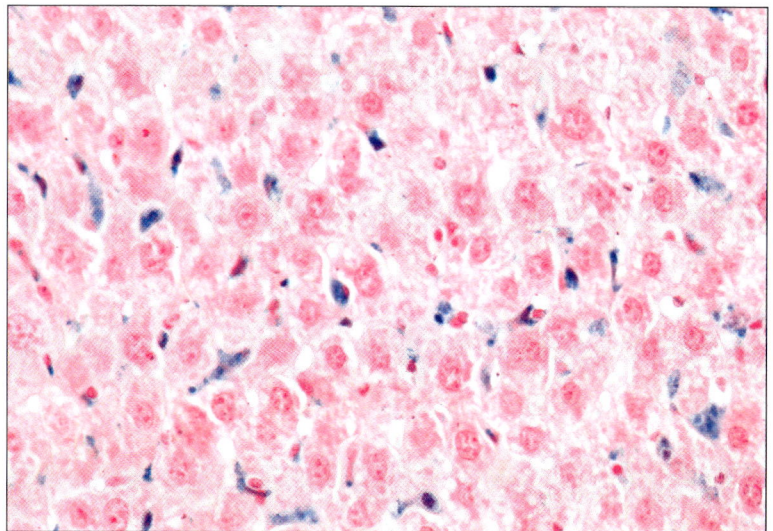

Abb. 5.24. Leber. Mit Eisen markierte Kupffer-Sternzellen. Berliner-blau-Reaktion

• **Varianten der Leberläppchen.** Bei der klassischen Form wird die Zentralvene als Mittelpunkt des Aufbaus angesehen. Beim portalen Leberläppchen stellt das Portalfeld den Mittelpunkt dar, die Umgebung besteht aus den zentralen Abschnitten der drei benachbarten Leberläppchen. Bei dieser Konzeption wird die Leber als exokrine Drüse in den Vordergrund gestellt: Das Sekret (Galle) wird in der Peripherie gebildet und schließt im Zentrum über den portalen Gallengang ab. Bei einer dritten Betrachtungsweise, dem Leberacinus (Rappaport-Läppchen) wird der Abfall des Sauerstoffgradienten berücksichtigt und dient als Grundlage für eine zonale Einteilung. Die höchste O_2-Konzentration ist in unmittelbarer Nachbarschaft des Portalfeldes (Zone I) nachzuweisen, die niedrigste in der Umgebung der Zentralvene (Zone III).

Klinischpathologische Relevanz. Entsprechend dem komplexen Aufbau bzw. der zahlreichen Funktionen der Leber kommen auch sehr verschiedene Krankheitsbilder vor: Besonders betroffen sind die Hepatozyten, Gallengangsepithelien und die Kupffer-Zellen. Entzündungen der Hepatozyten (Hepatitis) sind meist auf eine Virusinfektion zurückzuführen, die der Gallengangsepithelien (Cholangitis) auf eine bakterielle Entzündung. Unter den Stoffwechselstörungen ist die Speicherung von normalen Stoffwechselprodukten (Glykogen, Lipide, Eisen, Kupfer) oder von abnormen Stoffen (Amyloid) zu nennen. Ein besonderes Krankheitsbild stellt die Zirrhose dar, dabei kommt es durch Septenbildung oder Narbenfelder zu einer Aufhebung der normalen Acinusstruktur, gleichzeitig liegt eine stärkere, knotenförmige Parenchymregeneration vor. Tumoren können aus Leberzellen (Hepatome), den Gallengangsepithelien (Cholangiome) oder den Sinusoiden (Angiome und Angiosarkome) hervorgehen.

3.4 Extrahepatische Gallengänge und Gallenblase

Aus den Vereinigung von *Ductus hepaticus dexter* und *sinister* geht der Ductus hepaticus communis hervor. Über den *D. cysticus* wird eine Verbindung zur Gallenblase, über den *D. choledochus* zum Duodenum hergestellt. In der Gallenblase wird die zunächst dünnflüssige Galle aus der Leber aufgenommen, eingedickt und bei Bedarf und unter der Einwirkung von Cholezystokinin in die Darmlichtung abgegeben.

• Die **extrahepatischen Gallengänge** bilden ein Rohrsystem, das von einem hochprismatischen Epithel ausgekleidet wird. Es liegt einer Basalmembran auf, die sie von der Lamina propria trennt.

• Die **Gallenblase** besteht aus folgenden Schichten:
– Die **Schleimhaut** *(Tunica mucosa)* ist gekennzeichnet durch schlanke Falten, die von einem hochprismatischen, einschichtigen Epithel bedeckt werden. Typisch sind die gut entwickelten apikalen Mikrovilli.

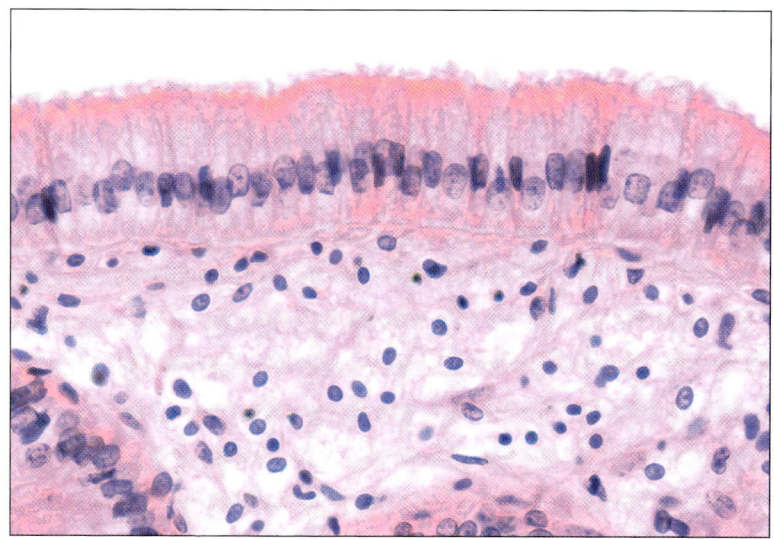

Abb. 5.25. Gallenblasenschleimhaut. Einreihige Zylinderepithelien. HE-Fbg.

Unter den Epithelien (getrennt durch die Basalmembran) liegt die *Lamina propria* mit einem lockeren Bindegewebe und vereinzelten mukoiden Drüsen. Die Schleimhaut kann durch einen erhöhten intraluminalen Druck (z. B. bei einem Steinleiden) unter die Muskelschicht gedrückt werden und bildet Schleimhautdivertikel, die als Rokitansky-Aschoff-Divertikel bezeichnet werden. Diese sind von aberrierenden Lebergallengängen in der Gallenblasenwand (Luschka-Drüsen) zu unterscheiden. Die sonst üblichen Schichten *Tunica muscularis mucosae* und Submukosa fehlen.

– Die **Muskelwand** *(Tunica muscularis)* besteht aus glatten Muskelfasern, die sich am Gallenblasenhals (Übergang zum *D. cysticus)* zu einer spiralig verlaufenden Klappe *(Heister-Klappe)* verdicken.
– Die **äußerste Wand** ist auf der freien Seite von Peritoneum bedeckt (T. serosa), während die obere Seite (im hepatischen Gallenblasenbett) von Adventitia begrenzt wird.

Klinischpathologische Relevanz. Im Bereich der Gallenblase kommen Stoffwechselstörungen (Steinbildung oder Cholezystolithiasis), Entzündungen (Cholezystitis) und bösartige Tumoren (Gallenblasenkarzinome) vor. Ähnliche Krankheitsbilder kommen allerdings wesentlich seltener in den extrahepatischen Gallenwegen vor.

Zytohistologische Untersuchungen

Untersuchungen werden an Ausstrichen (Zytopathologie) und an Schnitten (Histopathologie) von praktisch allen Organen des Verdauungsapparates durchgeführt.

• **Zytopathologie.** Das Untersuchungsmaterial kann von der Oberfläche der Schleimhäute (Verdauungstrakt) als exfoliative Zytologie oder durch Punktion eines soliden Organs (Leber, Pankreas, Speicheldrüsen als Punktionszytologie) gewonnen werden. Als Routinefärbungen werden meist die Giemsa-, seltener die Papanicolaou-Färbung eingesetzt. Zu den wichtigsten Indikationen zählt der Nachweis oder Ausschluss eines Tumorleidens. Die Methode ist einfach (lokale Anästhesie), das Kompliktionsrisiko meist gering und die Bearbeitung nicht sehr aufwendig. Zu den Nachteilen zählt allerdings die geringere Treffsicherheit, sodass – bei einem fraglichen Befund (PAP III) – eine weitere histopathologische Abklärung folgen muss. Die Routinefärbungen können durch Spezialuntersuchungen (insbesondere durch Immunhistochemie) erweitert bzw. ergänzt werden.

• **Histopathologie.** Das entsprechende Untersuchungsgut kann – unter endoskopischer Kontrolle – durch Zangenbiopsie einer Schleimhaut des Verdauungstraktes gewonnen werden. Von soliden Organen (insbesondere Leber) lassen sich durch Punktion Gewebszylinder entfernen. Weitere Gewebsprobe können durch Biopsie (z. B. während eines chirurgischen Eingriffes) oder durch Untersuchung eines entfernten Organs gewonnen werden.
  – Die Hämatoxylin-Eosin-Färbung ist die **Routinefärbung**, die meist durch eine Gieson- und eine PAS-Färbung ergänzt wird.
  – Als erweiterte Untersuchungen stehen verschiedene **Spezialfärbungen** (Gitterfaser-Färbungen, Versilberungen, Trichromfärbungen, Berlinerblau-Reaktion) zur Verfügung.
  – Die **Immunhistochemie** findet einen weiten Einsatz. Neben den allgemeinen Anwendungen (Nachweis von epithelialen, mesenchymalen, neurogenen und vaskulären Strukturen) stehen auch besondere Antikörper zur Verfügung, die besonders für den Verdauungsapparat von Bedeutung sind: Nachweis von Hepatitis-typischen Antikörpern oder von stromaassoziierten Neubildungen (CD117).

• Die **Elektronenmikroskopie** spielt in der normalen Diagnostik keine wesentliche Rolle.

6 Harnapparat

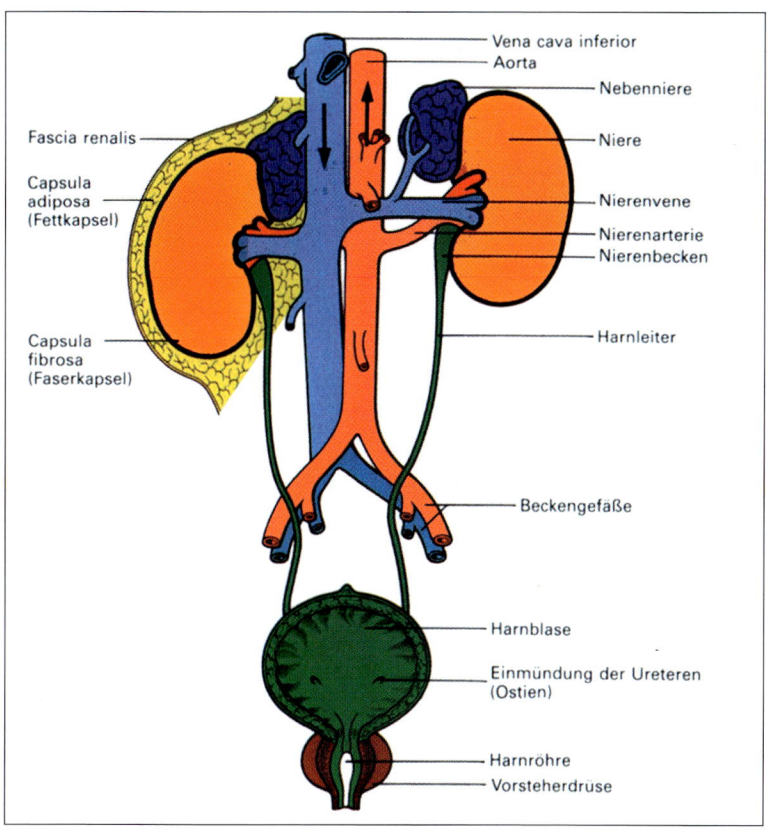

Abb. 6.1. Harnapparat. Schematische Darstellung.

Der Harnapparat besteht aus den Harn produzierenden **Nieren** *(Renes)* und aus einem **Röhren-** und **Sammelsystem**, das bereits in der Niere (Nierenbecken) beginnt und über Harnleiter, Harnblase und Urethra zur Ausscheidung führt. Zwischen dem Ort der Erzeugung des Primärharns *(Glomerulus)* und dem Nierenbecken besteht ein Tubulussystem, das Ausscheidungs-, Resorptions- und Transportfunktionen hat.

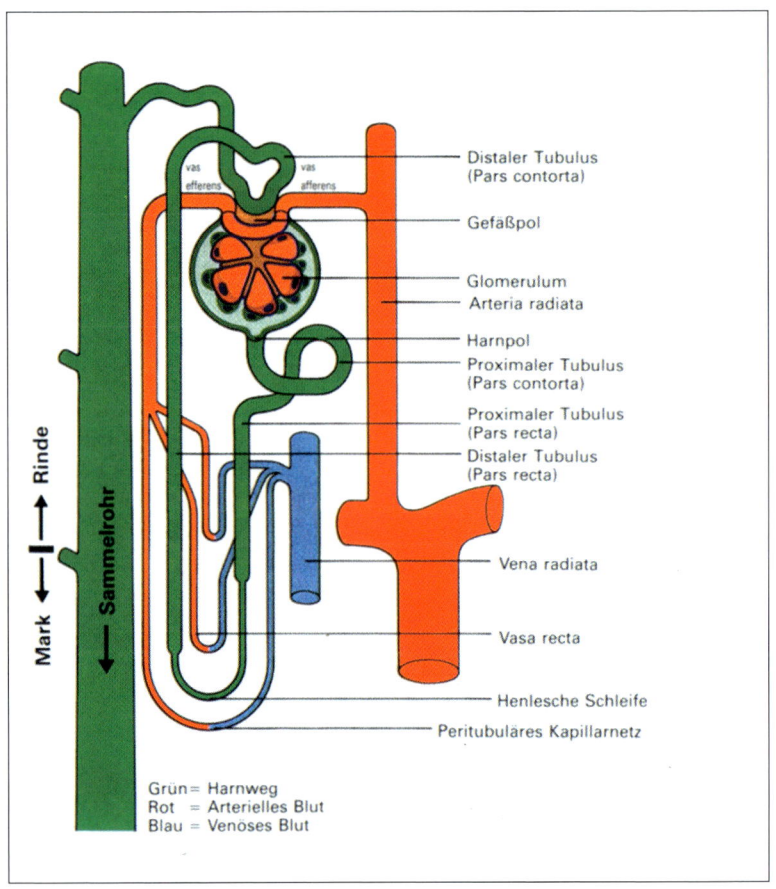

Abb. 6.2. **Nephron.** Die funktionelle Einheit der Niere. Schematische Darstellung.

1 Niere

Die **Nieren** *(Renes)* setzen sich aus dem **Nephron** (Funktionseinheit der Niere mit Glomerulus und Tubulussegmenten) und dem Zwischengewebe (Interstitium) mit Gefäßen und Nerven zusammen. Anatomisch steht das Nierenbecken unmittelbar mit dem Nierenparenchym in Kontakt, physiologisch und feingeweblich ist es aber dem extrarenalen Harnableitungssystem zuzuordnen.

Zu den wichtigsten **Funktionen der Niere** gehören:
- die Produktion von Harn zur Herstellung eines Gleichgewichts im Wasser- und Elektrolythaushalt. In den Glomeruli werden etwa 170 Liter Primärharn pro Tag filtriert. Über 99 % werden im Tubulussystem rückresorbiert, sodass nur 1500 ml pro Tag zur Ausscheidung kommen.
- Sekretion von Erythropoetin zur Stimulierung der Erythrozytenbildung
- Sekretion von Renin im Rahmen des Renin-Angiotensin-Systems
- Sekretion von Calcitriol, die biologisch aktive Form des Vitamins D3
- Sekretion von Thrombopoietin (TPO), das die Thrombozytenbildung steuert

Die Ausscheidungsfunktion der Niere wird durch mehrere Hormone reguliert: NaCl und Kalium durch Aldosteron (RAAS: Renin-Angiotensin-Aldosteron-System), Kalzium durch Parathormon, Wasserausscheidung durch ADH.

1.1 Nierenkörperchen

In jeder Niere kommen etwa 1,5 Millionen Nierenkörperchen *(Glomeruli)* vor, die ausschließlich in der Nierenrinde lokalisiert sind. Hier kommen sie in drei Schichten vor, die sich in ihrem Kapillar- und Tubulusaufbau unterscheiden:
- Die kortikalen Glomeruli liegen in Kapselnähe.
- Die mediokortikalen Glomeruli liegen in der mittleren Schicht der Rinde.
- Die juxtamedullären Glomeruli liegen in der Tiefe der Rinde in unmittelbarer Nachbarschaft des Nierenmarks.

Die beiden ersten Glomerulusgruppen bilden mit ihren afferenten Arteriolen ein Kapillarnetz in der Rinde; sie führen 92 % der renalen Durchblutung. Die Henle-Schleife ist kurz oder mittellang. Die aus den juxtamedullären Glomeruli stammenden efferenten Arteriolen, die tief ins Mark reichen und hier ein Kapillarnetz bilden, gehen in die Vasa recta über. Die Henle-Schleife ist lang und reicht ebenfalls bis tief in das Nierenmark.

Die **Glomeruli** bestehen aus einer Kapsel (Bowman-Kapsel), die knäuelartig gestaltete Kapillaren einschließt. Diese stammen aus Verzweigungen der afferenten Arteriolen und bilden 30 Schlingen, die teilweise untereinander anastomosieren. Die Gefäße werden vom **Mesangium** umgeben, das die Gefäße stützt und zusammenhält. Die Kapillaren bestehen aus einem fenestrierten Endothel, das auf einer Basalmembran ruht. Außerhalb der Basal-

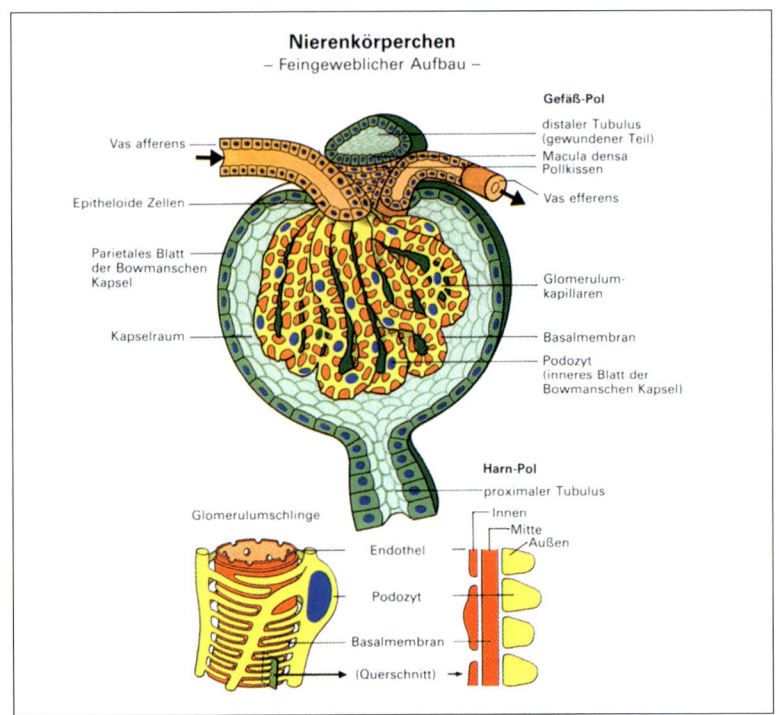

Abb. 6.3. Glomerulus. Schematische Darstellung

membran liegt die Zellschicht aus Podozyten, die die Endothelien um-
manteln. So entsteht eine typische Schichtung, die von innen (Blutgefäß)
bis außen (Bowman-Kapselraum) den folgenden Aufbau zeigt:
–   **Innen** liegt das stark abgeflachte Endothel der Kapillaren mit einem in
    die Lichtung vorspringenden Kern. Zwischen den Endothelzellen
    kommen Poren vor, die für die korpuskulären Bestandteile des Blutes
    undurchlässig sind.
–   In der **Mitte** sieht man die Basalmembran, auf der die Endothelien lie-
    gen. Sie besteht aus Proteinen, Glykoproteinen und Glykosaminogly-
    kanen. Ultrastrukturell sieht man drei Schichten: die Lamina rara inter-
    na, die Lamina densa und die Lamina rara externa. Die Basalmembran
    ist für die Bildung des Primärharns zuständig; die Harnproduktion wird
    durch die verschiedenen Bestandteile (Kollagen IV, Proteoglykane,
    Laminin, Fibronectin und andere Stoffe) selektiv gesteuert.

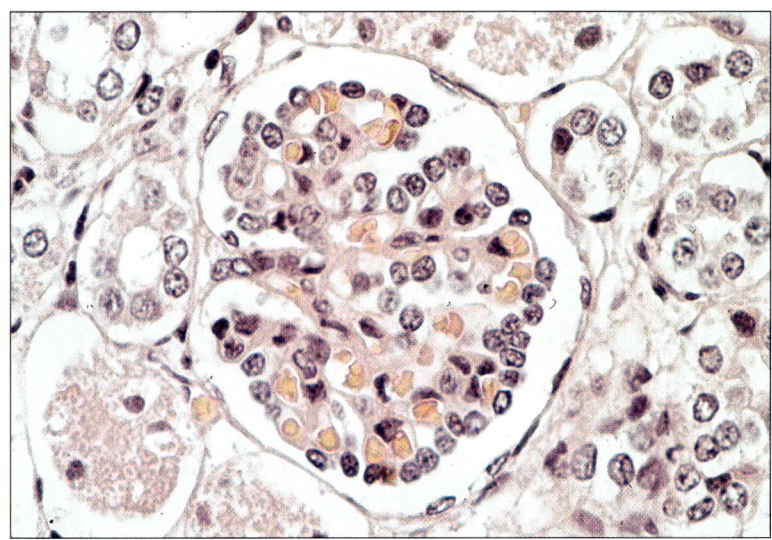

Abb. 6.4. Fetaler Glomerulus mt großen, runden Kernen. HE-Fbg.

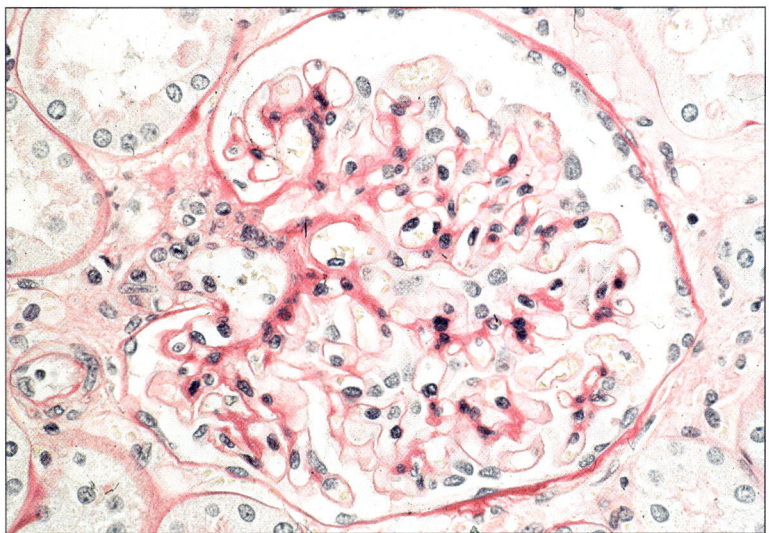

Abb. 6.5. Normaler Glomerulus. Basalmembran und Mesangium purpurrot. PAS-Fbg.

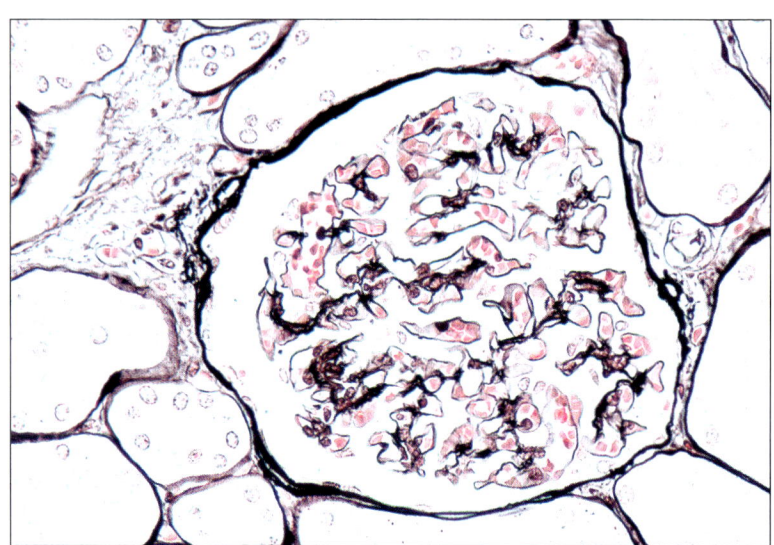

Abb. 6.6. Normaler Glomerulus. Darstellung der Basalmembran durch Versilberung. Movat-Fbg.

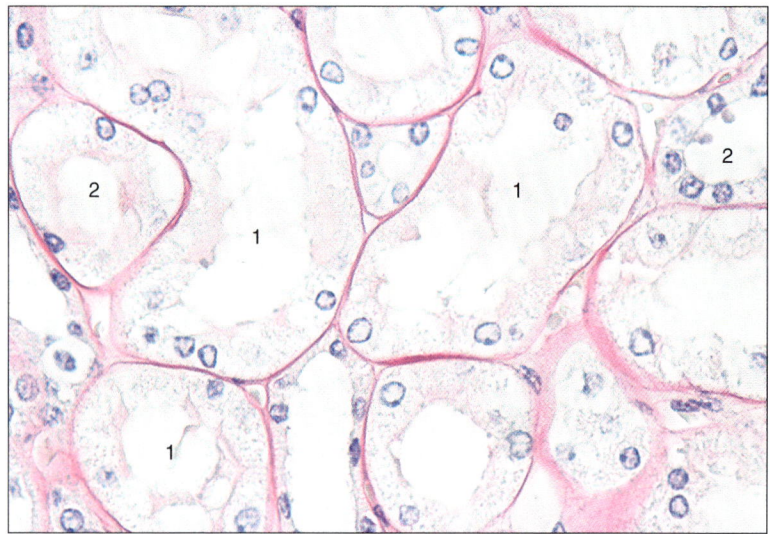

Abb. 6.7. Nierentubuli. Verschiedene Abschnitte des tubulären Apparates. **1:** proximaler Tubulus. **2:** distaler Tubulus. PAS-Fbg.

– **Außen:** Die Podozyten stellen das viszerale Glomerulusepithel dar. Sie besitzen untereinander verzahnte Fußfortsätze, die auf der glomerulären Basalmembran liegen. Zwischen den Fußfortsätzen sind Hohlräume mit einer Schlitzmembran.

Das Endothel, die negativ geladene anionische Basalmembran und die leicht vulnerablen, nur sehr eingeschränkt regenerationsfähigen Podozyten bilden gemeinsam einen selektiv permeablen Filter, der für Proteine mit einem größeren Molekulargewicht als Albumin (MG etwa 66.500 D) fast komplett undurchlässig ist.

Das **Mesangium** liegt zwischen den Kapillaren und besteht aus mesangialer extrazellulärer Matrix und Mesangiumzellen, beide kommen intra- und extraglomerulär vor. Die Mesangiumzellen sind untereinander durch Gap junctions verbunden. Zu ihren wichtigsten Funktionen zählen die Phagozytose (während der Filtration zurückgebliebener Stoffe) sowie die Bildung von mesangialer Matrix und Basalmembran. Mesangium und Endothel sind nicht durch eine Basalmembran getrennt. Diese enge Verbindung lässt intravasale Substanzen relativ leicht in das Mesangium gelangen; hier werden Plasmaproteine und glomeruläre Matrixanteile von den Mesangiumzellen katabolisiert.

Es wird davon ausgegangen, dass Endothel und viszerale Deckzellen glomeruläre Bestandteile synthetisieren und dass die Mesangiumzellen u. a. durch aktive Phagozytose und Sekretion von Proteasen zum Abbau von glomerulären Proteinen und Glykosaminoglykanen beitragen. Die Mesangiumzellen sollen mit einer isotonischen Kontraktion, moduliert durch Vasokonstriktoren, die Mesangiumstruktur und effektive kapilläre Filtrationsfläche verändern können. Die Mesangiumzellen können weiterhin zur Proliferation und intensiven Interaktion mit eingewanderten Makrophagen angeregt werden; dies erscheint für die Pathogenese vieler immunologischer und nichtimmunologischer glomerulärer Erkrankungen bedeutsam.

Die **Bowman-Kapsel** begrenzt mit einer dünnen Bindegewebsschicht und einer epithelialen Auskleidung das Nierenkörperchen. Die äußere Schicht wird als parietales Glomerulusepithel bezeichnet, die innere Zellschicht als viszerales Glomerulusepithel. Zwischen beiden Epithelschichten liegt ein Hohlraum (**Bowman-Raum**). Die Bowman-Kapsel zeigt zwei Öffnungen: Im **Gefäßpol** des Glomerulus liegen der Eingang der zuführenden Arteriole (Vas afferens) und der Ausgang der abführenden Arteriole (Vas efferens). Auf der gegenüberliegenden Seite liegt der **Harnpol**: Hier vereinigen sich die beiden Epithelschichten der Bowman-Kapsel: Der Bowman-Raum geht in die Lichtung des proximalen Tubulus über.

Klinischpathologische Relevanz. Glomeruli können bei entzündlichen immunologischen Erkrankungen selektiv betroffen sein. Man bezeichnet sie als Glomerulonephritis. Dabei kommen sehr unterschiedliche morphologische Veränderungen vor: entzündliche Infiltrate im Mesangium, Verbreiterungen des Mesangiums, Ver-

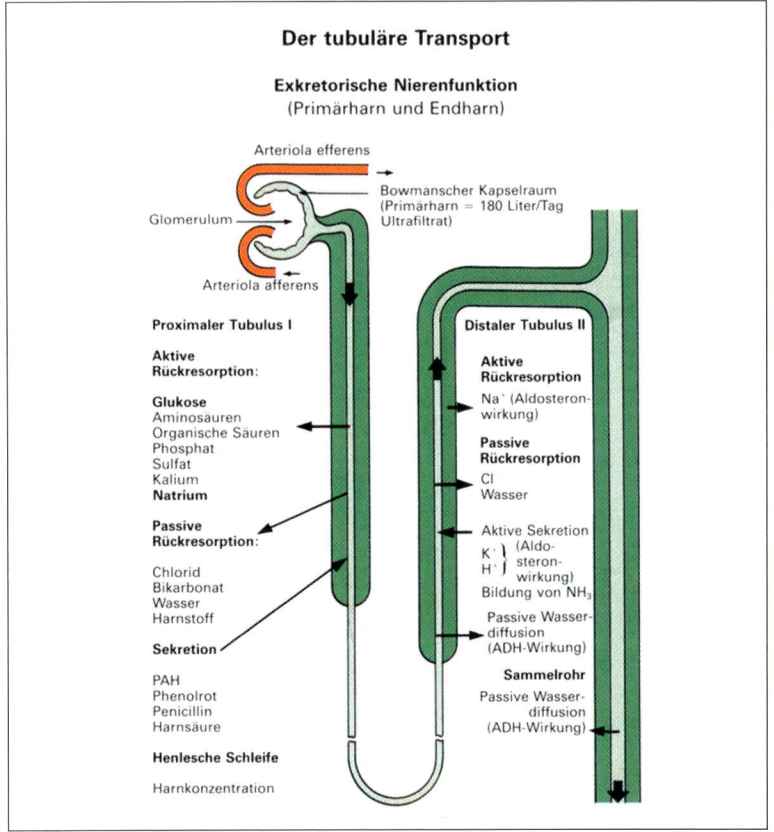

Abb. 6.8. Funktion des Tubulusapparates. Schematische Darstellung

mehrung von Mesangiumzellen und Veränderungen der Basalmembran. In einer chronischen Phase kommt es zu einem Untergang von Glomeruli und somit zu einer sekundären oder entzündlichen Schrumpfung des Nephrons bzw. des Organs.

1.2 Röhren- und Sammelsystem der Niere

• Der **Tubulusapparat** verbindet den Kapselraum im Glomerulus mit der Lichtung des Nierenbeckens. Man unterscheidet mehrere Abschnitte mit unterschiedlichen Funktionen:

– **Proximaler Tubulus** *(Pars contorta et Pars recta)*: Dieser Abschnitt geht aus dem parietalen Blatt der Bowman-Kapsel im Bereich des Harnpols des Glomerulus hervor. Hier finden mehrere Funktionen statt:

Teilresorption des Primärharns, Sekretion von Elektrolyten, Wasser, Aminosäuren und anderen Stoffen – über das Interstitium – in die Kapillarlichtung. Der erste Abschnitt des proximalen Tubulus liegt als gewundener Teil unmittelbar dem Glomerulus an. Es folgt der gestreckte Teil, der bis zum intermediären Tubulus reicht. Der proximale Tubulus ist im Durchmesser ca. 40 bis 60 µm weit. Die auskleidenden Epithelzellen mit histologisch verwaschenen Zellgrenzen sind einschichtig isoprismatisch; sie werden an der Zelloberfläche von einem Bürstensaum bedeckt, der die Resorptionsfläche der Zelle erheblich erhöht. Das Zytoplasma ist leicht azidophil und reich an Organellen (Mitochondrien). An der Basis der Mikrovilli lassen sich Bläschen, Resorptionsvakuolen, Lysosomen und Peroxysomen finden, die auf die starke transepitheliale Aufnahme und Abgabe verschiedener Stoffe hinweisen. Basale Einstülpungen des Zytoplasmas bilden das basale Labyrinth. Apikal sind die Zellen untereinander durch Tight junctions und Zonulae adhaerentes verbunden. In diesem Abschnitt steht die Rückresorption von Wasser, Elektrolyten, Glukose, Harnstoff und Aminosäuren aus dem Primärharn im Vordergrund.

– Der **intermediäre Tubulus** stellt das Übergangsstück zwischen den beiden gestreckten Anteilen der Hauptstücke dar. Dieser Abschnitt ist zwar wesentlich dünner, weist aber durch die stark abgeflachte, auskleidende Epithelschicht die gleiche Weite des Lumens auf. Die Zellen sind organellenarm und zeigen keinen Resorptionssaum. Die wichtigste Funktion dieses Tubulusanteils ist die Wasserresorption, sodass es zu einer Konzentration des Primärharns kommt.

– Der **distale gerade Tubulus** (*Tubulus rectus distalis*) und der **distale gewundene Tubulus** (*Tubulus contortus distalis*) zeigen – durch das auskleidende, niedrigere, gut begrenzte Epithel – eine weite Lichtung. Sie besitzen keinen Resorptionssaum und nur vereinzelte Mikrovilli. Mitochondrien und das basale Labyrinth sind besonders stark entwickelt. Hier findet die Feineinstellung des Harns statt, insbesondere eine Natriumrückresorption. Gleichzeitig weist dieser Abschnitt auch sekretorische Eigenschaften (Chlorid, Kalium) auf.

Der Abschnitt aus den geraden Anteilen des proximalen und des distalen Tubulus mit dem dazwischenliegenden intermediären Tubulus wird als **Henle-Schleife** bezeichnet. Die Länge dieser Schleife hängt von der Lage der Glomeruli ab: Sie kann lang (bis in die Pyramidenspitze), mittellang oder kurz (subkapsulär) sein.

Klinischpathologische Relevanz. Zahlreiche Erkrankungen können zu einer Schädigung bzw. zum Untergang von Tubulusepithelien führen. Ausgedehnte Nekrosen kommen beim fortgeschrittenen Schock vor. Die fehlende oder ungenügende Resorption des Primärharns erklärt einen typischen Schockbefund: die Polyurie (hohe Abgabe von Harn). Weitere Erkrankungen entstehen durch Abgabe bzw. Rückresorption von toxischen Substanzen. Ein Harnstau (z. B. durch Harnsteine) hat eine Ausweitung der Lichtung der ableitenden renalen Harnwege (Hydronephrose) zur Folge.

• **Sammelrohrsystem.** Die Sammelrohre bestehen aus verschiedenen Abschnitten mit einem zunächst bogenförmigen, später geraden Verlauf. Sie nehmen jeweils den Harn von 10 Nephronen auf und liegen im Markbereich parallel zueinander. Im Rindenbereich ist das auskleidende Epithel isoprismatisch und wird vor der Einmündung (Nierenpapille) in das Nierenbecken zweischichtig und zylindrisch. Der Kern ist zentral, das Zytoplasma hell. Dazwischen lassen sich organellenreiche, dunklere Zellen finden. In diesem Abschnitt findet die endgültige Harnkonzentration (Resorption von Wasser und Natrium) statt.

• **Nierenzwischengewebe.** Das Interstitium der Niere enthält u. a. Fibrozyten, dendritische Retikulumzellen und Makrophagen; diese Zellen können Abstoßungsreaktionen in einer transplantierten Niere beeinflussen und den Verlauf von Nierenerkrankungen entscheidend prägen. Die Funktion von Tubulusepithelien wird ebenfalls beeinflusst. Die interstitiellen Zellen verändern und vermehren die extrazelluläre Matrix bei immunologischen und entzündlichen Erkrankungen. Die enge Wechselwirkung zwischen tubulärem Epithel und Interstitium wird mit dem Begriff **tubulointerstitielles Kompartiment** hervorgehoben. Ferner lassen sich auch lipidhaltige, fibroblastenähnliche Zellen finden; sie sind an der Bildung der interstitiellen Matrix beteiligt. Peritubuläre Fibroblasten in der Rinde sezerniert das Erythropoetin (EPO), welches die Erythropoese im Knochenmark stimuliert.

• **Gefäßsystem der Niere.** Das Gefäßsystem der Niere hat eine zweifache Aufgabe: Es ernährt das Nierenparenchym, gleichzeitig spielt es mit seinem doppelten, hintereinander liegenden Kapillarsystem eine wesentlich Rolle im Rahmen der spezifischen Nierenfunktionen. Beide Nieren werden überwiegend über die Nierenarterien versorgt, die sich im Nierenhilum in fünf große Nierensegmentalarterien unterteilen. Nur die unmittelbar unter der Nierenkapsel liegenden Rindenanteile erhalten ihre Blutversorgung aus Kapselarterien. Aus den Nierensegmentarterien gehen die Lobararterien hervor, die senkrecht zur Nierenoberfläche ziehen. Es folgt der bogenförmige Verlauf der Aa. arcuatae, die als Ursprung der zur Rinde verlaufenden Aa. interlobulares dienen. Arteriolen gehen als Vas afferens in ein Glomerulus über bzw. verzweigen sich direkt aus den lang gestreckten Vasa recta als peritubuläre Kapillaren. Ein weiteres Kapillarnetz entsteht aus den abführenden Arteriolen *(Vasa afferentes)*. Bis zu diesem Gefäßabschnitt wird arterielles Blut geführt. Erst im peritubulären Kapillarnetz kommt es zu einem Gasaustausch und somit zur Bildung venösen Blutes, das über die renalen Venen in die Vena cava inferior weiter geleitet wird.

Klinischpathologische Relevanz. Im Bereich des Gefäßsystems kommen – in Abhängigkeit von dem betroffenen Gefäß – zwei besonders häufige Erkrankungen vor. Im Rahmen einer Arteriolosklerose kann es zu einer progredienten Einengung bis zu einem Verschluss der zuführenden Arteriole kommen, die eine Verödung des betroffenen Glomerulus zur Folge hat. Diese Erkrankung ist besonders häufig beim Bluthochdruck und beim Diabetes mellitus. Ein Verschluss größerer Äste der Arteria renalis hat einen anämischen Infarkt zur Folge. Dieser Verschluss kann arteriosklerotisch bedingt sein oder nach einer Embolie entstehen. Diese Gefäßveränderungen führen zu einer narbigen Schrumpfung des Nierengewebes. Folge ist eine primäre oder vaskuläre Schrumpfung (Atrophie) des gesamten Organs.

• **Juxtaglomerulärer Apparat.** Am Gefäßpol des Glomerulus liegt der juxtaglomeruläre Apparat, der die Aufgabe hat, den Blutdruck und die Na^+-Konzentration im Harn im Rahmen des Renin-Angiotensin-Systems zu regulieren. Dieser Apparat setzt sich aus folgenden Bestandteilen zusammen:

– Die **Macula densa** ist eine Zellplatte aus ca. 40 Epithelien, die am Gefäßpol des Glomerulus – zwischen Vas afferens und Vas efferens – liegt und zum Mittelstück (Übergang zum gewundenen Anteil) gehört. Das zylindrische Epithel zeigt ein dichtes Zytoplasma und eine unterbrochene Basalmembran. Die Zellen stellen den Chemorezeptor für die Na^+-Ionenkonzentration dar.

– **Epitheloide Zellen** *(Polkissen, juxtaglomeruläre Zellen)* liegen zwischen Endothel und Media der Vasa afferentia. Es handelt sich um modifizierte Zellen mit Myosinfilamenten und reninhaltigen Granula, die Endothelzellen und Macula densa verbinden. Durch Sekretion von Renin wird das Renin-Angiotensin-System aktiviert.

– **Extraglomeruläre Mesangiumzellen** werden als *Goormaghtigh-Zellen* bezeichnet. Sie bilden ein Netz um die zuführende glomeruläre Arteriole und stellen eine Verbindung zwischen Macula densa und den glomerulären Mesangiumzellen her. Ihre Funktion ist noch ungeklärt.

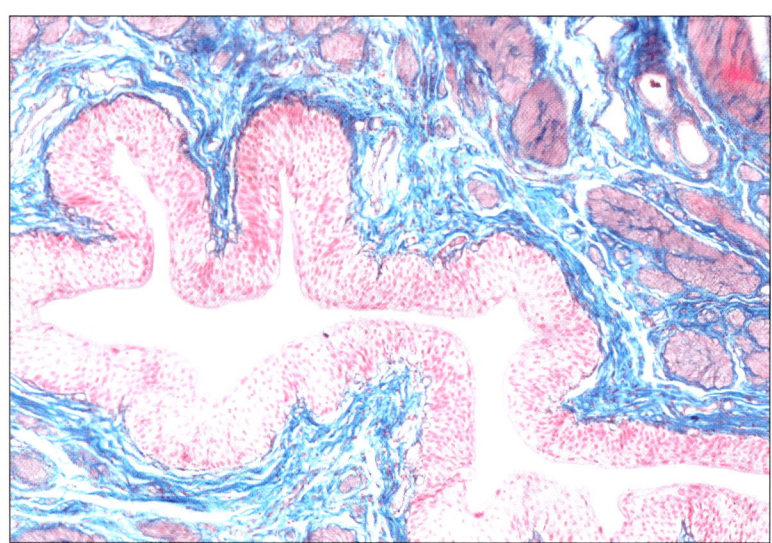

Abb. 6.9. Ureter im Querschnitt. Von Übergangsschleimhaut ausgekleidete Lichtung. Azan-Fbg.

2 Ableitende Harnwege

Die ableitenden Harnwege bestehen aus dem Nierenbecken mit ihrem Kelchsystem, den beiden Ureteren, der Harnblase und der Urethra.

2.1 Nierenbecken – Harnleiter – Harnblase

Die Lichtung des Nierenbeckens *(Pyelon)*, des Harnleiters *(Ureteren)* und der Harnblase *(Vesica urinaria)* wird durch ein fünf- bis siebenreihiges Transitional- oder Übergangsepithel ausgekleidet. Das Epithel ruht auf einer Basalmembran mit der angrenzenden Tela submucosa, die reichlich vaskularisiert und innerviert ist. In einem Querschnitt zeigen die Ureteren eine stärker gefaltete **Schleimhaut**. Starke Schleimhautfalten sieht man auch in der kontrahierten Harnblase. Die oberste Zellreihe besteht aus eosinroten »Regenschirmzellen«, die häufiger ein leicht vakuolisiertes Zytoplasma zeigen.

• Die **Muskelschicht** *(Tunica muscularis)* setzt sich aus glatten Muskelzellen zusammen, die überwiegend eine querverlaufende Schicht um die Lichtung bilden. Auf beiden Seiten lagern sich schmale längsverlaufende

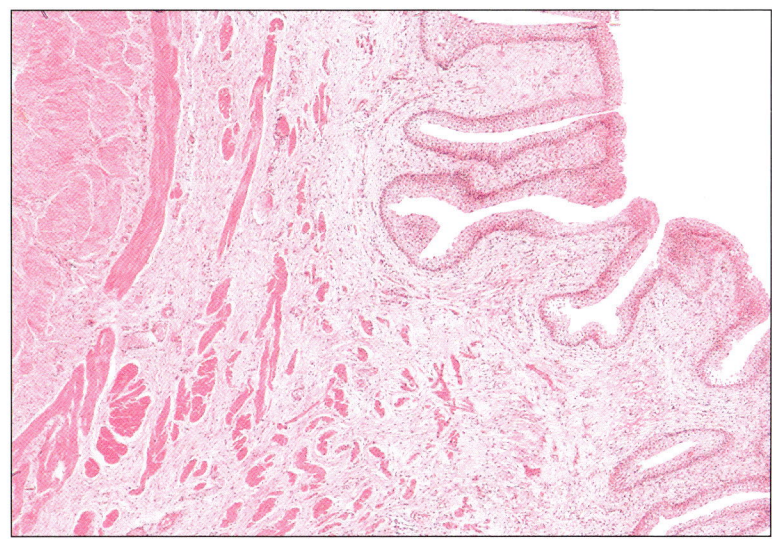

Abb. 6.10. Harnblasenwand. Rechts Schleimhaut mit Falten, **links** die Muskelwand. HE-Fbg.

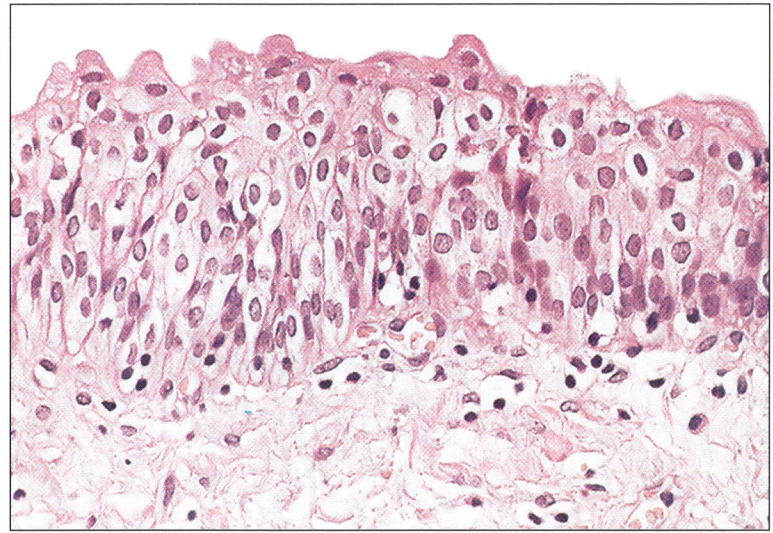

Abb. 6.11. Harnblasenschleimhaut (Urothel). Die oberste Zellschicht besteht aus stärker azidophilen, abgeflachten »Regenschirmzellen« **(Pfeil)**. HE-Fbg.

Muskelschichten an. In der Harnblase findet man am Übergang zur Urethra eine ringförmige Muskelschicht, die den *Musculus sphincter vesicae* bildet.

• Die Muskelwand wird außen von der **Tunica adventitia** begrenzt, die sich aus einem lockeren Bindegewebe mit Fettzellen zusammensetzt.

2.2 Urethra

Die **weibliche Harnröhre** *(Urethra femenina)* ist kurz und verbindet die Harnblasenlichtung mit dem *Orificium urethrae externum*. Das auskleidende Epithel geht von einem Übergangsepithel kontinuierlich in ein mehrreihiges, kubisches bis zylindrisches Epithel über. In der Nähe des Ausganges *(Vestibulum vaginae)* nimmt es die Gestaltung eines mehrschichtigen Plattenepithels an. Die Schleimhaut wird von einer Bindegewebs- *(Tunica submucosa)* und einer Muskelschicht *(Tunica muscularis)* umgeben. Letztere zeigt eine innere zirkuläre und eine äußere längsgerichtete Schicht aus glatten Muskelzellen.

Die **männliche Urethra** ist auch Bestandteil des Genitale (Prostata/Penis); sie wird in diesem Kapitel beschrieben.

Zytohistologische Untersuchungen

Im Rahmen der Diagnostik der Erkrankungen des Harnapparates werden zytopathologische und histopathologische sowie elektronenmikroskopische Untersuchungsmethoden eingesetzt.

- **Zytologie.** Zu den häufigsten Untersuchungen dieser Art zählt die Urinzytologie. Dabei wird der Harn als **Spontanurin** oder gezielt über Harnblasen-, Ureter- oder Nierenbeckenkatheterismus entnommen. Anschließend wird der zelluläre Anteil durch Mikrozentrifugierung angereichert und gefärbt. Zu den Routinefärbungen zählen die Giemsa-Färbung und die Färbung nach Papanicolaou, die durch Spezialfärbungen ergänzt werden. Die wichtigsten Indikationen dieser Untersuchungen sind Entzündungen und Tumoren.
  - **Zytopathologie von Spontanurin.** Die Untersuchung von Spontanharn wird meist im Rahmen einer Tumorsuche eingesetzt. Die Methode ist einfach durchzuführen und apparativ/methodisch nicht aufwendig. Ein Nachteil ist der meist schlechte Erhaltungszustand der Zellen im Sediment. Zu den normalen Befunden zählt der Nachweis von Zellen der oberflächlichen Schleimhautschicht (»Regenschirmzellen«).
  - **Zytopathologie von Katheterurin.** Die Methode ist klinisch aufwendiger, erlaubt aber die Gewinnung von Zellen in gutem Erhaltungszustand. Abnorme Zellen lassen sich einem bestimmten Abschnitt der Harnwege zuordnen.

- **Histologie.** Gewebe zur histopathologischen Untersuchung kann durch Biopsie (z. B. aus der Harnblase unter endoskopischer Kontrolle) oder durch Punktion der Nieren gewonnen werden. Außerdem werden operativ entfernte Organe (Niere, Harnblase) untersucht. Routinefärbung ist die Hämatoxylin-Eosin-Färbung. Bei Gewebeproben aus den Nieren wird auch regelmäßig eine PAS-Färbung eingesetzt: Sie erlaubt eine sichere Beurteilung der glomerulären Basalmembran und des Mesangiums. Weitere Untersuchungsmethoden finden je nach Fragestellung Anwendung (Immunhistochemie).

- **Elektronenmikroskopie.** Die elektronenmikroskopische Untersuchung von Nieren wird routinemäßig bei glomerulären Erkrankungen eingesetzt. Die Methode ist apparativ und präparatorisch sehr aufwendig, erlaubt aber eine sichere Diagnose (verschiedene Formen einer Glomerulonephritis). So lassen sich Basalmembran, Art einer Mesangiumveränderung, Veränderungen der Podozyten und andere Befunde erheben.

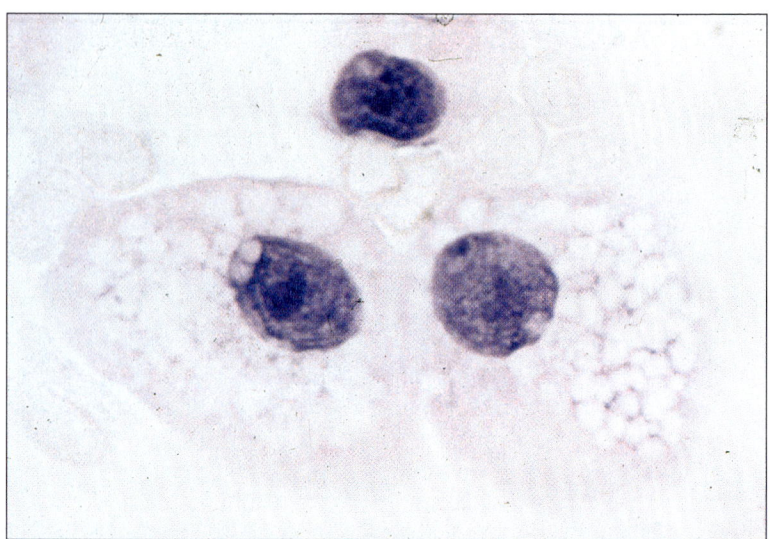

Abb. 6.12. Urinzytologie. Regressiv veränderte Zellen mit vakuolisiertem Zytoplasma aus der Harnblasenschleimhaut. Giemsa-Fbg.

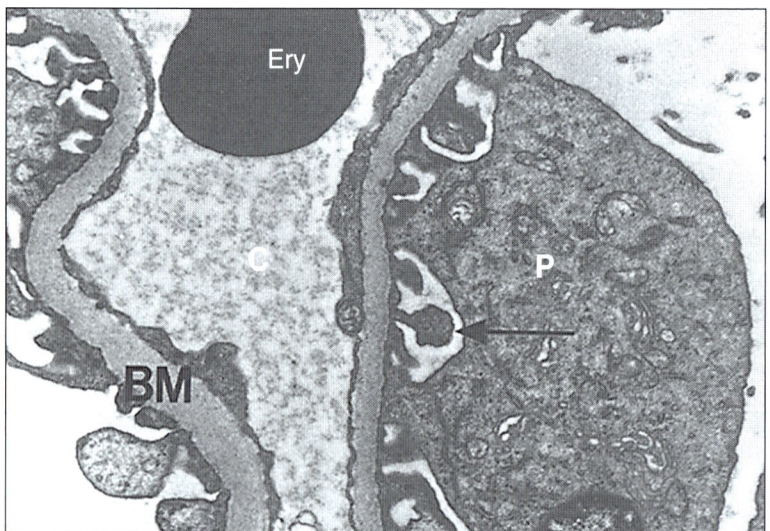

Abb. 6.13. Niere. Kapillare eines Glomerulus. **BM :** Basalmembran. **P:** Podozyt. **C:** Kapillare mit Erythrozyt **(Ery).** Elekronenmikroskopisches Bild

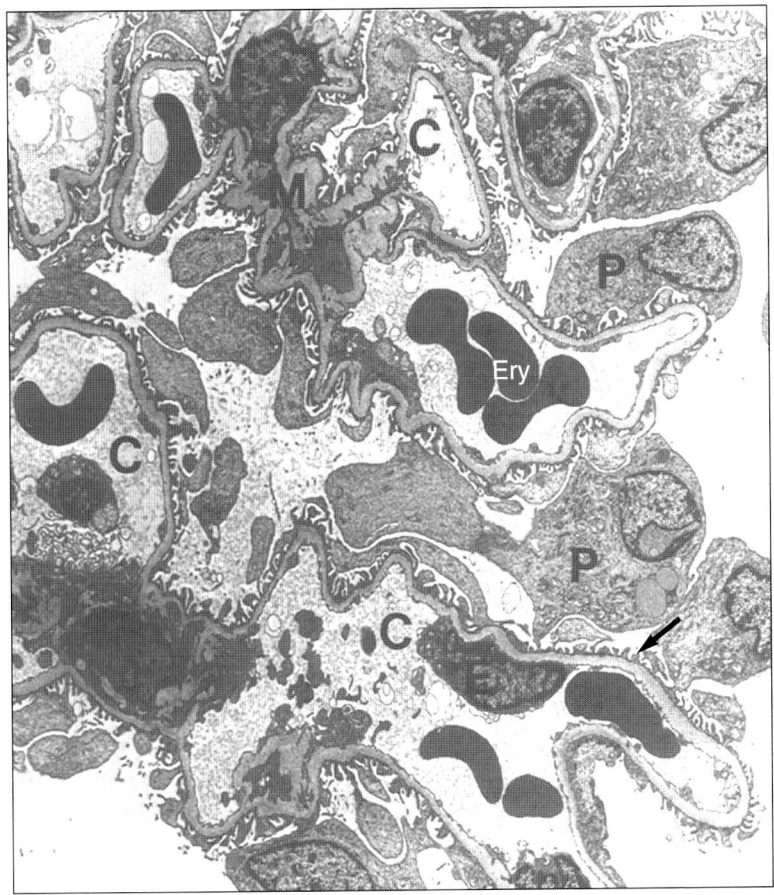

Abb. 6.14. Niere. Ultrastruktur eines regelrechten Glomerulus. Übersichtsbild eines Glomerulusegmentes. In den von Endothelzellen **(E)** ausgekleideten Kapillaren **(C)** finden sich eingeschlossene Erythrozyten **(Ery)**. Podozyten **(P)** mit typischen Fußfortsätzen sitzen der glomerulären Membran **(Pfeil)** auf. Das Mesangium besteht aus mesangialer Matrix mit eingeschlossenen, ortsständigen Zellen.

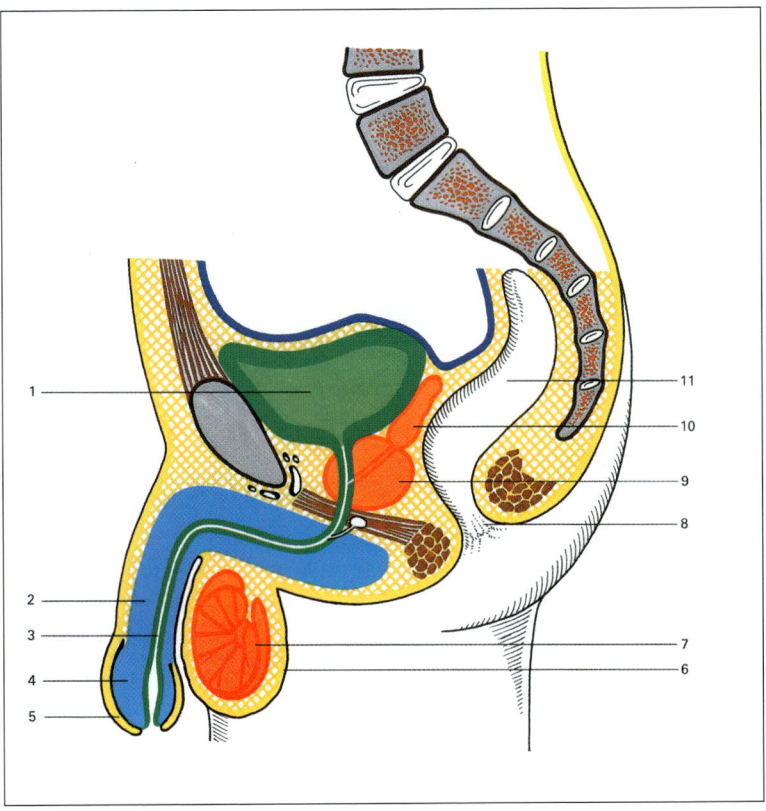

Abb. 7.1. Männliches Genitale. Schematische Darstellung. **1:** Vesica urinaria. **2:** Corpus cavernosum penis. **3:** Urethra. **4:** Glans penis. **5:** Praeputium. **6:** Skrotum. **7:** Testis. **8:** Anus. **9:** Prostata. **10:** Gld. vesiculosa. **11:** Rektum.

Das **männliche Genitale** setzt sich aus den Samen bereitenden Organen (Hoden, Testis) und aus dem Samen leitenden kanalikulären System (Nebenhoden, Epididymis, und Samenleiter, Ductus deferens) sowie aus akzessorischen Drüsen (Prostata, Bläschendrüse, Cowper-Drüse) und dem Begattungsorgan (männliches Glied, Penis) zusammen. Den Endteil des Gangsystems stellt die Urethra dar, die gemeinsam vom Genitale und vom Harnapparat genutzt wird.

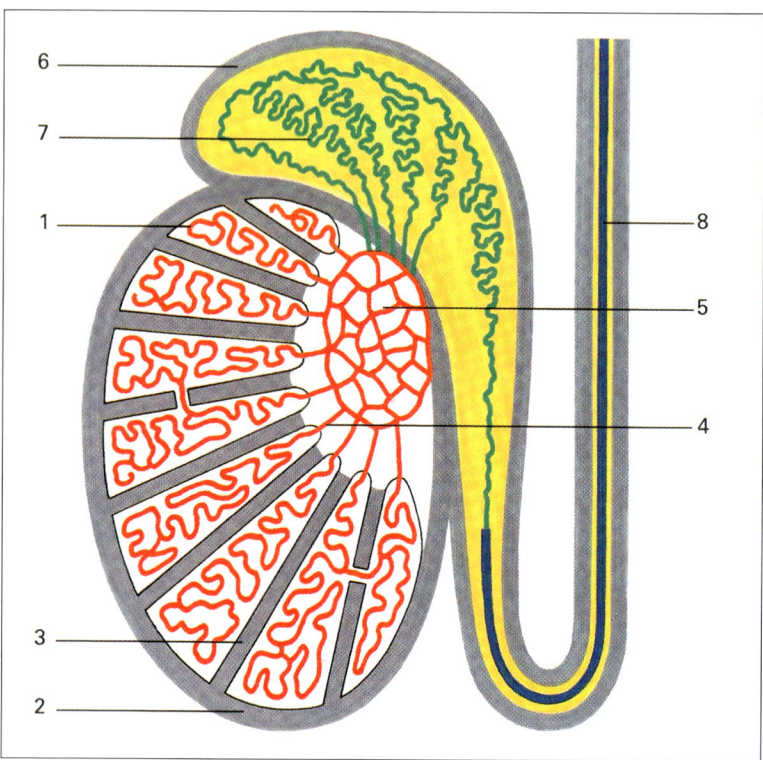

Abb. 7.2. Hoden mit Samenwegen. Schematische Darstellung. **1:** Lobuli testis mit Tubuli seminiferi. **2:** Tunica albuginea. **3:** Septula testis. **4:** Tubuli seminiferi recti. **5:** Rete testis. **6:** Nebenhodenkapsel. **7:** Ductus epididymis. **8:** Ductus deferens.

1 Hoden

Die **Hoden** *(Testes)* sind die paarig angelegten, männlichen, Samen bereitenden Keimdrüsen. Das Organ besteht aus einem Kanälchensystem und einem Hilum, das in den Nebenhoden übergeht. Umgeben wird das Parenchym von einer kollagenen, faserreichen *Tunica albuginea* mit glatten Muskelzellen, die von Mesothel des Epiorchiums bedeckt ist. Am oberen Hodenpol ist die Tunica albuginea unterbrochen *(Mediastinum testis)*: Hier liegt das Rete testis. Von der Kapsel strahlen in Richtung Hodenhilum kleinere, unvollständig ausgebildete Septen *(Septula testis)*, die 300 pyramidenförmige Hodenläppchen *(Lobuli testis)* mit jeweils etwa fünf Samen bereitenden, aufgeknäulten Kanälchen *(Tubuli seminiferi contorti)* bilden.

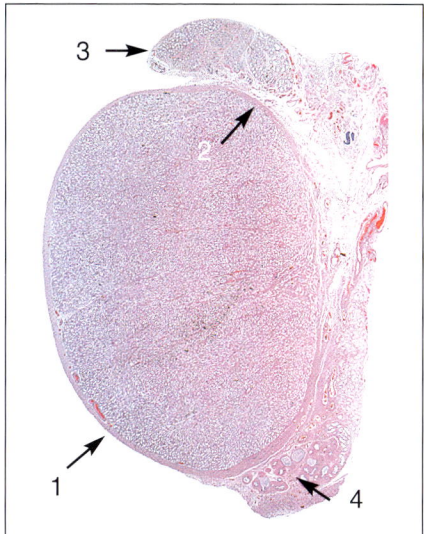

Abb. 7.3. Normaler Hoden im Großflächenschnitt. 1: Hodenkapsel (Tunica albuginea). **2:** Hodenhilum. **3:** Nebenhodenkopf. **4:** Nebenhodenschwanz. HE-Fbg.

Die Samenkanälchen werden von einem lockeren Bindegewebe mit Gefäßen, Nerven und interstitiellen Leydig-Zellen umgeben. Über die Tubuli seminiferi recti und Ductuli efferentes testis münden sie im Mediastinum in ein netzartiges Kanalsystem *(Rete testis)*. Von hier führen Ausführungsgänge *(Ductuli efferentes testis)* in den lang gestreckten Nebenhodengang *(Ductus epididymis)*.

1.1 Samenkanälchen

Samenkanälchen haben einen Durchmesser von bis zu 300 µm; sie bestehen aus einer Lamina propria, die Vorstufen der Spermatogenese, reife Spermatozoen und Sertoli-Stützzellen umgibt. Die äußere Grenze bildet die Lamina limitans, die aus Kollagenfasern, Fibroblasten, Myofibroblasten und Basalmembran besteht.

• Die **Samenbildung** *(Spermatogenese)* umfasst alle Wachstums- und Differenzierungsvorgänge, die in den Samenkanälchen ablaufen und zur Bildung von reifen Spermatozoen führen, die im Nebenhoden gespeichert werden. Man unterscheidet folgenden Phasen:

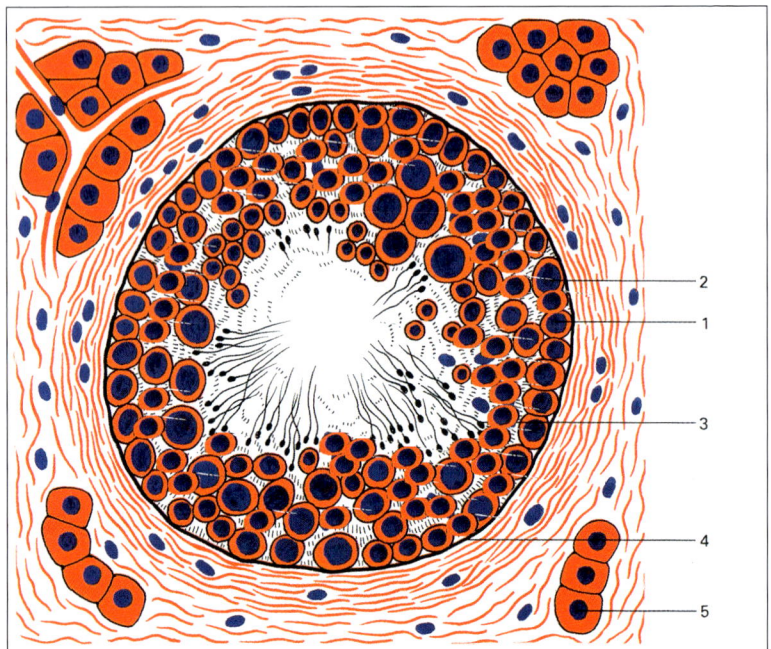

Abb. 7.4. Hodenkanälchen. Schematische Darstellung. **1** und **2:** Spermatogonien und Sertoli-Stützzellen. **3:** reife Spermatozoen. **4:** Basalmembran. **5:** Leydig-Zellen.

– Die **Vermehrungsphase** *(Spermatozytogenese)* der Spermatogonien Typ A und Typ B bis zur Pubertät. Aus den männlichen Stammzellen (Spermatogonien = Abkömmlinge der Primodialkeimzellen) entwickeln sich Tochterzellen. Eine Zelle bleibt als Stammzelle zurück, die andere teilt sich während der Meiose in primäre und sekundäre Spermatozyten, die letztlich in Spermatiden übergehen.

– In der **Reifungs- und Differenzierungsperiode** *(Spermiogenese)*, die von der Pubertät bis zum Greisenalter besteht und jeweils ca. 72 Tage dauert, finden keine Mitosen mehr statt. Die Spermatiden differenzieren sich zu Spermatozoen. Täglich werden bis zu 200 Millionen reife Spermien gebildet.

Die **Spermatogonien Typ A** sind 13 μm groß, rund und liegen der Basalmembran an. Der ovale Kern ist chromatinarm und zeigt häufig mehrere Nukleolen. Das Zytoplasma enthält wenig ER und Mitochondrien. Die

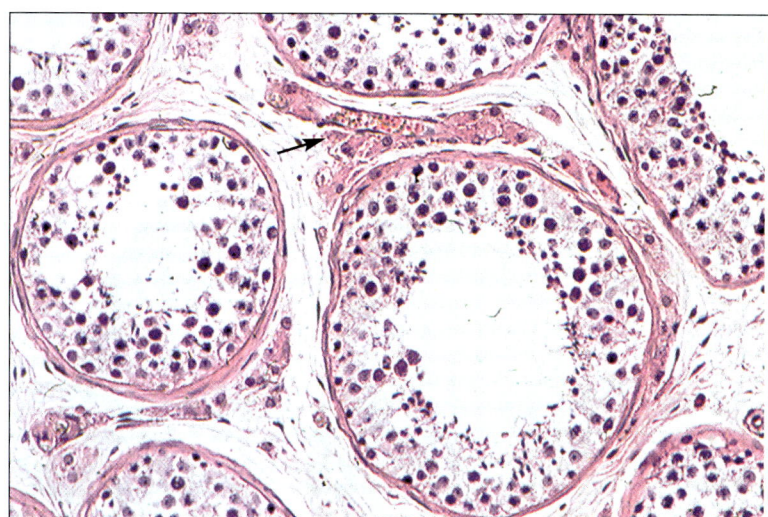

Abb. 7.5. Hodenkanälchen. In der Umgebung Zwischengewebe mit Leydig-Zellen **(Pfeil).** HE-Fbg.

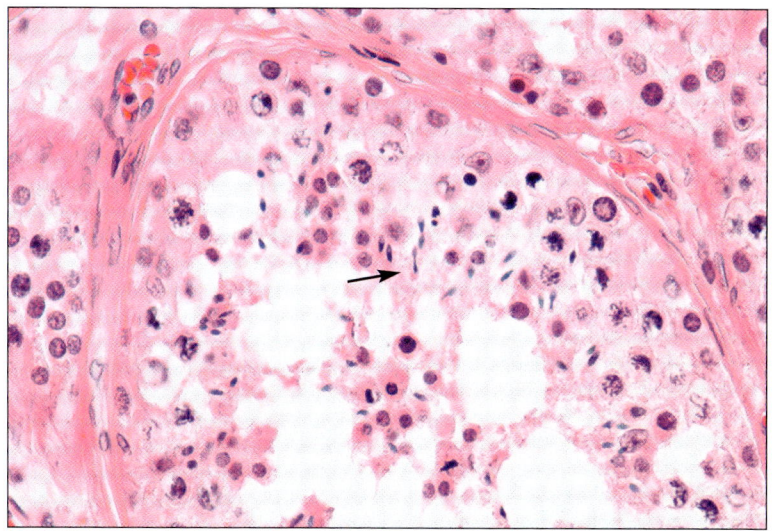

Abb. 7.6. Hodenkanälchen bei stärkerer Vergrößerung. Reife Spermatozoen **(Pfeil).** HE-Fbg.

Spermatogonien Typ B sind birnenförmig und verlassen das basale Kompartiment der Samenkanälchen. Typisch für die Mitosen der Spermatogonien ist, dass sie sich am Ende der Telophase nicht vollständig trennen, sondern durch eine Zytoplasmabrücke untereinander verbunden bleiben. Aus den Spermatogonien Typ B gehen nach dem Durchtritt durch die Blut-Hoden-Schranke (zwischen benachbarten Sertoli-Zellen) im adluminalen Kompartiment die **primären**, später die **sekundären Spermatozyten** hervor, die sich immer stärker zum Lumen der Samenkanälchen orientieren. Aus der 2. Reifeteilung der sekundären Spermatozyten gehen die Spermatiden mit dem haploiden Chromosomensatz hervor.

Die Differenzierungsperiode geht mit der Trennung der zytoplasmatischen Brücke der Spermatiden untereinander und der Umwandlung zum Spermatozoon einher. Infolge der Reduktionsteilung der Spermatiden entstehen zwei Spermienarten mit jeweils einem halben Chromosomensatz: Androspermien (22+Y) und Gynäkospermien (22+X). Die ca. 60 μm lange Samenzelle (Spermatozoon, Spermium) besteht aus einem Kopf und einem Schwanz. Der Spermienkopf setzt sich aus dem kondensierten, haploiden Kern zusammen und wird teilweise von dem kappenartig aufsitzenden Akrosom (reich an hydrolytischen Enzymen) bedeckt.

Morphologie der Spermien. Die Spermien bestehen aus dem Kopf und dem Schwanz mit Mittel-, Haupt- und Endstück. Die Verbindung zwischen Kopf und Schwanz findet im Halsstück statt, hier beginnt der Achsenfaden (Axonema). Das Mittelstück besteht aus dem Achsenfaden mit dem typischen $9 \times 2 + 2$-Mikrotubulimuster, Außenfibrillen und spiralförmig angeordneten Mitochondrien. Das Spermienhauptstück ist mit ca. 50 μm der längste Teil. Es besteht überwiegend aus dem Axonema. Das Schwanzendstück zeigt frei endende Mikrotubuli, die vom Plasmalemm umgeben sind.

1.2 Sertoli-Stützzellen

Es handelt sich um intratubuläre, hochprismatische Zellen, die breitbasig der Basalmembran aufsitzen und sich pyramidenförmig in Richtung Lumen verjüngen. So besteht ein enger Kontakt mit den sich differenzierenden Keimzellen. Der Zellkern ist basal lokalisiert und polymorph gestaltet. Im Zytoplasma sind Mitochondrien, Golgi-Apparat und das glatte endoplasmatische Retikulum reichlich vorhanden bzw. entwickelt. Ferner liegen Fettvakuolen, Mikrotubuli, Intermediär- und Mikrofilamente vor.

Zu den **Aufgaben der Sertoli-Zellen** gehören die Stützfunktion der Zellen der Spermiogenese sowie Hilfe bei der Orientierung der Wanderung dieser Zellen von der Basalmembran in Richtung Lumen der Hodenkanälchen. Dies wird durch dichte Zellkontakte (Tight junctions, Blut-Hoden-Schranke) ermöglicht. Intratubulär wird reichlich Flüssigkeit sezerniert, die reich an Kalium ist und die Bewegung der Spermatozoen begünstigt. Sertoli-Zellen besitzen auch die Eigenschaft der Phagozytose: Sie können degenerierte Keimzellen sowie Zytoplasmareste aufnehmen und lysosomal abbauen. Sertoli-Zellen werden durch das FSH des Hypophysenvorderlappens stimuliert. Sie bilden das Hormon Inhibin (hemmt die FSH-Sekretion), außerdem das androgenbindende Protein (ABP), Laktat und Pyruvat.

Durch Desmosomen und Tight junctions werden Kompartimente gebildet; so ist die Sertoli-Zellen am Aufbau der **Blut-Hoden-Schranke** mit einem basalen und einem apikalen Kompartiment beteiligt. Diese Schranke verhindert die Bildung von Autoantikörpern, da während der Reifungs- und Differenzierungsperiode die Spermatozyten antigene Eigenschaften besitzen, die von Immunzellen als körperfremd erkannt werden.

1.3 Interstitielles Gewebe

Zwischen den Hodenkanälchen liegt ein lockeres Bindegewebe, das Blut, Lymphgefäße, Nerven, Fibrozyten und mononukleäre Zellen einschließt. In der Umgebung der Samenkanälchen verdichtet sich das Bindegewebe zu einer Lamina propria mit kontraktilen Myofibroblasten. Die Grenze wird durch die Basalmembran gebildet.

Im Zwischengewebe liegen in kleinen Haufen die eosinroten **Leydig-Zellen**. Die polygonalen Zellen schließen einen runden, chromatinreichen Kern mit deutlichem Nukleolus ein. Das Zytoplasma ist reich an glattem ER und an Mitochondrien vom Tubulus-Typ. Letztere weisen auf die endokrine Funktion dieser Zellen, die durch das ICSH (Interstitial Cell Stimulating Hormone: entspricht dem Luteinisierungshormon) stimuliert werden. Durch die hypophysäre Stimulation bilden die Leydig-Zellen das androgene Testosteron.

Klinischpathologische Relevanz. Im Bereich des Hodens kommen angeborene Erkrankungen vor, die vorwiegend die Differenzierung (Fertilitätsstörungen) sowie die Wanderung des Hodens vom Bauchraum in den Hodensack (Kryptorchismus) betreffen. Unter den erworbenen Erkrankungen sind die Atrophie (Involution = normaler Vorgang im fortgeschrittenen Alter) mit Rückbildung der Spermatogenese, Entzündungen (Orchitis = Entzündung des Hodens, Epididymitis = Entzündung des Nebenhodens) und Tumoren zu nennen. Letztere sind von besonderer Bedeutung,

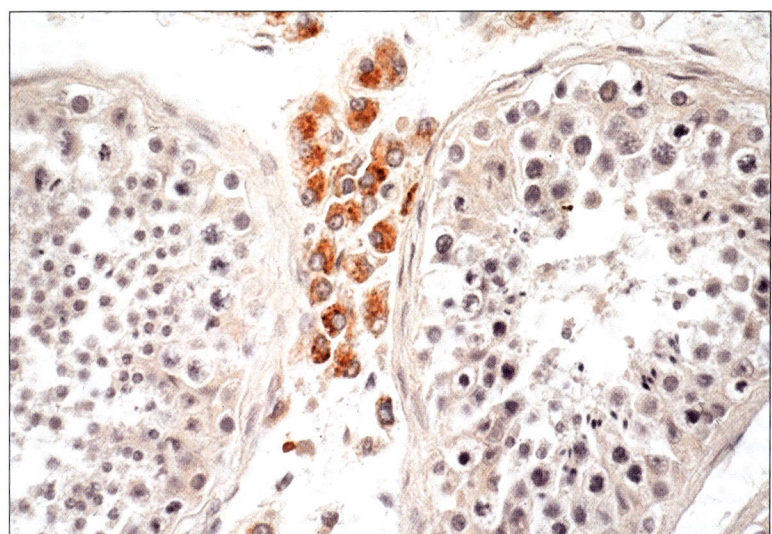

Abb. 7.7. Leydig.Zellen. Im Zwischengewebe – zwischen zwei Hodenkanälchen – erkennt man eine inselförmige Ansammlung von Testosteron-haltigen Zellen, die immunhistochemisch markiert sind.

da sie als Keimzellneubildungen vorwiegend bei jungen Männern festgestellt werden. Zu den häufigsten Neubildungen gehören Abkömmlinge der Keimzellen, aber auch andere Zellen (Sertoli-Zellen, Leydig-Zellen) können die Mutterzellen von Tumoren sein. Bei der Differenzialdiagnose der Hodentumoren sind immunhistochemische Untersuchungen von besonderem Nutzen: Chorionkarzinome (humanes Choriongonadotropin), Yolksac-Tumoren (Alpha-Fetoprotein), Seminome (alkalische Phosphatase), Leydig-Zelltumoren (Testosteron) sowie primäre und sekundäre Lymphome werden durch entsprechende Marker (allgemeines Leukozytenantigen, B- und T-Zellmarker) identifiziert.

Untersuchungen zu Fertilitätsstörungen werden am Ejakulat (Motilität und Zahl der vitalen Spermien) und am bioptischen Material (Beurteilung der Stufen der Spermatogenese) vorgenommen.

2 Hodenhilum

Die einzelnen Hodenkanälchen bestehen aus einem haarnadelförmigen Kanälchensystem *(Tubulus seminiferus contortus)*, das über ein kurzes gerades Zwischenstück *(Tubulus rectus)* in das Rete testis einmündet. Die Tubuli seminiferi recti werden von einem iso- bis hochprismatischen Epithel ausgekleidet, das den Sertoli-Zellen entspricht. Das Rete testis bildet

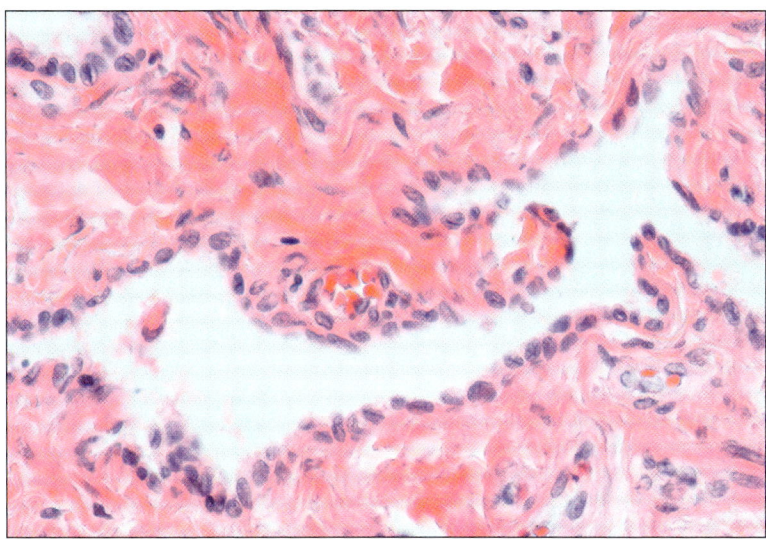

Abb. 7.8. Hoden. Rete testis mit einer Lichtung, die von einem kubischen Epithel ausgekleidet wird. HE-Fb.

ein Kanalnetz mit flachen bis kubischen Epithelien als Auskleidung. Sie haben kaum sekretorische Funktionen, können aber Flüssigkeit resorbieren.

3 Nebenhoden

Der **Nebenhoden** *(Epididymis)* setzt sich aus dem Kopf *(Caput epididymidis)*, der dem oberen Hodenpol aufsitzt, dem Körper *(Corpus epididymidis)* und dem Schwanz *(Cauda epididymidis)* zusammen. Letzterer geht in den Samenleiter über. Vom Hodennetz im Bereich des Hilum gehen Ausführungsgänge (12 bis 15 *Ductuli efferentes*) ab, die in den Nebenhodengang *(Ductus epididymidis)* einmünden. Sie werden von einem zweireihigen, prismatischen Epithel mit oberflächlichen Kinozilien ausgekleidet. Die Lichtung ist eingebuchtet. Außerdem finden sich kubische Zellen mit Mikrovilli, mikropinozytotischen Vesikeln und Lysosomen. Der Zellaufbau weist auf die Aktivität dieses Abschnitts hin: Es wird der Samen nicht nur transportiert, sondern auch in seiner Zusammensetzung verändert. Ein Teil der Samenflüssigkeit wird resorbiert und durch Spermien ernährende Substanzen ersetzt. Die Zellen sitzen einer Basalmembran auf, die außen von einer Lamina propria mit glatten Muskelzellen begrenzt wird.

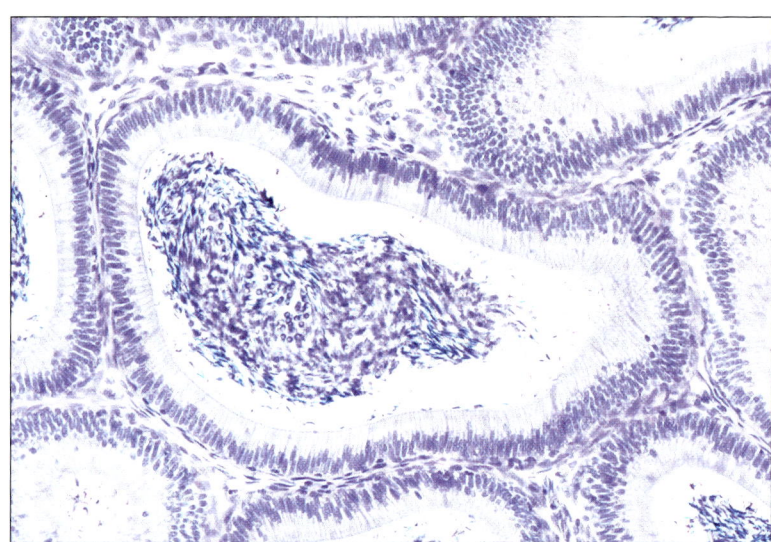

Abb. 7.9. Nebenhodenkopf. Zylinderepithelien kleiden die mit Spermatozoen angefüllte Lichtung aus. Hämatoxylin-Fbg.

Der **Nebenhodengang** *(Ductus epididymidis)* zeigt ebenfalls einen zweireihigen Aufbau mit hochprismatischen Zellen und kubischen Basalzellen. Die Lichtung ist rund bis oval und schließt reichlich Spermatozoen ein, die sich als kleine dunkle Strukturen (Spermienkopf) darstellen. Auch in diesem Abschnitt zeigen die lumenauskleidenden Hauptzellen reichlich Stereozilien als Zeichen der sekretorischen und resorbierenden Aktivität. Die kleinen dunklen Basalzellen liegen auf der Basalmembran und erreichen nicht die Lichtung. Eine weitere Zellvariante stellen (nur bei Nagern) die hellen Zellen mit vakuolisiertem Zytoplasma dar. Die Gänge werden von glatten Muskelzellen umgeben und von einem lockeren Bindegewebe eingeschlossen. Im Nebenhodenkopf und -körper findet die Reifung der Spermatozoen (Erlangung der gerichteten Vorwärtsbewegung) statt, im Schwanzbereich ihre Lagerung bis zur Ejakulation. Im weiteren anatomischen Verlauf werden die Hauptzellen niedriger, die Lichtung enger und die Muskelschicht dicker.

Klinischpathologische Relevanz. Zu den wichtigsten Erkrankungen des Nebenhodens zählen Entzündungen (Epididymitis). Primäre Tumoren sind selten. Ansammlungen von Samenzellen in Wandaussackungen (Spermatozelen) können Tumoren vortäuschen.

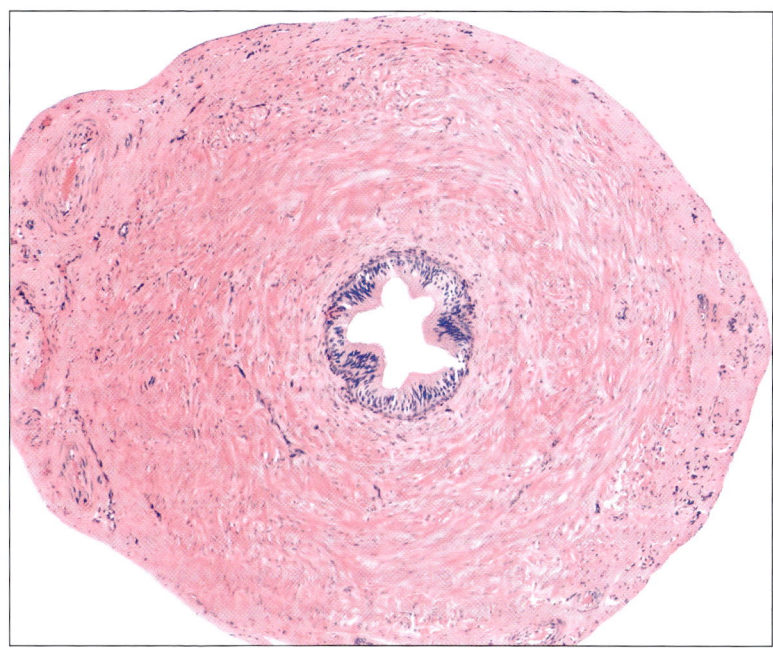

Abb. 7.10. Samenleiter im vollständigen Querschnitt. Innen von Schleimhaut ausgekleidete Lichtung, außen eine dicke Muskelwand. HE-Fbg.

4 Samenstrang – Samenleiter

Der **Samenstrang** *(Funiculus spermaticus)* setzt sich aus dem Samenleiter, dem M. cremaster (»Hodenheber«) mit den begleitenden Nerven, Blut- und Lymphgefäßen zusammen. Der **Samenleiter** *(Ductus deferens)* besteht histologisch aus einer dreischichtigen, dicken Muskelwand, die innen von Schleimhaut und außen von adventitiellem Gewebe begrenzt wird. Die Schleimhaut besteht zunächst aus einem zweireihigen, stereozilienhaltigen, weiter peripher aus einem einfachen prismatischen bis flachen Epithel. Kurz vor der Einmündung in die Urethra ist die Lichtung des Samenleiters ausgeweitet und zeigt den gleichen Aufbau wie die **Bläschendrüse** *(Ampulla ductus deferentis).*

Klinischpathologische Relevanz. Die histologische Untersuchung eines Samenleiters mit der Entnahme eines vollständigen Querschnitts eines Samenleiterstückes dient als Nachweis im Rahmen einer Vasektomie (Eingriff zur Sterilisierung).

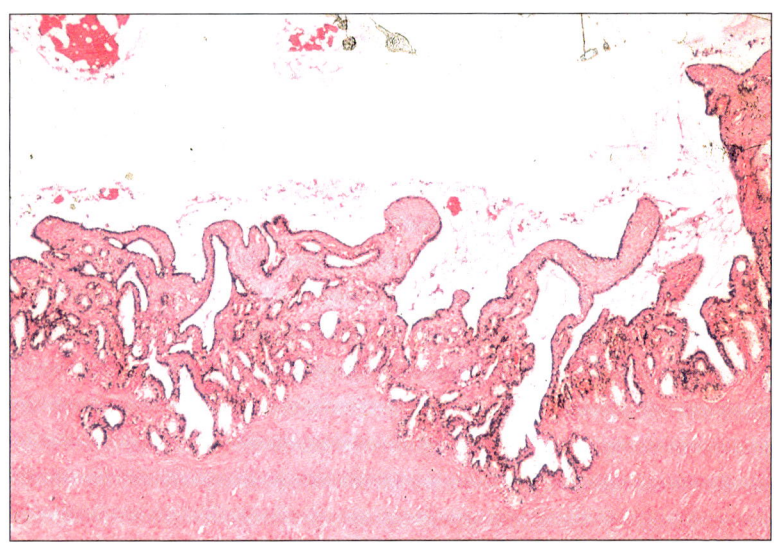

Abb. 7.11. Bläschendrüse (Samenblase). Übersichtsbild der Wand einer Bläschendrüse. Schleimhaut mit tiefen Krypten. HE-Fbg.

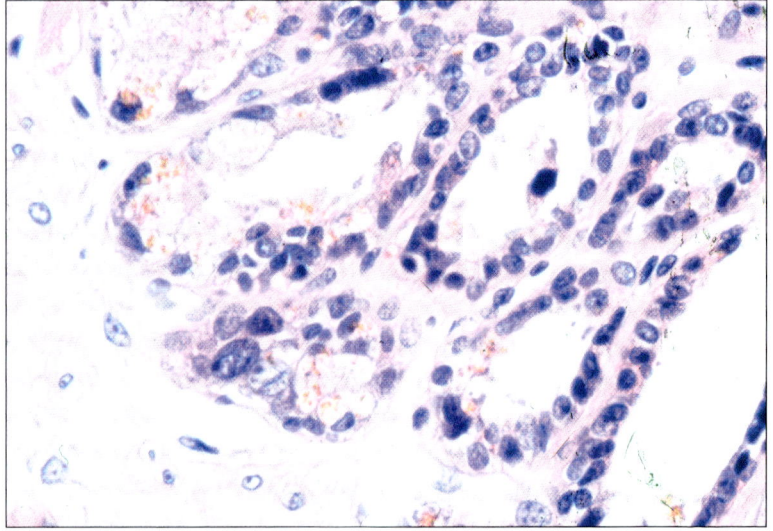

Abb. 7.12. Bläschendrüse. Bei stärkerer Vergrößerung zeigt die Schleimhaut unterschiedlich große Zellkerne, die eine Atypie vortäuschen. HE-Fbg.

5 Akzessorische Geschlechtsdrüsen

Zu diesen Strukturen zählen die paarigen Bläschendrüsen (früher auch als Samenblasen bezeichnet), die Prostata und die Cowper- oder Bulboure-thraldrüsen.

5.1 Bläschendrüsen (Samenblasen)

Es handelt sich um eine Drüse *(Gld. vesiculosa. Samenblase, Vesicula se-minalis ist ein veralteter Ausdruck)*, in der nicht abgegebene Samenzellen resorbiert werden (»Spermatophagie«). Sie besteht aus einem stark ge-schlängelt verlaufenden Schlauch, der auf einem Querschnitt bei schwa-cher Vergrößerung mehrfach angeschnitten ist und so an Kammern er-innert. Die Lichtung wird von einem angedeutet papillär gestalteten, zweireihigen Epithel ausgekleidet, das zur Basis hin eine Infiltration vor-täuscht (tubuloazinöser Aufbau). Die Kerne weisen auch unter normalen Bedingungen eine deutliche Polymorphie (groß und hyperchromatisch) auf. Im Bereich der Epithelbasis liegen vereinzelte, kubische Basalzellen. In diesem Organ wird ein Fruktose- und Proteinreiches Sekret gebildet, das den Spermien als Energielieferant dient, ihre Motilität fördert und die Verklumpung des Ejakulats durch »Semenogelin« bedingt. Der Drüsenin-halt wird am Ende der Ejakulation ausgestoßen.

Klinischpathologische Relevanz. Die Bläschendrüsen werden bei einer Prostatek-tomie aufgrund eines Karzinoms mit dem betroffenen Organ entfernt und histolo-gisch untersucht. Eine Infiltration durch das Prostatakarzinom ist als prognostisch ungünstiges Zeichen anzusehen.

5.2 Vorsteherdrüse

Die **Vorsteherdrüse** *(Prostata)* besteht histologisch aus einer **zentralen periurethralen Zone** mit Urethraldrüsen, die die Urethra und die Ducti ejaculatorii umgibt, und aus einer **peripheren Zone** mit ca. 50 tubuloal-veolären Drüsen. Diese zeigen eine kubische Basalzellenschicht, die von Zylinderepithelien mit einem kleinen chromatindichten Zellkern und hel-lem Zytoplasma bedeckt wird. Unter der Einwirkung von Androgenen können sich während der Pubertät Basalzellen in sekretorische Zellen dif-ferenzieren, die niedermolekulare Substanzen (Citrat), und Enzyme (u. a. saure Phosphatase, PSA, Prostataspezifisches Antigen) produzieren. Da-neben kommen endokrine Zellen vor, die Calcitonin und Serotonin sezer-nieren und an das Stroma bzw. in das Lumen abgeben. Im Gegensatz zu den Drüsenzellen enthalten Basalzellen und endokrine Zellen keinen An-

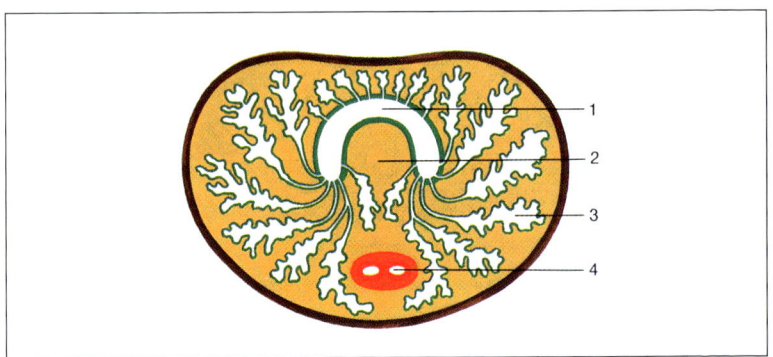

Abb. 7.13. Vorsteherdrüse. Schematische Darstellung. **1:** Urethra (Pars prostatica). **2:** Utriculus. **3:** Prostatadrüsen. **4:** Ductus deferens

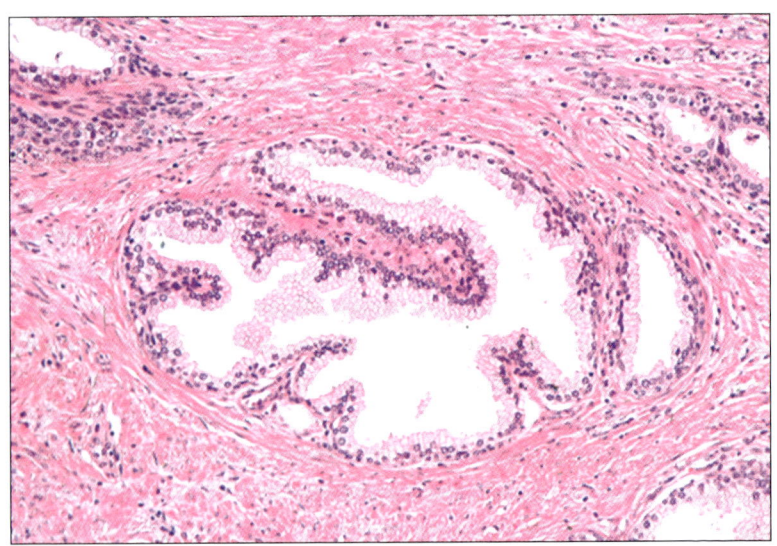

Abb. 7.14. Vorsteherdrüse. Prostataläppchen bei stärkerer Vergrößerung. In der Umgebung finden sich reichlich glatte Muskelzellen. HE-Fbg.

drogenrezeptor. Zwischen Colliculus seminalis und Blasenboden liegt die **Übergangszone**, die ca. 5 % der gesamten Prostata ausmacht: Hier treten die frühesten Veränderungen einer nodulären Hyperplasie auf. Das Organ wird von einer faserreichen Kapsel umgeben. Die Drüsen liegen in einem Stroma aus glatten Muskelfasern *(Stroma myoelasticum)*. In den Drüsenlichtungen finden sich häufiger konzentrisch geschichtete, eosinrote Konkremente *(Prostatasteine, Corpora amylacea)*. Das Prostatasekret ist reich an Elektrolyten, Zitronensäure, Glukuronidase, saurer Phosphatase und Prostaglandinen. Das leicht alkalische Sekret neutralisiert die Säure der Vagina.

Klinischpathologische Relevanz. Im Bereich der Prostata sind besonders zwei altersabhängig zunehmende Erkrankungen von Bedeutung: die Hyperplasie (Vergrößerung des Organs durch eine Vermehrung der Drüsen der zentralen Zone und der glatten Muskelfasern) und das primäre Karzinom, das von der peripheren Zone ausgeht. Da beide Erkrankungen im fortgeschrittenen Alter vorkommen, muss die histopathologische Untersuchung zur Differenzialdiagnose beitragen. Bei jüngeren Männern ist die (zumeist nichtbakterielle) Entzündung (Prostatitis) nicht selten.

5.3 Cowper-Drüsen

Die paarig angelegten Drüsen *(Glandulae bulbourethrales)* münden in den Beckenbodenteil *(Bulbus)* der Harnröhre. Der sekretorische Anteil besteht aus einem einschichtigen, hochprismatischen Epithel und aus vereinzelten Basalzellen sowie wenigen endokrinen Zellen. Das Zytoplasma der Epithelien ist leicht basophil, der Kern rund. Im Bereich der Ausführungsgänge ist die Schleimhaut mehrreihig und endet als Übergangsepithel. Aufgabe der Drüsen ist die Bildung eines Vorsekrets bei der Ejakulation, das die Harnröhre neutralisiert und die Vagina benetzt.

6 Männliches Glied

Das **männliche Glied** *(Penis)* besteht aus dem Peniskörper *(Corpus penis)* mit einem verdickten Ende *(Eichel, Glans penis)*. Der Korpus setzt sich aus den seitlich gelagerten, unvollständig septierten Penisschwellkörpern *(Corpora cavernosa)* und dem Harnröhrenschwellkörper *(Corpus spongiosum penis)* zusammen. Das Schwellgewebe besteht aus kavernös gestalteten venösen Hohlräumen, in die spezielle Arteriolen *(Aa. helicinae)* nach Erschlaffen der Gefäßmuskulatur größere Blutmengen hineinbefördern. In den Aa. helicinae finden sich (epitheloide) glatte Muskelzellen, die die Arterien gewöhnlich verschließen. Bei der Erektion erschlaffen sie; die Kavernen füllen sich so rasch, dass der Blutabstrom über die, die *Tuni-*

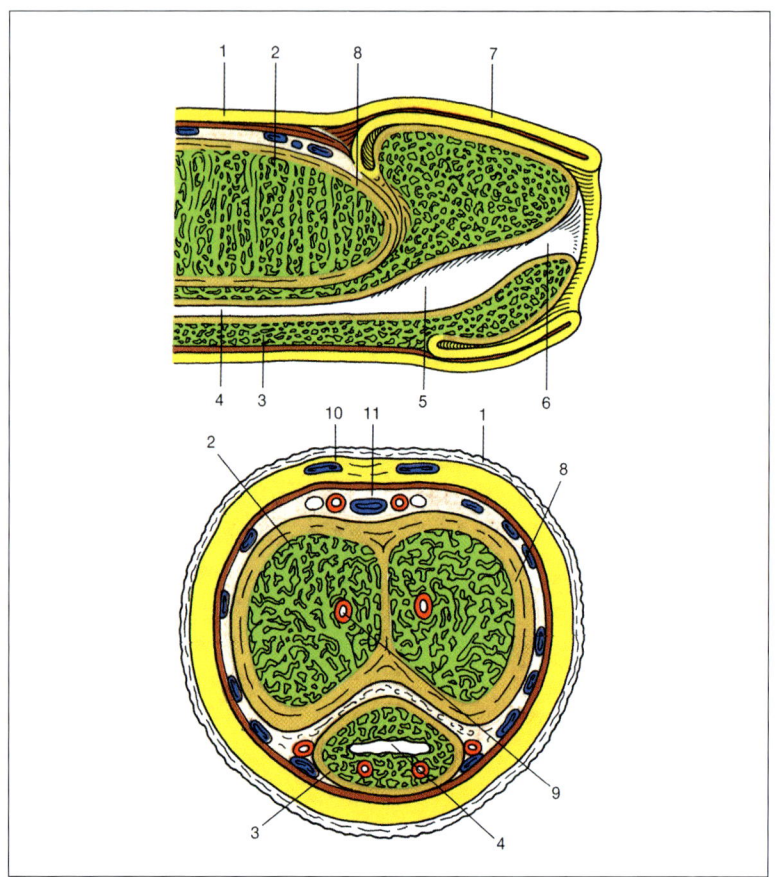

Abb. 7.15. Penis. Schematische Darstellung. **1:** Haut. **2:** Corpus cavernosum penis. **3:** Corpus spongiosum penis mit Urethra. **4:** Urethra. **5:** Fossa navicularis. **6:** Ostium urethrae externum. **7:** Praeputium. **8:** Tunica albuginea. **9:** Arteria profunda penis. **10:** Vv. dorsales penis superficialis. **11:** V. dorsalis profunda (blau) mit zwei begleitenden Arterien (rot) und Nerven (weiß)

ca albuginea durchsetzenden Venen behindert wird. Nach der Ejakulation verschließen sich die Arterien wieder, und das Blut kann aus den Kavernen abfließen. Die dünne, stark dehnbare Penishaut umgibt den Körper. Über der Eichel bildet sie eine Duplikatur *(Vorhaut, Praeputium)* und ist an ihrem inneren Rand mit der *Corona glandis* verbunden.

Klinischpathologische Relevanz. Verschiedene Erkrankungen kommen in der Haut, in der Schleimhaut oder in der Urethra vor. Dabei handelt es sich um Entzündungen, Krebsvorstufen oder um Tumoren.

7 Harnröhre

Die **männliche Harnröhre** *(Urethra masculina)* verbindet die Harnblasenlichtung mit der *Ostium urethrae externum.* Man unterscheidet einen intraprostatischen Anteil *(Pars prostatica urethrae)*, einen Beckenbodenanteil *(Pars membranacea)* und einen Anteil, der im Corpus spongiosum des Penis *(Pars spongiosa urethrae)* verläuft. In die *Pars prostatica* der Urethra münden die Samenleiter auf dem *Colliculus seminalis.* Histologisch besteht die Schleimhaut proximal überwiegend aus einem Übergangsepithel, stellenweise kann es durch ein mehrschichtiges, hochprismatisches Epithel ersetzt werden; distal *(Fossa navicularis)* findet sich mehrschichtiges, unverhorntes Plattenepithel.

Zytohistologische Untersuchungen

Bei der Diagnostik der Erkrankungen des männlichen Genitale werden
zyto- und histopathologische Untersuchungen durchgeführt. Zu den
wichtigsten Indikationen zählen Fertilitätsbestimmung, Entzündungen
(Hoden, Nebenhoden, Prostata und Penis) sowie Tumoren. Im Rahmen
einer Sterilisierung wird ein Stück des Samenleiters operativ entfernt
und histologisch überprüft (vollständiger Querschnitt des Samenleiters).

• **Zytologie.** Die häufigste zytologische Untersuchung wird im Rahmen
einer Fertilitätsprüfung durchgeführt. Am Ejakulat wird *in vitro* die
Motilität der reifen Spermatozoen (Häufigkeit und Art der Bewegung)
bestimmt. Am gefärbten Ausstrich lässt sich die Morphologie überprüfen.
Routinefärbungen sind die HE- und Giemsa-Färbungen.

• **Histologie.** Als Untersuchungsmaterial dienen Punktionszylinder aus
der Prostata, Biopsien des Penis und operativ entfernte Organe (Hoden,
Nebenhoden, Prostata). Routinefärbung ist die HE-Färbung, die durch
Spezialuntersuchungen ergänzt wird. Dabei handelt es sich vorwiegend
um immunhistochemische Bestimmungen.
– **Hoden:** Untersuchungen von germinativen Tumoren (alkalische
   Phosphatase, humanes Gonadotropin, Alpha-Fetoprotein), von malig-
   nen Lymphomen (allgemeines Leukozytenantigen [CLA])
– **Prostata:** Prostataspezifisches Antigen (PSA), Prostataspezifische
   Phosphatase (PSP)

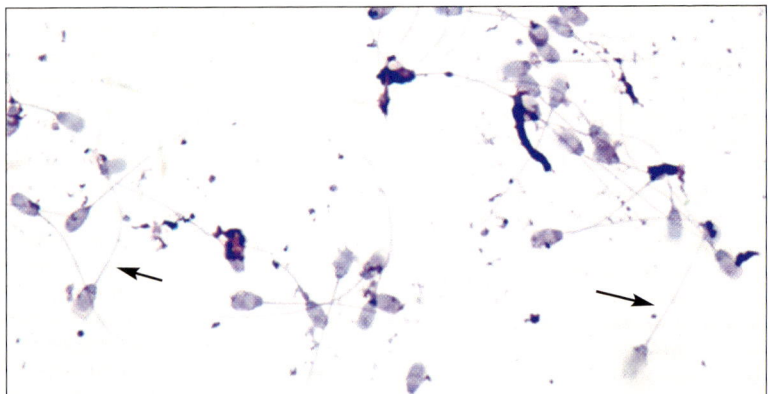

Abb. 7.16. Reife Samenzellen mit dem typischen Spermatozoenschwanz **(Pfeile).**
Ausstrich. Giemsa-Fbg.

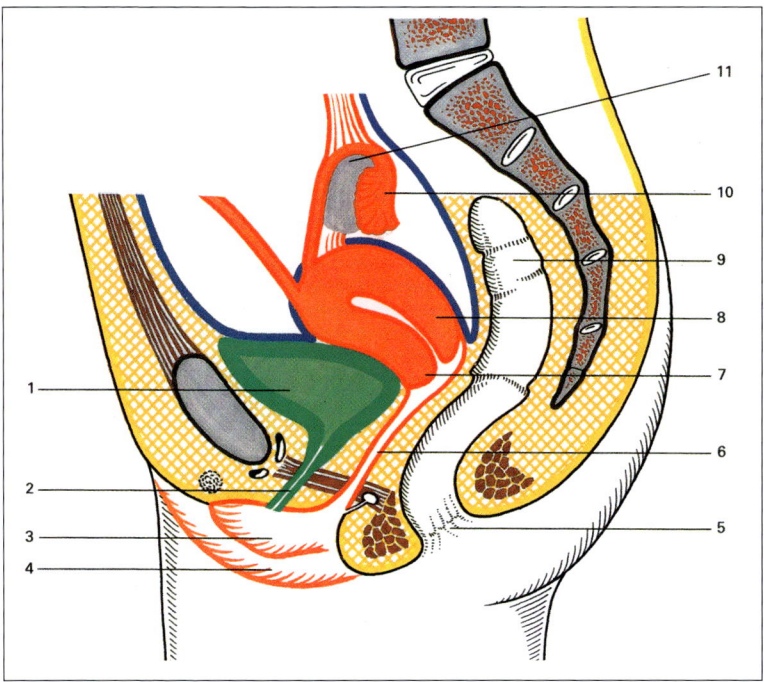

Abb. 8.1. Weibliches Genitale. Schematische Darstellung. **1:** Vesica urinaria. **2:** Urethra. **3:** Labia minora. **4:** Labia majora. **5:** Anus. **6:** Vagina. **7:** Portio uteri. **8:** Corpus uteri. **9:** Rectum. **10:** Tuba uterina. **11:** Ovar.

Das **weibliche Genitale** setzt sich zusammen aus dem Keimzellen produzierenden Organ (Eierstöcke oder Ovarien), dem Keimzellen leitenden Organen (Eileiter oder Tube: Hier findet die Eibefruchtung statt.), der Gebärmutter als Entwicklungsorgan für den Embryo (später Feten), sowie aus dem Geburtsweg (Vagina) und dem äußeren Genitale, die gleichzeitig auch die Kopulationsorgane darstellen. Alle Genitalabschnitte unterliegen während der Geschlechtsreife zyklischen Veränderungen, die im Ovar und im Endometrium besonders ausgeprägt sind.

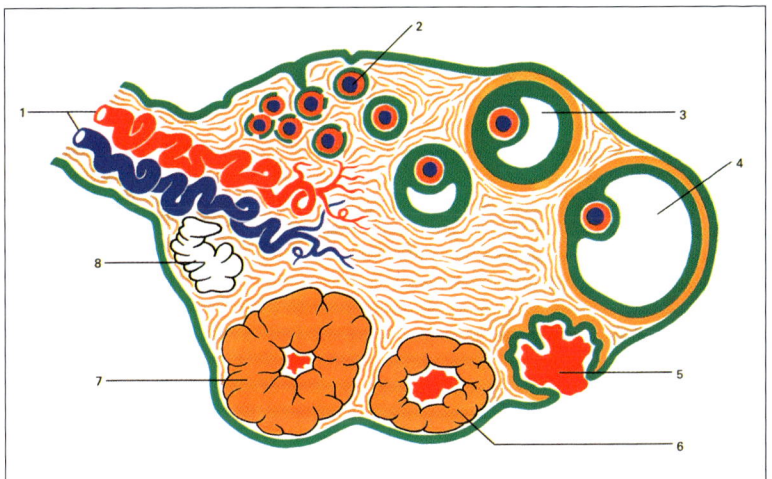

Abb. 8.2. Ovar: Schnittfläche mit Hilumgefäßen. Schematische Darstellung. **1:** Blutgefäße. **2:** Sekundärfollikel. **3:** Tertiärfollikel. **4:** Reifer Graaf-Follikel. **5:** Follikel nach Follikelsprung. **6:** Corpus rubrum. **7:** Corpus luteum. **8:** Corpus albicans.

1 Eierstock (Ovar)

Die paarig angelegten **Eierstöcke** *(Ovarien)* haben die Aufgabe, befruchtungsfähige Eizellen zu bilden, gleichzeitig weisen sie endokrine Funktionen (Bildung und Sekretion von Geschlechtshormonen) auf. Histologisch besteht das Ovar aus Rinde *(Cortex)* und aus Mark *(Medulla)*. Oberflächlich zeigt die Rinde eine leicht abstreifbare, kubische Schicht aus germinativem Epithel. Nach innen folgt eine 100 µm dicke, zellarme, kollagenfaserreiche Schicht *(Tunica albuginea)*. Darunter befindet sich die eigentliche Rindenschicht, die 50 bis 70 % des Ovars einnimmt. Das Ovarialstroma zeigt spindelförmige Zellen, welche die Follikel unterschiedlicher Reifungs- und Rückbildungsstufen einschließen, sowie ein dichtes Kollagen- und Gitterfasernetz. 20 % der unter 50 Jahre alten Frauen zeigen unabhängig von Follikeln kleine Ansammlungen von lipidreichen luteinisierten Zellen.

Im **Rindenstroma** findet man auch häufig **Einschlussdrüsen**, die aus germinativem Oberflächenepithel bestehen, aber keine Verbindung zu diesem zeigen. Sie können eine kleine Lichtung bilden und werden bis zu einer Größe von 1 cm als **Einschlusszysten** bezeichnet. Größere zystische Gebilde sind als **Kystome** (Zystadenome und -karzinome) zu diagnostizie-

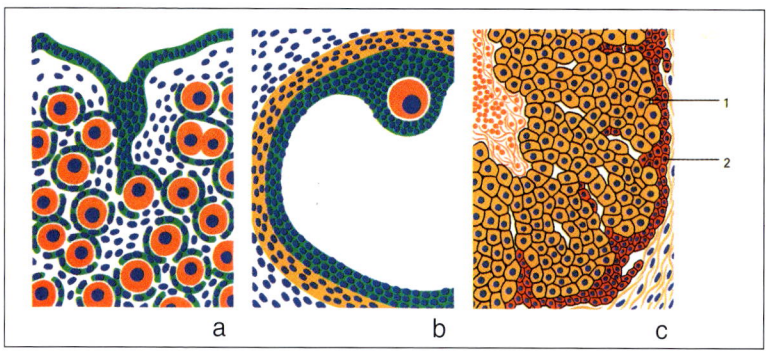

Abb. 8.3. Ovar. Schematische Darstellung. **a:** Primärfollikel. **b:** reifer Graaf-Follikel. **c:** Corpus luteum mit Theca interna **(1)** und Theca externa **(2).**

ren. Einschlusszysten und Einschlussdrüsen können gruppiert vorkommen. Histologisch bestehen sie in der Regel aus einem zylindrischen Epithel mit Zilien *(Zellen vom endosalpingealen Typ)*, seltener werden Psammomkörper, endometrioide oder verschleimte Zellen beobachtet.

Im **Hilumbereich** treten Zellnester auf, die den Leydig-Zellen des Hodens entsprechen. Diese **androgenproduzierenden Hilumzellen** sind während der Fetalperiode, in der Schwangerschaft sowie mit zunehmendem Alter in der Postmenopause, nicht aber während der Kindheit nachweisbar.

1.1 Oogenese

Die Entwicklungsphase der **Eizellen** *(Oozyten, Ovozyten)* ist schon vor der Geburt abgeschlossen. Die **Urgeschlechtszellen** *(Gonozyten)* gelangen in der 5. bis 6. SSW in die Anlage des Ovars. Hier erfolgt durch mitotische Teilung bis zur 20. SSW die Bildung der **Ureier** *(Oogonien)*. Nach einer Degenerationsphase bleibt von diesen Ureiern nur eine Zelle übrig. Aus dieser entwickeln sich die **primären Oozyten**, die in der pränatalen Periode im Stroma des Ovars liegen und von strangförmigen Epithelansammlung des ovariellen Oberflächenepithels umgeben sind: Man bezeichnet sie als **Primärfollikel**. Nach einer meiotischen Teilung bleiben sie in der Prophase arretiert bis kurz vor der Ovulation. Es entsteht ein **sekundärer Oozyt** mit haploidem Chromosomensatz. Die zweite aus der Zellteilung hervorgehende Zelle (Polkörperchen) geht zugrunde. Der sekundäre Oozyt macht eine zweite Reifeteilung durch, die bis zur Befruchtung in der Metaphase bleibt.

1.2 Ovarialfollikel

Der Eifollikel setzt sich aus der Eizelle (Oozyte) und den umgebenden Follikelepithelien zusammen.

–   Die früheste Form stellt der **Primordialfollikel** (25 µm im Durchmesser) dar, der aus einer Eizelle und einer umgebenden stark abgeflachten Follikelepithelschicht (Granulosazellen) besteht.

–   Bei einem **Primärfollikel** (50 µm im Durchmesser) ist die Eizelle von einschichtigem, kubischem Follikelepithel eingeschlossen.

–   **Sekundärfollikel** zeigen eine Eizelle mit einem mehrschichtigen Follikelepithelkranz und erreichen einen Durchmesser von 200 µm. Zwischen Eizelle und Follikelepithel bildet sich ein homogenes, eosinrotes, glykoproteinreiches Band *(Zona pellucida, Oolemma)*. Zu den Funktionen dieser Zona pellucida zählen: Nur artsspezifische Samenzellen können diese Membran penetrieren. Außerdem verhindert sie die Mehrfachbefruchtung sowie die vorzeitige Implantation.

–   **Tertiärfollikel** (0,5–1 mm) zeigen im Follikelepithel einen Hohlraum *(Antrum folliculi)*, der mit Flüssigkeit *(Liquor folliculi)* gefüllt ist. Mit zunehmender Größe wird der Follikel in die tieferen Rindenschichten verlagert und bildet hier die *Theca folliculi*. Diese besteht aus einer inneren, kapillarreichen Schicht von epithelähnlichen Stromazellen *(Theca interna)* und einer äußeren Zellschicht *(Theca externa)*, die in das umgebende Ovarialstroma übergeht. Granulosazellen und Theca interna sind durch eine Basalmembran getrennt. Die Theca interna synthetisiert Geschlechtshormone (Androgene, Testosteron). Dementsprechend sind die Zellen reich an Mitochondrien vom Tubulus-Typ, an glattem endoplasmatischem Retikulum und an Lipidvakuolen. Diese Funktionen werden durch ein stark entwickeltes Kapillarnetz unterstützt. Die Eizelle wird mantelartig von Follikelzellen bedeckt und steht exzentrisch mit der Follikelwand – in Form eines Hügels *(Cumulus oophorus)* – in Verbindung.

–   Der **sprungreife präovulatorische Graaf-Follikel** hat einen Durchmesser von etwa 20 mm und einen von innen nach außen charakteristischen Wandaufbau: Cumulus oophorus (exzentrische, inselförmige Ansammlung von Granulosazellen, die die Eizelle einschließt) und Membrana granulosa bestehen aus Granulosazellen, die durch einzelne kleinzystische Degenerationsherde *(Call-Exner-Körperchen)* gekennzeichnet sind. Die Eizelle verliert ihren Kontakt zur Follikelwand; sie liegt – umgeben von der Zona pellucida und von Zellen der Corona radi-

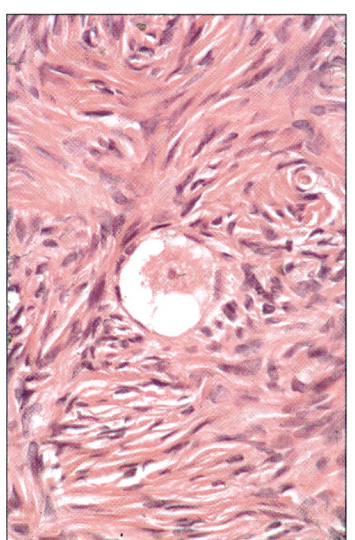 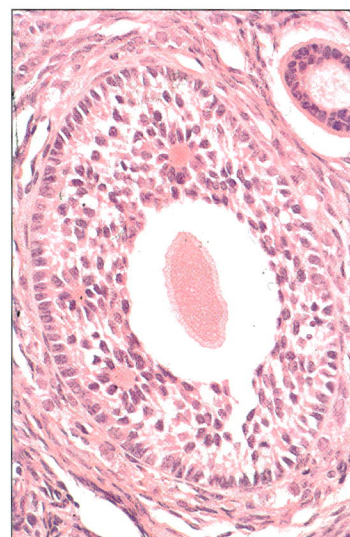

Abb. 8.4. Ovar. Links: Primordialfollikel mit Eizelle. **Rechts:** Sekundärfollikel mit Follikelkranz und Eizelle. HE-Fbg.

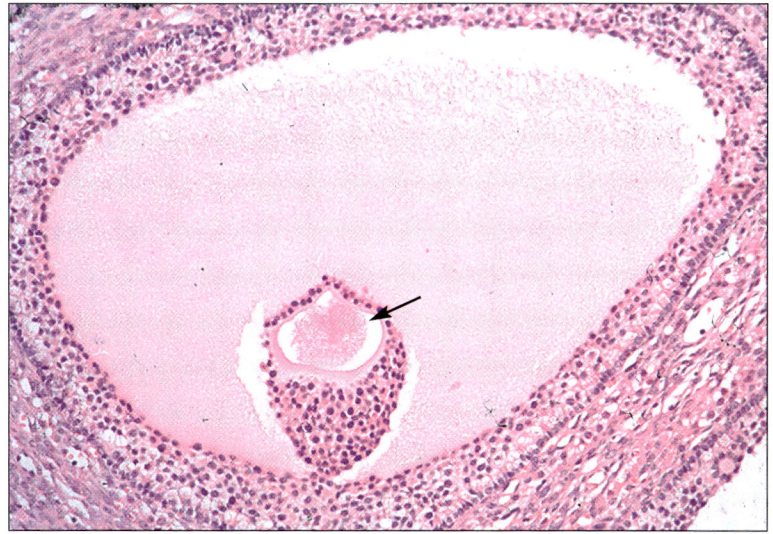

Abb. 8.5. Ovar. Tertiärfollikel mit einem mit Liquor angefüllten Raum und einer eingeschlossenen Eizelle **(Pfeil)**. HE-Fbg.

ata – frei in der Follikelflüssigkeit. In dieser Entwicklungsphase findet die erste meiotische Zellteilung (Reduktionsteilung) mit der Bildung einer **sekundären Oozyte** und eines kleineren, nicht funktionstüchtigen Polkörperchen statt. Anschließend setzt die zweite meiotische Zellteilung ein mit Ausbildung einer befruchtungsfähigen haploiden Eizelle und eines weiteren, nicht funktionstüchtigen Polkörperchen.

– **Ovulation.** Nach der Ruptur der Follikelwand wird die Eizelle (normalerweise ein Ovum pro Zyklus) freigesetzt, dabei werden Tunica albuginea und Theca follicularis durch Proteasen und Kollagenasen – im Rahmen einer oberflächlichen Ischämie – herdförmig abgebaut. Anschließend wird die Eizelle vom Fimbrientrichter der Tube aufgenommen. Erfolgt keine Befruchtung, dann geht die Eizelle innerhalb von 24 Stunden zugrunde.

– **Gelbkörper** *(Corpus luteum menstruationis).* Nach der Ovulation kollabiert der Follikel und schließt Blut in seiner Lichtung ein *(Corpus haemorrhagicum oder rubrum).* Anschließend kommt es zu einer Luteinisierung der Theca interna (Thekaluteinzellen mit Lipidgranula), die die Granulosazellschicht kapillarisiert: Die Granulosazellen wandeln sich in epitheloide Granulosaluteinzellen mit eosinrotem Zytoplasma und feinsten Vakuolen um. Der Gelbkörper bildet – ohne Befruchtung – eine kurzfristig endokrin aktive Drüse (Sekretion von Östrogenen und Progesteron), die sich kontinuierlich zurückbildet. Tritt eine Schwangerschaft ein, dann entwickelt sich das **Corpus luteum graviditatis**, das weiter sekretorisch aktiv bleibt. Die Funktion wird durch das humane Choriongonadotropin der Plazenta gesteuert.

– **Narbenkörper** *(Corpus albicans).* Etwa zehn Tage nach dem Follikelsprung bildet sich das Corpus luteum zurück. Eine von der Theka ausgehende verstärkte Vaskularisierung führt zu einer bindegewebigen, zellarmen Umwandlung. Dieser Vorgang kann sich über einen längeren Zeitraum erstrecken.

– **Corpus luteum graviditatis.** Nach einer Befruchtung bleibt der Gelbkörper (Corpus luteum graviditatis) für die Dauer der Schwangerschaft bestehen. In der Frühschwangerschaft nimmt der Gelbkörper bis zur Hälfte des Ovars ein. Die Granulosaluteinzellen sind groß und schließen in ihrem Zytoplasma reichlich Vakuolen sowie rundliche, eosinrote Einschlüsse (Droplets) ein.

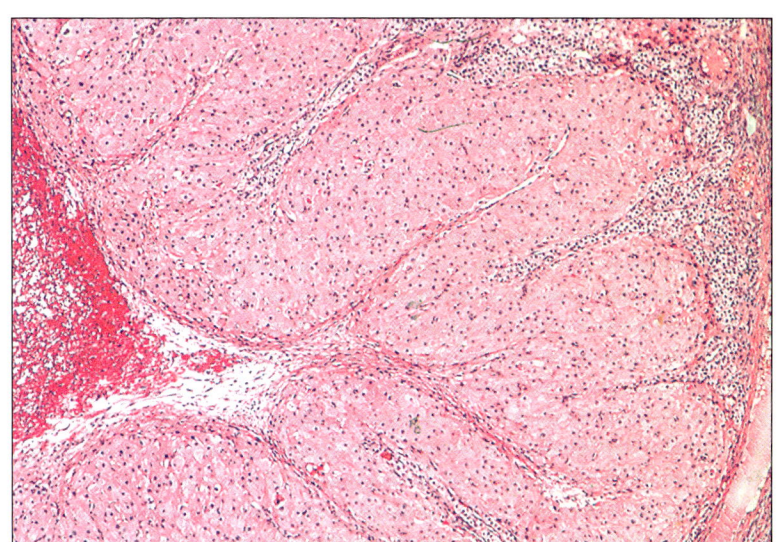

Abb. 8.6. Corpus luteum menstruationis. Epitheloide Granulosaluteinzellen mit eosinrotem Zytoplasma schließen eine Blutung (links im Bild) ein. HE-Fbg.

Follikelatresie. Ein Untergang von Follikeln – in allen Entwicklungsstadien – beginnt schon kurz nach der Geburt und erstreckt sich über das gesamte geschlechtsreife Leben. Die in einem Zyklus nicht voll zur Ausreifung gelangten Follikel gehen unter Ausbildung von kleinen Zysten *(zystische Atrophie)* oder durch Verödung *(Corpus atreticum)* zugrunde und vernarben.

Altersabhängige Veränderungen. Nach dem 60. Lebensjahr liegen die Zeichen einer fortgeschrittenen Involution vor. Histologisch erscheint die Rinde stark verschmälert und follikelarm bzw. -frei. Es lassen sich alte Corpora albicantia, sowie stark wandverdickte Gefäße nachweisen. Isolierte kortikale Granulome mit Epitheloidzellen und Riesenzellen werden nicht selten nach dem 40. Lebensjahr beobachtet; sie besitzen keinen Krankheitswert.

Klinischpathologische Relevanz. Zu den wichtigsten Erkrankungen, die im Bereich des Ovars histopathologisch untersucht werden, gehören die Zysten und Tumoren. **Zysten** bestehen aus einer Lichtung, die von Epithel- oder Mesothel ausgekleidet wird und eine Flüssigkeit einschließt. Sie gehen als Retentionszysten aus ovariellen Strukturen, aus dem Peritoneum oder aus Embryonalresten hervor. Die **Tumoren** entstehen häufig als Abkömmlinge der Keimzellen. Typisch für diese gut- und bösartigen Neubildungen sind zystische Tumoren.

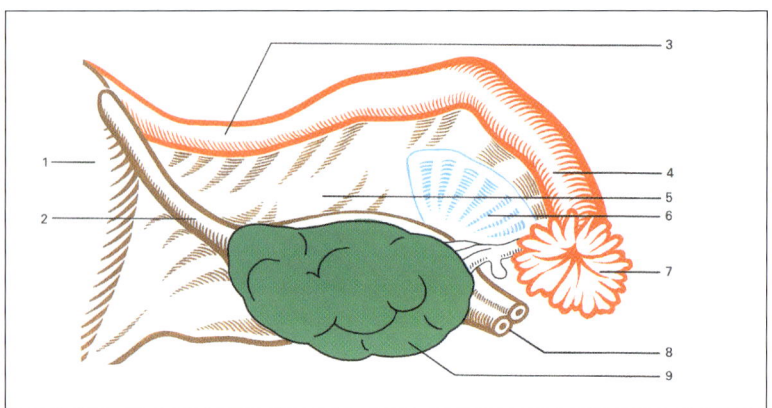

Abb. 8.7. Adnexe. Schematische Darstellung. **1:** Uterus. **2:** Ligamentum ovarii proprium. **3:** Tubenisthmus. **4:** Ampulla tubae uterina. **5:** Mesosalpinx. **6:** Epoophoron. **7:** Tubenostium. **8:** Ligamentum suspensorium ovarii. **9:** Ovar.

2 Eileiter

Der **Eileiter** *(Tuba uterina, Salpinx, Ovidukt)* hat folgende Aufgaben: Er dient der Aufnahme der Eizelle nach dem Follikelsprung. In der Ampulle findet die Befruchtung statt: Es entsteht die Zygote, die von der Tube transportiert und ernährt (Glukose, Elektrolyte, Aminosäuren) wird.

Die Tube besteht histologisch aus einer in der Ampulle deutlich gefältelten *(Plicae tubariae)*, im intrauterinen Anteil *(Pars uterina)* abgeflachten Schleimhaut *(Tunica mucosa, Endosalpinx)*. Diese besitzt sezernierende Zellen und kinozilientragende Flimmerepithelien (ca. 60 %), die auf den Spitzen der Schleimhautfalten gehäuft nachweisbar sind. Differenzierte Schleimhautdrüsen fehlen, in der Schleimhaut finden sich jedoch **sekretorisch aktive Zellen**. Diese Zellen zeigen einen becherzellähnlichen Aufbau mit apikalen Schleimvakuolen. Nach der erschöpften Sekretion bleiben helle **Stiftchenzellen** zurück. Die äußeren Wandschichten bestehen aus der Muskelwand *(Tunica muscularis,* ist in den verschiedenen Tubenabschnitten unterschiedlich stark entwickelt) und der *Tunica serosa* (Bindegewebe von Mesothel bedeckt).

Auch die Tubenschleimhaut zeigt zyklische Veränderungen, die aber nicht so ausgeprägt sind wie in der Uterusschleimhaut: Das Stroma ist in der Sekretion großzellig, die sekretorischen Zellen hochprismatisch und weisen eine verstärkte Schleimbildung auf.

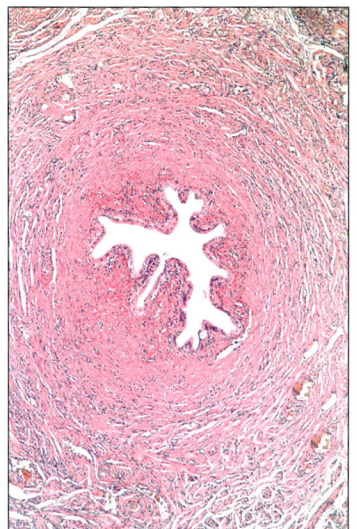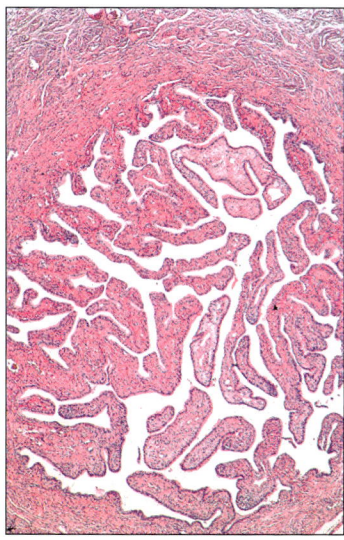

Abb. 8.8. Tube im Querschnitt. Links aus dem Isthmusbereich, rechts aus der Ampulle. HE-Fbg.

Klinischpathologische Relevanz. In den Tuben können **Entzündungen** (Salpingitis) und **Tumoren** (Adenokarzinome) vorkommen, letztere sind allerdings selten. Zu den typischen Erkrankungen dieses Organs zählt die ektope Nidation einer befruchteten Eizelle in der Tubenschleimhaut. Man spricht von einer extrauterinen oder **ektopen Gravidität**. Folgen sind der Abort, nicht selten auch die Tubenruptur mit intraperitonealer Blutung.

3 Gebärmutter (Uterus)

Die Gebärmutter *(Uterus)* der geschlechtsreifen Frau besteht in den oberen zwei Dritteln aus dem Gebärmutterkörper *(Corpus uteri)*, der distal über eine Enge *(Isthmus uteri)* in den Gebärmutterhals *(Collum* oder *Cervix uteri)* übergeht. Dieser ragt als quer ovale Vorwölbung in das hintere Scheidengewölbe *(Portio vaginalis)*. Auf einem Querschnitt zeigt der Uterus drei Schichten:

– **Außen:** das **Perimetrium**, das einer Tunica adventitia bzw. einer Serosa entspricht
– **Mitte:** das **Myometrium**, eine Muskelwand aus glatten Muskelzellen in geflechtartiger Anordnung
– **Innen:** das **Endometrium** als Schleimhautauskleidung der Uteruslichtung

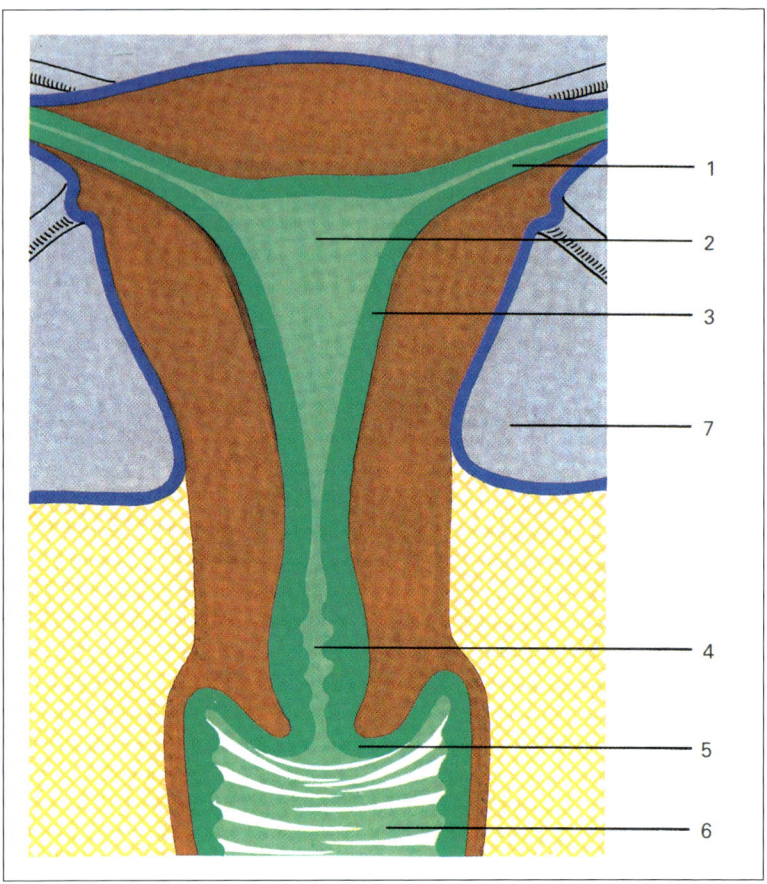

Abb. 8.9. Uterus (Frontalschnitt). Schematische Darstellung.**1:** intramuraler Tubenanteil. **2:** Cavum uteri. **3:** Endometrium. **4:** Cervix uteri. **5:** Portio vaginalis uteri. **6:** Vagina. **7:** Peritonealraum

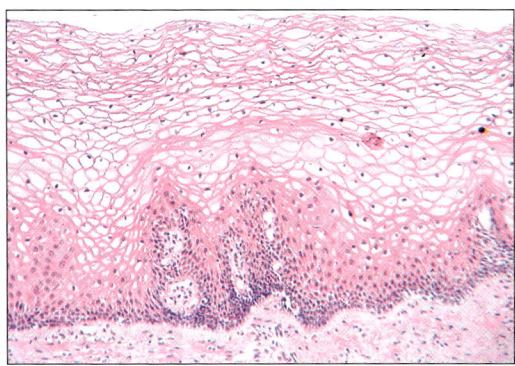

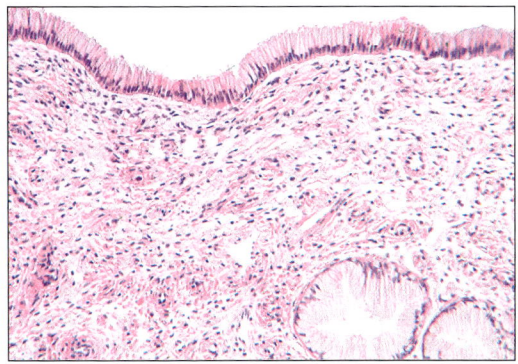

Abb. 8.10. Ekto- und Endozervix. Oben: Plattenepithel der Portio mit glykogenhaltigen (hellzytoplasmatischen) Epithelien. **Unten:** Zylinderepithel aus der
Endozervix. Im Stroma große, mukoide Drüsen. HE-Fbg.

• Die **Portio** *(Ektozervix)* wird – wie die Vagina – von unverhorntem
Plattenepithel überzogen, das am äußeren Muttermund an das Zylinderepithel der Zervixschleimhaut reicht. Die Zervixschleimhaut *(Endozervix)*
besteht aus einem einreihigen, schleimbildenden Zylinderepithel, das im
Zervixkanal von gleichartigem Epithel ausgekleidete, mukoide Drüsen
aufweist. Am Übergang zum Corpus uteri befindet sich die Isthmus-
schleimhaut, die im Unterschied zur Korpusmukosa weniger Drüsen und
ein stärker fibröses Stroma zeigt.

• **Corpus uteri.** Dieser Abschnitt besteht aus einer Schleimhaut, die die
Lichtung auskleidet, einer muskulären Wandung und einem Serosaüberzug. Das **Endometrium** *(Tunica mucosa, Uterusschleimhaut des Cavum*

uteri) zeigt oberflächlich ein zylindrisches Epithel und zur Tiefe tubuläre, wenig verzweigte Drüsen. Das Stroma ist zell- und gefäßreich, aber faserarm. Man unterscheidet eine myometriumnahe, ca. 1 mm dicke **Lamina basalis**, die während der Menstruation erhalten bleibt, und eine ca. 8 mm dicke **Lamina functionalis**, die zyklische Drüsen- und Stromaveränderungen durchmacht. Der obere Anteil dieses Schleimhautabschnittes ist dicht *(Zona compacta)*, der untere aufgelockert *(Zona spongiosa)*. Die Arterien zeigen eine typische Schlängelung *(Spiralarterien)*. Die Mukosa grenzt unmittelbar an das **Myometrium** *(Tunica muscularis)* an. Die glatten Muskelzellen bilden spiralförmige Schichten; sie sind 40 bis 90 µm lang und können während der Schwangerschaft erheblich hypertrophieren (700 µm Länge).

• **Peri- und Parametrium.** Der intraperitoneale Anteil des Uterus wird von Peritoneum überzogen *(Perimetrium)*. Seitlich zeigt der Uteruskörper eine peritoneale Duplikatur *(Parametrium)*, die Gefäße, Nerven und Lymphknoten einschließt. Gleichzeitig fixiert das Parametrium die Adnexe (Tuben und Ovarien).

4 Endometrialer Zyklus

Das Endometrium ist als Erfolgsorgan der Ovarialhormone zyklischen Veränderungen von Struktur und Funktion unterworfen. Zwei Zyklushälften von jeweils etwa 14 Tagen Dauer werden unterschieden: die Proliferations- und die postovulatorische Sekretionsphase.

• **Menstruation.** Am ersten Tag der Menstruation kommt es zu Blutungen in die Kompakta, das Oberflächenepithel ist aber noch intakt. Am zweiten Tag sind die oberflächlichen Schleimhautschichten vollständig dissoziiert; nur die basalen Anteile bleiben erhalten. Abgestoßene Zellkomplexe sind von Leukozyten durchsetzt. Am dritten Tag der Menstruation tritt die Regeneration mit einer teilweise reepithelialisierten Oberfläche ein. Mitosen sind noch nicht nachweisbar.

• **Proliferationsphase.** Diese Phase wird in drei Abschnitte eingeteilt:
– In der **frühen Proliferationsphase** (4 – 8. Zyklustag) ist das Endometrium noch niedrig und zeigt spärliche, englumige, gerade verlaufende Drüsen. Das auskleidende Epithel ist flach kubisch und enthält kleine, rundliche Kerne; das Stroma ist spindelzellig und dicht. Mitosen sind vereinzelt nachweisbar; Spiralarterien finden sich nicht.

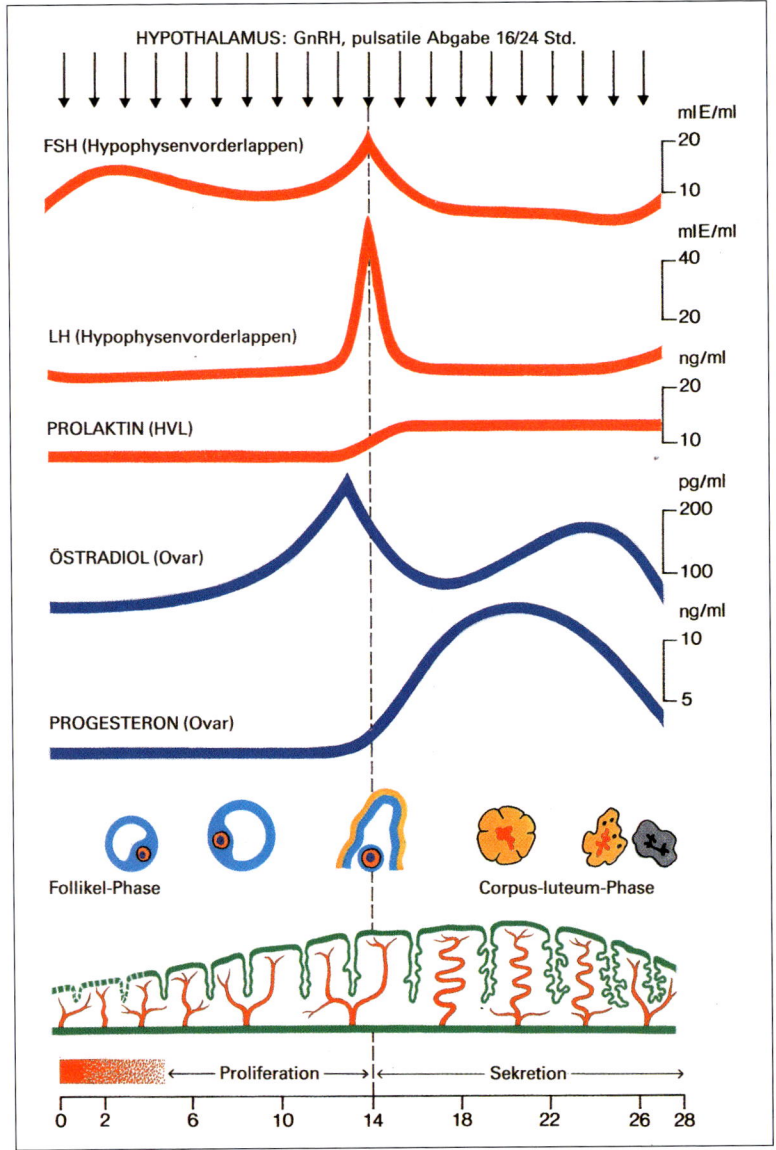

Abb. 8.11. Endokrine Funktionen und ihre Auswirkungen auf den endometrialen Zyklus

– Die **mittlere Proliferationsphase** (8.–11. Zyklustag) ist durch eine beginnende Schlängelung der Drüsen, Verbreiterung des Epithels, ein interstitielles Ödem im Stroma und Mitosen gekennzeichnet.

– Die **späte Proliferationsphase** (12.–14. Zyklustag) weist stark geschlängelt verlaufende Drüsen mit ausgeweitetem Lumen und mehrreihig übereinander gelagertem Epithel sowie reichlich Mitosen auf.

• **Sekretionsphase.** Die Beurteilung des Endometriums in der Sekretionsphase stützt sich in der ersten Woche auf die Veränderungen des Drüsenepithels, in der zweiten Woche auf Veränderungen an den Stromazellen.

– Der erste Tag nach der Ovulation (p.o.) ist morphologisch stumm.

– 2. Tag p.o.: Die Drüsen verlaufen deutlich geschlängelt. In mindestens 50 % der Drüsenepithelien sind basale Vakuolen nachweisbar.

– 3. Tag p.o.: Die Vakuolen haben sich vergrößert und sind in allen Drüsenepithelien vorhanden. Mitosen sind nur noch vereinzelt anzutreffen.

– 4. Tag p.o.: Die jetzt runden Kerne kehren zur Zellbasis zurück. An der Zelloberfläche ist eine für den 4. Tag charakteristische Mukopolysaccharidschicht (mit Spezialfärbungen [PAS-Alzianblau] nachweisbar) ausgebildet.

– 5. Tag p.o.: Die meisten Kerne sind wieder basalständig. In der PAS-Färbung ist reichlich sub- und supranukleäres, intrazytoplasmatisches Glykogen nachweisbar. An der Zelloberfläche finden sich die ersten Sekretkappen.

– 6. Tag p.o.: Die Drüsenlumina sind deutlich ausgeweitet und von Sekret gefüllt. Die Epithelien zeigen einen ausgefransten lumennahen Zellrand (apokrine Sekretion).

– 7. Tag p.o.: Drüsenlumina mit reichlich Glykogen, Epithelien oberflächlich deutlich ausgefranst, herdförmiges Stromaödem.

– 8. Tag p.o.: Die Drüsen bleiben weitgehend unverändert, das Stromaödem ist deutlich verstärkt (Ödemseen). Beginnende Stromabspaltungen.

– 9. Tag p.o.: Das Stromaödem bildet sich zurück. Erste Gruppen von Spiralarterien sind erkennbar. Die Stromazellen in der Umgebung der Gefäße sind vergrößert und abgerundet; in den Drüsenlumina finden sich Sekretreste.

– 10. Tag p.o.: Es sind zwei Endometriumschichten abgrenzbar: die obere Kompakta mit reichlich abgerundeten Stromazellen und die darunter liegende Spongiosa mit geschlängelten, sägeblattförmig gestalteten Drüsen. Im Drüsenlumen sind Sekretreste. Um die Spiralarterien prädezidual umgewandelte Stromazellen mit rundem Kern und azidophilem Zytoplasma, dazwischen endometriale Körnchenzellen.

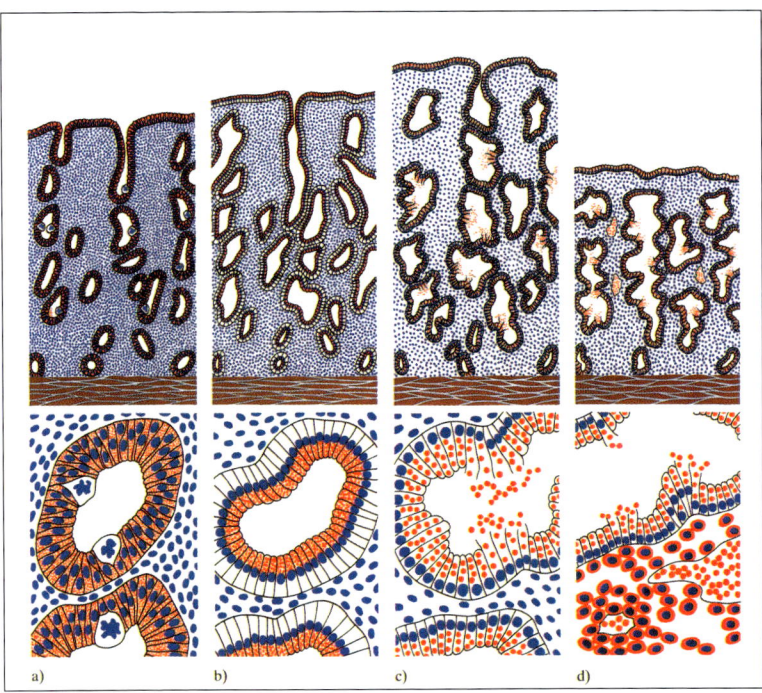

Abb. 8.12. Endometrialer Zyklus. a) Proliferierendes Endometrium. **b)** Endometrium in der frühen Sekretion. **c)** Endometrium in der mittleren Sekretion. **d)** Endometrium in der fortgeschrittenen Sekretion. **Oben:** Übersicht, **unten:** starke Vergrößerung

11. Tag p.o.: weitere prädeziduale Umwandlung des Stromas in der gesamten Kompakta.

– 12. Tag p.o.: Durch Schrumpfung und Kollaps der Drüsen kommt es zu einer Abnahme der Endometriumhöhe. Gleichzeitig ist das Stromaödem weitgehend zurückgebildet, im Stroma sind reichlich Körnchenzellen zu finden.

– 13. Tag p.o.: Die Drüsen sind kollabiert und deutlich sägeblattförmig gestaltet. Das Stroma ist breit, prädezidual umgewandelt.

– 14. Tag p.o.: Die Zweiteilung von Funktionalis und Kompakta ist besonders deutlich, die Drüsenlumina sind in der Kompakta eng. In der Umgebung der Spiralarterien kommt es zur Auflösung der Retikulinfasern mit beginnender Dissoziation der Stromazellen.

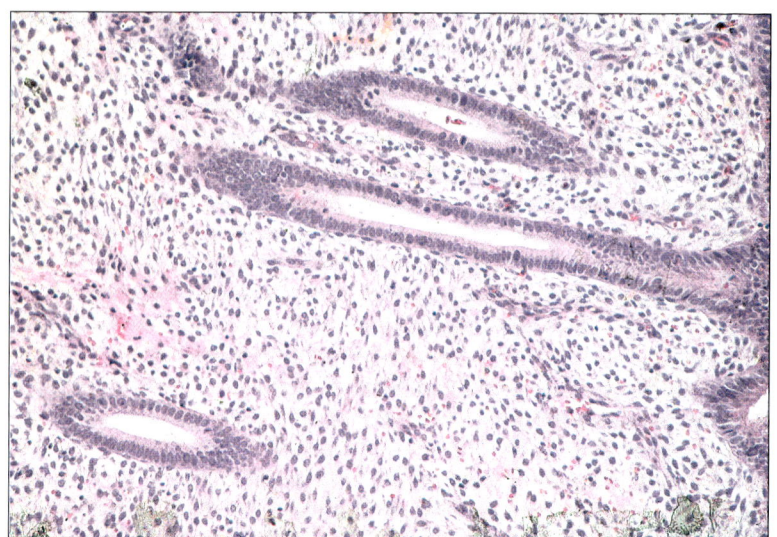

Abb. 8.13. Endometrium in der Proliferation. Einzelne lang gestreckte Drüsen in einem zellreichem Stroma. HE-Fbg.

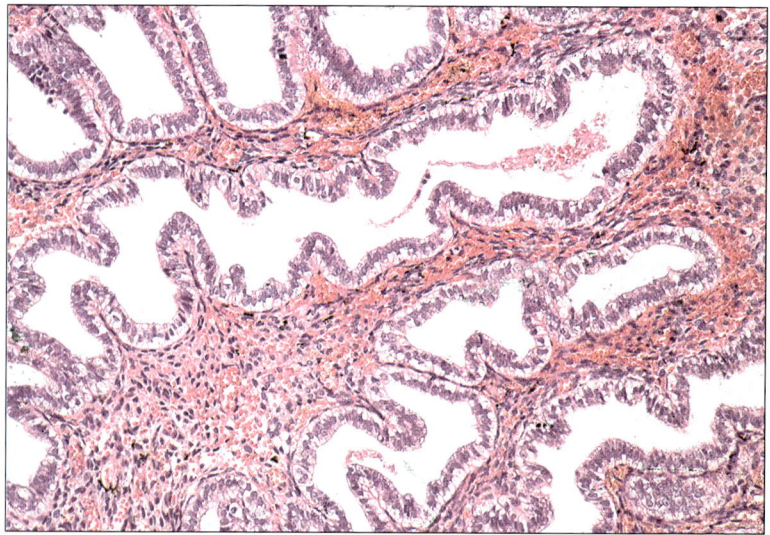

Abb. 8.14. Endometrium am Beginn einer Sekretion (14. Tag). Geschlängelt verlaufende Drüsen. Drüsenepithelien mit typischer suprabasaler Vakuole. HE-Fbg.

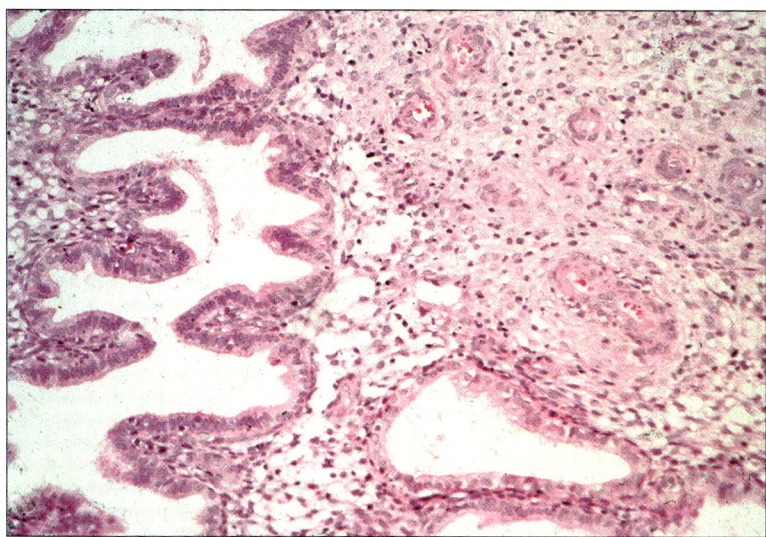

Abb. 8.15. Endometrium in der späten Sekretion. Sägeblattartige Drüsen-lichtungen. Stroma teils aufgelockert, teils großzellig umgewandelt. HE-Fbg.

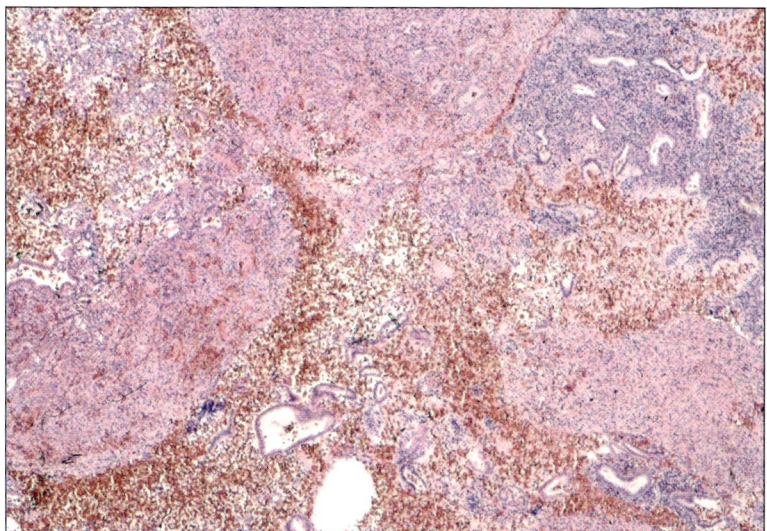

Abb. 8.16. Endometrium in Abstoßung (Menstruation). Größere Stücke der Schleimhaut liegen in Blut eingebettet. HE-Fbg.

Klinischpathologische Relevanz. Zahlreiche Erkrankungen des Uterus werden durch eine zyto- oder histopathologische Untersuchung überprüft und diagnostiziert. Zu den häufigsten Erkrankungen zählen endometriale Zyklusstörungen (Fertilitätsstörungen), Hyperplasien, Entzündungen sowie gut- und bösartige Tumoren des Endometriums (Adenokarzinome), der Portio (Plattenepithelkarzinome) oder des Myometriums (Uterusmyome). Eine wesentliche Rolle in der Krebsvorsorge spielt die zytologische Untersuchung von Portioabstrichen.

5 Scheide (Vagina)

Die Schleimhaut der **Scheide** *(Vagina)* weist histologisch ein mehrschichtiges, unverhorntes, glykogenreiches Plattenepithel auf, das einer bindegewebigen, gefäßreichen *Lamina propria* aufsitzt. Darunter findet sich eine glattmuskuläre *Tunica muscularis*, die im kleinen Becken von einer dichten Bindegewebsschicht *(Parakolpium)* umgeben wird.

Klinischpathologische Relevanz. Zu den typischen Erkrankungen der Vagina zählen die unspezifischen und spezifischen **Entzündungen** (Kolpitis). Primäre **Tumoren** sind selten,

6 Embryonalreste

Als **Nebeneierstock** bezeichnet man die kranialen Reste des Wolff-Ganges, die unterhalb der Tube zwischen den Blättern des Mesovariums liegen. Sie bestehen aus einem kranialen *(Epoophoron)* und einem kaudalen Anteil *(Paroophoron)*. Histologisch handelt es sich um rundliche, drüsige, TPA-positive Strukturen, die von konzentrisch geschichteten, glatten Muskelfasern umgeben werden.

• **Gartner-Gang-Reste.** Reste des kaudalen Anteils des Wolff-Ganges stellen den Gartner-Gang dar. Dabei handelt es sich um kleine Ansammlungen von rundlichen Drüsen mit hellem Zytoplasma, die im Bereich der äußeren Wandschichten der Vagina und der Portio uteri zu finden sind.

Klinischpathologische Relevanz. Embryonalreste im Bereich des Genitale sind von Bedeutung als Muttergewebe für verschiedene Formen von Zysten.

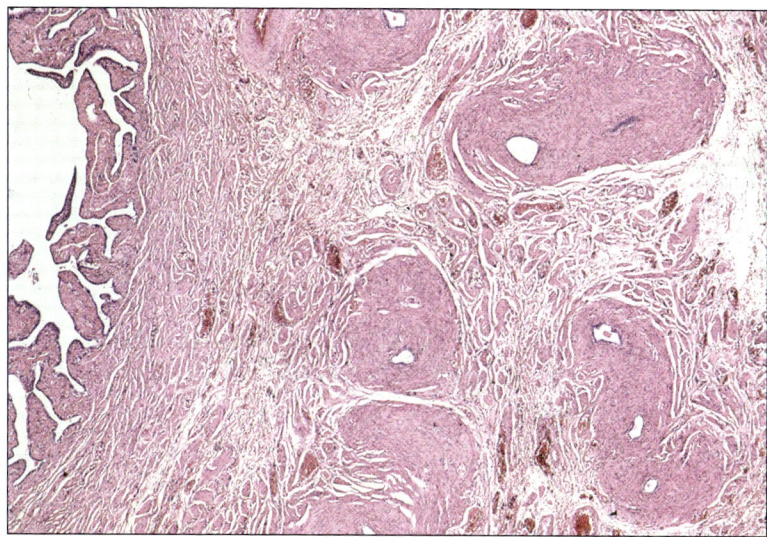

Abb. 8.17. Nebeneierstock. In den äußeren Schichten des Eileiters (Lichtung links im Bild) erkennt man kleine Gruppen von Drüsen mit einer dicken, muskulären Wand. HE-Fbg.

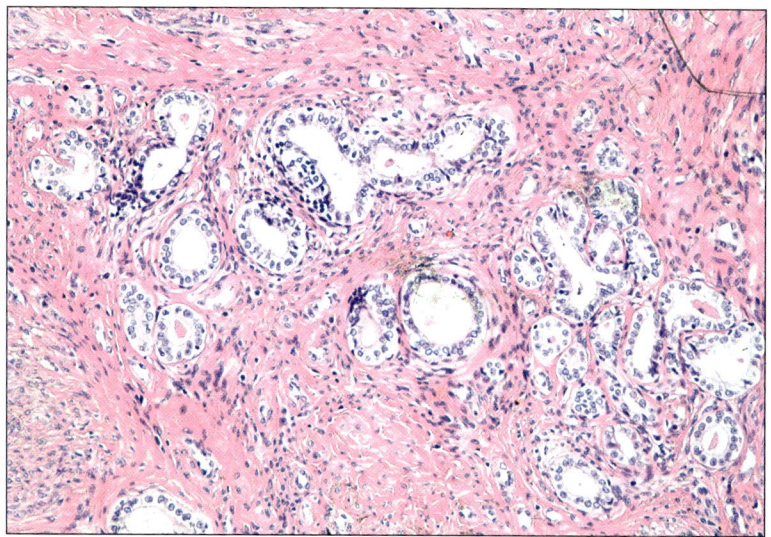

Abb. 8.18. Gartner-Gangreste in den äußeren Waandschichten der Scheide. HE-Fbg.

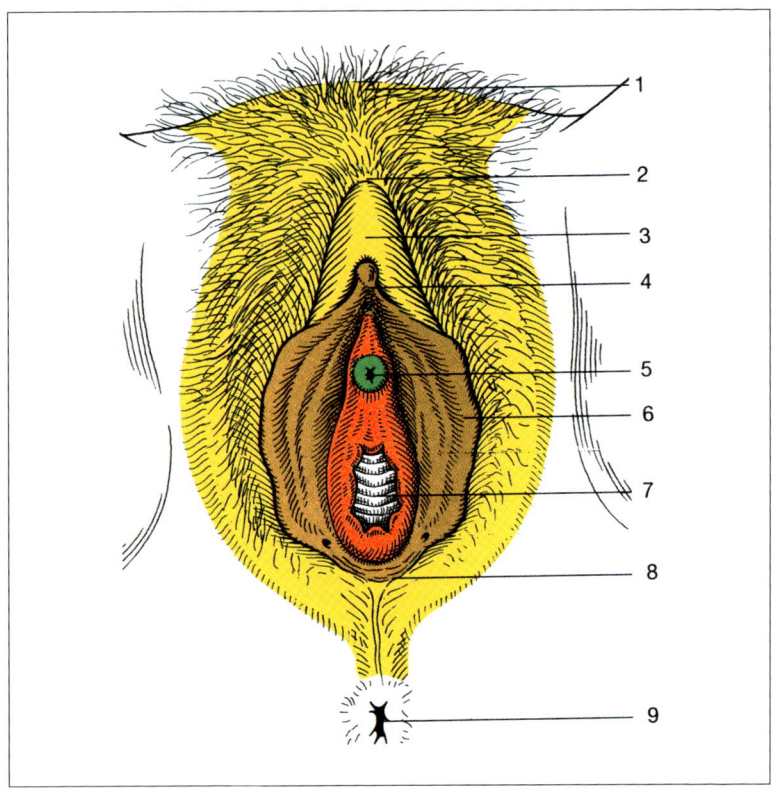

Abb. 8.19. Vulva. Schematische Darstellung. **1:** Mons pubis. **2:** vordere Kommissur. **3:** und **4:** Klitoris (Glans mit Praeputium). **5:** Urethra. **6:** Labia majora et minora. **7:** Vagina. **8:** hintere Kommissur. **9:** Anus

7 Äußere Geschlechtsorgane (Vulva)

Die Vulva setzt sich aus dem **Scheidenvorhof** *(Vestibulum vaginae)*, den **großen** und **kleinen Schamlippen** *(Labia majora et minora)*, dem **Jungfernhäutchen** *(Hymen:* Grenze zwischen dem inneren und dem äußeren Genitale) und aus dem **Kitzler** *(Klitoris:* vergleichbar mit einem rudimentären Penis) zusammen. Die genannten Strukturen werden von einem mehrschichtigen Plattenepithel bedeckt. Die großen Schamlippen stellen durch Fettpolster verdickte Hautwülste dar, die von einem verhornten Plattenepithel überkleidet werden. Ferner besitzen sie Talgdrüsen, Schweißdrüsen und Haare. Die kleinen Schamlippen sind von einem nur teilweise oder leicht verhornten Plattenepithel bedeckt. Es kommen Talgdrüsen, aber keine Haare oder Schweißdrüsen vor. In den Scheidenvorhof mündet die kurze weibliche Urethra. Zu den **Drüsen im Bereich der Vulva** zählen:

– **Bartholin-Drüsen** *(Gll. vestibulares majores):* Es handelt sich um tubuloalveoläre Drüsen mit Endstücken aus ein- oder mehrschichtigen, hochprismatischen Epithelien.

– **Gll. vestibulares minores** liegen in der Umgebung der Urethralmündung und der Klitoris

– Die **Paraurethraldrüsen** *(Skene-Drüsen)* umgeben den distalen Abschnitt der Urethra.

Klinischpathologische Relevanz. In der Schleimhaut der Vulva kommen Entzündungen, gut- und bösartige Tumoren sowie Dystrophien vor. Letztere sind Ausdruck einer Reifungsstörung der Schleimhaut, die in eine ausgeprägte Atrophie (Verschmälerung der Schleimhaut) übergehen kann. Unter den hier charakteristischen Entzündungen sind die Vulvitis und die Entzündung der Bartholin-Drüsen (meist abszessartig) zu nennen.

8 Brustdrüse (Mamma)

Der Drüsenkörper der **nicht laktierenden Brustdrüse** *(Mamma)* ist relativ konstant und besteht aus 12 bis 20 kegelförmigen Lappen, den anatomischen Einheiten des Drüsenbaums der Mamma. Jeder Drüsenlappen weist einen Hauptausführungsgang *(Ductus lactiferus)* auf, der unterhalb der Brustwarze spindelförmig zu einem Sinus lactifer ausgeweitet ist und in Höhe der Brustwarzenbasis in den Ausführungsgang *(Ductus excretorius)* übergeht. Jeder Drüsenlappen ist in der Peripherie aus zahlreichen Drüsenläppchen *(Lobuli)* zusammengesetzt, die über ein terminales Gangsegment *(Ductulus)* mit dem Ductus lactiferus in Verbindung stehen. Jeder Lobulus weist ca. 25 bis 35 Endsprossen *(Acini)* auf, die während der Laktation auch als Alveolen bezeichnet werden. In der unmittelbaren Umgebung findet sich ein lockeres gefäßführendes Mantelgewebe, das in Abhängigkeit vom Menstruationszyklus auch Lymphozyten und Mastzellen einschließen kann. Die einzelnen Lobuli sind durch straffes Stützgewebe voneinander getrennt *(interlobuläres Stroma).*

• **Lobulus** und **terminales Gangsystem** gelten funktionell und morphologisch als Einheit *(Mastion).* Sie sind Ausgangsort der meisten Brustdrüsenerkrankungen und werden auch als **Terminal-Duct Lobular Unit** (TDLU) zusammengefasst.

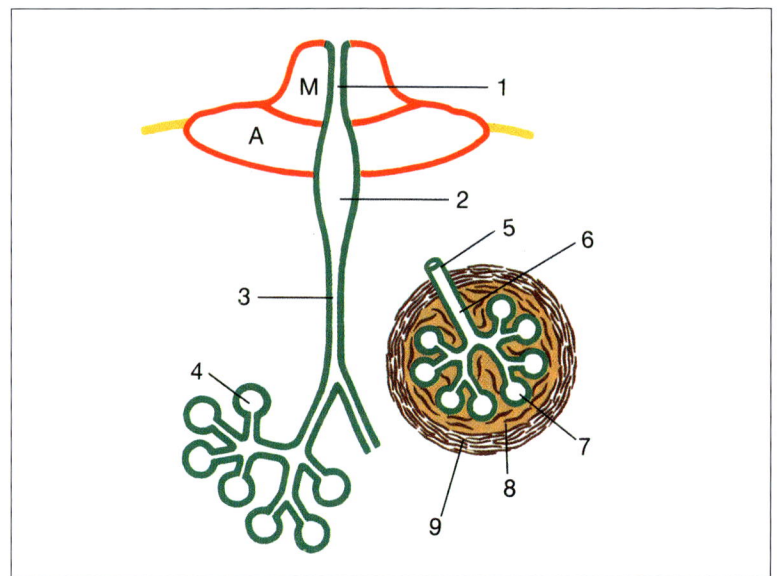

Abb. 8.20. Weibliche Brustdrüse (Mamma). Schematische Darstellung. **M:** Mamilla. **A:** Areola. **1:** Ductus excretorius (Pars infundibularis). **2:** Sinus lactiferus. **3:** Ductus lactiferus. **4:** Lobulus. **5** und **6:** extra- und intralobuläres Gangsystem. **7:** Acinus. **8:** Mantelgewebe. *9:* Stützgewebe.

• **Gang- und Läppchensystem** sind von einem zweireihigen, oberflächlich prismatischen Epithel ausgekleidet. Das oberflächliche Epithel entspricht dem eigentlichen Drüsenepithel und zeigt als Ausdruck der apokrinen Sekretion knospenförmige Zytoplasmazungen. Aus der basalen Zellschicht erfolgt der Zellersatz des Drüsenepithels. Hieraus differenzieren sich auch die Myoepithelien, die in den kleineren Gängen und Drüsen nachweisbar sind und fingerförmig die Acini bzw. Alveolen umgreifen. Sie enthalten Myofilamente und sind zur Kontraktion befähigt. Immunhistologisch lassen sie sich mit der alkalischen Phosphatase und mit α-Aktin darstellen.

Die **männliche Brustdrüse** zeigt einen ähnlichen Aufbau wie die weibliche Mamma, allerdings ohne Acini.

Klinischpathologische Relevanz. Im Bereich der weiblichen Mamma kommen bevorzugt zwei Erkrankungen vor: die Mastopathie und gut- bzw. bösartige Tumoren. Bei dem früher als **Mastopathie** bezeichneten Krankheitsbild handelt es sich um eine Stromafibrose, die mit einer epithelialer Proliferation einhergehen kann.

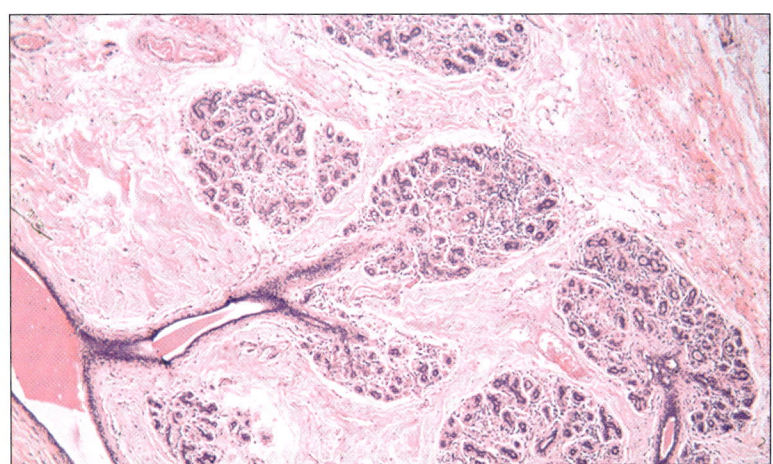

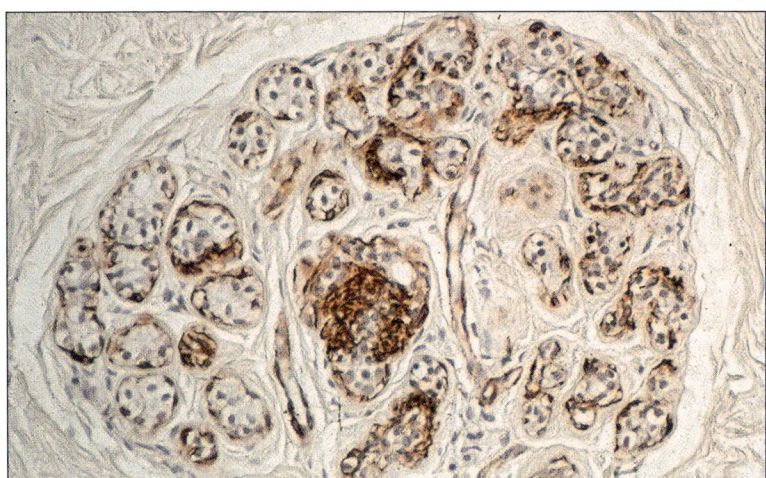

Abb. 8.21. Mamma. Oben: Mamma mit Läppchen und Ausführungsgängen. HE-Fbg. **Unten:** Nachweis von Myoepithelien. α-Aktin.

Diese Veränderung ist nach dem 40. Lebensjahr sehr häufig. Unter den **Tumoren** sind als besonders häufig das gutartige Fibroadenom und das bösartige Karzinom zu nennen. In männlichen Brustdrüse ist als typische Erkrankung lediglich die **Gynäkomastie** zu nennen: eine periduktale Fibrose mit leichter Epithelhyperplasie im Bereich der Ausführungsgänge. Sie kommt physiologisch in der Pubertät und pathologisch bei Leberzirrhose oder nach Verabreichung von Östrogenen vor.

Zytohistologische Untersuchungen

Im weiblichen Genitale kommen zahlreiche Erkrankungen vor, die zyto-pathologisch und/oder histopathologisch diagnostiziert werden. Hier sind Entzündungen, Hyperplasien und Tumoren zu nennen.

• **Zytologie.** Die wichtigste Indikation einer zytopathologischen Unter-streichung ist die Erfassung von prämalignen und malignen Veränderun-gen in der Portioschleimhaut. Von der Schleimhautoberfläche werden Zellen abgestrichen (Exfoliativzytologie) und auf einen Objektträgern aufgetragen. Bevorzugt werden diese Ausstriche nach Papanicolaou ge-färbt. Mit dieser Methode lassen sich die Zellen aus den verschiedenen Schichten des Plattenepithels (basal, intermediär oder oberflächlich) nach-weisen. Durch die Abstrichzytologie lassen sich auch Erreger typischer Portioentzündungen (z. B. *Trichomonas hominis*) nachweisen.

• **Histologie**. Die häufigste histomorphologische Untersuchung wird an Abrasionsmaterial aus dem Cavum uteri (Endometrium) durchgeführt. Sie dient der Bestimmung des Zellzyklus im Rahmen einer Fertilitätsunter-suchung. Positive zytopathologische Untersuchungen der Portio werden durch eine Biopsie erweitert: dabei soll ein bösartiger Tumor (Plattenepi-thelkarzinom) bestätigt bzw. ausgeschlossen werden. Außerdem soll an-hand der Histopathologie die Ausdehnung des Prozesses bestimmt wer-den. Die Schnitte werden routinemäßig mit Hämatoxylin-Eosin gefärbt. Weitere Indikationen sind die Untersuchungen von operativ entfernten Organen (Ovarien, Tuben [Durchtrennung bei Sterilisation], Uterus und Mamma). Diese Routineuntersuchungen werden bei entsprechender Fra-gestellung durch Spezialfärbungen und die Immunhistochemie erweitert.

– **Spezialfärbungen:** PAS-Färbung (Nachweis von Schleim und bei ent-sprechender Vorbehandlung von Glykogen; Basalmembran). Gieson-Färbung (Abgrenzung von Bindegewebe und glatten Muskelfasern)

– **Immunhistochemie:** epitheliale Marker (z. B. Zytokeratine bei epi-thelialen Tumoren), α-Aktin (glatte Muskulatur und Myoepithelien), verschiedene Immunmarker für Basalmembran, Nachweis von Pro-gesteron- und Östrogenrezeptoren bei Mammatumoren

9 Schwangerschaft

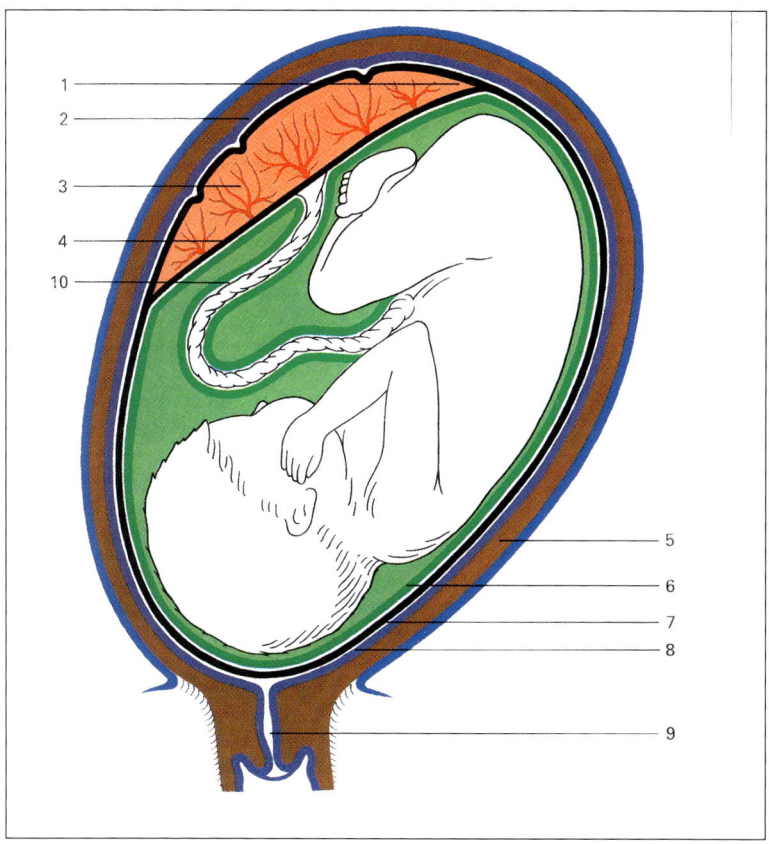

Abb. 9.1. Frucht mit Plazenta. 1: Marginalzone. **2:** Decidua basalis. **3:** Blutgefäße im intervillösen Raum. **4:** Chorionplatte mit Trophoblast. **5:** Myometrium. **6:** Amnion. **7:** Chorion laeve. **8:** Decidua capsularis et parietalis. **9:** Zervix. **10:** Nabelschnur.

1 Beginn der Schwangerschaft

Als **Schwangerschaft** bezeichnet man den Zeitraum zwischen der Befruchtung einer Eizelle und der Geburt; er beträgt in der Regel 273 bis 281 Tage. Der genaue Zeitpunkt der Befruchtung lässt sich in der Praxis nicht sicher bestimmen. Daher bezieht man den Beginn der Berechnung auf die letzte Menstruation (**p.m.:** *post menstruationem*), Ovulation (**p.o.:** *post ovulationem*) oder Konzeption (**p.c.:** *post coitum).* Dementsprechend ergeben sich unterschiedliche Zeitangaben für die Schwangerschaftsdauer.

Diese kann in Tagen (= 280 Tage im Durchschnitt), Schwangerschaftswochen (40 SSW = 7 × 40 = 280 Tage), in Monaten (10 Lunarmonate á 28 Tage = 280 Tage) oder in 3 Trimester (Trimenon) angegeben werden.

Mit der Ovulation wird die Eizelle in die Ampulle der Tube geleitet und muss hier innerhalb von 24 Stunden befruchtet werden, sonst stirbt sie ab. Diese Befruchtung geht mit einer Vorbereitung der Eizelle, der Spermien und des inneren weiblichen Genitale einher.

Klinischpathologische Relevanz. Nach der Geburt sollte die Plazenta sorgfältig makroskopisch untersucht werden. So kann das Fehlen einer der beiden Umbilikalarterien ein Zeichen für innere Missbildungen beim Neugeborenen sein. Bei bestimmten Krankheiten der Mutter oder des Neugeborenen ist eine gründliche histopathologische Untersuchung der Plazenta angezeigt. Die Untersuchung eines Totgeborenen erfolgt nach paidopathologischen Obduktionsregeln. Bei einem Abort wird die Frucht selten erfasst; in diesen Fällen kann die Untersuchung der fetalen und maternalen Schwangerschaftsanteile einen Hinweis zur Ursache geben.

Indikationen zur histopathologischen Untersuchung einer Plazenta:
– **Plazentare Indikation:** Nabelschnurknoten, Insertio velamentosa der Nabelschnur, Einriss der Nabelschnur, Formanomalien der Plazenta, Verödungsherde, Hydramnion, Oligohydramnion
– **Erkrankungen der Mutter:** kurze Schwangerschaft, Übertragung, EPH-Gestose, Hypertonie, Infektionskrankheiten, Diabetes mellitus, Blutung während der Schwangerschaft, vorzeitiger Blasensprung, verlängerte Nachgeburtsperiode, vorangegangene Missbildungen oder Aborte, Alkohol- oder Tabakabusus, Drogenmissbrauch
– **Veränderungen des Neugeborenen:** Gewicht über 4.500 g oder unter 2.500g, Asphyxie, Tachykardie, Erythroblastose, Totgeburt, Missbildungen

1.1 Vorbereitung zur Befruchtung

Nach dem **Geschlechtsverkehr** *(Kohabitation)* wird das Ejakulat mit dem Samen in das hintere Scheidengewölbe *(Receptaculum seminis)* deponiert. Hier kommt es zu einer gelatinösen Koagulation durch Einwirkung verschiedener Enzyme aus den Bläschendrüsen und aus der Prostata. Das prostataspezifische Antigen setzt die Spermatozoen aus dem Koagulat wieder frei, sodass 1 % der Spermien in die Zervix gelangen können. In der Mitte des endometrialen Zyklus ist der Schleimpfropf der Zervix permeabel für Spermatozoen. Nach etwa 3 Tagen erfolgt die Passage durch das Cavum uteri bis zur Tube.

Kapazitation. Die Spermien werden aktiviert: Zunächst werden die oberflächlichen Glykoproteine entfernt. Durch Membranveränderungen können die Samenzellen auf Signale antworten, die sich zur Eizelle in der Tube leiten. Gleichzeitig erfolgt eine verstärkte Motilität der Spermien. In

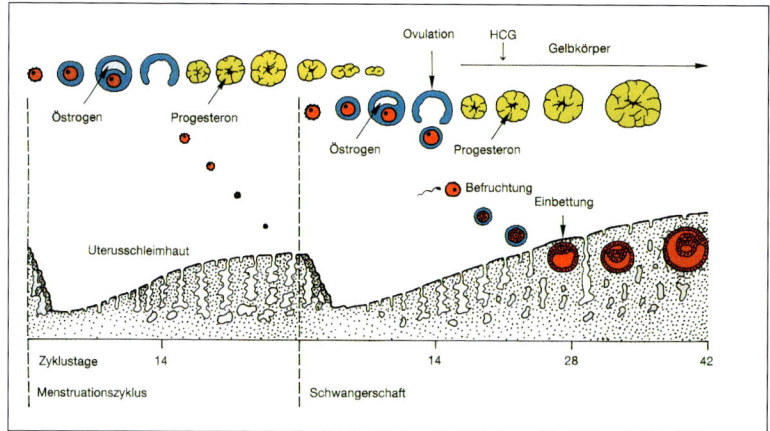

Abb. 9.2. Genitalzyklus. Oben: Follikelreifung – Ovulation – Gelbkörperbildung. **Unten:** Veränderungen der endometrialen Schleimhaut ohne (links) und bei Schwangerschaft mit Nidation (rechts).

unmittelbarer Nachbarschaft der zu befruchtenden Eizelle erfolgt eine Anpassung der Akromosomen. Komplexe biochemische Reaktionen – besonders in der Eizelle – verhindern eine speziesfremde Befruchtung und in der Regel auch das gleichzeitige Eindringen mehrerer Spermien in die Eizelle *(Polyspermie)*.

1.2 Befruchtung (Fertilisation)

1.2.1 Bildung der Zygote. Nach der Befruchtung der Eizelle, die mit dem Eindringen des Spermiums beginnt, kommt es zu einer Fusion der Membranen der beiden Gameten. Es entsteht die **Zygote**, die zunächst einen weiblichen und einen männlichen Vorkern besitzt. Beide Strukturen werden später von einer gemeinsamen Kernmembran eingeschlossen. Die meisten Zytoplasmabestandteile (Zytoskelett, Zellmembran und Organellen) stammen von der Mutterzelle. Die Mitochondrien aus dem Mittelstück des Spermiums werden nach zwei Zellzyklen der Zygote abgebaut. Mit der Reduplikation der noch haploiden Chromosomensätze und Anordnung in der Äquatorialplatte wird der Vorgang der Befruchtung abgeschlossen.

1.3 Wanderung, Teilung und Einnistung der Zygote

1.3.1 Erste Schwangerschaftswoche. Während der Wanderung zum Cavum uteri macht die Zygote mehrere Zellteilungen durch: Es entstehen

Tochterzellen, die als **Blastomeren** bezeichnet werden. Da die Zellen in einem durch die Zona pellucida begrenzten Hohlraum liegen, werden sie mit jeder Teilung kleiner. Am 4. Tag nach der Befruchtung liegen bereits 16 Zellen vor **(Morula)**, Erst jetzt kommt es zu einer Zelldifferenzierung mit individuellen Genen und Proteinmustern. Aus der Morula geht die **Blastozyste** hervor: Es entsteht ein mit Flüssigkeit gefüllter Hohlraum, der außen von einer Zellschicht aus Trophoblasten begrenzt wird. Zu diesem Zeitpunkt degeneriert die Zona pellucida. Im Inneren der Blastozyste liegt der **Embryoblast**. Aus diesem gehen folgende Strukturen hervor: der Embryo, das Amnionepithel, das Entoderm des primären Dottersacks, die Allantois und das Mesoderm für die Eihäute. Durch eine innere Spaltbildung mit Flüssigkeitsansammlung wird der Embryoblast vom Trophoblasten – mit Ausnahme einer Kontaktstelle – getrennt und als **Embryonalknoten** bezeichnet. Dieser differenziert sich in zwei Zellschichten: Die innere Zellen *(Epiblast)* werden von der Lichtung durch eine Schicht aus Zellen *(Hypoblast)* getrennt, die sich entlang der Innenfläche des Trophoblasten ausbreiten. Hypo- und Epiblast bilden die zunächst zweiblättrige **Keimscheibe**. Jetzt liegt ein Keimbläschen *(Blastozyste)* im Stadium der Einnistung (Nidation) vor.

Als **Trophoblast** bezeichnet man den ektodermalen Überzug, der die Blastozyste bedeckt, die Uterusschleimhaut durchdringt und so die Austauschfläche zwischen Mutter und Frucht herstellt. Der Trophoblast bildet sich im 16-Zell-Stadium (Morula) und reift zu einem Organ mit mehreren Funktionen heran: Er steuert den Sauerstoff- und Nahrungsaustausch, bildet Steroid- und Proteohormone und weist immunologische Eigenschaften auf, die die Abstoßung der Frucht verhindern. Oberflächlich werden unreife Zotten von einem zweischichtigen, reife Zotten von einem einschichtigen Trophoblastepithel überzogen. Typisch ist die polare Proliferation der Trophoblasten auf der Oberfläche einer normalen Zotte (im Gegensatz zur trophoblastären Schwangerschaftserkrankung: Hier liegt der gewucherte Trophoblast um die gesamte Zirkumferenz der Zottenoberfläche verteilt).

Der **Trophoblast** setzt sich aus folgenden Zelltypen zusammen:
– Beim **Zytotrophoblast** handelt es sich um rundliche Zellen mit scharf gezeichneten Zellgrenzen, spärlichem Zytoplasma und einem einzelnen Kern. Mitosen kommen häufiger vor.
– Der **Synzytiotrophoblast** setzt sich aus unterschiedlich großen, unregelmäßigen Zellen mit mehreren Kernen zusammen. Das reichlich an-

Immunhistochemie

	Zytotrophoblast	Intermediär-trophoblast	Synzytio-trophoblast	Dezidua
HCG	-	+ bis -[1]	+++ bis +[2]	-
HPL	-	++ bis +++[3]	+ bis ++[3]	-
Keratin	+++	+++[4]	+++	-
Vimentin	-	-	-	+++
EMA	-	+[4]	-	-
aPh	-	-	+[5]	-

HCG: humanes Choriongonadotropin; **HPL:** humanes Plazentalaktogen; **EMA:** epitheliales Membranantigen; **aPH:** alkalische Phosphatase; **1:** Mit zunehmender Schwangerschaftsdauer nimmt die Reaktion ab. **2:** Deutlich positiv von der Frühgravidität bis zur 10 SSW, später nur noch fokal nachweisbar. **3:** Nimmt kontinuierlich bis zur Geburt zu. **4:** Besonders deutlich positiv außerhalb der Zotten im endometrialen Stroma. **5:** Im 1. Trimenon fokal positiv, im 2. und 3. Trimenon diffus positiv.

gelegte Zytoplasma ist leicht vakuolisiert. Mitosen fehlen. Immunhistochemisch ist diese Zellschicht stark HCG-positiv.

– Der **intermediäre Trophoblast** besteht aus unregelmäßigen Zellen, die etwas größer sind als die Zytotrophoblasten. Sie weisen einen oder mehrere Kerne auf und besitzen ein leicht vakuolisiertes Zytoplasma. Dieser Zelltyp ist im Gegensatz zum Synzytiotrophoblast nur in der Frühschwangerschaft schwach HCG-positiv, später negativ und deutlich HPL-positiv. Die Zellen infiltrieren die Dezidua und das darunter liegende Endometrium, dabei bleiben aber die endometrialen Drüsen und das Myometrium erhalten. Die Infiltration ist im Bereich der Nidationsstelle besonders deutlich.

Hormonelle Funktion des Trophoblasten. Während der Schwangerschaft produziert der Trophoblast Östrogene (50 bis 60 mg/Tag, also 100 mal mehr als das Ovar einer nicht schwangeren Frau) und Progesteron, das die Kontraktionsfähigkeit des Myometriums herabsetzt. Ferner werden Proteohormone (das humane choriale Gonadotropin [HCG] und das plazentare Laktogen [HPL) produziert. Im ersten Trimenon übernimmt das HCG die Funktion des Corpus luteum und erhält somit die sekretorische Phase des Endometriums aufrecht.

Implantation. Zunächst kommt es am 5. Tag der Schwangerschaft zu einem Kontakt mit der endometrialen Oberfläche *(Adhäsion)*. Am 7. Tag dringt die Blastozyste durch Einwirkung proteolytischer Enzyme in die

Tiefe bis zur Zona compacta vor. In der Umgebung des Keims entstehen im Synzytiotrophoblast kleine Hohlräume *(Lakunen),* die zu größeren Räumen konfluieren. Nach Arrosion von endometrialen Blutgefäßen füllen sich die Hohlräume mit Blut *(intervillöse Räume).* Gleichzeitig finden die für ein Schwangerschaftsendometrium typischen Veränderungen sowie die Bildung einer Plazenta statt.

1.3.2 Zweite Schwangerschaftswoche: Der **Epiblast** bildet in unmittelbarer Nachbarschaft zum Trophoblasten die »amniogenen Zellen«. Durch Flüssigkeitsansammlung im zellulären Zwischenraum entsteht die Amnionhöhle. Der **Hypoblast** füllt die ursprüngliche Lichtung der Blastozyste mit einer Zellreihe aus und bildet somit den primären Dottersack. Die Amnion- und Dottersackhöhlen geben diesem Zellstadium den Namen »Zweihöhlen-Stadium«.

Zwischen den beiden Höhlen (Amnionhöhle und Dottersack) liegt die **bilaminäre Keimscheibe** *(Keimleiste)* mit einer äußeren ektodermalen und einer inneren endodermalen Zellschicht. Beide gehen in die gleichnamigen extraembryonalen Schichten über. Die Hohlräume werden von der Grundsubstanz (extraembryonales Mesenchym aus den Trophoblasten) umgeben. Hier bilden sich zunächst kleinere Hohlräume *(Lakunen),* die später zu einer größeren Lichtung (Chorionhöhle, extraembryonales Zölom) ausweiten. Bei der Entstehung der Chorionhöhle wird das extraembryonale Mesenchym in zwei Schichten *(viszerales und parietales Mesoderm)* unterteilt, die durch einen Haftstiel untereinander verbunden bleiben.

1.3.3 Dritte Schwangerschaftswoche: Ab diesem Zeitpunkt treten die ersten frühorganoiden Differenzierungen auf: Bildung des embryonalen Mesenchyms, der Chorda dorsalis, des Canalis neuroentericus und anderer Strukturen. Ihre Besprechung ist Gegenstand der Embryologie und Genetik.

2 Schwangerschaftsendometrium

In der Frühphase der Schwangerschaft (22. – 28. Zyklustag) entspricht das Endometrium weitgehend einer späten Sekretionsphase. Die für eine Schwangerschaft charakteristischen Endometriumveränderungen sind etwa 2 Wochen nach Implantation nachweisbar: Die Drüsen erscheinen großlumig, die Epithelien sind sekretorisch umgewandelt, das Stroma im oberen Schleimhautdrittel großzellig bis dezidual gestaltet. Im Bereich der Implantationsstelle wird die Zygote von dezidualem Endometrium umge-

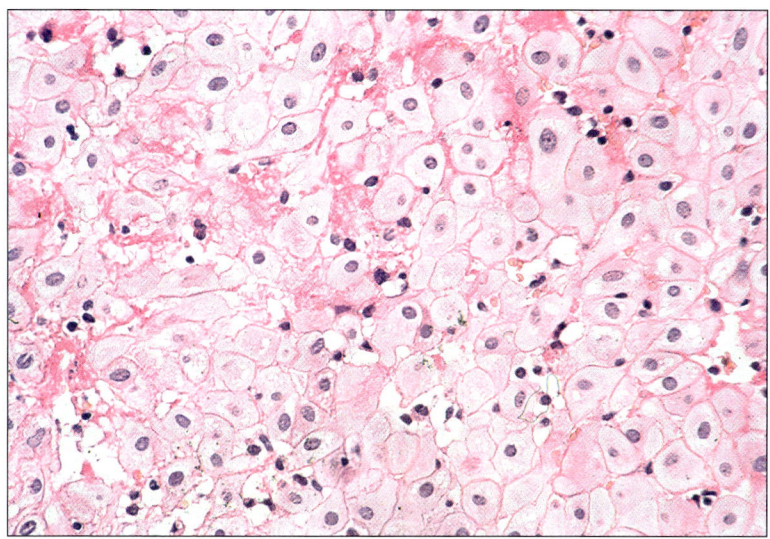

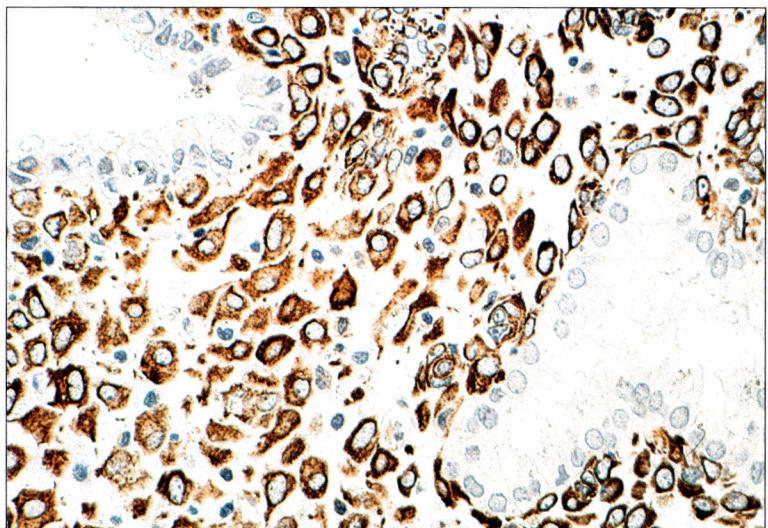

Abb. 9.3. Dezidua. Oben: Große, scharf begrenzte Deziduazellen mit eosinrotem Zytoplasma und einem runden, zentralen Kern. HE. **Unten:** selektive Darstellung der Deziduazellen durch eine Vimentin-positive, immunhistochemische Reaktion.

ben (*Decidua capsularis* an der Oberfläche der Zygote, *Decidua basalis* an der Basis, *Decidua parietalis* in der übrigen Uterushöhle). Histologisch zeigt die **Dezidua** große Zellen mit einem zentralen, chromatindichten Kern. Die Zellgrenzen sind scharf gezeichnet und täuschen Epithelzellen vor. Immunhistologisch sind die Deziduazellen stark Vimentin-positiv. Am Ende des vierten Schwangerschaftsmonats verschmelzen Decidua capsularis und parietalis.

Infolge der verstärkten hormonellen Stimulation weisen einzelne Endometriumdrüsen Zellen mit vergrößertem Kern und hellem Zytoplasma *(Arias-Stella-Reaktion)* auf. Die Reaktion tritt auch bei ektoper Schwangerschaft sowie bei intrauterinem Abort mit noch vitalen Trophoblastenzellen, bei Blasenmole und beim Chorionkarzinom auf.

3 Mutterkuchen (Plazenta)

3.1 Aufbau der Plazenta

Die Plazenta ist ein scheibenförmiges temporäres Organ mit einem maximalen Durchmesser von 25 cm und einem Durchschnittsgewicht von 500 g. Die maternale (deziduale) Seite der Plazenta zeigt 15 bis 20 leicht erhabene Areale (Plazentalappen oder Kotyledone) mit einem zentralen Gefäßdurchtritt. Man unterscheidet einen maternalen und einen kindlichen Anteil.

– **Pars materna.** Infolge der starken Entwicklung der Plazentarzotten bis zum 5. SSM wird die Decidua basalis zu einer Basalplatte verschmälert. Von dieser gehen Deziduasepten aus.

– **Pars fetalis.** Dieser Anteil besteht aus den Plazentarzotten. Ihre Gefäße stellen über die Nabelschnur die Verbindung zwischen Plazenta und dem Feten her.

3.1.1 Labyrinth-Plazenta. Die primitivste Form einer fetomaternalen Verbindung (bis zur 3. SSW) ist das Eintauchen der Synzytiotrophoblasten in das mütterliche Blut.

3.1.2 Zottenplazenta. Nach der 3. SSW treten die ersten Plazentarzotten auf, die verschiedene Stadien der Entwicklung bzw. Reifung durchmachen. Sie gehen aus dem Zytotrophoblast hervor. Die Plazentarzotten sind nach dem 3. SSM in der gesamten Plazenta unterschiedlich stark entwickelt. Am stärksten ist der Zottenaufbau *(Chorion frondosum)* im Bereich

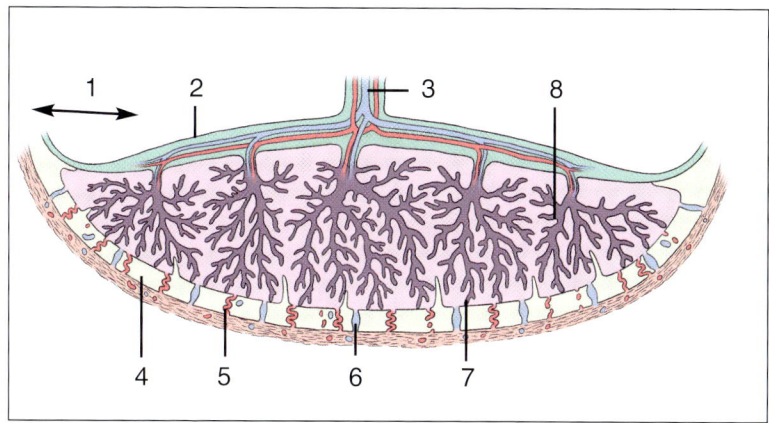

Abb. 9.4. Plazenta. Schematische Darstellung eines Schnittes durch die gesamte Plazenta. **1:** Maginalzone. **2:** Chorionplatte (grün). **3:** Nabelschnur mit Blutge-fäßen. **4:** Basalplatte (gelb). **5:** Spiralarterie (rot). **6:** Vene (blau). **7:** Haftzotte. **8:** Zottenwerk (dunkelblau).

der Decidua basalis. Im Bereich der Decidua parietalis ist die Plazenta weitgehend zottenfrei *(Chorion laeve).*

Entwicklung der Plazentarzotten

– **Primärzotten.** Durch Proliferation des Zytotrophoblasten entstehen solide Zellsäulen, die in den Synzytiotrophoblast eindringen.
– **Sekundärzotten.** Aus dem Zytotrophoblast bildet sich ein Zottenmes-enchym in den Zellsäulen.
– **Tertiärzotten.** In einem weiteren Entwicklungsstadium der Zotten kommt es zur Bildung kleiner Blutinseln im Stroma, die zur Bildung eines Kapillarnetzes führen. Diese enthalten zwar fetales Blut, zeigen aber zunächst keinen gerichteten Kreislauf. Ein selbständiger fetaler Kreislauf liegt ab dem 28. Schwangerschaftstag vor. Bis zum Anfang des 3. Trimenon liegen unreife Zotten vor: An der Oberfläche ist die Zweischichtung (Synzytio- und Zytotrophoblast) noch erkennbar. Im Stroma finden sich überwiegend zentrale Blutgefäße. Im 3. Trimenon sind die Zotten voll ausgereift: Sie bestehen nur noch aus einer ober-flächlichen Zellschicht aus Synzytiotrophoblast. Die Gefäße liegen ex-zentrisch in unmittelbarer Nähe zum Synzytiotrophoblast. An der Kon-taktstelle zwischen diesen beiden Zottenstrukturen verschmelzen ihre Basalmembranen. Gleichzeitig ist an dieser Stelle der Synzytiotropho-

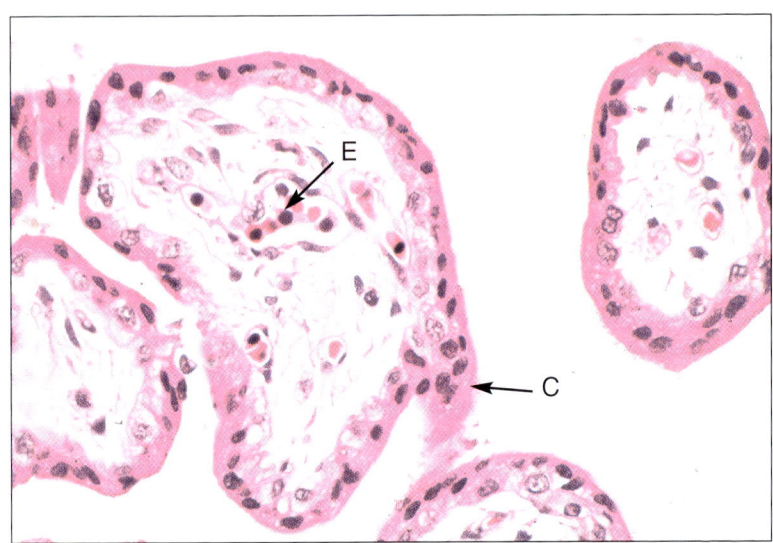

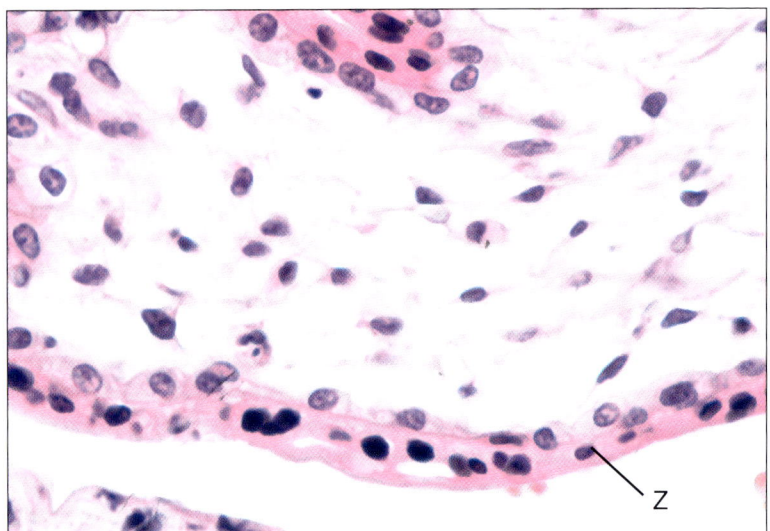

Abb. 9.5   Plazentarzotten. Oben: Zotten im Querschnitt. Außen Zytotrophoblast mit chorialen Riesenzellen (**C**). Im Stroma Blutgefäße mit kernhaltigen Erythrozyten (**E**). Unten: Zytotrophoblast (**Z**) bei stärkerer Vergrößerung. HE.-Fbg.

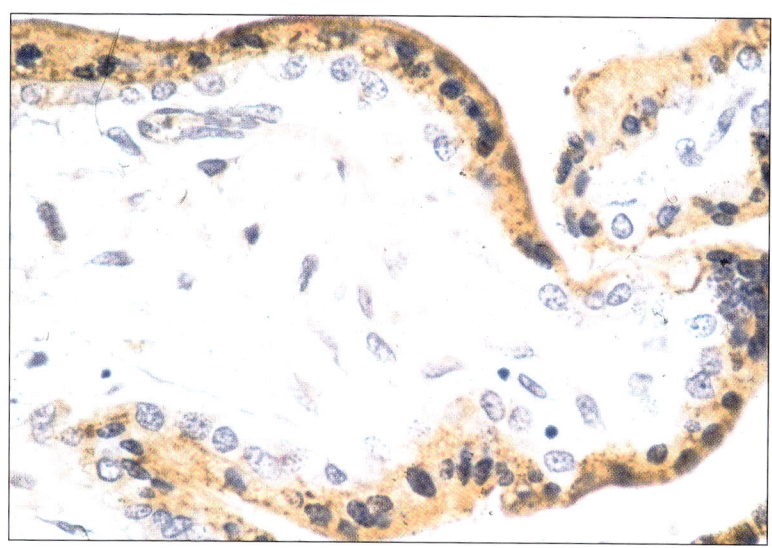

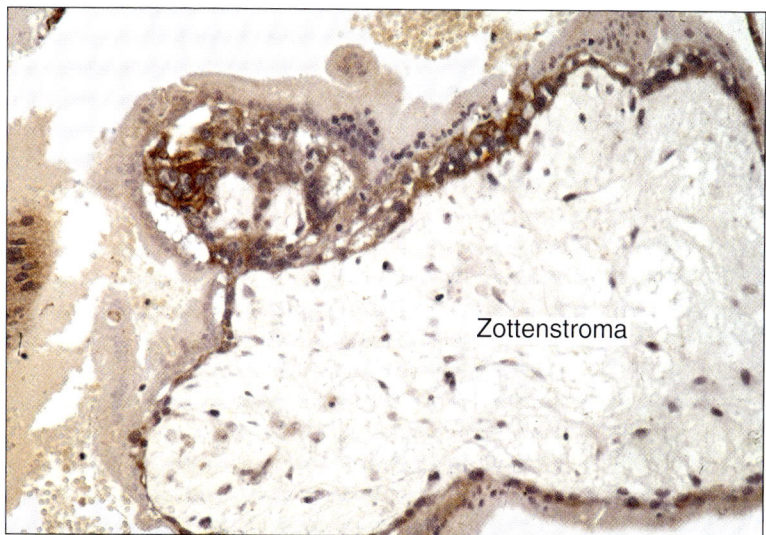

Zottenstroma

Abb. 9.6. Plazentarzotten. Oben: Zytokeratin-positiver Zytotrophoblast. **Unten:** stark HCG-positive, choriale Riesenzellen **(Pfeil).**

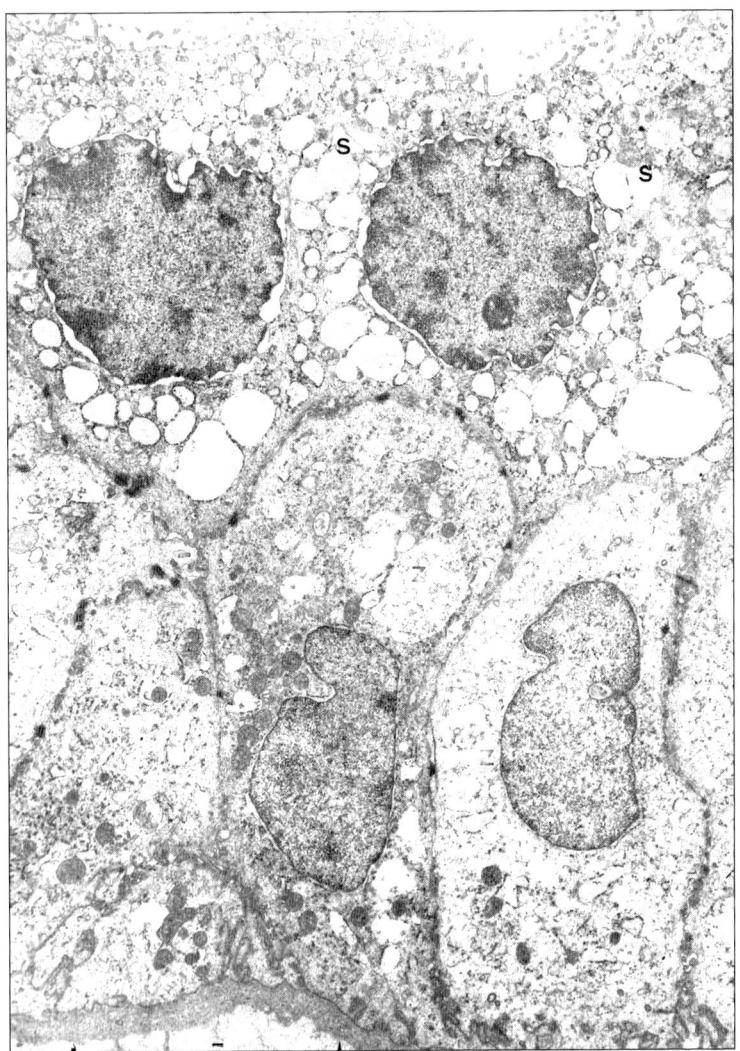

Abb. 9.7. Trophoblast. An der Oberfläche liegt der mehrkernige Synzytio-trophoblast, der durch ein vakuolisiertes (HCG-haltiges) Zytoplasma gekennzeich-net ist. Darunter finden sich die gut begrenzten, kubischen Zellen des Zyto-trophoblasten. Elektronenmikroskopisches Bild.

blast stakt abgeflacht. Hier ist die dünnste Stelle der Plazentaschranke zu finden.
–   **Haftzotten.** An einigen Stellen durchbricht der Zytotrophoblast den darüberliegenden Synzytiotrophoblast und dringt in Fibrinmassen aus dem mütterlichen Blut. Diese Zotten dienen der mechanischen Stabilisierung der Plazenta.

Histologisch besteht die Plazenta aus einem baumartig verzweigten Zottenwerk mit etwa 40 Zottenbüscheln. Ein Zottenbaum ist aus **Stammzotten** (*Trunci* >1500 µm, *Rami chorii* 500 bis 100 µm Durchmesser), **Intermediärzotten** (60–150 µm) und **Endzotten** (40–80 µm) aufgebaut. Je nach Zottenart und Alter (Reifungsstadium) sind hier muskuläre (Stammzotten) oder kapilläre Gefäße sowie ein myxoides retikuläres oder fibröses Stroma nachweisbar.

Im ersten Trimenon zeigen die Zotten zahlreiche Synzytiumsprossen an der Oberfläche. Das lockere Zottenstroma besteht aus undifferenzierten, spindelförmigen Mesenchymzellen. Ab der 10 Woche p. c. kommen auch Phagozyten vor, die als **Hofbauer-Zellen** bezeichnet werden. Diese Zellen sind gekennzeichnet durch große, intrazytoplasmatische Vakuolen sowie durch Zisternen des endoplasmatischen Retikulums. Wahrscheinlich haben diese Zellen eine Schutzfunktion bei der Aufnahme mütterlicher Proteine. Ihre Zahl nimmt im Laufe der Schwangerschaft ab, kann aber unter pathologischen Bedingungen wieder zunehmen.

Im zweiten Trimenon kommt es zu einer zunehmenden Verzweigung des Zottenbaumes. Der Zytotrophoblast bildet sich kontinuierlich zurück. Das Stroma weist eine kontinuierliche Fibrosierung auf, die zunächst in den großen Zottenstämmen deutlich ist, später sich auch auf die mittleren Zotten ausdehnt.

Im dritten Trimenon ist die reife Plazenta durch folgende Reifezeichen gekennzeichnet:
–   Der Zottendurchmesser ist verkleinert.
–   Die Zottenkapillaren sind in Sinusoide umgewandelt.
–   Es wird eine synzytio-sinusoidale Stoffwechselmembran gebildet.
–   Die Stammzotten zeigen eine muskuläre Hyperplasie.

Bei einer **Schwangerschaftsübertragung** (nach der 42. SSW) werden die Gefäßlichtungen wieder eng. Das Zottenstroma erscheint kondensiert. Der

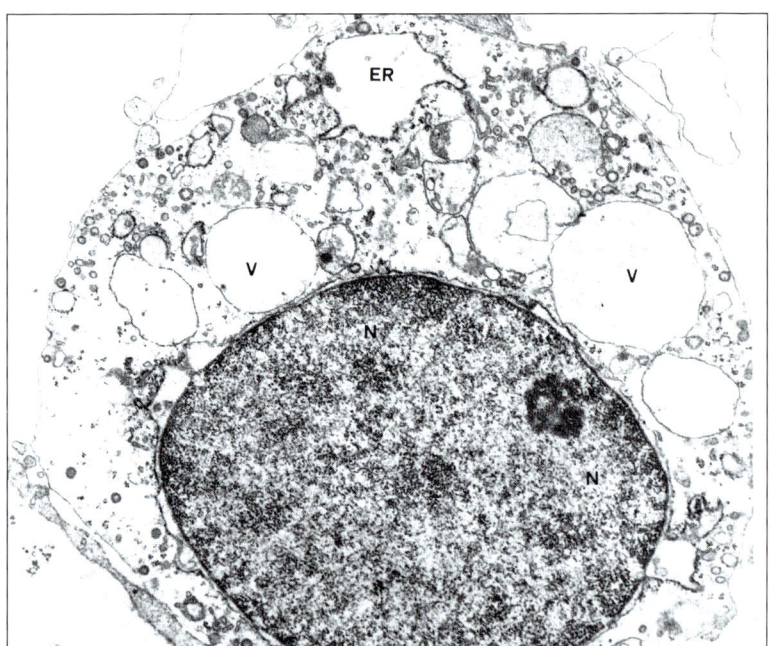

Abb. 9.8. Hofbauer-Zelle. Im Stroma der Zotten lassen sich Makrophagen finden, die durch besonders zahlreiche zytoplasmatische Vakuolen (**V**) gekennzeichnet sind. Das endoplasmatische Retikulum (**ER**) ist zisternenartig umgewandelt. Elektronenmikroskopisches Bild.

Zytotrophoblast weist vermehrt Mitosen auf. Ferner kommen kleine fibrinoide Zottennekrosen vor.

4 Nabelschnur

Die Nabelschnur *(Funiculus umbilicallis)* ist 60 bis 100 cm lang und im Durchmesser ca. 20 mm dick. Makroskopisch weisen die beiden Arterien und die Vene eine spiralförmige Linksdrehung auf.

Histologisch zeigt die Nabelschnur auf einem Querschnitt einen Überzug aus Amnionepithel. Das Stroma besteht aus einem undifferenzierten, gallertig aufgelockerten Mesenchym (Wharton-Sulze), das zwei Umbilikalarterien und eine Umbilikalvene einschließt. Typisch für diese Gefäße ist die stark entwickelte Tunica muscularis. In der Nähe des Feten finden sich auch Reste der Allantois und des Ductus vitellinus.

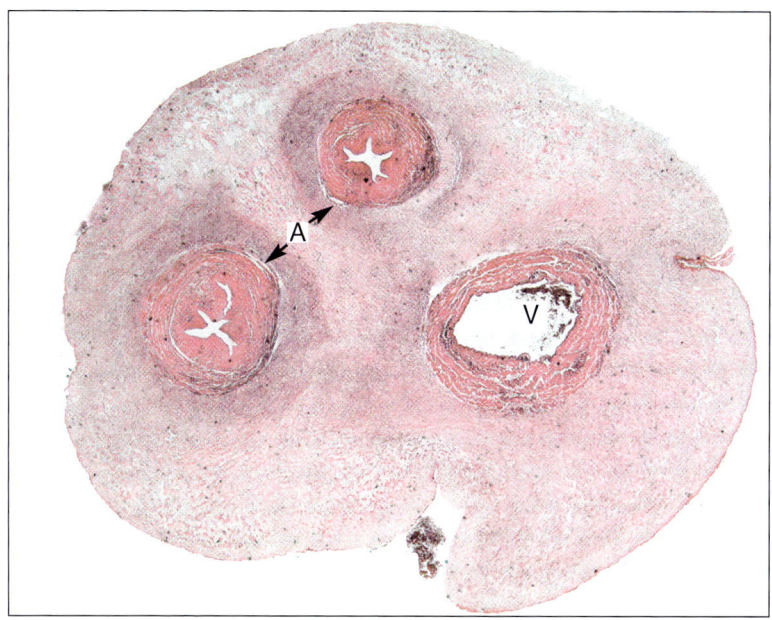

Abb. 9.9. Nabelschnur im Querschnitt. Histologisch erkennt man zwei dick-
wandige Arterien (**A**) und eine Vene (**V**) mit weiter Lichtung. Das umgebende
Stroma ist myxoid aufgelockert. HE-Fbg.

4 Blutversorgung der Plazenta – Fibrinoid

In der Umgebung der Zotten findet sich ein kapillärer Spaltraum *(Intervillosum)*, in dem das mütterliche Blut fließt. Regelmäßig finden sich auch
Fibrinablagerungen an der Basalplatte (Nitabuch- oder Rohr-Fibrinoid) sowie unter der Deckplatte (Langhans-Fibrinoid). Im letzten Schwanger-
schaftsdrittel sind Fibrinablagerungen auch im Intervillosum und auf dem
Zottenepithel nachweisbar. Der Stabilisierung des intervillösen Spaltraums
dienen in der Basalplatte verankerte Zotten (Haftzotten), knotige, kollagene Stränge in größeren Stammzotten sowie von der Basalplatte aufsteigen-
de Septen, die sowohl dezidualer als auch trophoblastärer Herkunft sind.

6 Versorgung des Embryos

Man unterscheidet drei Versorgungsarten:

1. Autotrophe Versorgung (1. SSW): Im Zytoplasma der Zygote kommen Glykogengranula, Lipidtropfen und Protein vor. Diese Stoffe sowie Tubenflüssigkeit werden als Nahrungsquelle angesehen.

2. Histiotrophe Versorgung (2. und 3. SSW): Nach der Auflösung der Zona pellucida dringt der Trophoblast in das dezidual umgewandelte endometriale Stroma ein. Drüsenepithelien und glykogenhaltigen Deziduazellen werden durch proteolytische Enzyme des Trophoblasten aufgelöst. Die freiwerdenden Stoffe werden durch Diffusion aufgenommen und zum Embyoblasten geführt.

3. Hämatotrophe Versorgung (ab der 4. SSW): Eröffnete mütterliche Blutgefäße im Endometrium stellen die Nährstoffe unmittelbar dem Trophoblasten zur Verfügung. Diese werden zunächst weiter direkt durch Diffusion, später über den fetalen Blutkreislauf inkorporiert.

7 Funktionen der Plazenta

1. Verbindung zwischen Mutter und Kind. Die Plazenta versorgt den Embryo bzw. Feten während der intrauterinen Entwicklung über das Blut der Mutter. Dabei bleiben aber der maternale und der kindliche Blutkreislauf durch eine Schranke getrennt. Die Übertragung der benötigten Nahrungsstoffe (Glukose, Wasser, Elektrolyte u. a.) werden durch verschiedene Mechanismen zur Verfügung gestellt: Diffusion, aktiver Stofftransport, Pinozytose und Diapedese zellulärer Anteile. In der reifen Plazenta kommt es zu einer Fusion der Basalmembranen der Kapillarendothelien der Plazentarzotten und des benachbarten Synzytiotrophoblasten, der hier stark abgeflacht ist: Hier ist die Plazentaschranke am aktivsten.

2. Stoffwechselfunktionen. Als temporäres Organ übt die Plazenta zahlreiche Stoffwechselfunktionen aus, die mit der Physiologie nach der Geburt vergleichbar sind: Austausch von Gasen (O_2 und CO_2 in der Lunge), Metabolismus verschiedener Stoffe (wie in der Leber), Elimination von Harnstoff (wie über die Nieren).

3. Plazenta als endokrines Organ. Die Produktion von Gonadotropinen dient der Stabilisierung der Schwangerschaft (Unterdrückung der Menstruation).

4. Immunologische Funktionen der Plazenta. Mit der Bildung einer Zygote entsteht eine neue immunologische Entität, die nach der Nidation durchaus als immunologischer Fremdkörper wirken kann. Zu den Aufgaben der Plazenta gehört es, zu verhindern, dass es zu Abstoßungsreaktionen kommt (Immuntoleranz).

Zytohistologische Untersuchungen

Die Plazenta wird **histologisch** routinemäßig untersucht, wenn eine Erkrankung der Mutter oder des Feten bekannt sind. Mehrere Gewebsproben aus verschiedenen Regionen der Plazenta werden am Hämatoxylin-Eosin-gefärbten Schnitt mikroskopiert. Besonders hilfreich sind Großflächenschnitte, die einen gesamten Plazentaquerschnitt erfassen. Zur Routinefärbung gehört auch eine Trichromfärbung (Goldner oder Azan), die besonders zur Darstellung von Fibrin und fibrinoiden Nekrosen dient.

Immunhistochemie. Zu den wichtigsten immunhistochemischen Reaktionen zählen HCG (humanes Gonadotropin: choriale Riesenzellen), Vimentin (Deziduazellen), epitheliale Marker (Zytokeratin zum Nachweis des Zytotrophoblasten und des intermediären Trophoblasten).

Elektronenmikroskopische Untersuchungen werden meist im Rahmen wissenschaftlicher Fragestellungen eingesetzt.

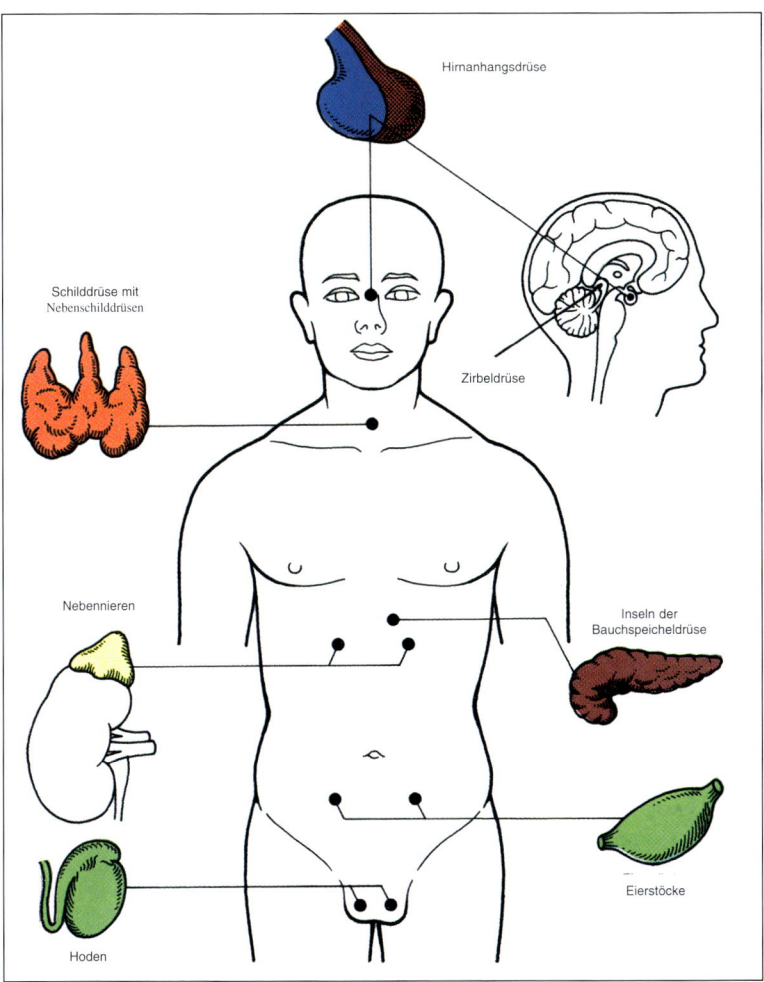

Abb. 10.1. Die wichtigsten endokrinen Drüsen und ihre topographische Lage

Die **Endokrinologie** beschäftigt sich mit den Botenstoffen, die in spezialisierten Zellen gebildet und hier unmittelbar oder über den Kreislauf auf andere Zellen bzw. Organe wirken. Diese Signalsubstanzen werden als Hormone bezeichnet.

Hormone können **anatomisch** in
- **isolierten Zellen** (diffuses neuroendokrines System),
- in **Zellgruppen**, die ein Gewebe bilden (Langerhans-Inseln im Pankreas) oder
- in einem **Organ** (endokrine oder Hormondrüse) produziert werden.

Unter **Berücksichtigung ihrer Wirkung** unterscheidet man:
- **Steuerhormone**, die auf andere endokrine Zellen wirken und somit indirekt die Hormonsekretion steuern
- **Effektorhormone** zeigen dagegen eine direkte Wirkung auf die Zielzelle, d. h., es besteht keine Zwischenschaltung.

Unter **Berücksichtigung der Sekretionsrichtung** unterscheidet man:
- Eine **endokrine Sekretion** liegt vor, wenn die Botenstoffe ihre Wirkung auf Zielzellen über den Kreislauf ausüben.
- Bei einer **parakrinen Sekretion** diffundieren die Hormone über den interstitiellem Raum zu benachbarten Zielzellen. Ein Beispiel ist das Somatostatin in den Langerhans-Inseln. Ein ähnlicher Mechanismus liegt auch bei den Mastzellen (Ausschüttung von Histamin) vor. Von den parakrin sezernierenden Hormonen sind die Neurotransmitter und Neuromodulatoren abzugrenzen: Sie werden von den Ausläufern der Nervenzellen über spezielle Kontaktstellen auf die Zielzelle freigesetzt.
- Eine **neuroendokrine Sekretion** wird bei einigen Peptidhormonen beobachtet (Bombesin, VIP, Substanz P): Sie werden von Nervenzellen gebildet und im Bereich der Synapsen freigesetzt.
  Die **autokrine Sekretion** ist eine Sonderform der parakrinen Sekretion: In diesem Fall sind hormonproduzierende Zelle und Zielzelle identisch.
- Bei einer **amphikrinen Sekretion** kommt es im selben Organ zu einer endokrinen und einer exokrinen Sekretion (z. B. im Pankreas).

• **Hormonproduktion**. Viele Hormone werden in Drüsenzellen auf Vorrat produziert und teilweise als Granula in Zytoplasmavesikeln gespeichert. Andere liegen in gebundener Form vor und müssen vor der Freisetzung gespalten werden (z. B. Thyroglobulin/Thyroxin). Hormone (z. B. Steroidhormone) können auch unmittelbar nach der Produktion über die Plasmamembran abgegeben werden. In diesen Fällen stimmen Produktions- und Sekretionsrate überein. Da sich heute viele Hormone immunhistochemisch nachweisen lassen, sind diese Befunde von diagnostischer Bedeutung.

• **Hormonaufbau.** Die meisten Hormone setzen sich aus Aminosäuren zusammen, die durch Kopplung kleine Peptid- oder größere Proteohormo-

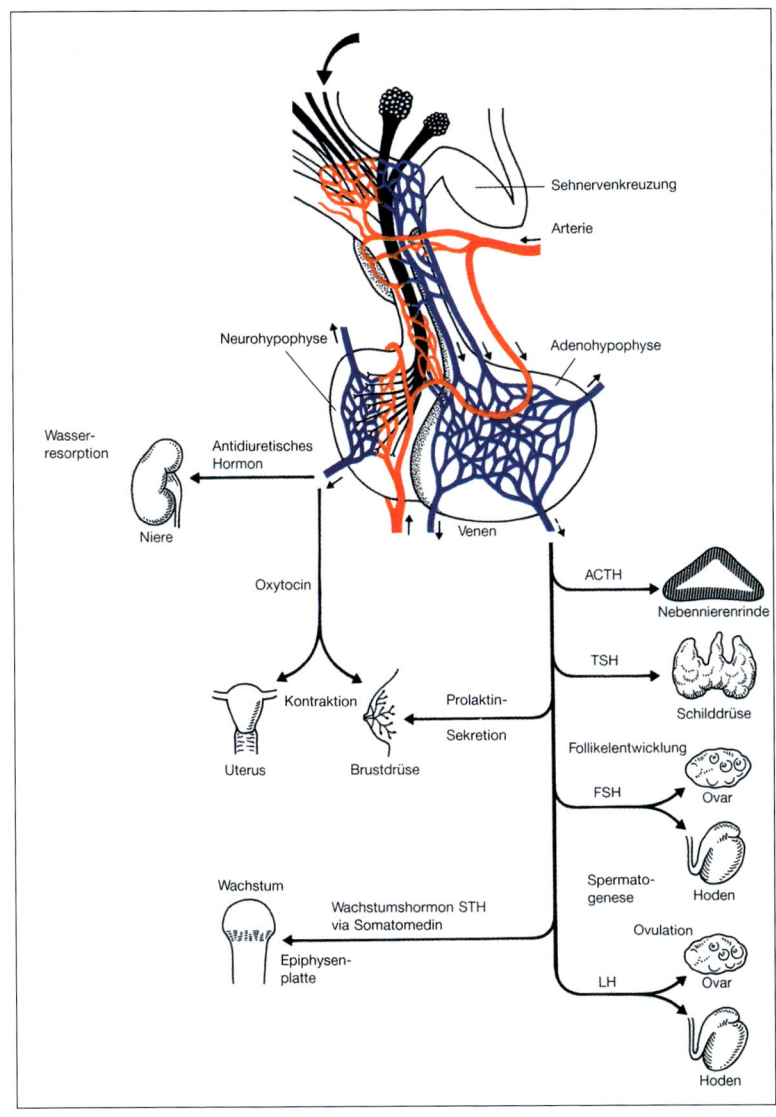

Abb. 10.2. Hypothalamisch-hypophysäre Funktionseinheit mit peripherer Wirkung der in der Hypophyse freigesetzten Hormone.

ne bilden. Andere leiten sich von Aminosäuren ab (biogene Amine, Katecholamine, Schilddrüsenhormone). Eine weitere Gruppe sind die vom Cholesterin abgeleiteten Steroidhormone, die sich auch im Wirkungsmechanismus von den Proteohormonen unterscheiden.

• **Wirkungsmechanismus der Hormone.** Die Botenstoffe werden an Zielzellen über Rezeptoren gebunden, die meist in die Zellmembran (Membranrezeptoren) als Glyko- oder Lipoproteine integriert sind und intrazelluläre Signaltransduktionsketten anschalten, andere liegen im Zytoplasma (intrazelluläre Rezeptoren) und werden in den Zellkern verlagert, wo sie in den Transkriptionsmechanismus eingreifen. Ferner unterscheidet man direkt auf eine Zielzelle wirkende Hormone sowie Hormone, die indirekt über einen Regelkreis wirken, da sie zunächst ein weiteres endokrines Organ ansprechen (-trope Hormone: ACTH, thyreotropes Hormon).

1 Hirnanhangsdrüse (Hypophyse)

Die **Hypophyse** (Hirnanhangsdrüse, *Gld. pituitaria*) liegt in der Sella turcica des Keilbeins und steht über den Hypophysenstiel in anatomischer und physiologischer Verbindung mit dem Hypothalamus.

Man unterscheidet folgende Anteile:
– **Adenohypophyse** (HVL, Hypophysenvorderlappen)
– **Neurohypophyse** (HHL, Hypophysenhinterlappen)

1.1 Adenohypophyse

Die Adenohypophyse setzt sich aus folgenden Abschnitten zusammen:
– *Pars distalis*, der überwiegende Teil der Adenohypophyse
– *Pars tuberalis* ummantelt als Trichterlappen den Hypophysenstiel
– *Pars intermedia* liegt zwischen Pars tuberalis und Neurohypophyse

Die **Adenohypophyse** besteht aus Strängen und Ballen von verschiedenen Epithelzellen, die von Gitterfasern umgeben sind und gemischt oder regional gehäuft vorkommen. Diese Zellen weisen unterschiedliche färberische, immunhistologische und ultrastrukturelle Eigenschaften auf. Man unterscheidet folgende Zelltypen:
– **Azidophile chromophile Zellen** (eosinrote oder Orange-G-anfärbbare Zellen) stellen die STH- und Prolaktinbildner dar. STH-Zellen machen fast die Hälfte aller Epithelzellen der Adenohypophyse aus und bleiben während des gesamten Lebens zahlenmäßig unverändert. Die Prolak-

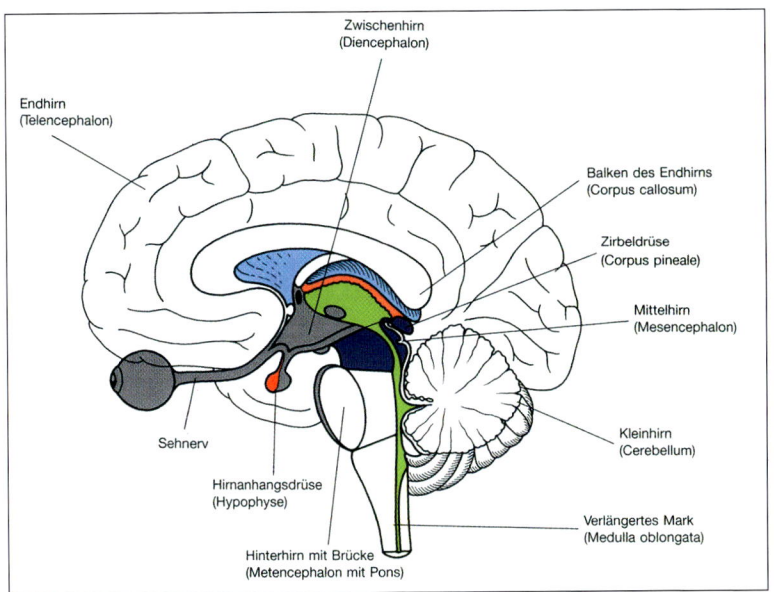

Zwischenhirn
(Diencephalon)

Endhirn
(Telencephalon)

Balken des Endhirns
(Corpus callosum)

Zirbeldrüse
(Corpus pineale)

Mittelhirn
(Mesencephalon)

Kleinhirn
(Cerebellum)

Sehnerv

Verlängertes Mark
(Medulla oblongata)

Hirnanhangsdrüse
(Hypophyse)

Hinterhirn mit Brücke
(Metencephalon mit Pons)

Abb. 10.3. Topographie der Hypophyse und Epiphyse auf einem Sagittalschnitt durch das Groß- und Kleinhirn.

tinzellen sind diffus verteilt und stellen 3 bis 25 % aller Epithelzellen in der Adenohypophyse dar.

– **Mukoide chromophile Zellen** sind PAS-positiv und entsprechen der früheren Bezeichnung »basophil«. Zu diesen Zellen gehören ACTH-, TSH-, sowie gonadotrope Zellen, die FSH und LH produzieren.

– **Chromophobe Zellen** zeigen keine färberisch darstellbaren Granula, können aber immunhistochemisch eine Expression aufweisen. Als **Nullzellen** bezeichnet man Zellen ohne Hormonproduktion. Zu ihnen gehören die follikulären Sternzellen (FSC), die wichtige lokale Modulatoren der Hormonproduktion darstellen.

– Die endokrin stummen **Onkozyten** sind mitochondrienreiche Zellen, die in der Hypophyse häufiger vorkommen. Sie zeichnen sich durch ein eosinrotes, granuliertes Zytoplasma und einen chromatindichten Kern aus.

HE	PAS-Orange	Immunhistochemie
azidophil	azidophil	STH Prolaktin
chromophob	chromophob	nicht granulierte Z.
basophil	mukoid	ACTH-MSH TSH Gonadotropin
Onkozyten	Onkozyten	Onkozyten

Abb. 10.4. Adenohypophyse. Darstellung der verschiedenen Zellen in der HE-Färbung, PAS-Orange-Färbung und Immunhistochemie.

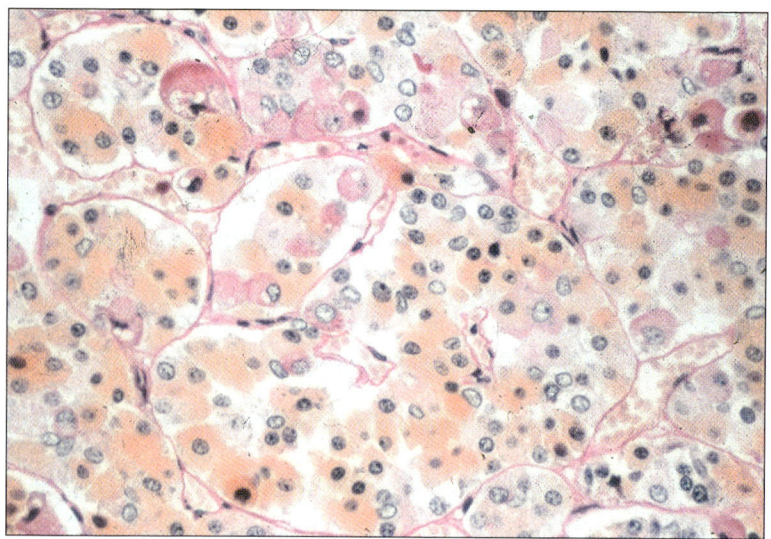

Abb. 10.5. Adenohypophyse. Darstellung der orange-gefärbten, azidophilen und PAS-positiven (mukoiden oder basophilen) Zellen in der PAS-Orange-Färbung.

Heute werden die verschiedenen Zelltypen **immunhistochemisch** dem produzierten Hormon zugeordnet:

- somatotrope Zellen (STH)
- mammotrope Zellen (Prolaktin)
- kortikotrope Zellen (ACTH)
- thyreotrope Zellen (TSH)
- gonadotrope Zellen (Gonadotropine: LH, FSH)

Die Produktion bzw. Freisetzung der glandotropen Hypophysenhormone wird durch übergeordnete **Steuerhormone** (Liberine und Statine) aus kleinzelligen Hypothalamuskernen gesteuert, deren Peptidhormone über den hypophysären Pfortaderkreislauf, d. h. spezielle, in die Hypophysenvenen mündende Kapillaren abgegeben werden und so in die hypophysären sinusoiden Kapillaren gelangen.

Im **Zwischenlappen** finden sich in Strängen angeordnete, leicht basophile Zellen mit einem rundlichen, randständigen Zellkern. Ferner gibt es unterschiedlich große Follikel mit einem kolloidhaltigen Inhalt und einer isoprismatischen Zellauskleidung. Im Zwischenlappen wird das Melanozyten-stimulierende Hormon (MSH: Melanotropin) gebildet.

Klinischpathologische Relevanz. Zu den wichtigsten Erkrankungen der Hypophyse zählen hormonelle Störungen und Vergrößerungen der Drüse, die sich als raumfordernde Prozesse manifestieren. Bei den hormonellen Störungen können Unter- oder Überfunktionen auftreten, die sich auf die gesamte Organfunktion (Panhypopituitarismus) oder auf eine isolierte Hormonproduktion beziehen (Überproduktion von Wachstumshormon führt zum Gigantismus bzw. zur Akromegalie). Bei einer Überfunktion können Zielorgane klinisch im Vordergrund stehen: z. B. eine Hyperplasie der Nebennierenrinde bei ACTH-Überproduktion. Unter den raumfordernden Veränderungen sind Adenome, wesentlich seltener auch Karzinome, zu nennen, die endokrinologisch stumm oder mit einer selektiven endokrinen Überfunktion einhergehen können.

1.2 Neurohypophyse

Die **Neurohypophyse** umfasst den intrasellären Hypophysenhinterlappen und das supraselläre Infundibulum. Beide bestehen aus Nervenfasern der *Tractus supraoptico-hypophysealis* und *tuberoinfundibularis*, deren neurosekretorischen Perikaryen in den *Nuclei supraopticus* und *paraventricularis* des Hypothalamus liegen und die ihre Hormone über axonalen Transport in die Neurohypophyse abgeben. Den Hauptbestandteil stellen marklose Nerven, die mit ihren hormonhaltigen Endigungen bis zu sinusoiden

Kapillaren reichen. In dieser Region sind die **Pituizyten** zu finden. Es handelt sich um protoplasmatische Gliazellen mit reichlich Fortsätzen.

Zu den im **Hypothalamus produzierten Hormonen** zählen:

– **Oxytocin**, das die Kontraktionen der Muskelzellen im Myometrium und der Myoepithelien der Mamma steuert

– Das **antidiuretische Hormon** (ADH) ist für die Retention von Wasser in der Niere (Antidiurese) sowie für die Kontraktion der glatten Muskulatur der Arteriolen (Vasopressin: Steigerung des Blutdruckes) zuständig.

2 Zirbeldrüse (Epiphyse)

Die **Epiphyse** (*Gld. pinealis*, Zirbeldrüse) ist am hinteren Ende des 3. Ventrikels lokalisiert. In der vom Parietalauge niederer Wirbeltiere abgeleiteten Drüse wird Melanotonin gebildet. Die Abgabe ist lichtgesteuert über Retina, Nucleus suprachiasmaticus und sympathische Nervenfasern (aus dem *Ganglion cervicale superius*).

Histologisch besteht die Epiphyse aus Parenchym, Pigmentzellen, Gliazellen und Glifasern und Bindegewebe, das aus der Pia mater stammt. Von der Kapsel strahlen kleinere Septen aus, die die Drüse in unterschiedlich große Läppchen unterteilen. Das Parenchym setzt sich aus Pinealzellen (Pinealozyten) und Interstitialzellen zusammen, die gemeinsam in Strängen oder Ballen angeordnet sind.

• Die **Pinealozyten** sind große, helle Zellen mit intrazytoplasmatischen, PAS-positiven Granula und einem großen Kern, der Kernkugeln (Zytoplasmaeinstülpungen) einschließt. In jedem Alter findet man konzentrisch geschichtete Kalkablagerungen (Hirnsand, *Acervulus cerebri, Corpora arenacea*). Ultrastrukturell lassen sich ein gut entwickeltes glattes endoplasmatisches Retikulum, Fetttropfen und lipotrope Pigmente finden. Die Zellen stehen über Synapsen in Verbindung mit marklosen sympathischen Nerven.

• Die **astrozytenähnlichen interstitiellen Zellen** besitzen einen länglichen Kern und Zellfortsätze; sie liegen zwischen Pinealozyten und Gefäßen.

Klinischpathologische Relevanz. Zu den Erkrankungen der Epiphyse zählen die sehr seltenen Tumoren, die von den Pinealozyten (als Pinealozytome und -blastome) vorkommen.

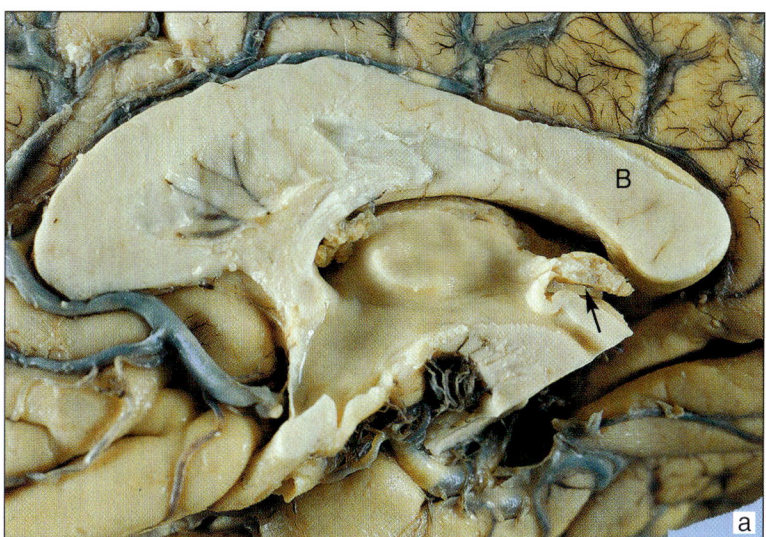

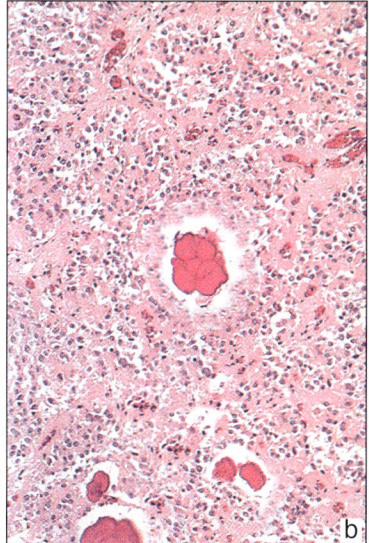

Abb. 10.6. Epiphyse. a: Die Drüse ist im Dach des 3. Ventrikels (unter dem Balken: **B**) lokalisiert **(Pfeil). b:** Inselförmige Ansammlungen von Pinalozyten und Inerstitialzellen. Dazwischen finden sich geschichtete, leicht basophile Kalkablagerungen (»Hirnsand«). HE-Fbg.

3 Schilddrüse

Die **Schilddrüse** *(Gld. thyroidea* [alte Bezeichnung thyreoidea]*)* liegt mit ihren beiden Lappen vor dem Kehlkopf und der Trachea. Die Drüse wird außen durch eine faserreiche Kapsel *(Capsula fibrosa)* begrenzt, in der dorsal die Nebenschilddrüsen eingelassen sind. Von der Kapselinnenseite ziehen Septen in das Parenchym und unterteilen es in Läppchen.

Histologisch besteht die Schilddrüse aus follikulären und parafollikulären Zellen sowie aus Stroma.

• Die **Schilddrüsenfollikel** sind von einer Basalmembran, fenestrierten Kapillaren und adrenergen Nervenfasern umgeben. Die Follikel werden von Thyroxin- (T_4: weniger aktiv) und Trijodthyronin- (T_3: stärker aktiv) produzierenden **Hauptzellen** *(Thyrozyten)* begrenzt, die je nach Funktionszustand abgeflacht (Phase der Sekretanreicherung), kubisch oder hoch zylindrisch (Phasen der Sekretbildung oder -ausschwemmung) sein können. In der Follikellichtung findet man ein weitgehend homogenes, eosinrotes Kolloid, das Thyroglobulin, ein Glykoprotein, enthält (inaktive Speicherform des Thyroxin und des Trijodthyronin). Randständige Vakuolen sprechen für eine verstärkte Kolloidresorption. Die Follikelepithelien sind reich an Organellen: Das raue endoplasmatische Retikulum und der Golgi-Apparat sind gut entwickelt. Ferner finden sich Peroxisomen, Lysosomen und Phagosomen. Der apikale Zellanteil wird von Peroxidase-haltigen Mikrovilli bedeckt (Oxidation von Jodid zu Jod zum Einbau in Thyroxinvorstufen).

Klinischpathologische Relevanz. In der Schilddrüse kommen häufig sehr unterschiedliche Erkrankungen vor: Entzündungen (Thyroiditis), Hyperplasien (Struma), Tumoren (Adenome und Karzinome) sowie Autoimmunerkrankungen. Unter den malignen Tumoren unterscheidet man verschiedene Karzinomarten in Abhängigkeit von ihrem Differenzierungsgrad. Hoch differenzierte Neubildungen sind immunhistochemisch Thyroglobulin-positiv.

• **Parafollikuläre** oder **C-Zellen** sind Abkömmlinge des ultimobranchialen Körpers bzw. der Neuralleiste und bilden Kalzitonin. Sie liegen einzeln oder ballenförmig angeordnet zwischen den Follikeln und lassen sich durch den immunhistologischen Nachweis mit Kalzitonin-Antikörpern selektiv darstellen.

Klinischpathologische Relevanz. Zu den Erkrankungen dieser Zellart zählen Hyperplasien und Karzinome. Sie können isoliert oder im Rahmen komplexer endokriner Krankheitsbilder vorliegen (MEN: Syndrom der multiplen endokrinen Hyperplasien und Neoplasien).

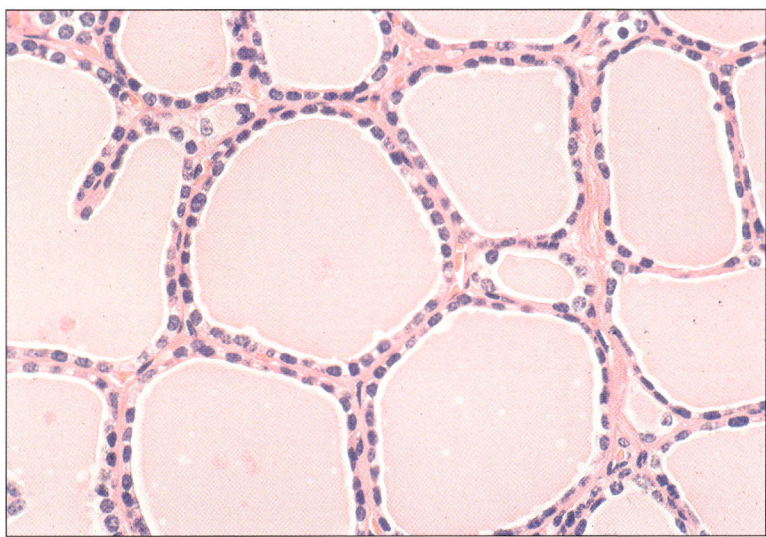

Abb. 10.7. Schilddrüse. Die Follikel bestehen aus kubischen Zellen, die einen Hohlraum bilden. Dieser ist mit homogenem, eosinrotem Kolloid angefüllt. HE-Fbg.

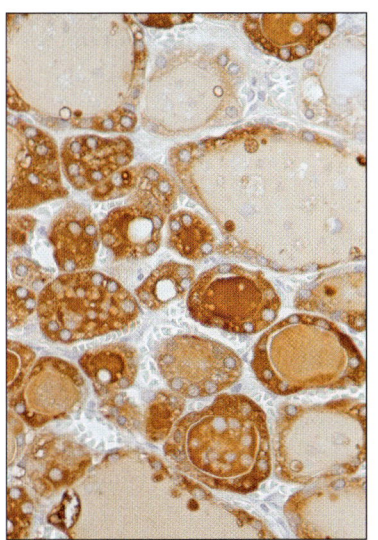 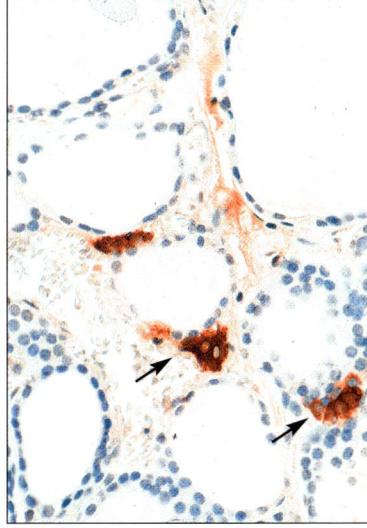

Abb. 10.8. Schilddrüse. Links: Thyreoglobulin-haltige Thyrozyten und Kolloid. Immunhistochemie. **Rechts:** kleine Inseln von parafollikulären C-Zellen zwischen Schilddrüsenfollikeln **(Pfeile)**. Kalzitonin-Nachweis.

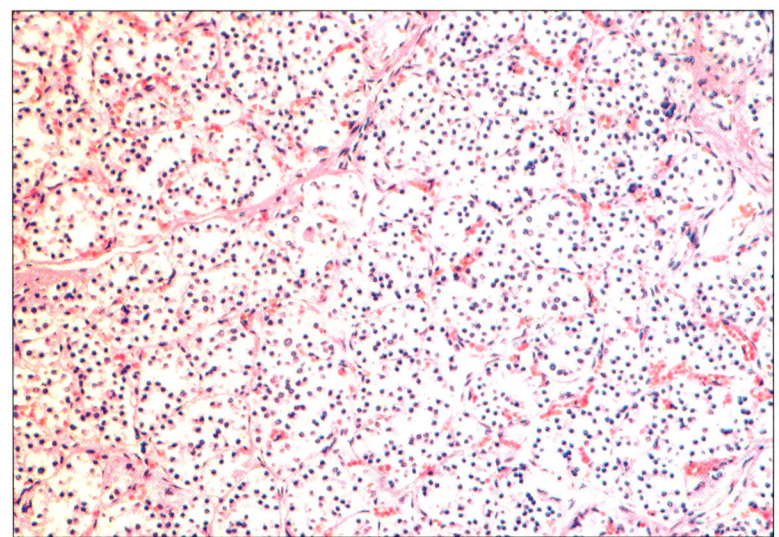

Abb. 10.9. Epithelkörperchen mit dunklen und hellen Hauptzellen. HE-Fbg.

4 Nebenschilddrüse (Epithelkörperchen)

Die vier **Epithelkörperchen** (Nebenschilddrüsen, *Gll. parathyroideae*, EK) sind auf der oberen und unteren Rückseite der Schilddrüsenlappen lokalisiert. Ihre wichtigste Funktion ist die Bildung des Parathormons, das eine wesentliche Rolle im Kalziumstoffwechsel spielt.

Histologisch zeigen die Epithelkörperchen eine zarte bindegewebige Kapsel, vorwiegend aus einem gefäßreichen, retikulären Gewebe. Das Parenchym besteht aus **dunklen und hellen Hauptzellen** (97 % aller Zellen) sowie aus **oxyphilen Zellen**, die mit dem Alter zahlenmäßig zunehmen. Die polygonalen **dunklen Hauptzellen** zeigen sekretorische Granula mit Parathormon. **Helle Hauptzellen** schließen Glykogen (vakuolisiertes Zytoplasma) ein und zeigen nur eine geringe sekretorische Aktivität. Die **oxyphilen** oder **chromophilen Zellen** liegen in kleinen Gruppen und enthalten reichlich Mitochondrien; ihre Funktion ist unbekannt. Gelegentlich sind die Zellen follikelartig angeordnet und können in kleinen Mengen Kolloid enthalten, sodass eine Abgrenzung von Schilddrüsengewebe schwierig sein kann. Im Stroma sind reichlich Fettzellen zu finden.

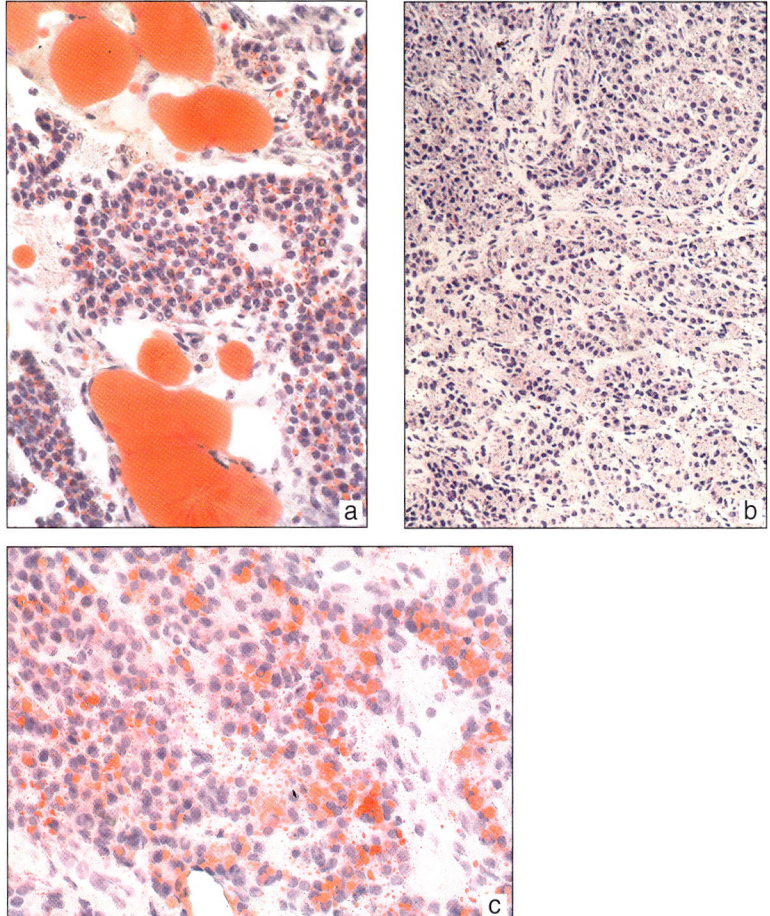

Abb. 10.10. Fett in den Epithelkörperchen. a: Fettzellen im Zwischengewebe. **b:** fettarme Parenchymzellen in einer übergeordnet supprimierten Drüse. **c:** Fettreiche Parenchymzellen in einer aktivierten Drüse. Sudan-Fbg.

Im Zwischengewebe findet man kleine Ansammlungen von **Fettzellen**, die im Alter mengenmäßig zunehmen. Beim Erwachsenen macht das Stromafett 30 bis 50 % der Drüse aus, im Senium sind es 70 %. Von diagnostischer Bedeutung ist der Fettgehalt der Parenchymzellen. Aktivierte Drüsen (übergeordnete Zentren stimulieren die endokrine Aktivität) sind fettreich. In einer supprimierten Drüse (fehlende Stimulation) sind sie fettarm oder fettfrei.

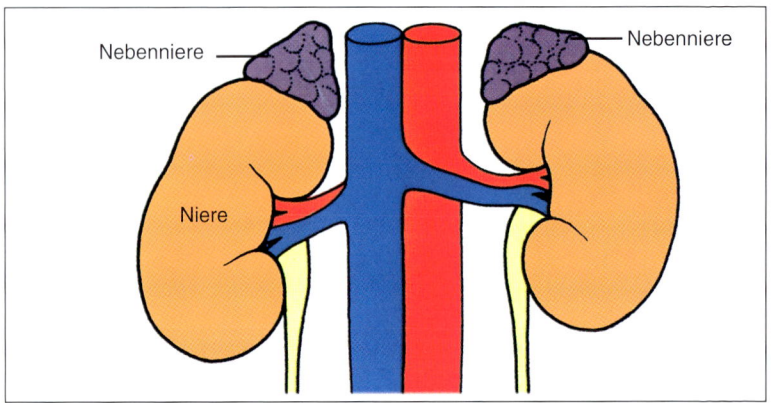

Abb. 10.11. Nebennieren. Schematische Darstellung

Klinischpathologische Relevanz. Die wichtigsten Krankheitsbilder beziehen sich auf eine Unterfunktion (Hypoparathyreoidismus: Tetanie) oder eine Hyperfunktion (Hyperparathyreoidismus bei Hyperplasien oder einem Adenom). Bei einer Überproduktion von Parathormon kommt es zu ausgeprägten Störungen im Kalziumstoffwechsel, die sich im Knochen (verstärkte Resorption), in den Nieren (Verkalkungen und Steinbildungen) und in anderen Organen auswirken.

5 Nebenniere

Die beiden **Nebennieren** (*Gll. adrenales* oder *suprarenales*) sitzen dem oberen Nierenpol auf. Die Drüsen bestehen aus Rinde und Mark.

5.1 Nebennierenrinde

Die Nebennierenrinde setzt sich aus folgenden Schichten zusammen:
- Die **Zona glomerulosa** besteht aus Gruppen von Zellen, die Aldosteron bilden. Unmittelbar unter der Organkapsel finden sich die kleinen, eosinroten Epithelzellen in knäuelartiger Anordnung. Das Zytoplasma zeigt reichlich glattes endoplasmatisches Retikulum sowie einen gut entwickelten Golgi-Apparat. Ferner lassen sich Fettvakuolen nachweisen. Die Oberfläche zu den Kapillaren zeigt zarte Mikrovilli.
- Die **Zona fasciculata** mit großen, strangförmig angeordneten Zellen ist der Bildungsort der Glukokortikoide. Diese Zellen enthalten reichlich Lipide **(Spongiozyten)** und erscheinen zytoplasmatisch hell.

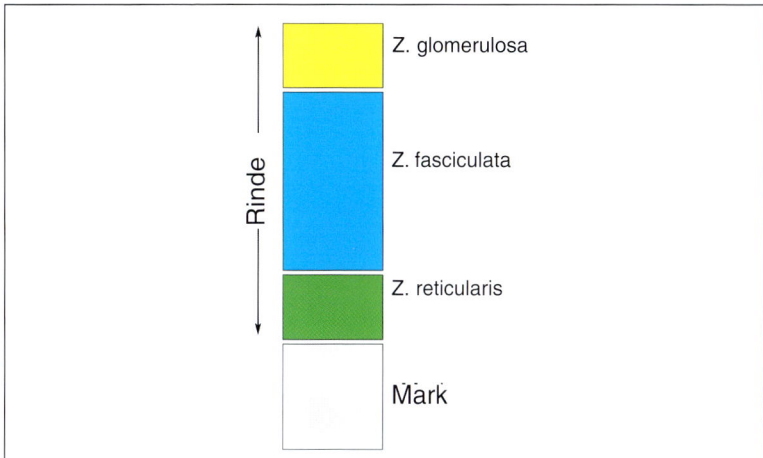

Abb. 10.13. Nebenniere. Die Nebenniere besteht aus Rinde und Mark. Die Rinde wird unter Berücksichtigung der histologischen Gestaltung und der funktionellen Aktivität in drei Zonen unterteilt.

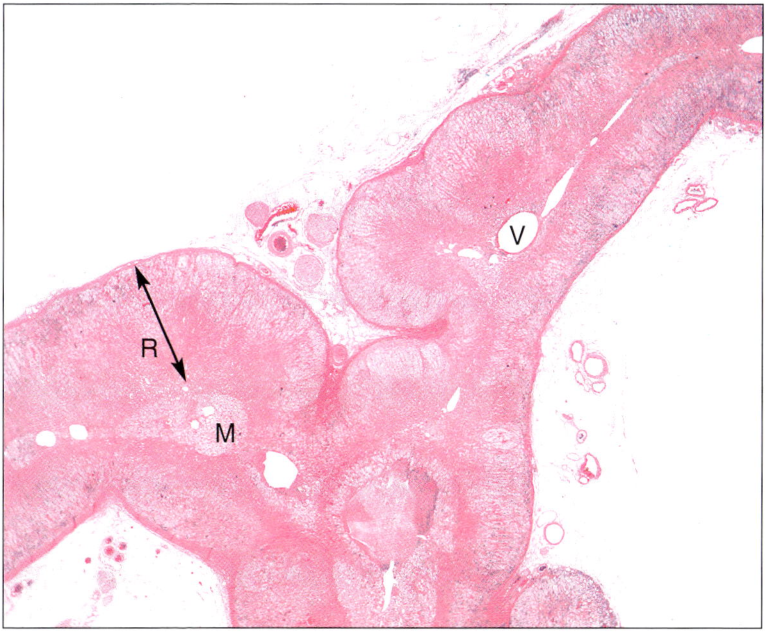

Abb. 10.14. Nebenniere. Rinde (**R**) und Mark (**M**). **V:** Vene. HE-Fbg.

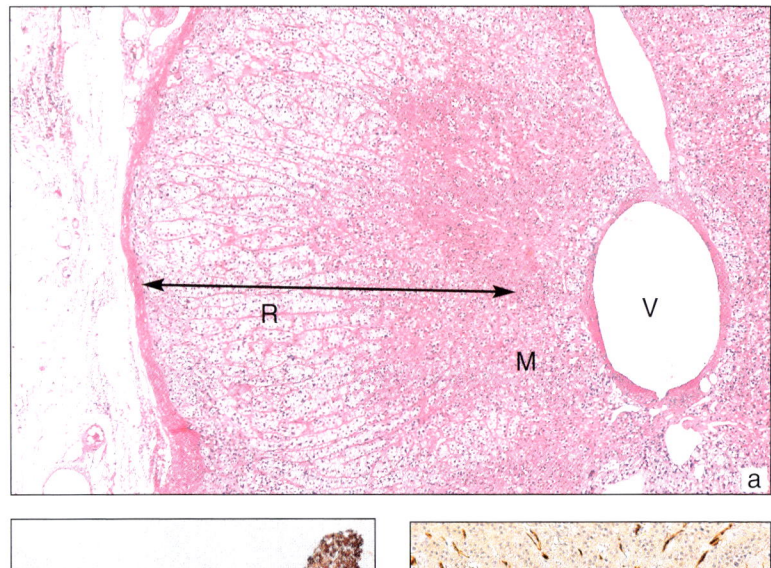

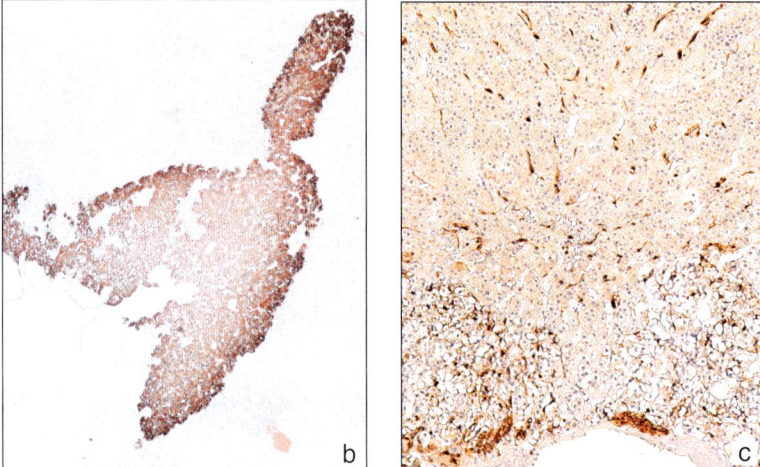

Abb. 10.15. Nebenniere. a: Rinde (**R**) und Mark (**M**) bei mittlerer Vergrößerung. **V:** Vene. **b:** Nebennierenmark selektiv mit Chromogranin dargestellt. **c:** Nerven in der Nebenniere. Im Markbereich (**unten**) bildet sich ein dichtes Geflecht, in der Rinde (**oben**) liegen einzelne längsgerichtete Nerven. Immunhistochemie S100-Protein.

– Die **Zona reticularis** ist netzförmig gestaltet und bildet Östrogene und Androgene (Dehydroepiandrosteron, DEA) Die kleinen Zellen sind eosinophil; der Fettgehalt ist gering.

Klinischpathologische Relevanz. Entzündungen und angeborene Anomalien sind selten. Von größerer klinischer Bedeutung sind Hyperplasien und Adenome, die mit einer verstärkten hormonellen Aktivität einhergehen: z. B. Aldosteronismus und Cushing-Syndrom. Ein Defizit in der Kortisonproduktion geht mit einem Addison-Syndrom einher.

5.2 Nebennierenmark

Das Nebennierenmark besteht aus chromaffinen Zellen (Phäochromozyten) und aus Ganglienzellen. Die **Phäochromozyten** bilden solide oder alveoläre Strukturen. In ihrem eosinroten Zytoplasma lassen sich nach Fixierung mit einer chromhaltigen Flüssigkeit Granula nachweisen, die in der Giemsa-Färbung einen grünen bis gelbgrünen Farbton annehmen. Die Granula setzen sich vorwiegend aus den Katecholaminen Adrenalin (80 % der Sekretion) und Noradrenalin (20 %) zusammen. Die Adrenalin produzierenden Zellen enthalten kleine, homogene und wenig dichte Granula. Die Noradrenalin-haltigen Zellen zeigen dichte Granula mit einem schmalen Hof. Typisch für diesen Drüsenanteil ist die zentrale Vene mit dicker Muskelschicht und weiter Lichtung.

Klinischpathologische Relevanz. Zu den wichtigsten Erkrankungen des Nebennierenmarkes zählt das Adrenalin- und Noradrenalin produzierende Phäochromozytom.

6 Endokrine Bauchspeicheldrüse

Bei der Differenzierung der verschiedenen endokrinen Zelltypen in den **Langerhans-Inseln** haben immunhistologische Methoden mit wenigen Ausnahmen (Grimelius-Färbung) die Spezialfärbungen abgelöst. Man unterscheidet:

– **Alpha-Zellen** (A- oder Glukagon produzierende Zellen), die vorwiegend in der Inselperipherie liegen und sich durch Argyrophilie in der Grimelius-Versilberung sowie immunhistologisch selektiv darstellen lassen.

– **Beta-Zellen** (B- oder Insulin produzierende Zellen), die 80 % der Inselzellen ausmachen; sie liegen vorwiegend zentral und färben sich in der Aldehyd-Fuchsin-Färbung purpurrot an.

– **Delta-Zellen** (D- oder Somatostatin produzierende Zellen) machen ca. 8 % der Inselzellen aus, sie bilden Somatostatin und sind schwach argyrophil.

Weitere pankreatische Zellen, die Gewebehormone produzieren, sind **Delta-1-Zellen** (VIP = vasoaktives intestinales Peptid). Als **P-Zelle** be-

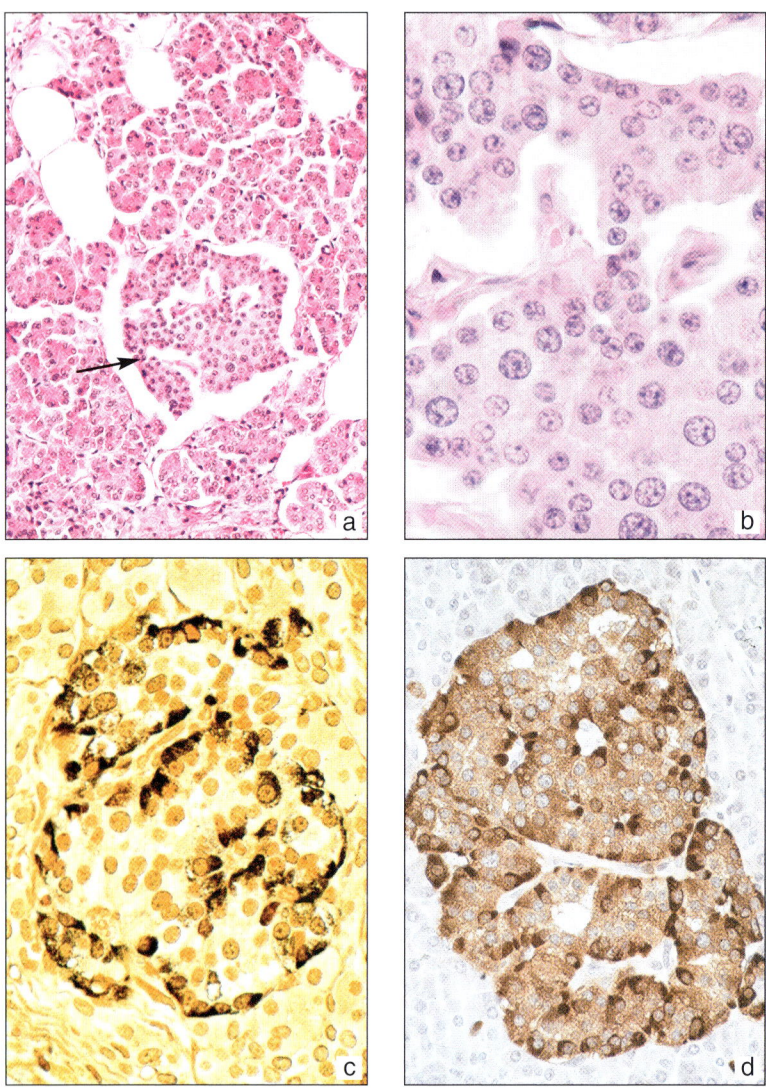

Abb. 10.15. Langerhans-Insel. a: Umschriebene Insel (**Pfeil**) im exokrinen Pankreasgewebe eingeschlossen. **b:** Bei stärkerer Vergrößerung erkennnt man unterschiedlich große Zellkerne als Ausdruck des endokrinen Funktionszustandes. **c:** In der Grimelius-Vesilberung stellen sich die peripheren A-Zellen deutlich dar. **d:** Immunhistochemischer Nachweis von Insulinproduktion in den B-Zellen.

zeichnet man Bombesin produzierende Zellen, die nur im fetalen Pankreas nachgewiesen werden. **PP-Zellen** bilden das pankreatische Polypeptid. Vereinzelt kommen auch **enterochromaffine** oder **EC-Zellen** vor, die Serotonin enthalten. Alle diese Zellen lassen sich u. a. auch im Gangepithel selektiv immunhistochemisch darstellen.

Klinischpathologische Relevanz. Erkrankungen der Langerhans-Inseln treten bei einer hormonellen Unter- oder Überfunktion auf. Ein Hormondefizit (Insulin) liegt beim Diabetes mellitus vor. Eine überschießende Hormonbildung kommt als eigenständiges Krankheitsbild (z. B. bei gut- und bösartigen Inseltumoren mit Insulinproduktion) oder im Rahmen komplexer Endokrinopathien vor. Die Mutterzelle der verschiedenen endokrinen Tumoren wird immunhistochemisch bestimmt.

7 Gonaden

7.1 Männliche Gonaden

Zu den endokrin gesteuerten Zellen in der männlichen Keimdrüse gehören

– die **Sertoli-Zellen**, die isoliert an der Innenwand der Samenkanälchen liegen. Sie besitzen Rezeptoren für das Follikel-stimulierende Hypophysenhormon (FSH). Das von ihnen produzierte Inhibin hemmt die hypophysäre FSH-Ausschüttung.

– Die **Leydig-Zwischenzellen** sind für die Produktion der männlichen Sexualhormone (Androgene) verantwortlich. Sie werden durch das luteinisierende Hypophysenhormon (ICSH = Interstitialzellen-stimulierendes Hormon, LH) gesteuert, das von den Androgenen gebremst wird.

7.2 Weibliche Gonaden

Zu den wichtigsten Hormonproduzenten im weiblichen Genitale zählen die Zellen des Ovarialfollikels bzw. der Theka:

– In den **Follikelzellen** (Granulosazellen) werden Östrogene synthetisiert. Die Reifung zum Graaf-Follikel findet unter Einwirkung des follikelstimulierenden Hormons (FSH) statt.

– Nach der Ovulation wird der Follikel unter Einfluss von luteinisierendem Hypophysenhormon (LH) in den Gelbkörper umgewandelt. Die **Granulosaluteinzellen** sezernieren Progesteron und bilden sich zurück, wenn die durch Ovulation freigesetzte Eizelle nicht befruchtet und nicht in die endometriale Schleimhaut eingebettet wird.

Als **temporäre endokrine Drüse** ist die Plazenta zu nennen (siehe Kapitel 9).

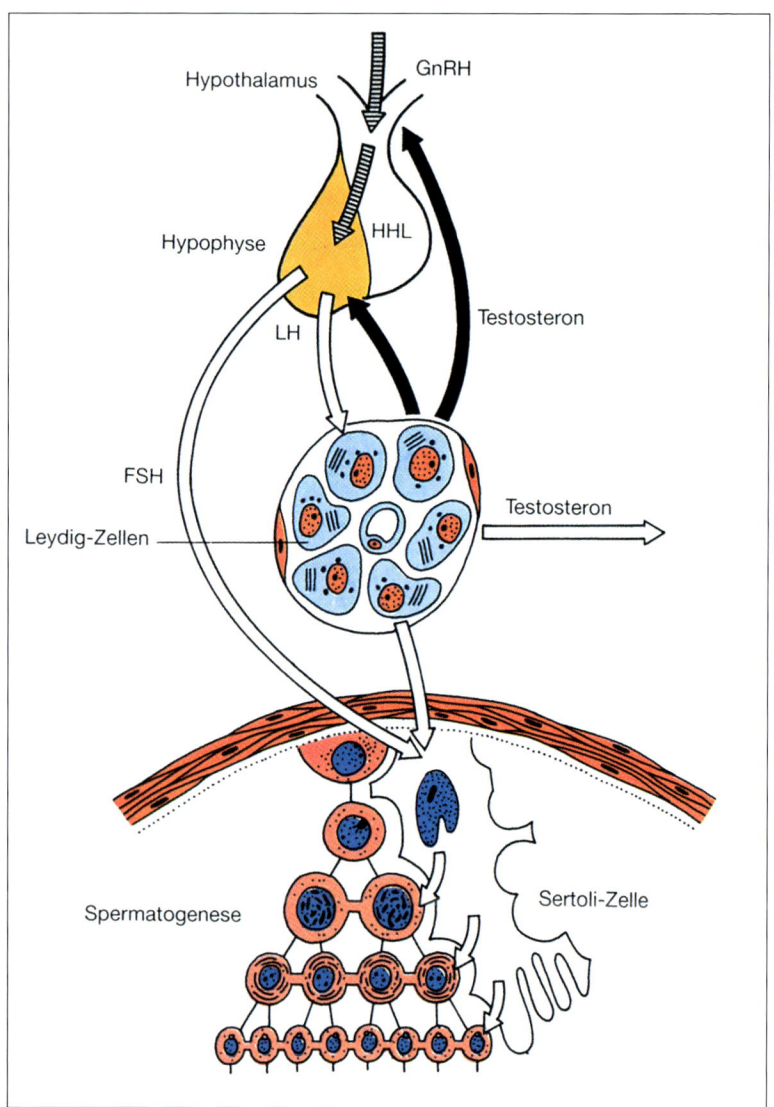

Abb. 10.16. Hormonelle Regelkreise der Androgenproduktion und der Spermatogenese. Helle Pfeile = fördernde, dunkle = Pfeile hemmende Wirkung.

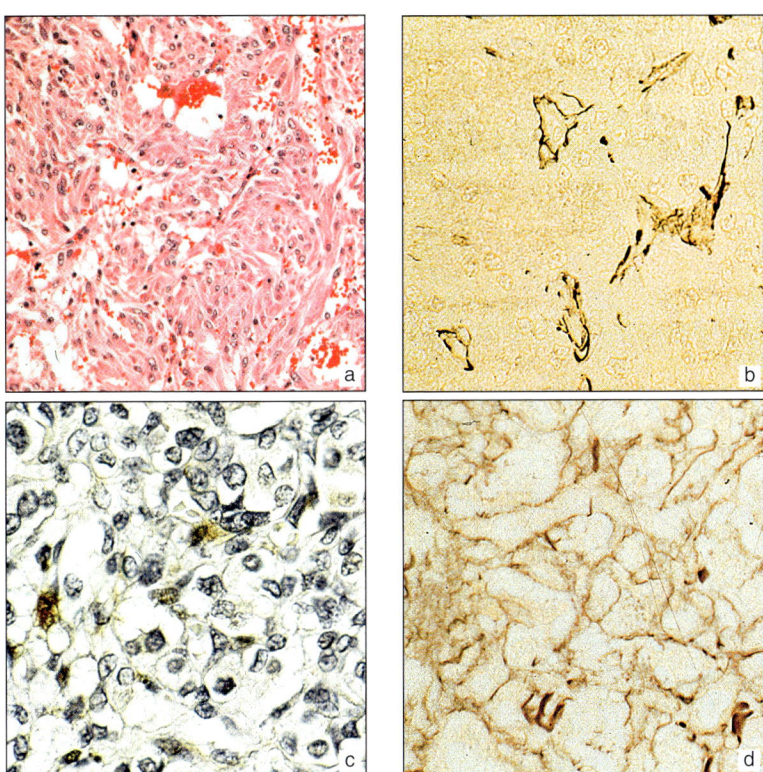

Abb. 10.17. Paraganglien. a: Paraganglion caroticum mit ballenförmig angeordneten Zellen. **b:** spärliches Gitterfasernetz. Gomori-Versilberung. c: sympathisches Paraganglion mi Hauptzellen, die von S100-Protein-positiven Sustentakularzellen umgeben sind. **d:** dichtes Gitterfasernetz. Gomori-Versilberung.

8 Paraganglien

Das extraadrenale paraganglionäre System besteht aus den parasympathischen und sympathischen Paraganglien. Das wichtigste Organ ist das *Glomus caroticum* in der Karotisgabel. Man unterscheidet zwei Zelltypen:

- Die **Hauptzelle** (Zelltyp I) mit hell- und dunkelzelligen Varianten. Dabei handelt es sich um große Zellen, die chromaffine Granula einschließen. Sie enthalten vorwiegend Noradrenalin und Dopamin und sind Neuron-Enolase-positiv.
- Die **Sustentakularzelle** (gliöse Hüllzelle oder Zelltyp II) ist ein Abkömmling der Schwann-Zelle. Immunhistologisch ist die Zelle S100-

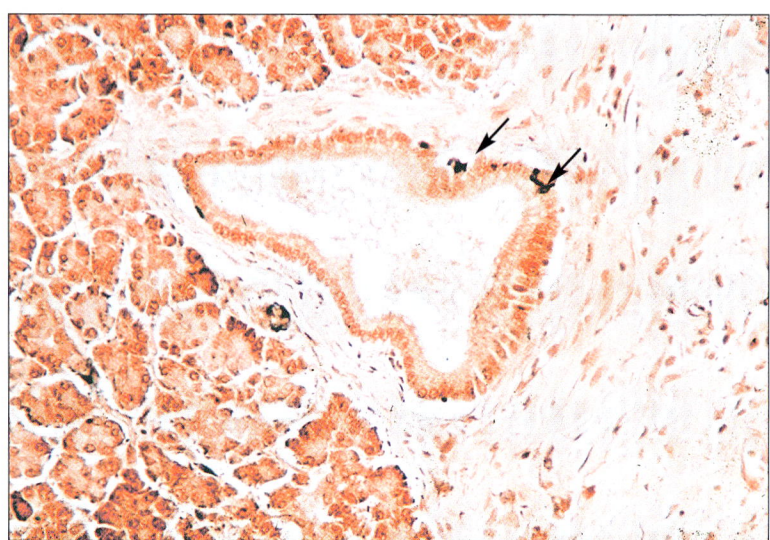

Abb. 10.18. Neuroendokrine Zellen zwischen Pankreasgangepithelien **(Pfeile).**
Versilberung nach Gimelius.

Protein-positiv und isoliert die Hauptzelle von anderen Zellen und Gefäßen.

9 Neuroendokrines System

Das neuroendokrine System umfasst
• **Zellgruppen**, die Organe (Hypophyse, Epithelkörperchen, Paraganglien) oder Teile von Organen (Nebennierenmark, C-Zellen der Schilddrüse, Pankreas) bilden. Steroidhormon produzierende Zellen der Nebennierenrinde, des Hodens und des Ovars sowie die Follikelzellen der
Schilddrüse werden nicht zu diesem System gezählt.

• **isoliert vorkommende Zellen** (helle, gelbe oder parakrine Zellen, enterochromaffine Zellen), die das **diffuse neuroendokrine System** (DNS)
darstellen. Sie kommen bevorzugt im Magen-Darm-Trakt und im Pankreas vor und bilden zusammen mit dem endokrinen Pankreas das **gastroent-
eropankreatische System** (GEP), das als größtes endokrines Organ des
Organismus anzusehen ist. Diese Zellen lassen sich auch in den Gallenwegen, Atemwegen, in der Haut und in verschiedenen Organen (Leber,
Niere, Prostata, Uterus) nachweisen.

Zelle	Lokalisation	Sekretion
A	Pankreas	Glukagon
B	Pankreas	Insulin
D	Pankreas, Magen, Darm	Somatostatin
D_1	Pankreas, Magen, Darm	VIP[1]
EC_1	Darm	Serotonin, Substanz P
EC_2	Duodenum, oberes Ileum	5-HT, Kallikrein
EC_n	Darm	5-HT, Prostaglandine
ECL	Magen (Korpusmukosa)	5-HT, Histamin
G	Magenantrum, Dünndarm, Pankreas	Gastrin
IG	Duodenum, Dünndarm	Gastrin
I	Duodenum, Dünndarm	CCK[3], Pankreozymin
K	Dünndarm	GIP[4]
L	Darm	Glukagon-haltiges Peptid
M_o	Dünndarm	Motilin
N	Dünndarm	Neurotensin
P	Magen, Dünndarm, Pankreas[2]	Bombesin
PP	Pankreas	pankreatisches Polypeptid
S	Dünndarm	Sekretin

Gastroenteropankreatisches neuroendokrines System (GEP). 1: VIP: Vasoactive Intestinal Peptide. **2:** bei Feten. **3: CCK:** Choleszstokinin. **4: GIP**: Gastric Inhibitory Peptide. **5-HT:** 5-Hydroxytryptamin (Serotonin)

Die Zellen des neuroendokrinen Systems sind durch bestimmte färberische Eigenschaften (Versilberung), immunhistologische Marker oder elektronenmikroskopisch zu erfassen und zu differenzieren. Am sichersten gelingt die Identifizierung durch den immunhistologischen Nachweis von intrazellulär gebildeten bzw. gespeicherten Hormonsubstanzen.

Klinischpathologische Relevanz. Von besonderer klinischer Relevanz sind die gut- und bösartigen Tumoren des neuroendokrinen Systems. Wegen des normalen Verteilungsmusters dieser Zellen ist mit sehr unterschiedlichen Organmanifestationen zu rechnen. Als Grundtyp gilt der Karzinoidtumor (wenn keine andere Mutterzelle immunhistochemisch identifiziert wird) in seiner semimalignen oder malignen Manifestation.

Zytohistologische Untersuchungen

• **Zytologische Untersuchung.** Eine zytologische Untersuchung eines endokrinen Organs wird in der Regel anhand einer Punktion durchgeführt. Indikation ist meist eine Neubildung. Neben der Bestimmung der Dignität (gut- oder bösartig) kann die Immunhistochemie häufig auch die Mutterzelle des Tumors (histogenetischer Ursprung) bestimmen. Das gewonnen Material wird ausgestrichen und nach Papanicolaou und Giemsa gefärbt. Je nach Fragestellung werden weitere färberische oder immunhistochemische Untersuchungen durchgeführt.

– **Schilddrüsenzytologie.** Mehrere Erkrankungen der Schilddrüse lassen sich durch Punktionszytologie diagnostizieren. Mit dieser komplikationsarmen und billigen Untersuchungsmethode lassen sich aufwändigere Biopsien ersetzen. Zu den häufigsten Indikationen einer zytologischen Untersuchung zählt die Abklärung unklarer sonographischer oder szintigraphischer Schilddrüsenbefunde. Die Rate an unzureichendem Untersuchungsmaterial ist allerdings mit 25 bis 40 % hoch. Zu den häufigsten Diagnosen zählen Struma, gut- und bösartige Tumoren (Adenome, Karzinome) und Entzündungen (Thyreoiditis). Bei entsprechender Erfahrung beträgt die Sensitivität 90 % und die Spezifität 95 %.

• **Histologische Untersuchung.** Das gewonnene Material kann aus einer Biopsie (als eigenständige Untersuchung oder im Rahmen eines chirurgischen Eingriffes) oder als Probe aus einem operativ entfernten Organ gewonnen werden. Die Routinefärbung ist die Hämatoxylin-Eosin-Färbung, die je nach Fragestellung oder Organ durch Spezialfärbungen (z. B. PAS-Orange-Färbung. für die Adenohypophyse, Luxol-fast-blue für Onkozyten) ergänzt wird. Von besonderer Relevanz ist der Einsatz der Immunhistochemie, die die Identifizierung der verschiedenen Hormone erlaubt.

• **Elektronenmikroskopie.** Elektronenmikroskopisch lassen sich die sekretorischen Granula nachweisen. Ihre Form und Größe ist für bestimmte Hormone recht charakteristisch. Die Methode ist jedoch apparativ und präparatorisch aufwendig; sie wird heute durch die Immunhistochemie ersetzt.

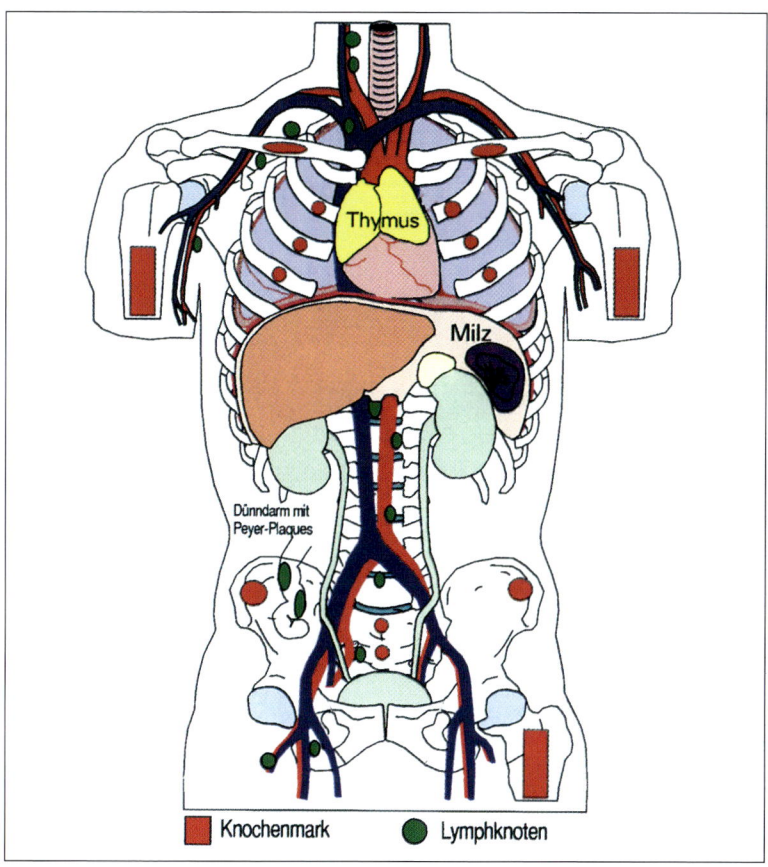

Abb. 11.1. Hämolymphopoetisches System. Schematische, topographische Darstellung der wichtigsten blutbildenden Organe und des lymphatischen Systems.

Das **Blut** wird postnatal im Knochenmark gebildet und in Gefäßen transportiert. Die Menge macht ca. 8 % des Gewichts eines Erwachsenen aus (6 bis 8 Liter). Das zirkulierende Blut setzt sich aus Flüssigkeit (Plasma) und aus korpuskulären Elementen zusammen: Zu diesen zählen **rote Blutkörperchen** *(Erythrozyten)*, **weiße Blutkörperchen** *(Leukozyten)* und **Blutplättchen** *(Thrombozyten)*. Unter krankhaften Bedingungen können auch unreife oder abnorme Zellen im zirkulierenden Blut vorkommen.

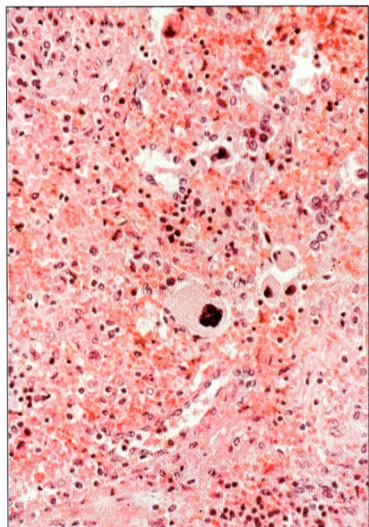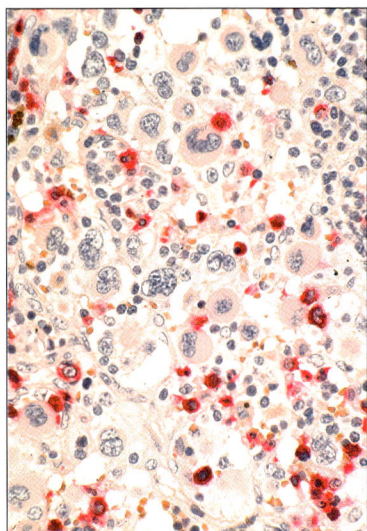

Abb. 11.2. Extramedulläre Blutbildung in der Milz. Links: In der HE-Färbung sind die mehrkernigen Riesenzellen vom Megakaryozyten-Typ deutlich zu erkennen. Rechts; Enzymhistochemisch (α-Naphtol-Chloracetatesterase) sind die Vorstufen der Granulozytopoese stark rot dargestellt. Außerdem sieht man die Megakaryoblasten.

Die **Blutzellen** sind mesenchymalen Ursprungs; sie treten in der mesodermalen oder megaloblastären Periode zunächst im Dottersack und in verschiedenen anderen Körperregionen als kleine Gruppen (»Blutinseln«) von größeren, megaloblastären Zellen auf. Nach der 8. Schwangerschaftswoche (SSW) sind die ersten hämoglobinhaltigen Erythrozyten als kernhaltige normoblastäre Zellen zu erkennen. Es beginnt die Hämatopoese mit unreifen Zellen der Erythro-, Granulo- und Thrombozytopoese in der Leber und der Milz (hepatolienale Periode). Nach der 12. SSW setzt die **Knochenmarkhämopoese** (medulläre Periode) ein und nimmt kontinuierlich bis zur Geburt zu; gleichzeitig bildet sich die extramedulläre Blutbildung bis zur Geburt vollständig zurück. Das blutbildende System bleibt bis zu diesem Zeitpunkt auf das Knochenmark beschränkt. Die hier gebildeten reifen Zellen bleiben – mit Ausnahme der Thrombozyten und Erythrozyten – nicht nur in den Blutgefäßen lokalisiert.

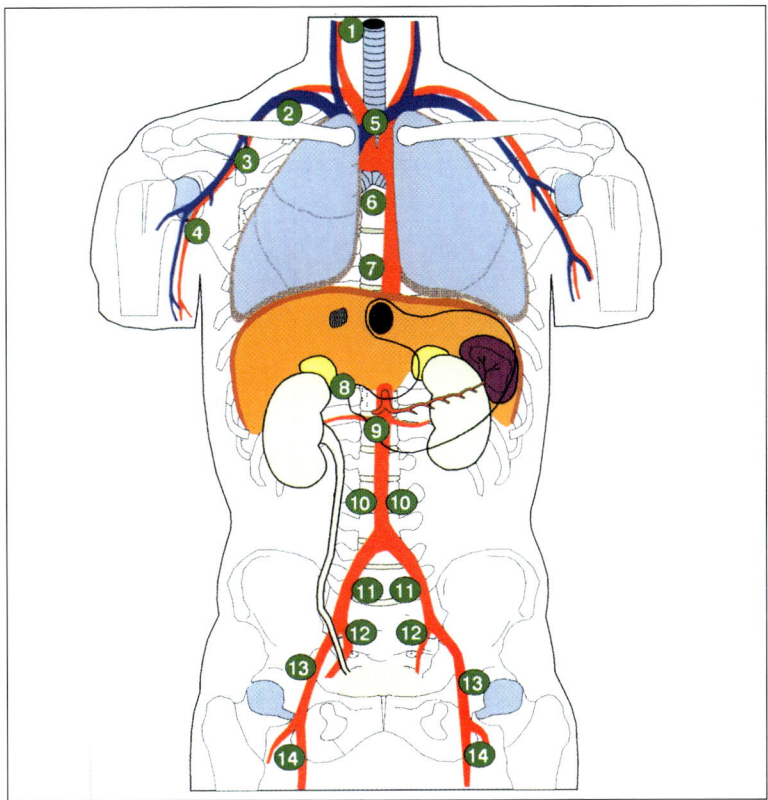

Abb. 11.3. Lymphatisches System. 1 bis 14: Lymphknotenregionen.

1 Lymphatisches System

1.1 Lymphknoten

Das **lymphatische System** besteht zunächst aus den **primären lymphatischen Organen** (Thymus und Bursa-Fabricii-äquivalente Organe), in denen eine antigen-unabhängige Differenzierung der T(Thymus)-Lymphozyten und der B(Bursa)-Lymphozyten stattfindet. Später entstehen nach peripherer lymphatischer Besiedelung die **sekundären lymphatischen Organe** (Lymphknoten, weiße Pulpa der Milz, Knochenmark und das lymphatische Gewebe). Man unterscheidet Organe, die aus lymphoretikulärem (Lymphknoten, Tonsillen, Milz) oder aus lymphoepithelialem Gewebe (Thymus) bestehen.

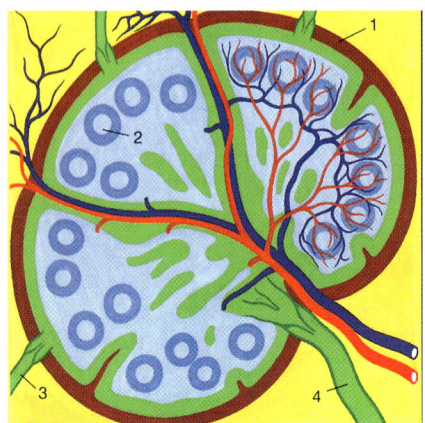

Abb. 11.4. Lymphknoten. Schematische Darstellung. **1:** Kapsel. **2:** Lymph-follikel. **3:** afferentes Lymphgefäß. **4:** efferentes Lymphgefäß. **Rot:** Arterien. **Blau:** Venen

Die **Lymphgefäße**, die in allen Organen – mit Ausnahme des Zentralner-vensystems – vorkommen, führen die **Lymphe** über regionale, einem Or-gan zugeordnete Lymphknoten über Sammellymphknoten und Ductus thoracicus ins Blut. In einigen Organen (Magen-Darm-Trakt, Lunge und Haut) kommt ein spezialisiertes lymphatisches Gewebe vor, das als **Mu-cosa-Associated-Lymphatic-Tissue** (MALT) bezeichnet wird, in dem die Antigenpräsentation über Schleimhäute erfolgt. Im Gegensatz dazu findet die Antigenpräsentation in der Milz über das Blut und in den Lymphknoten über die Lymphe statt.

Lymphknoten *(Nodus lymphoideus)* haben die Aufgabe, Antigene aus der Lymphe zu filtrieren und eine adäquate Reaktion immunkompetenter Zellen auf diese Antigene zu gewährleisten. Antigene erreichen die Lymphknoten über die afferenten Lymphbahnen, die nach Durchtritt durch die Lymphknotenkapsel, in den Rand- oder Marginalsinus münden. Die Intermediärsinus ziehen radiär zu den weiten zentralen Marksinus. Antigene treten sowohl mit den antigenpräsentierenden Sinuswandzellen als auch – nach Eintritt in das lockere Maschenwerk der zwischen den bindegewebigen Septen gelegenen Markstränge – mit einer Vielzahl von Makrophagen und Retikulumzellen in Wechselwirkung.

Histomorphologie. Lymphknoten werden durch eine bindegewebige **Kapsel** begrenzt. Aus ihr strahlen Septen in den Lymphknoten und unterteilen ihn unvollständig. In der Peripherie liegt eine zelldichte **Rinde** *(Kortex)*, die vorwiegend aus Follikeln besteht. Der zentrale **Markbereich** *(Medulla)* erscheint bei schwacher Vergrößerung heller und besteht aus Sinusgefäßen mit Lymphe. Der Inhalt ist leicht eosinophil (eiweißreich) und schließt isoliert liegende Zellen (Lymphozyten, Makrophagen) ein. Diese Gefäße werden von Endothelzellen (Uferzellen) ausgekleidet. Die Lymphe wird über **afferente Lymphgefäße** *(Vasa afferentia)* dem Lymphknoten zugeführt und münden zunächst in die subkapsulären Randsinus. Von hier wird die Lymphe über **Intermediärsinus** zu den **Marksinus** geführt. Im Hilumbereich verlassen die abführenden Lymphgefäße *(Vasa efferentia)* den Lymphknoten. Zwischen Kortex und Medulla liegt die **T-lymphozyenreiche parakortikale Zone**, in der die für die Lymphozytenrezirkulation wichtigen hochendothelialen Venolen liegen.

Während die **Makrophagen** diffus verteilt sind, lassen sich bestimmte, an der Immunantwort als akzessorische Zellen beteiligte, **Retikulumzellen** anatomisch und funktionell definierten Kompartimenten des lymphatischen Gewebes zuordnen. Die **interdigitierenden Retikulumzellen** liegen in der T-Zone, die follikulären dendritischen Zellen in Lymphfollikeln. Die meist rindennah gelegenen **Follikel** stellen die **B-Zellareale** dar: Rundlich konfigurierte Ansammlungen kleiner **B-Lymphozyten** (Primärfollikel) zeigen nach Antigenstimulation ein helles Keimzentrum, das von der dunkleren Mantelzone umgeben wird (Sekundärfollikel). Keimzentren enthalten an B-Zellen **Zentroblasten** (helle Zone) und **Zentrozyten** (dunkle Zone) sowie follikuläre **dendritische Zellen** und **Sternhimmelmakrophagen**. In den Keimzentren kann eine dunkle Zone reich an Zentroblasten und eine helle Zone reich an Zentrozyten unterschieden werden. In den Marksträngen der Pulpa kommen vor allem **Plasmazellen** und **Proplasmazellen** vor. Die Mehrzahl der **T-Lymphozyten** findet sich ebenfalls in nodulärer Anordnung in der Parakortikalregion.

Klinischpathologische Korrelation. B-Zelllymphome ahmen die verschiedenen Stadien der normalen B-Zelldifferenzierung nach; diese Ähnlichkeit ist die Basis für ihre Klassifikation. Daher lohnt es, sich näher mit der B-Zell-Entwicklung auseinander zu setzen. Die normale B-Zelldifferenzierung beginnt mit Vorläufer-B-Lymphoblasten, die im Knochenmark angesiedelt sind und deren Immunglobulin-VDJ-Gene sich umlagern. Bei diesem Prozess werden mit einem Enzym (terminale Desoxynucleotidyl-Transferase [TdT]) zur Erzeugung einer größeren Vielfalt an Immunglobulinen zufällige N-Regionen in die DNS-Sequenz eingefügt. Vorläufer-B-lymphoblastische Lymphome/Leukämien sind das neoplastische Äquivalent dieser Zellen. Die Tumorzellen exprimieren (wie normale B-Lymphoblasten) TdT. Die B-Lymphoblasten differenzieren zu reifen, naiven B-Zellen, die an der Oberfläche Immunglobuline (IgM und IgD) exprimieren. Diese kleinen, unge-

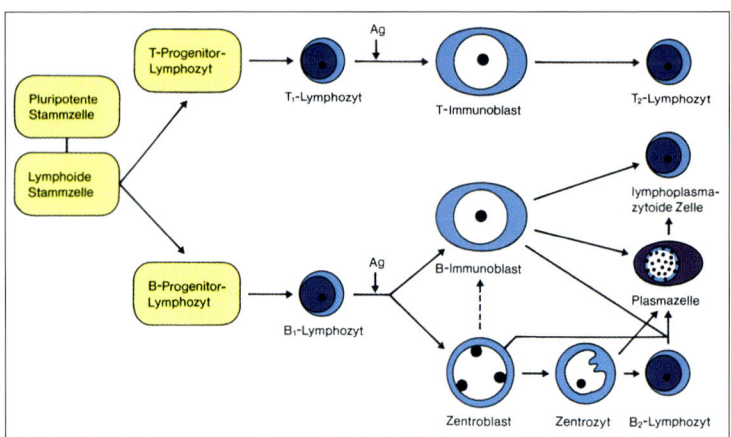

Abb. 11.5. Lymphozytopoese. Schematische Darstellung.

prägten Lymphozyten zirkulieren im Blut und besiedeln Primärfollikel sowie die Mantelzone von Sekundärfollikeln.

Nach Antigenkontakt transformieren sich naive B-Zellen in Blasten, proliferieren und reifen zu antikörpersezernierenden Plasmazellen (IgG oder IgA positiv) und Memory-B-Zellen. Diese Blasten wandern in das Keimzentrum ein und werden als Zentroblasten bezeichnet: Sie besitzen einen großen vesikulären Kern, ein bis drei prominente, periphere Nukleolen und einen schmalen Zytoplasmasaum. Keimzentrums-B-Zellen sind physiologischerweise – im Gegensatz zu naiven B-Zellen – negativ für das antiapoptotische Protein bcl-2 und somit empfänglich für die Apoptose. Keimzentrums-B-Zellen exprimieren das bcl-6- und das CD10-Protein; diese Antigene werden in naiven und in Memory-B-Zellen nicht exprimiert. In den Keimzentren erfahren die variablen Regionen der Immunglobulin-Gene somatische Mutationen (Änderungen der DNS-Sequenz). Diese Mutationen führen zu einer geänderten Aminosäuresequenz der Antikörper mit einer resultierenden veränderten Affinität für das entsprechende Antigen. Durch diese somatischen Mutationen entsteht eine intraklonale Diversität in einer B-Zellpopulation, die sich nur von einem oder wenigen Vorläuferzellen ableitet. Außerdem findet in den Keimzentren der Klassenswitch der Immunglobuline von IgM nach IgG oder IgA statt. Insgesamt entstehen durch diese Mechanismen B-Zellen, die die höher affinen IgG- oder IgA-Antikörper der späten primären oder sekundären Immunantwort produzieren. Die meisten großzelligen B-Zelllymphome und das Burkitt-Lymphom entsprechen in ihrem Differenzierungsstadium den Zentroblasten.

Aus **Zentroblasten** werden **Zentrozyten**: mittelgroße Zellen mit irregulärem, gekerbtem Kern, kleinen Nukleolen und einem nur schmalen Zytoplasmasaum. Zentrozyten mit niedrigaffinen Antikörpern an der Oberfläche sterben durch Apoptose. Hingegen können Zentrozyten mit hochaffinen Antikörpern an das entsprechende Antigen auf follikulären dendritischen Zellen (FDC) binden; diese Bindung verhindert die Apoptose und sichert ihr weiteres Überleben. Zentrozyten entwickeln sich weiter entweder zu Memory-B-Zellen oder zu Plasmazellen.

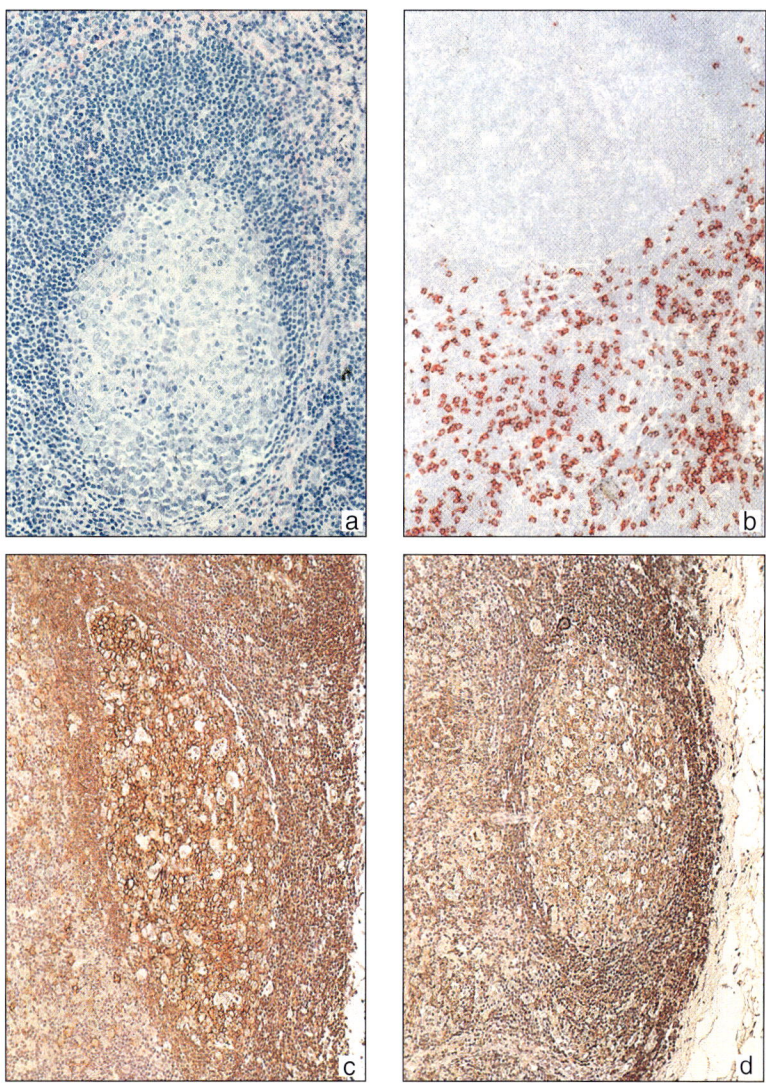

Abb. 11.6. Lymphknoten. a: Keimzentrum mit einer äußeren dunklen und einer inneren hellen Zone. Giemsa-Fbg. **b:** Suppressorzellen. CD8. **c:** normale Lymphozyten. CD22 **d:** allgemeine Lymphozytenmarkierung. PAN-LC.

Die **Marginalzone** stellt das histologische Kompartiment dar, in dem sich Memory-B-Zellen ansiedeln, dar. **Marginalzonen-B-Zellen** haben einen runden bis etwas unregelmäßigen Kern und mäßig viel helles Zytoplasma. Marginalzonen findet man typischerweise in Peyer-Plaques oder in den mesenterialen Lymphknoten, nicht jedoch in anderen Lymphknotenstationen. **Plasmazellen** siedeln sich im Knochenmark oder im Gastrointestinaltrakt an. Beide B-Zellpopulationen weisen mutierte, variable Regionen der Immunglobulingene auf, allerdings finden in diesen Kompartimenten keine weiteren somatischen Mutationen statt. Neoplasien dieses Differenzierungsstadiums sind die extranodalen Marginal-B-Zelllymphome (MALT-B-Zelllymphome) und das multiple Myelom (Plasmozytom).

• **T-Lymphozyten** stammen aus dem Knochenmark, erlangen ihre immunologische Funktionsfähigkeit aber erst während ihrer Ausreifung im Thymus, wo sie ähnlich den B-Zellen ihre Antigen-Rezeptor-Gene (T-Zellrezeptor-Gene) umlagern. T-Zellen tragen ebenfalls bestimmte CD-Antigene, die die Unterscheidung funktioneller Untergruppen, z. B. die Unterscheidung **CD4-positiver Helfer-/Induktorzellen** von **CD8-positiven Suppressor-/zytotoxischen T-Zellen** erlauben. Als Antigenrezeptor fungiert der aus mehreren Untereinheiten zusammengesetzte T-Zell-Rezeptor. Nach Antigenstimulation differenzieren sich T-Zellen – über T-Immunoblasten – in **Effektor**- und **Gedächtniszellen**. Den Effektorfunktionen von T-Zellen treten vielfache Regulationsfunktionen, speziell der CD4-positiven Zellen, an die Seite. Die T-Zell-gebundene, zelluläre Immunantwort erfolgt unter Vermittlung von Makrophagen, besonders der **interdigitierenden Retikulumzellen**. Diese CD1a-positiven Zellen stellen die **spezialisierten akzessorischen Zellen der T-Lymphozyten** dar.

Bei starker Stimulation von T-Zellen kann ihre Zahl ebenso wie bei T-Zelllymphomen stark vermehrt sein. Für die in großem Umfang stattfindende Rezirkulation von T-Zellen sind ferner besondere Blutgefäße (epitheloide oder hochendotheliale Venolen) von Bedeutung. Diese Gefäße werden von spezialisierten, kubischen Endothelzellen ausgekleidet, die über Membranrezeptoren die Lymphozytenmigration steuern. Derartige Gefäße kommen nur in der parakortikalen T-Region (und in T-Zell-Neoplasien) vor.

Neben diesen nodalen T-Zellen existieren im Organismus **T-Zell-Populationen mit besonderer Organaffinität**, wie z. B. intraepitheliale T-Zellen des Darmes oder spezifische T-Zellen der Haut. Man nimmt an, dass diese »organspezifischen« T-Zellen das physiologische Äquivalent bestimmter T-Zell-Neoplasien (T-Zelllymphom vom Enteropathie-Typ, primär kutane T-Zelllymphome [Mycosis fungoides]) sind.

Natürliche Killerzellen (NK) sind mit den T-Zellen eng verwandt; allerdings weisen sie – im Gegensatz zu T-Zellen – keine Umlagerungen der T-Zellrezeptor-Gene auf und somit keine antigenspezifischen T-Zell-Rezeptoren. Das NK/T-Zellen-Lymphom vom nasalen Typ und die aggressi ve NK-Zell-Leukämie leiten sich wahrscheinlich in der Mehrzahl der Fälle von NK-Zellen ab.

Klinischpathologische Relevanz. Lymphknoten sind bei zahlreichen Erkrankungen befallen und werden dementsprechend häufig histopathologisch untersucht. Eine Vergrößerung eines Lymphknotens wird allgemein als Lymphadenopathie bezeichnet. Dabei kann es sich um lokoregionale Erkrankungen (Quellgebiet einer Entzündung oder eines bösartigen Tumors) oder um ein generalisiertes (systemisches) Krankheitsbild handeln. Entzündung können spezifisch (werden auf einen bestimmten, histopathologisch erkennbaren Erreger zurückgeführt) oder unspezifisch sein. Bei bösartigen Tumoren kann der Lymphknoten Sitz einer Metastase sein. Unter den systemischen Erkrankungen sind die bösartigen Lymphome hervorzuheben.

1.2 Mukosaassoziiertes lymphatisches Gewebe (Malt)

Schleimhäute sind im Gastrointestinaltrakt und in der Lunge dem direkten Kontakt mit Fremdantigenen bzw. Erregern ausgesetzt und besitzen zum Schutz ein eigenes lymphatisches System: das **mukosaassoziierte lymphatische Gewebe** (MALT). Im Gegensatz zum Lymphknoten besitzt das MALT keine Kapsel (mit Ausnahme der Tonsillen). Es bestehen – neben den Tonsillen – drei wichtige Komponenten: die Peyer-Plaques *(Lymphfolliculi aggregati)*, die intraepithelialen Lymphozyten und die lymphatischen Zellen der Lamina propria.

• **Peyer-Plaques** kommen vor allem im Ileum vor. Sie enthalten neben Sekundärfollikeln, die strukturell den Lymphknoten entsprechen, eine Marginalzone. Diese umgibt die Follikelmäntel und breitet sich bis zum Oberflächenepithel aus, welches oft von einigen Marginalzonen infiltriert wird. Das Epithel enthält an diesen Stellen **M-Zellen**, von denen vermutet wird, dass sie für die Auswahl und Verarbeitung von Darmantigenen verantwortlich sind. Marginalzonenzellen sind etwas größer als Follikelmantelzellen und besitzen ein recht breites, helleres Zytoplasma. Das extranodale Marginalzonenlymphom vom MALT-Typ leitet sich von diesen Zellen ab. Daneben enthalten die Peyer-Plaques an der Basis wie die Lymphknoten eine T-Zone mit T-Lymphozyten, interdigitierenden Retikulumzellen und hochendothelialen Venolen.

• Als zweite Komponente besteht das MALT aus **intraepithelialen Lymphozyten**. Hierbei handelt es sich um eine auch immunphänotypisch besondere T-Zell-Population (CD103+). Das T-Zelllymphom vom Enteropathie-Typ leitet sich von diesen Zellen ab.

• In der Lamina propria finden sich diffus ausgebreitet vor allem **Plasmazellen** und **Makrophagen**, daneben meist in geringer Dichte einige T- und B-Zellen. Die Plasmazellen der Lamina propria sezernieren überwiegend IgA-Moleküle.

Klinischpathologische Relevanz. Wie bei den Lymphknoten kann auch das mukosa-assoziierte lymphatische Gewebe bei verschiedenen Erkrankungen beteiligt sein. Von besonderer Bedeutung sind die malignen Lymphome und ihre Differenzial-diagnose die gutartige »reaktive Hyperplasie«. Entzündungen sind von geringerer Bedeutung (z. B. Beteiligung der Peyer-Plaques bei Typhus).

1.3 Thymus

Der **Thymus** stellt ein lymphoepitheliales Organ dar, das durch gefäßfüh-rende Bindegewebesepten unvollständig in Lobuli gegliedert wird. Jedes Läppchen zeigt eine zelldichte **Rinde** *(Kortex)* und ein etwas lymphozyten-ärmeres **Mark** *(Medulla)*. In der Rinde finden sich reichlich T-Lympho-zyten bzw. ihre Vorläuferzellen (**Thymozyten** = kortikale, noch nicht voll ausdifferenzierte T-Lymphozyten), die mit zunehmender Ausreifung in Richtung Thymusmedulla wandern, um später auf dem Blutweg das Or-gan wieder zu verlassen. Im Mark treten die **Hassall-Körperchen** auf, die aus eosinroten Zellen mit einem längs ovalen Kern bestehen.

Immunhistologisch und elektronenmikroskopisch lassen sich verschie-dene Zelltypen nachweisen.

– **T-Lymphoblasten.** Von der Rinde zum Mark entwickeln sich die T-Vorläufer-Zellen über die kortikalen Thymozyten zu reifen, immun-kompetenten T-Lymphozyten.
– **Precursor-Zellen** stammen aus dem Knochenmark oder wandern in der frühen Embryogenese aus dem Dottersack in den Thymus.
– **Epithelzellen.** Bis jetzt wurden fünf verschiedene epitheliale Thymus-zellen identifiziert, die sich alle von der 4. Schlundtasche ableiten: Subkapsuläres Epithel, subkortikales Epithel, Thymusammenzellen, medulläre Epithelzellen und Thymuszellen, die das Hassall-Körper-chen bilden. Dieses schließt geschichtete Keratinlamellen ein und kann über 100 µm groß werden. Im Zentrum des Körperchen lassen sich Zelldetritus und Reste von Lymphozyten finden. Immunhistolo-gisch sind die Hassall-Körperchen Zytokeratin-, EMA- und CEA-po-sitiv.
– **Zellen des neuroendokrinen Systems** (Chromogranin-A-positiv)
– **Interdigitierende Retikulumzellen**
– **Makrophagen**
– **Myoide Zellen** (Myosin-, Aktin-, Vimentin- und Desmin-positiv).

Klinischpathologische Relevanz. Thymuserkrankungen sind selten. Veränderungen kommen im Rahmen angeborener Immundefekte sowie als erworbene Hyperpla-sien oder echte Tumoren (Thymome) vor. Bei Neugeborenen ist das Organ groß, entspricht aber dem Norm. Mit zunehmendem Alter kommt es zu einer Involution mit Ersatz des Parenchyms durch Fettgewebe (retrosternaler Fettkörper).

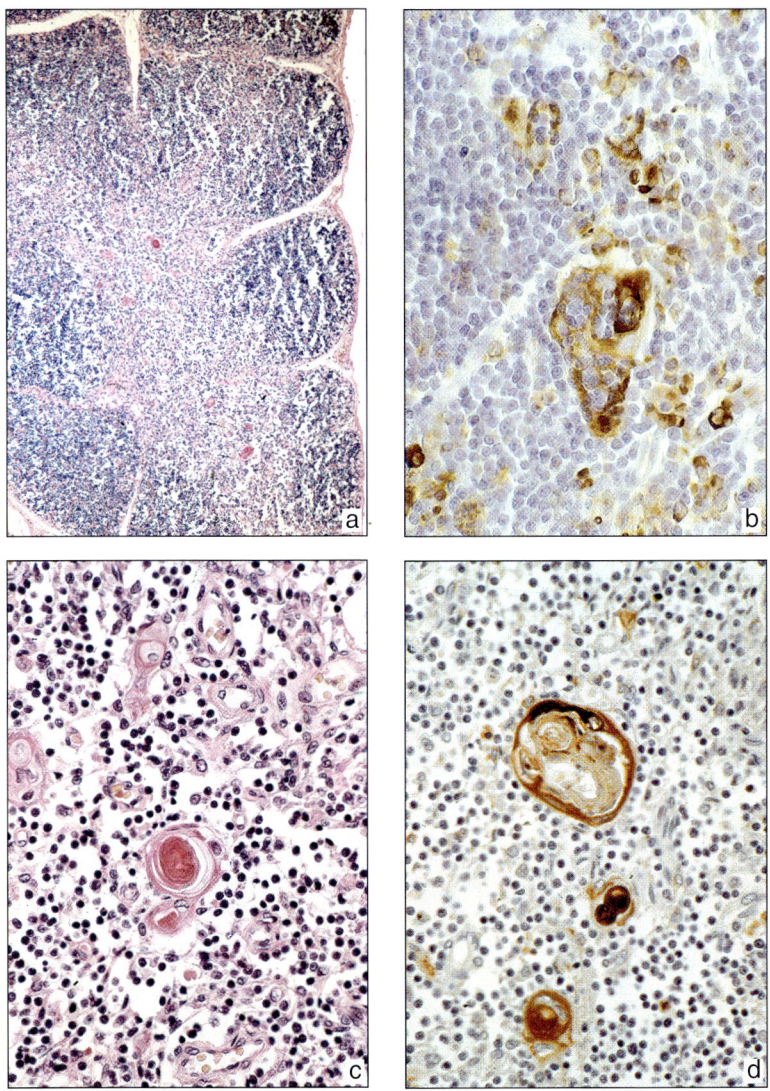

Abb. 11.7. Thymus. a: Thymusübersichtsbild mit läppchenförmiger Gestaltung. HE. **b:** Thymusammenzellen. Zytokeratin. **c:** Hassal-Körperchen. HE-Fbg. **d:** Hassal-Körperchen. Immunhistochemie: Zytokeratin.

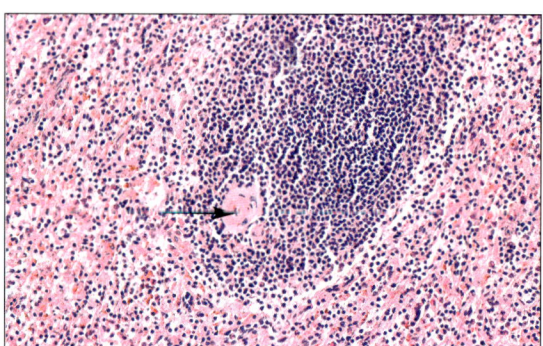

Abb. 11.8. Milz. Follikel mit exzentrischer Arteriole (**Pfeil**). HE-Fbg.

1.4 Milz

Die verschiedenen Funktionen der **Milz** *(Splen, Lien)* sind eng an den komplizierten anatomischen Aufbau dieses lymphatischen Organs gebunden: Das Organ übt verschiedene immunologische Aufgaben sowie eine Filterfunktion gegenüber überalterten Erythrozyten aus. Dabei ist gegenüber den Lymphknoten von Bedeutung, dass die Milz nicht zwischen Lymphgefäße, sondern in die Blutbahn geschaltet ist. Die Milz spielt eine Rolle in der frühen Blutbildung (Hämopoese): In der hepatolienalen Phase werden die Blutzellen in Milz und Leber gebildet.

• **Rote Pulpa.** Das Blut tritt im Hilum über die A. lienalis in die Milz ein, um über Trabekelarterien die Milzpulpa zu erreichen. Die Pulpaarterien verzweigen sich stark und werden von der periarteriolären Lymphscheide (PALS) umgeben, der die Follikel exzentrisch angelagert sind. Nach weiteren Verzweigungen verlaufen die arteriellen Gefäße wieder in der roten Pulpa als Hülsenkapillaren, die von Makrophagen, Lymphozyten und Plasmazellen umgeben sind. Die Hülsenkapillaren enden überwiegend (>90 %) offen im Milzretikulum (Billroth-Stränge) der roten Pulpa (»offener Milzkreislauf«) oder gehen (<10 %) direkt in venöse Blutgefäße (»geschlossener Kreislauf«) über. Aus den makrophagenreichen Pulpasträngen tritt das Blut zwischen den Sinuswandzellen durch die Gefäßwand in die Sinus über.

• Das lymphatische Gewebe der Milz, dessen Gesamtheit die **weiße Pulpa** ausmacht, kann in bestimmte Kompartimente unterteilt werden. So ist die hülsenförmige PALS überwiegend von CD3/CD4-positiven T-Helfer-/Induktorzellen bevölkert (T-Areal), während CD3/CD8-positive Suppressor-/

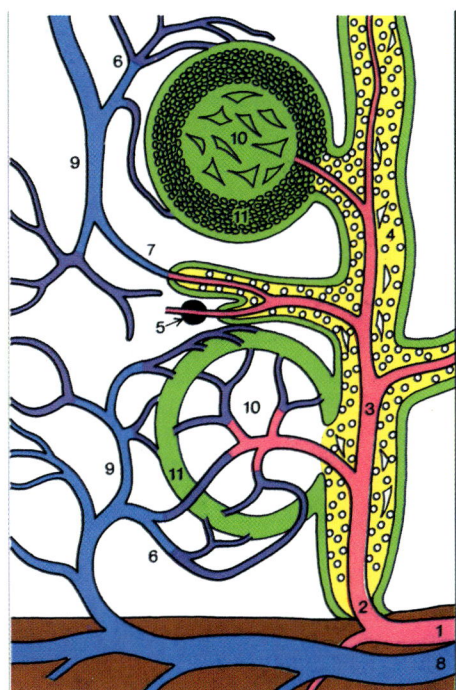

Abb. 11.9. Milz. Schematische Darstellung. **1:** Trabekelarterie. **2:** Pulpaarterie. **3:** Zentralarterie. **4:** Periarterioläre Lymphscheide. **5:** Hülsenkapillare. **6.** Sinus. **7:** Pulpavene. **8:** Trabekelvene. **9:** Pulpastrang. **10:** Keimzentrum. **11:** Marginalzone.

zytotoxische T-Zellen zumeist diffus verstreut in der roten Pulpa vorkommen. Die **Milzfollikel** weisen in ihrer Randzone zusätzlich zur Mantelzone eine wechselnd breite Marginalzone auf, die sich überwiegend aus B-Zellen zusammensetzt. Bei immunologischen Reaktionen nach Antigenkontakt tragen die Milzfollikel helle Keimzentren. Auch die Marginalzonen sind dabei meist verbreitert und zellreich. Die Mechanismen der Immunantwort laufen in der Milz ansonsten wie im Lymphknoten ab.

Klinischpathologische Relevanz. Die Milz ist bei verschiedenen Krankheiten (meist sekundär) beteiligt. Eine Vergrößerung des Organs bezeichnet man als Splenomegalie. Diese kann Folge einer Durchblutungsstörung (Blutstauung bei Herzinsuffizienz oder bei Leberzirrhose), einer Speicherkrankheit (z. B. Ablagerung von Amyloid), einer Entzündung (Typhus, verschiedene bakterielle Erkrankungen) oder eines echten Tumors (Lymphom) sein. Unter den Systemerkrankungen sind vorwiegend die Leukämien hervorzuheben: So ist die Milz bei den chronischen Leukämien besonders stark vergrößert. Metastasen kommen extrem selten vor.

1.5 Tonsille

Das lymphoepitheliale Gewebe des Meso- und Epipharynx wird als **Wal-deyer-Rachenring** bezeichnet. Es ist Bestandteil des MALT, (Mucosa Associated Lymphoid Tissue = Gesamtheit des im Gastrointestinal-, aber auch im oberen Respirations- und Urogenitaltrakt vorhandenen lymphatischen Gewebes). Der lymphoepitheliale Rachenring setzt sich aus lymphozytären Knötchen zusammen, die unmittelbar von Epithel bedeckt werden: **Gaumenmandeln** *(Tonsillae palatinae),* **Zungenmandeln** *(Tonsillae linguales),* **Rachenmandel** *(Tonsilla pharyngealis)* und **Tuben-mandeln** *(Tonsillae tubariae).*

Die **Tonsillen** *(Mandeln)* zeichnen sich, im Gegensatz zu der in anderen anatomischen Regionen eher diffusen Verteilung des MALT durch eine lokale Verdichtung des lymphatischen Gewebes aus, das organoid entwickelt ist und durch die fibröse Kapsel vom umgebenden Gewebe abgegrenzt wird. Die Beziehung zur Schleimhaut ergibt sich aus der unmittelbaren Lage des lymphatischen Gewebes unter dem vielfach eingefalteten Kryptenepithel (unverhorntes Plattenepithel bei der Gaumen- und Zungenmandel, Flimmerepithel bei der Rachenmandel) mit enger Verbindung zur Oberfläche.

Die Tonsillen zeigen zahlreiche **Lymphfollikel** (aus B-Lymphozyten), die häufig Keimzentren tragen. Zwischen den Follikeln liegt die **interfollikuläre Zone** aus T-Lymphozyten. Außerdem kommen Makrophagen, Plasmazellen und interdigitierende dendritische Zellen vor. Das **Plattenepithel der Gaumenmandeln** ist an der Oberfläche dick; zur Tiefe hin schmal und durch Lymphozyteninfiltration netzförmig aufgelockert (retikuliert). In der Lichtung der Krypten lassen sich reichlich eosinrote, abgeschilferte Plattenepithelien (Detritus) finden. Nicht selten sind auch kleine Bakterienansammlungen (Drusen) zu sehen. In der Nachbarschaft der Tonsillen liegen vorwiegend muköse Drüsen.

Klinischpathologische Relevanz. Im Bereich der Tonsillen (insbesondere der Gaumenmandeln) kommen besonders häufig *Entzündungen* (Tonsillitis) vor, die bevorzugt bei Kindern und Jugendliche auftreten. Dabei sind beide Tonsillen vergrößert (hyperplastische Tonsillitis). Eine reaktiv hyperplastische Vergrößerung der Rachenmandeln bezeichnet man als *adenoide Vegetationen. Bösartige Tumoren* können vom Plattenepithel (Plattenepithelkarzinom) oder vom lymphatischen Gewebe (maligne Lymphome und Leukämien) ausgehen.

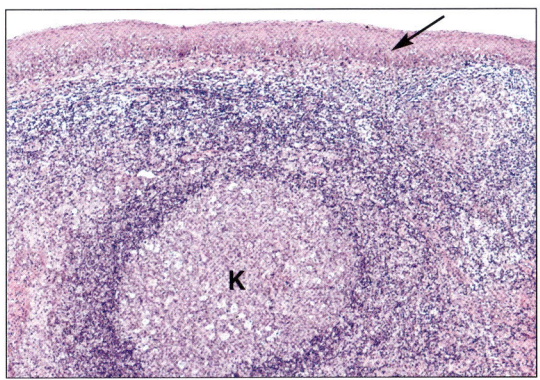

Abb. 11.10. Tonsille. Lymphatisches Gewebe mit Keimzentrum (K) wird von einem unverhornten Plattenepithel **(Pfeil)** bedeckt.

2 Blut – Knochenmark

2.1 Blutzellen

Als **Blut** bezeichnet man den zirkulierenden Inhalt der Blutgefäße (Arterien, Kapillaren, Venen und Herzhöhlen). Blut setzt sich aus einem
– **flüssigen Anteil** (Plasma) zusammen, der aus Wasser, verschiedenen Elektrolyten und Proteinen besteht.
– Der **korpuskuläre Anteil** besteht aus den roten Blutkörperchen (Erythrozyten), den weißen Blutzellen (Leukozyten) und den Blutplättchen (Thrombozyten). Die weißen Blutzellen setzen sich aus Lymphozyten, Granulozyten und Monozyten zusammen.

2.1.1 Rote Blutkörperchen

Die **roten Blutkörperchen** *(Erythrozyten)* sind rundliche, bikonkave, kernlose Zellen von ca. 7,5 µm Durchmesser. Das Zentrum der Zelle ist eingezogen, der Rand erhaben. In einem Ausstrich liegen sie regelmäßig verteilt. Die Lebensdauer der Erythrozyten beträgt etwa 120 Tage. Überalterte Zellen verändern sich in »Kugelzellen« und werden in der Milz aufgefangen und abgebaut. Das Zytoplasma enthält das Hämoglobin. Es handelt sich um ein endogenes Pigment, das aus Globin (96 % des Hämoglobins) und aus Häm (4 %) mit einer Eisenkomponente besteht. Die wichtigste Aufgabe ist der Gastransport (O_2 oder CO_2) im Blut von den Lungenalveolen bis zu den Zellen im Gewebe. **Hämoglobin** kommt in einer adulten und einer fetalen Form vor. Nach der Geburt liegt die **adulte Form** (HBA1

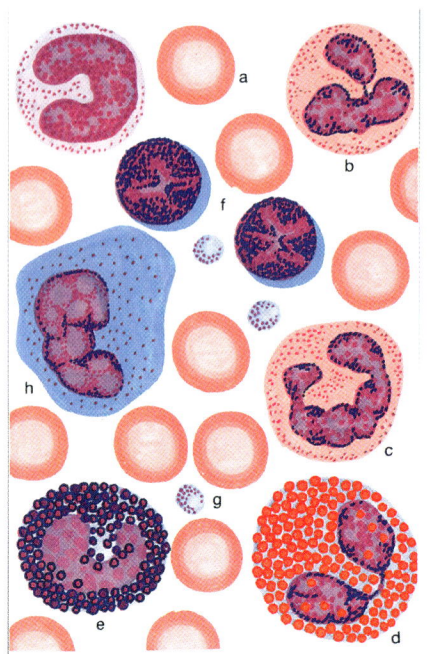

Abb. 11.11. Blutzellen. Schematische Darstellung. **a)** Erythrozyten. **b)** Segmentkerniger, neutrophiler Granulozyt. **c)** Stabkerniger, neutrophiler Granulozyt. **d)** Eosinophiler Granulozyt. **e)** Basophiler Granulozyt. **f)** Lymphozyt. **g)** Thrombozyt. **h)** Monozyt. Giemsa-Fbg. Vergleichende Größe: Erythrozyt = 7,5 μm

und 2) vor. Zum Zeitpunkt der Geburt macht das **fetale Hämoglobin** (HbF) noch 60 % aus, wird aber kontinuierlich ersetzt. Fetales Hämoglobin unterscheidet sich von dem mütterlichen Hb durch die festere O_2-Bindung. Sauerstoff wird an das Eisen der Häm-Komponente gebunden, CO_2 an Globin. Bei einer Kohlenmonoxidvergiftung wird CO (300fach höhere Affinität zum Hämoglobin gegenüber dem Sauerstoff) an das Pigment gebunden und blockiert die O_2-Aufnahme.

In der HE- und in der Giemsa-Färbung zeigen die Erythrozyten eine orangerote Farbe. Der Nachweis von Blut gelingt mit der Benzidinprobe. Das Eisen lässt sich mit der Berliner-Blau-Reaktion nur nach Aufspaltung des Hämoglobins (z. B. durch Makrophagen) darstellen. Elektronenmikroskopisch besteht ein Erythrozyt aus einer Membran mit einer dicken Glykokalyx auf der Außenfläche. Hier liegen die Agglutinogene, die für die

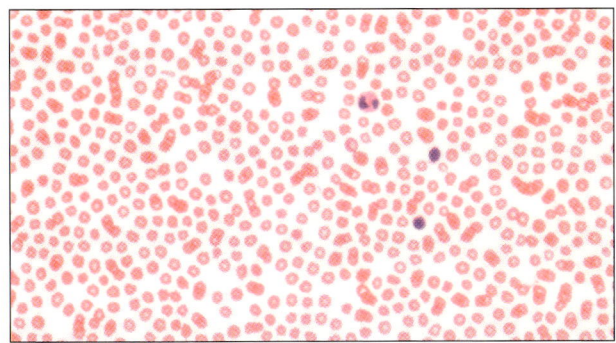

Abb. 11.12. Blutausstrich. Man sieht Erythrozyten und vereinzelte weiße Blutzellen (segmentkerniger Granulozyt und Lymphozyten). Giemsa-Fbg.

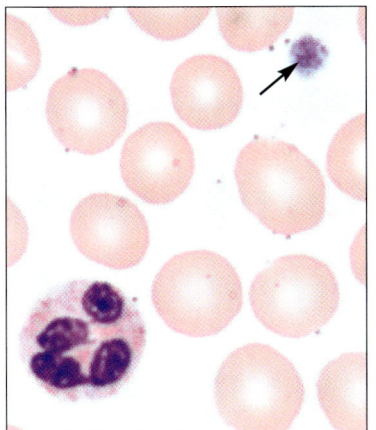 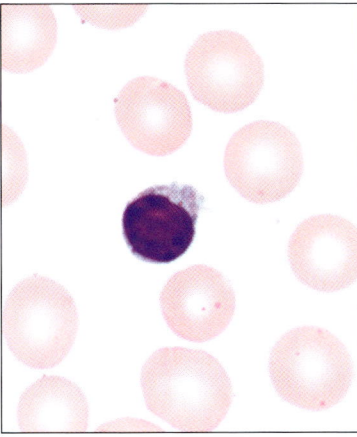

Abb. 11.13. Blutausstrich. Links: Rundliche Erythrozyten mit hellem Zentrum (bikonkave Zellform). Segmentierter Granulozyt, **Pfeil:** Thrombozyt. Rechts: Lymphozyt mit dichtem exzentrischem Kern. Giemsa-Fbg.

Blutgruppen typisch sind. Die Membraninnenfläche zeigt Filamente (Spektrin), die zum Zytoskelett gehören. Sie spielen eine Rolle bei der Verformbarkeit der Erythrozyten während der Kapillarpassage.

Klinischpathologische Korrelation. Die roten Blutkörperchen können verschiedene krankhafte Veränderungen zeigen, die sich auf die Zahl (zu wenig = Anämie, zu viel = Polyglobulie), die Form (Kugelzellen, Sichelzellen, Elliptozyten u. a.), die Größe (Mikro-, Makro- und Megalozyten) und die Anfärbbarkeit (Hämoglobingehalt: hyperchrome oder hypochrome Erythrozyten, Polychromasie [Basophilie durch Kernreste] Targetzellen) beziehen. Eine erhöhte Fragilität führt zur Auflösung der Erythrozyten (Hämolyse).

2.1.2 Weiße Blutzellen

Man unterscheidet folgende Arten von weißen Blutzellen (Leukozyten):
• **Granulozyten.** Unter Berücksichtigung ihrer färberischen Eigenschaften mit der Giemsa- bzw. May-Grünwald-Giemsa-Färbung unterscheidet man

– **Neutrophile** oder **polymorphkernige Granulozyten.** Die Größe beträgt ca. 12 μm. Die färberisch unspezifischen zytoplasmatischen Granula bleiben in der Giemsa-Färbung ungefärbt. Entsprechend dem Reifegrad der Zellen ist der Kern unterschiedlich gestaltet: Junge Zellen zeigen einen stabförmigen Kern. Voll ausgereifte neutrophile Granulozyten weisen einen segmentierten Kern auf: 3 leicht ovale Kernteile sind untereinander durch Brücken verbunden. Überalterte Zellen sind verstärkt (5 und mehr Kernmassen) segmentiert. Wenn die stabkernigen Zellen im peripheren Blut überwiegen, spricht man von einer Linksverschiebung (z. B. bei akuten Entzündungen). Bei einem Überwiegen der überalterten Leukozyten liegt eine Rechtsverschiebung vor. Die wichtigste Funktion der neutrophilen Segmentkernigen ist die Mikrophagozytose von kleinen Körpern (z. B. Bakterien).

– **Eosinophile Granulozyten.** Zu den morphologischen Merkmalen dieser Zellen zählen grobe, eosinrote zytoplasmatische Granula: Sie färben sich intensiv orangerot an. Auch der Kern ist typisch gestaltet: Die beiden Kernteile liegen nebeneinander und werden an einem Ende durch eine Brücke verbunden (»Brillenkern«). Ultrastrukturell bestehen die Granula aus einem zentralen, kristallinen Gebilde *(Internum* aus Major Basic Protein), das von einer Matrix *(Externum)* umgeben wird. Eosinophile Granulozyten sind an immunologischen Erkrankungen (Eosinophilie bei Allergie) und bei subakut verlaufenden, unspezifischen Entzündungen beteiligt. Ferner sind sie auch deutlich vermehrt bei einigen Parasitosen.

– **Basophile Granulozyten.** Diese ca. 10 μm großen Leukozyten zeigen einen S-förmigen, nicht segmentierten Kern und große, basophile Zytoplasmagranula. Die Granula speichern Histamin und Heparin. Diese Zellart spielt eine Rolle bei bestimmten Entzündungen und allergischen Reaktionen. Eine ähnliche Morphologie und Funktion zeigen die im Gewebe vorkommenden Mastzellen.

Immunhistochemie der Granulopoese: CD68-Antikörper markieren die frühe Granulopoese, die reifen Zellen werden durch CD15 erfasst. Dabei handelt es sich um eine überwiegend an die Zellmembran gebundene Reaktion. Mit diesen Antikörpern werden auch myeloische Leukämien (auch

Myeloperoxidase- und Clorazetatesterase-positiv) nachgewiesen. Mastzellen sind CD45 und CD68 positiv.

Klinischpathologische Relevanz. Die Granulozyten spielen eine besondere Rolle bei Entzündungen, ferner kommen sie – in unterschiedlicher Reife – bei verschiedenen malignen Systemerkrankungen (Leukämien) vor. Bei akuten Entzündungen beherrschen die segmentkernigen (neutrophilen) Granulozyten das histologische Bild. Durch Zerfall (Umwandlung in Eiterzellen) setzen sie proteolytische Enzyme frei. Diese können nekrotisches Gewebe abbauen. Eine Vermehrung der Granulozyten im peripheren Blut wird als Neutro-, Eosino- oder Basophilie bezeichnet. Eine Verminderung ihrer Zahl macht sich besonders bei den Neutrophilen bemerkbar und wird als Agranulozytose bezeichnet. Die Folge ist eine fehlerhafte entzündliche Reaktion, es kann zu keiner eitrigen Entzündung kommen.

Zu den **mononukleären Blutzellen** zählen Monozyten und Lymphozyten:

• **Monozyten** sind im Durchmesser bis zu 20 µm groß, zeigen ein leicht basophiles Zytoplasma und einen typisch nierenförmig gestalteten Kern. Im Zytoplasma liegen kleinste azurophile Granula und Vakuolen. Elektronenmikroskopisch findet man Vakuolen und lysosomale Granula (mit alkalischer Phosphatase und Peroxidase). Zu den wichtigsten Funktionen zählen die Makrophagozytose und die Aktivierung von zytotoxischen Abwehrzellen. Bei krankhaften Bedingungen können die Monozyten das Blutsystem verlassen und sich zu anderen Zellarten (Gewebsmakrophagen) umwandeln. Monozyten im Gewebe zählen zum mononukleären Phagozytensystem (MPS).

Immunhistochemie der Monozytopoese. Die Zellen der Reihe lassen sich mit mehreren Antikörpern (Alpha-1-Antichymotrypsin, Alpha-1-Antitrypsin, Lysozym, CD14, CD15) darstellen, allerdings sind die Reaktionen nicht sehr spezifisch: Auch unreife Granulozyten und Mastzellen können markiert werden.

Klinischpathologische Relevanz. Monozyten spielen eine Rolle in der immunologischen spezifischen und unspezifischen Abwehr. Ferner kommen sie auch bei Leukämien vermehrt vor.

• **Lymphozyten** bestehen aus einem rundlichen, sehr chromatindichten Kern und einem spärlichen, sichelförmig angelegten, basophilen Zytoplasma (siehe ausführliche Beschreibung im Abschnitt »Lymphknoten«). In diesen Formenkreis von weißen Blutzellen gehören auch die Plasmazellen: Sie zeigen in einem eosinroten Zytoplasma einen exzentrischen Kern mit typischer nukleärer Chromatinzeichnung.

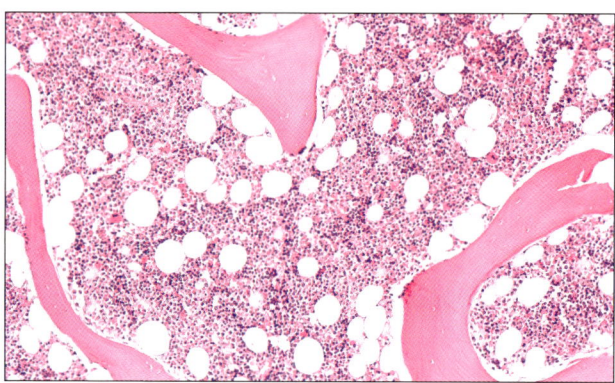

Abb. 11.14. Knochenmark. Histologisches Präparat. Zwischen den eosinroten Knochenbälkchen liegt das blutbildende Knochenmark mit Fettzellen. HE-Fbg.

Immunhistochemie der lymphatischen Reihe. Ein zuverlässiger Marker für die gesamte lymphatische Reihe ist CD45 (LCA: allgemeines Lymphozytenantigen). Für die verschiedenen Lymphozytenarten stehen entsprechende Antikörper zur Verfügung (siehe Aufzählung der CD-Antikörper, Seite 278).

Klinischpathologische Relevanz. Auf die Bedeutung der Lymphozyten im Rahmen verschiedener Erkrankung wird im Abschnitt »lymphatisches Gewebe« hingewiesen.

2.1.3 Blutplättchen

Die **Blutplättchen** *(Thrombozyten)* sind kernlose, 2 bis 3 μm große Zellfragmente, die durch Abspaltung von Zytoplasma der Megakaryozyten entstehen. Elektronenmikroskopisch bestehen sie aus einer äußeren hellen Zone *(Hyalomer)* mit Anteilen des Zytoskeletts und einer zentralen dunkleren Zone *(Granulomer)*, die Lysosomen, Mitochondrien, a- und d-Granula enthält. Die a-Granula enthalten Gerinnungsfaktoren, Serotonin, Prostaglandine, Wachstumsfaktoren u. a. Nach einer Lebensdauer von höchstens 12 Tagen werden die Thrombozyten bevorzugt in der Milz abgebaut.

Immunhistochemie der Thrombopoese. Reife Megakaryozyten werden mit CD61 kräftig markiert.

Klinischpathologische Relevanz. Der angeborene oder erworbene Thrombozytenmangel (Thrombozytopenie) führt zu einer Blutungsneigung (hämorrhagische Diathese). Einen verstärkten pathologischen Abbau bezeichnet man als Thrombozytensequestration.

2.2 Knochenmark

Das **Knochenmark** *(Medulla ossium)* übernimmt in der 3. Phase die Blutbildung nach dem 3. Schwangerschaftsmonat. Zu diesem Zeitpunkt endet die megaloblastäre Blutbildungsphase, während die hepatolienale Phase bis zur Geburt reicht. Die wichtigste Funktion des Knochenmarks ist die Blutbildung (Hämopoese). Die spezifische Bildung von Blutzellen wird als Hämozytopoese bezeichnet. Man nimmt an, dass sie von einer Stammzelle (Hämatozytoblast) ausgeht.

Die **Stammzellen des Knochenmarks** sind zunächst totipotent, d. h., sie können sich in alle Arten von Blutzellen differenzieren. Sie zeigen bis zur ersten Differenzierung eine hohe Proliferationsrate: Diese dann pluripotenten Zellen besitzen eine noch breite, aber bereits eingeschränkte Differenzierungsmöglichkeit (Determination). Aus diesen Zellen gehen unipotente Vorläuferzellen hervor, die sich nur noch in einen bestimmten Zelltyp umwandeln. Mit zunehmender Differenzierung geht die Proliferationsrate zurück. Ähnliche Vorläuferzellen bilden **Kolonien** (CFU = Colony Forming Units). Differenzierung und Proliferation werden durch hämatopoetische Wachstumsfaktoren (CSF: Colony Stimulating Factors) gesteuert.

Man unterscheidet ein **rotes, aktives Knochenmark** von einem aus Fettzellen bestehenden **gelben Knochenmark**, das bevorzugt in den Diaphysen der Röhrenknochen vorkommt. Auch unter pathologischen Bedingungen wird aktives Knochenmark durch ein Fettzellmark ersetzt. Das rote Knochenmark kommt vorwiegend in den Epiphysen der Röhrenknochen sowie in den kurzen und platten Knochen vor. Für eine Knochenmarksdiagnostik wird die Entnahme (durch Punktion oder Biopsie) aus dem Sternum oder dem Beckenkamm bevorzugt.

Das **Grundgerüst des Knochenmarks** besteht aus einem Netz von Retikulumzellen, die seitlich am Endost verankert sind und durch ein Gitterfasernetz und Kollagenfasern (Kollagen Typ III) verstärkt werden. Außerdem kommen in unterschiedlicher Menge Ansammlungen von Fettzellen vor. Bei Bedarf kann sich gelbes Knochenmark in rotes Knochenmark umwandeln.

Ein **Gefäßsystem**, das ca. ein Drittel des Knochenmarkraums belegt, zieht durch das Knochenmark und weitet sich zum Blutsinus aus. Hier werden die neugebildeten Blutzellen aufgenommen, aber auch Erythrozyten zerstört. In der Umgebung der Gefäße bilden die Retikulumzellen eine adventitielle Schicht. Diese Zellen weisen die Fähigkeit der Phagozytose auf. Die Wand der Gefäße ist sehr dünn; sie besteht aus einem fenestrierten Endothel und aus einer diskontinuierlichen Basalmembran. Dieser Aufbau erlaubt die Passage der reifen Blutzellen – über Diapedese – in die Gefäßlichtung und somit in den zirkulierenden Kreislauf.

Im **Retikulumnetz** liegen die blutbildenden Zellen mit charakteristischer Topographie. Die Erythrozyten sind gruppenförmig, perisinusoidal angeordnet. Häufig lassen sich im Zentrum dieses »Erythrons« Makrophagen (Retikulumzellen) nachweisen. Die Granulo- und die Monozytopoese kommen bevorzugt endostal vor, während Megakaryoblasten, Histiozyten und Mastzellen diffus verteilt sind. Lymphozyten liegen diffus oder als kleine Knötchen ohne Keimzentren vor.

2.2.1 Erythrozytopoese

Die Endstufe ist die Bildung des kernlosen, hämoglobinhaltigen Erythrozyten. Dieser gehen aus mehreren Stadien mit verschiedenen Vorläuferzellen hervor und entwickelt sich primär aus den entsprechenden Kolonien. Man unterscheidet folgende Vorläuferzellen:

– Der **Proerythroblast** stellt die größte Zelle (25 µm) aus dieser Reihe dar. Der Kern zeigt ein grobscholliges Chromatinmuster. Das Zytoplasma ist basophil.

– Der **basophile Erythroblast** zeigt ein blasses Zytoplasma mit einem perinukleären Hof.

– Der **Makroblast** (polychromatischer Erythroblast) weist einen zunehmenden Verlust an Zellorganellen und eine Zunahme an Hämoglobin auf. So kommt es zu einer Polychromasie: Die zytoplasmatische Basophilie wird progredient durch eine Eosinophilie ersetzt.

– Der **Normoblast** geht progredient (mehrere Differenzierungen) in einen reifen Erythrozyten über und erreicht dann die endgültige Größe. Beim basophilen Normoblasten färbt sich das Zytoplasma noch blau an. Im nächsten Differenzierungsschritt (polychromatischer Normoblast) nimmt das Zytoplasma einen grauen Farbton an. Beim reifen oxyphilen Normoblasten ist das Zytoplasma einheitlich eosinophil. Der Zellkern ist durch Chromatinverdichtung kompakt und stark basophil (Zellkernpyknose). Alle diese Zwischenschritte gehen mit Zellteilungen einher, sodass aus einer Stammzelle insgesamt 32 Normoblasten hervorgehen. In den Normoblasten bilden Ribosomen das Hämoglobin (Farbumschlag des Zytoplasmas), gleichzeitig findet die Ausstoßung des Zellkerns statt.

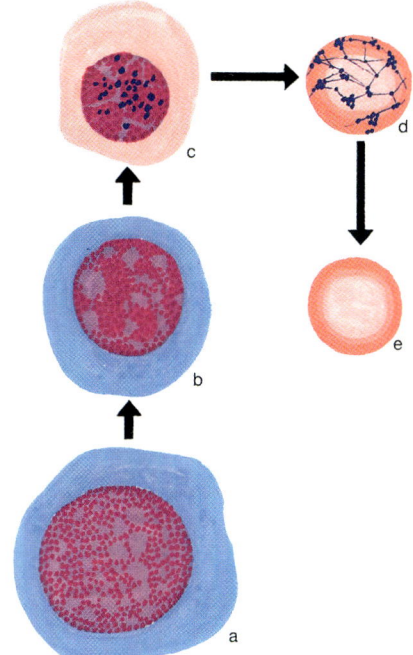

Abb. 11.15. Erythrozytopoese. Schematische Darstellung. **a)** Proerythroblast. **b)** Makroblast. **c)** oxiphiler Normoblast. **d)** Retikulozyt. **e)** Erythrozyt. Giemsa-Fbg.

– Bei den **Retikulozyten** liegt bereits eine Entkernung vor. Reste von Ribosomen (ribosomaler RNS) treten als *Substantia granulofilamentosa* im Zytoplasma auf und kennzeichnen die Retikulozyten. Diese Zellen werden in die Kreislaufperipherie ausgeschwemmt und machen ca. 1 % aller zirkulierenden Erythrozyten aus. Ihr Nachweis gelingt mit Vitalfärbungen·(mit Brillantkresylblau). Bei einer gesteigerten Erythrozytopoese ist die Zahl an peripheren Retikulozyten vermehrt (in einem Ausstrich aus peripherem Blut: mehr als 20 Retikulozyten unter 1000 Erythrozyten).

Immunhistochemie der Erythropoese. Erythropoetische Zellen werden mit dem Antiglykophorin-Antikörper sowie mit Lektin (Ulex europ.) nachgewiesen. Es werden Erythroblasten sowie reife Erythrozyten markiert.

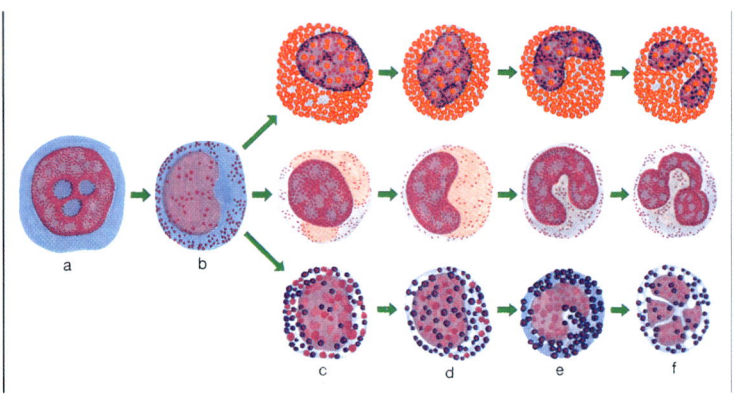

Abb. 11.16. Granulozytopoese. Schematische Darstellung. Obere Reihe: eosinophile Granulozyten. Mittlere Reihe: neutrophile Granulozyten. Untere Reihe: basophile Granulozyten. **a:** Myeloblast. **b:** Promyelozyt. **c:** Myelozyt. **d:** Metamyelozyt. **e:** Stabkerniger Granulozyt. **f:** Segmentkerniger Granulozyt. Giemsa-Fbg.

2.2.2 Granulozytopoese

Zu den Vorläufern der reifen Granulozyten gehören folgende Zellen:
– Der **Myeloblast** zeigt ein basophiles Zytoplasma, einen runden Kern mit fein strukturiertem Chromatin und deutliche Nukleolen. Zytoplasmatische Granula sind noch nicht nachweisbar.
– Der **Promyelozyt** ist mit 25 µm die größte Zelle dieser Blutbildungsreihe. Das leicht basophile Zytoplasma schließt die ersten rötlichen, noch unspezifischen Granula ein.
– Die **kleineren Myelozyten** besitzen ein helleres Zytoplasma, das bereits differenzierte (neutrophile, basophile oder eosinophile) Granula einschließt.
– Bei den **Metamyelozyten** verliert der Kern seine rundliche Form und wird bohnenförmig. Das Chromatin ist dicht. Im Zytoplasma finden sich dichte Ansammlungen von spezifischen Granula.
– **Stabkernige Granulozyten** zeigen einen rundlich gebogenen, leicht exzentrischen Kern. Diese Zellen können das Knochenmark bereits verlassen und kommen vereinzelt im peripheren Blut vor.
– **Segmentkernige Granulozyten** stellen die letzte Stufe der Granulozytopoese dar. Sie sind durch den typischen Kern gekennzeichnet: Bis zu drei kleinere Kernstücke sind untereinander durch eine Brücke verbunden. Ferner besitzen sie unterschiedlich große und anfärbbare zytoplasmatische Granula. Die typische Kernform erlaubt den sicheren histologischen Nachweis eines Granulozyten (»segmentkerniger Granulozyt«) auch in der HE-Färbung.

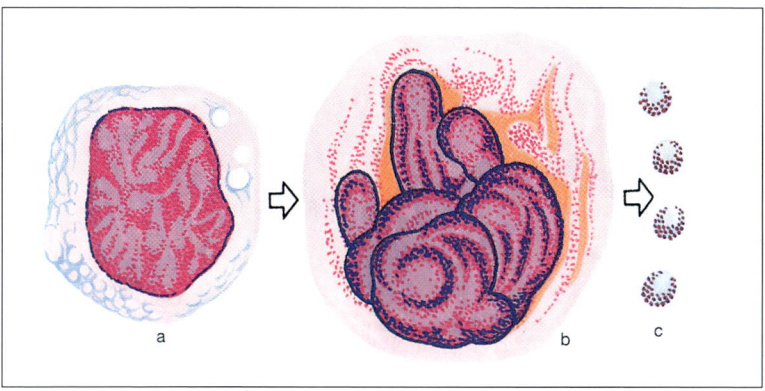

Abb. 11.17. Thrombopoese. a: Megakaryoblast. **b:** Megakaryozyt. **c:** Thrombozyten.

2.2.3 Thrombozytopoese

Zu den **Vorläuferzellen der Thrombozyten** zählen zwei Zellen, die im
Knochenmark gut zu erkennen sind. Die **Megakaryozyten** gehen aus den
Megakaryoblasten hervor. Charakteristisch für beide Zellen ist ihre Größe (»Riesenzellen« mit einer Größe von 150 µm) und das reichlich angelegte Zytoplasma. Die **unreiferen Megakaryoblasten** zeigen einen unregelmäßig geformten Kern. Die **Megakaryozyten** gehören zu den mehrkernigen polyploiden (16n) Riesenzellen; sie geben kleine, zytoplasmatische Stücke ab (»Proplättchen«), die als Thrombozyten in das periphere
Blut gelangen. Zellen und Thrombozyten sind CD61-positiv.

2.2.4 Monozytopoese

– Zu den frühen Entwicklungsstufen zählt der **Monoblast**. Die Zelle
  zeigt einen großen, ovalen Kern mit deutlichen Nukleolen. Das Zytoplasma ist basophil.
– **Promonozyten** sind etwas größer und besitzen einen unregelmäßig
  geformten Kern mit zwei gut darstellbaren Nukleolen.
– Die **reifen Monozyten** sind durch einen hufeisenförmigen Kern gekennzeichnet. Durch ihre Fähigkeit zur Phagozytose stellen sie Makrophagen dar. Diese Zellen verlassen das Knochenmark und sind
  CD14-positiv.

2.2.5 Lymphozytopoese

Die Entwicklung der Lymphozyten und der Plasmazellen wird im Abschnitt »lymphatisches Gewebe« abgehandelt.

Zytohistologische Untersuchungen

1 Blut

In der Regel wird venöses oder kapilläres Blut ausgestrichen und nach Pappenheim (Giemsa) gefärbt. Am Ausstrich werden die Erythrozyten beurteilt (Form, Größe, Anfärbbarkeit). Die Leukozyten werden unter Berücksichtigung der Zellart (Granulozyten, Lymphozyten, Monozyten) prozentual ausgezählt. Ferner ist auf das Vorhandensein von unreifen Blutzellen bzw. atypischen Zellen zu achten.

2 Knochenmark

2.1 Knochenmarkaspiration

Zur Gewinnung von Unterrichtsmaterial kann Knochenmark über eine Punktion aus dem Sternum oder aus dem Beckenkamm gewonnen werden. Das aspirierte Material wird auf einem Objektträger ausgestrichen und nach Pappenheim (Giemsa) gefärbt.

Auf dem Objektträger liegen die aus dem Verband herausgelösten Zellen in einer Schicht und lassen sich morphologisch gut beurteilen. Die Untersuchungsmethode ist einfach, Risiko und zeitlicher Aufwand sind gering Die Beziehungen der Zellen untereinander (Gewebeverband) gehen verloren, sodass die Ausstriche keine quantitative Aussage erlauben. Bei einem negativen Ausstrich (»trockene Punktion«: Es sind keine Zellen vorhanden.), kann ein technischer Fehler nicht ausgeschlossen werden.

2.2 Knochenmarkstanze

Aus dem Beckenkamm wird mit einer Nadel Gewebe herausgestanzt. Der gewonnene Zylinder wird fixiert, entkalkt, entwässert und in Paraffin eingebettet. Vom Paraffinblock werden histologische Schnitte hergestellt und gefärbt (Hämatoxylin-Eosin-Färbung, Berliner-Blau-Reaktion, Giemsa-Färbung, immunhistochemische Reaktionen).

Mit dieser Methode liegt ein Gewebe zur Beurteilung vor. Auch ein zellarmes Knochenmark (Fettzellmark) kann sicher erfasst werden. Ferner ist eine quantitative Auswertung der Hämopoese möglich. Als Nachteile sind zu nennen: Die Schnittdicke mit mehreren Zelllagen erschwert die morphologische Diagnostik. Außerdem sind die Gewinnung und Bearbeitung des Untersuchungsmaterials aufwendig.

3 Semidünnschnitt

Mit dieser Methode wird durch eine Stanze gewonnenes Gewebe in Kunststoff eingebettet und mit einem Ultramikrotom geschnitten. Die ca. 0,5 µm dicken Schnitte zeigen Zellen in einer Schicht. Die Morphologie ist gut beurteilbar, der Zellverband als Gewebe bleibt erhalten. Als Nachteil ist der höhere technische und apparative Aufwand zu nennen.

4 Besondere Untersuchungsmethoden

4.1 Spezialfärbungen

– Die HE-Färbung wird häufig als zusätzliche Routinefärbung eingesetzt.
– Mit der PAS-Färbung lassen sich Riesenzellen vom Typ der Megakaryoblasten und der Megakaryozyten identifizieren. Mit der Färbung Luxol-fast-blue wird die Erythrozytenmembran stark angefärbt.
– Gitterfaserversilberungen (nach Gomori oder Foote) stellen das Gitterfasergerüst dar. Bräunliche dicke Fasern weise auf eine Vermehrung von kollagenen Fasern hin.

4.2 Zytochemie

Bei der Beurteilung der Zellen aus dem peripheren Blut und dem Knochenmark werden verschiedene Reaktionen eingesetzt:

– Die Peroxidase-Reaktion erfasst die Granulopoese mit Ausnahme des Myeloblasten. Monozyten können schwach positiv sein.
– Die Esterasereaktion (Substrat alpha-Naphtholazetat) ist positiv bei Monozyten und Makrophagen.
– Die Chlorazetatesterase (Naphthol-AS-D-Chlorazetatesterase) erfasst selektiv die Granula der Granulozyten (insbesondere der neutrophilen und eosinophilen Granulozyten). Die Reaktion ist auch am Paraffinschnitt durchzuführen und dient dem Nachweis einer extramedullären Blutbildung.
– Die Berliner-Blau-Reaktion dient dem Nachweis von freiem Eisen (Spaltungsprodukt des Hämoglobins).

4.3 Immunhistochemie – Immunzytochemie

Durch den selektiven Nachweis von monoklonalen Antikörpern ist heute eine sichere Differenzierung verschiedener Zellen der Hämopoese möglich. Von besonderer Bedeutung sind die Leukozytenantigene, die mit CD-Nummern (CD: cluster of differentiation) gekennzeichnet werden.

Einige Beispiele:

CD3: T-Zellen

CD4: T-Helfer-Zellen

CD8: CD8-positive T-Suppressor-Lymphozyten

CD13: myeloische Zellen

CD14: Monozyten und Makrophagen

CD20: B-Lymphozyten

CD30: Metamyelozyten, Plasmazellen, Hodgkin- und Non-Hodgkin-Lymphome

CD34: hämatopoetische Stammzellen (im normalen Knochenmark nur schwach positiv)

CD45: Panleukozytenantigen: B- und T-Lymphozyten, Mastzellen

CD57: natürliche Killerzellen

CD61: Thrombozyten und Megakaryozyten

CD66: granulozytopoetische Reihe

Weitere Antikörper:

Kappa- und Lambda-Leichtketten: Plasmazellen mit Expression von Immunglobulinen

Myeloperoxidase: granulozytopoetische Reihe

Lysozym: granulozytopoetische Reihe, Monozyten, Makrophagen

Mastzellen-Tryptase: Mastzellen

Hämoglobin: erythropoetische Zellen

Willebrand-Faktor: Endothelzellen, Megakaryozyten

Alkalische Phosphatase: Osteoblasten, Knochenmarkstromazellen

4.4 Durchflusszytophotometrie

Mit dieser Methode werden markierte Zellen quantitative in einer Suspension ausgezählt. Die Methode erlaubt eine schnelle Auszählung, ist allerdings apparativ aufwändig.

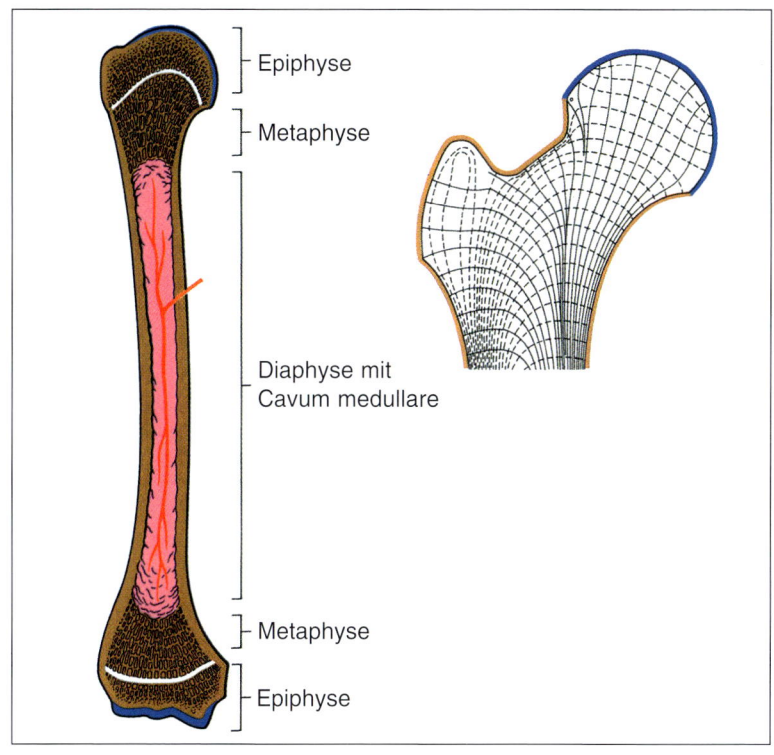

Epiphyse

Metaphyse

Diaphyse mit
Cavum medullare

Metaphyse

Epiphyse

Abb. 12.1. Knochen. Schematische Darstellung. **Links:** Aufbau eines langen Röhrenknochens (Humerus). **Oben:** Nach den Kraftlinien ausgerichtete Knochenlamellen im Femurkopf. **Blau:** Gelenkknorpel. **Braun:** Periost

Der **Bewegungsapparat** setzt sich aus dem Stützgewebe (Knochen und Knorpel) zusammen, das – über Gelenke – durch die Skelettmuskulatur bewegt wird. Unterschiedliche Strukturen ergänzen oder schützen die Muskulatur (Aponeurosen) bzw. verbinden sie mit dem Knochen (Sehnen). Auch die verschiedenen Hilfseinrichtungen der Gelenke (Synovialis, Bänder, Menisci) gehören zum Bewegungsapparat. Diese Bezeichnung wird aber dem gesamten System nicht gerecht, da das Skelettsystem auch eine wesentliche Rolle als Halte- und Stützapparat spielt. Ferner ist zu berücksichtigen, dass »eine Bewegung im Körper« auch unabhängig vom Knochen-Muskel-System vorkommt (z. B. im Kreislauf, im Verdauungstrakt oder in den Harnwegen).

1 Knochen

- Zu den wichtigsten **Funktionen der Knochen** zählen:
- Stützfunktion (Wirbelsäule, Arm- und Beinknochen)
- Schutzfunktion (Schädeldach, Rippen, Sternum)
- Stoffwechsel (Kalziumdepot)
- Aufnahme des Knochenmarks (Hämopoese)

1.1 Makromorphologie des Knochens

Je nach Form, Größe und Entwicklungsart unterscheidet man verschiedene Knochenarten.

- **Lange Röhrenknochen** (*Os longum:* Femur, Tibia, Humerus u. a.) bestehen aus einer mittleren Diaphyse, die an beiden Enden in die Epiphysen übergeht. Bis zum Abschluss der Wachstumsphase ist zwischen **Diaphyse** und **Epiphyse** eine Knorpelschicht (Wachstums- oder Epiphysenfuge) nachweisbar. Der diaphysäre Knochenabschnitt zwischen Epiphysenfuge und Knochenhöhle wird als **Metaphyse** bezeichnet.
  Die Diaphyse wird außen durch eine kompakte Knochenschicht (Substantia compacta) begrenzt. Innen findet sich ein spongiöser Aufbau (Substantia spongiosa) mit besonders weiten Räumen, die von Knochenbälkchen (Trabekeln) gebildet werden und das Knochenmark einschließen. Im Bereich der Epiphysen und Metaphysen sind die Knochenmarkräume enger. In der Epiphyse (z. B. des Femurkopfes) zeigen die begrenzenden Knochenbälkchen eine charakteristische Ausrichtung, die den Kraftlinien entspricht. Hier sollen die Knochenbälkchen den höchsten Widerstand gegenüber den mechanischen Belastungen erzeugen. Die mechanische Belastbarkeit wird durch kleinere seitliche Bälkchen (Verstrebungen) erhöht.
- **Kurze Knochen** (*Os breve:* Hand- und Fußwurzelknochen, Wirbelkörper) bestehen aus einer äußeren Kompakta und einer inneren Spongiosa. Der dreizonale Aufbau der langen Röhrenknochen liegt nicht vor.
- **Platte** oder **flache Knochen** (*Os planum:* Schädelknochen, Schulterblatt, Beckenknochen, Rippen) zeigen auch eine Unterteilung in eine äußere Kompakta und eine innere Spongiosa vor. Bei den Schädelknochen spricht man von Lamina interna et externa, die eine knochenmarkhaltige Diploe begrenzen. Einige Knochen (z. B. die Wirbelkörper) werden als **unregelmäßige Knochen** (*Os irregulare*) geführt.

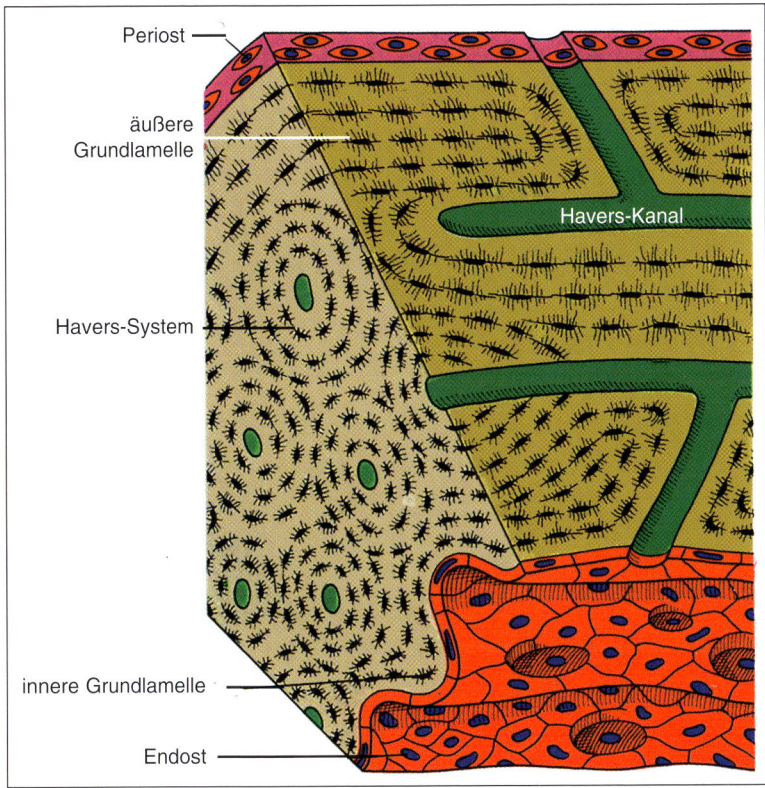

Abb. 12.2. Kompakter Knochen. Schematische Darstellung.

1.2 Knochenaufbau

Der Knochen setzt sich aus einem kompakten oder spongiösen Gewebe zusammen, das außen von der Knochenhaut **Periost** bedeckt wird. Das **Endost** stellt die innere Begrenzung dar; dabei handelt es sich aber nicht um eine eigenständige Bindegewebsschicht – wie beim Periost –, sondern lediglich um die Grenze zwischen Kompakta und Spongiosa. Das Periost mit einem inneren zellreichen Kambium (*Stratum cellulare* oder *osteogenicum*) und einem äußeren *Stratum fibrosum* dient mit seinen Bindegewebszellen, Nerven und Blutgefäßen vorwiegend der Ernährung des Knochens. Ferner können sich Periostfibroblasten über Progenitorzellen in Osteoblasten umwandeln und somit zur Knochenneubildung (durch appositionelles Wachstum) beitragen.

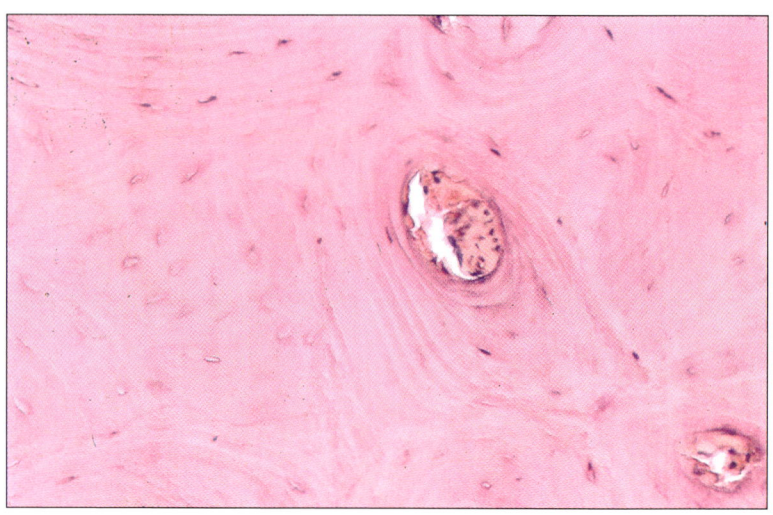

Abb. 12.3. Knochen. Gewebe nach Entkalkung. HE-Fbg.

1.3 Histomorphologie des Knochens

• Der **Faser-** oder **Geflechtknochen** stellt in der Wachstumsperiode oder während der Reparation einer Fraktur ein Entwicklungsstadium der Knochenneubildung dar. Er ist gegenüber dem Lamellenknochen reicher an Zellen und ärmer an Mineralien. Die gebildeten Knochenbälkchen sind noch nicht ausgerichtet. Beim Erwachsenen kommt diese Knochenart nur noch im äußeren Gehörgang sowie im Bereich der knöchernen Verankerung von großen Muskelsehnen vor. Unter pathologischen Bedingungen findet man diese Knochenart in der Heilungsphase von Fakturen (Kallus) oder bei knochenbildenden Tumoren.

• Der **Lamellenknochen** ist der typische reife Knochen des Erwachsenen. Der Lamellenknochen besteht aus Grundlamellen und aus den Havers-Lamellen.

– Die **Grundlamellen** bilden Schichten von parallelverlaufendem Knochengewebe, das innen den Markraum begrenzt *(innere Grundlamelle)* und außen dem Periost *(äußere Grundlamelle)* anliegt. Zwischen beiden Lamellen ist das Havers-Lamellensystem nachzuweisen. In die äußere Grundlamelle strahlen kollagene Fasern des Periosts, der Sehnen und der Bänder ein: Sie werden als Sharpey-Fasern bezeichnet und dienen der mechanischen Verankerung.

– **Havers-Lamellensystem.** Histologisch erkennt man mehrere bis zu 7 µm dicke Schichten, die sich konzentrisch um längsgerichtete Hohlräume (Havers-Kanäle) lagern und durch Kittlinien begrenzt sind; diese stellen eine Mineralisationsfront dar und kommen durch einen vermehrten Kalkgehalt zustande. Die 30 µm breiten Kanäle führen Blutgefäße und sind untereinander querverbunden (Volkmann-Kanäle oder *Canales perforantes*). Das Innere des Knochens enthält keine sensiblen Nervenfasern, daher erzeugen pathologische Prozesse in diesem Bereich (Osteomyelitis, Tumoren) keinen »Knochenschmerz«. Dieser ist stets ein »Periostschmerz«. In und zwischen den Lamellen liegen die Knochenhöhlen der Osteozyten, die über 1 µm dicke *Canaliculi* untereinander kommunizieren. Zentralkanal und konzentrisch geschichtete Knochenlamellen bilden das Havers-System oder Osteon. Zwischen den einzelnen **Osteonen** liegen die nicht gerichteten Interstitial- oder Schaltlamellen als Reste des Knochenumbaus.

1.4 Knochenzellen

• **Osteoblasten.** Undifferenzierte Mesenchymzellen differenzieren sich zu Präosteoblasten (Osteoprogenitorzellen), die sich mitotisch vermehren und zu Osteoblasten reifen. Inaktive Osteoblasten sind klein, weisen einen runden Kern auf und stehen in enger Verbindung mit den Knochentrabekeln. Aktivierte Osteoblasten bilden an ihrer basalen Seite Osteoid *(eosinroter Vorknochen)*, das auf der Knochenoberfläche abgelagert wird und nach Verkalkung (Einlagerung von Hydroxylapatit) zur Verbreiterung der Knochenstruktur (Knochenanbau) dient. Osteoblasten besitzen alkalische Phosphatase, mit der sie die primäre Mineralisation des Osteoids steuern. Durch Zellausläufer stehen sie mit den Osteozyten in Verbindung und werden nach Einbau in das Knochengewebe zu Osteozyten umgewandelt.

• **Osteozyten** liegen mit ihrem rundlichen oder länglichen Kern in kleinen Lakunen, die von mineralisiertem Zwischengewebe umgeben sind. Über zahlreiche Ausläufer stehen sie durch Nexus (Gap junctions) miteinander in Verbindung und sorgen für den Stoffaustausch des Knochengewebes. In geringem Maße können sie auch osteoblastische Funktionen ausüben. Eine erhaltene Kernzeichnung ist ein Zeichen der Vitalität des Knochengewebes; leere Osteozytenlakunen sprechen dagegen für eine Nekrose.

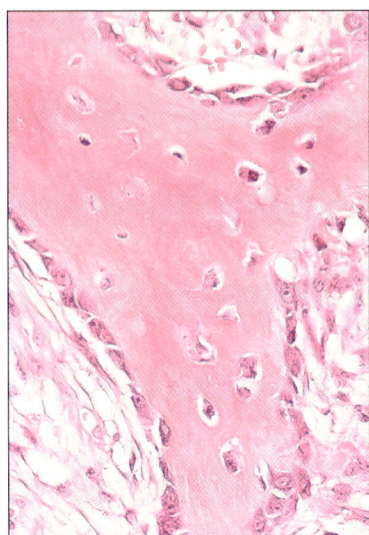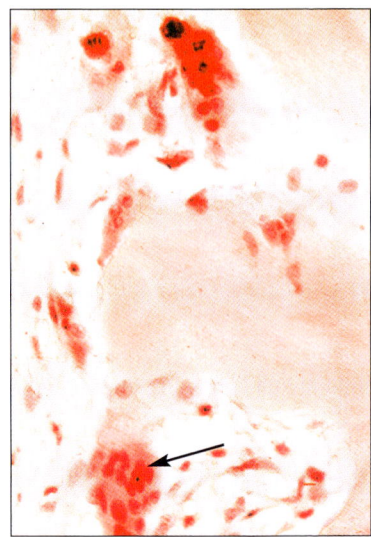

Abb. 12.4. Knochenzellen. Links: Osteoblasten als Saum um Knochenbälkchen. **Rechts:** mehrkernige Osteoklasten **(Pfeil)**. HE-Fbg.

• **Osteoklasten.** Diese Zellen sind für die Knochenresorption verantwortlich. Sie werden von mononukleären Blutmonozyten abgeleitet und enthalten reichlich saure Phosphatase. Diese mehrkernigen Riesenzellen sind besonders in den Howship-Lakunen (Knocheneinbuchtungen) leicht zu erkennen; sie bilden dort abgegrenzte Räume mit einem niedrigen pH-Wert, in denen sie durch ihre stark gefaltete Zelloberfläche die Knochenresorption durchführen. Es gibt aber auch kleine, einkernige Osteoklasten, die nur durch ihren Gehalt an tartratresistenter, saurer Phosphatase nachweisbar sind. Mit einem proteolytischen Enzym *(Kollagenase)* sind Osteoklasten in der Lage, mineralisiertes Knochengewebe zu resorbieren, nicht jedoch unverkalktes Osteoid. Bei gleichzeitiger Stimulierung von Osteoblasten und Osteoklasten (z. B. unter dem Einfluss von Parathormon) überwiegt die osteoklastäre Knochenresorption (Entmineralisierung des Knochens, Anstieg des Blut-Kalzium-Spiegels).

• **Fibroblasten.** Bindegewebszellen des Knochenmarks und des Periosts stehen in enger Verbindung mit dem Knochengewebe. Sie können Kollagenfasern bilden, im Extremfall führt dies zur Markfibrose.

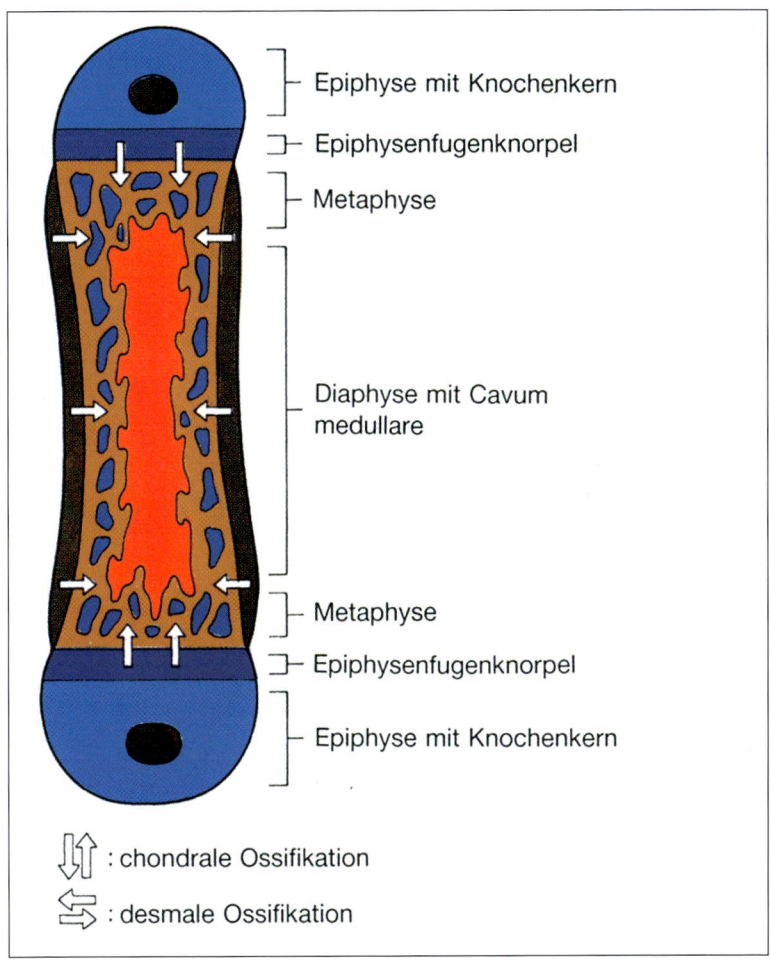

Abb. 12.5. Knochenbildung. Chondrale und desmale Ossifikation. Schematische Darstellung

1.5 Knochenbildung

Knochengewebe kann durch desmale (bindegewebige) oder chondrale Ossifikation entstehen. Zunächst wird ein **unreifer Geflechtknochen** gebildet, der später durch **Lamellenknochen** ersetzt wird. In der späteren Fetalzeit bilden sich Knochenkerne (Ossifikationspunkte), von denen die Verknöcherung ausgeht.

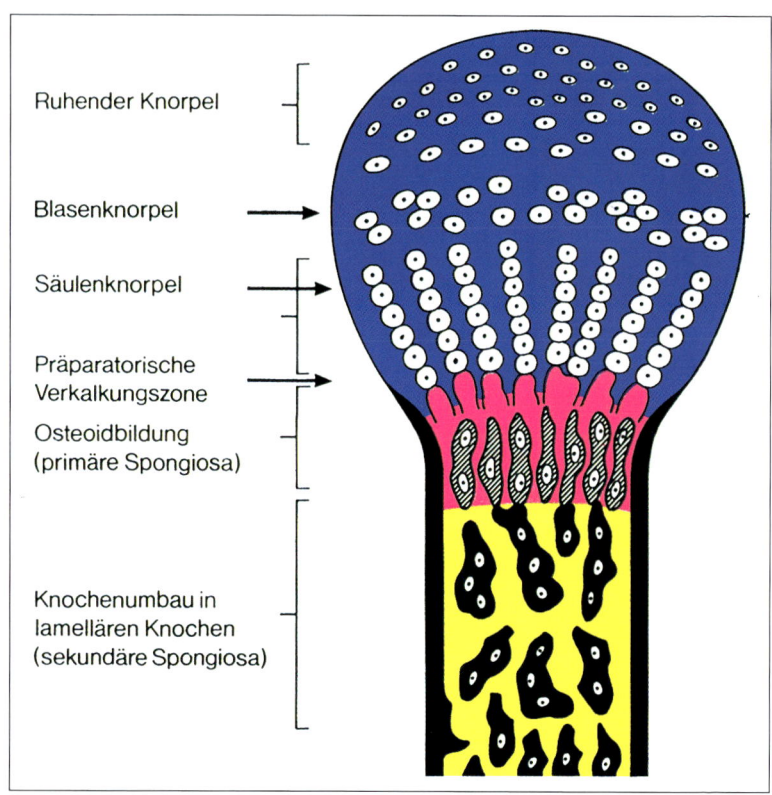

Ruhender Knorpel

Blasenknorpel

Säulenknorpel

Präparatorische
Verkalkungszone

Osteoidbildung
(primäre Spongiosa)

Knochenumbau in
lamellären Knochen
(sekundäre Spongiosa)

Abb. 12.6. Enchondrale Ossifikation. Schematische Darstellung

• Die **desmale (direkte) Knochenbildung** *(Osteogenese)* kommt selten
isoliert vor. Bestimmte Schädel- und Gesichtsknochen, die Clavicula und
die Fontanellen des Neugeborenen werden über diesen Mechanismus gebildet bzw. verknöchert. Aus der Vorläuferzelle *(Osteoprogenitorzelle)*
entsteht der Osteoblast, der das Osteoid synthetisiert. Die gebildete
Grundsubstanz schließt die Zelle ein (jetzt als Osteozyt) und bildet Knochenbälkchen *(Trabekel)*. Osteoid wird durch Ablagerungen von Kalzium
und Phosphat (als Hydroxylapatit) mineralisiert. Diese Osteogenese wird
mit der Knochenbildung *(Ossifikation)* abgeschlossen.

Nach der Ossifikation setzt sich das Knochenwachstum fort: Die einzelnen Bälkchen verschmelzen zu **Ossifikationszentren** und bilden den
membranösen Knochen. An der Außenfläche der Bälkchen setzt sich –

unter Einwirkung der Osteoblasten – die Anlagerung von neugebildeter Knochensubstanz *(appositionelles Wachstum)* fort.

• Die **chondrale (indirekte) Knochenneubildung** kommt als peri- (außen, an der Diaphyse) und als enchondrale (innen, an der Epiphyse) Ossifikation vor. In den Epiphysenfugen insbesondere der Röhrenknochen (aber auch in kurzen Knochen) entsteht während der Skelettentwicklung eine Knorpelschicht (Knorpelmodell für den späteren Knochen), von der das physiologische **Längenwachstum** ausgeht. Diese Wachstumszone liegt zwischen Diaphyse und Epiphyse.

Die **enchondrale Ossifikation** besteht histologisch aus folgenden Zonen, die sich vom gelenknahen Bereich bis zur Markhöhle erstrecken:

– einem ruhenden Knorpel, der die Stammzellen oder kleinen Chondrozyten enthält,
– einem proliferierenden Knorpel mit größeren Chondrozyten mit dunklem Kern und Mitosen,
– einem Säulenknorpel mit großen blasigen, reihenförmig angeordneten Chondrozyten und neugebildeter Matrix,
– einer Knorpel-Verkalkungszone mit spießartigen Kalkablagerungen,
– einer Eröffnungszone mit einer primären Spongiosa mit eingewanderten Osteoblasten, neugebildetem Osteoid und Kalkspießen und aus
– einer sekundären Spongiosa mit Verkalkung des Osteoids und konsekutivem osteoklastären Knochenabbau.

Embryologie. Mit periostalen Blutgefäßen gelangen Chondroklasten in das Innere des Knorpels. Diese Zellen entsprechen morphologisch den Osteoklasten und stammen von den Monozyten ab. Sie bauen die verkalkte Grundsubstanz ab und öffnen die Höhlen der Blasenknorpelzellen, die absterben. Ab dem 5. Fetalmonat bildet sich im Inneren der Diaphyse die primäre Markhöhle, die sich später in eine knochenmarkhaltige Höhle umwandelt. Gleichzeitig werden Osteoblasten gebildet, die sich an die Knorpelbälkchen lagern und über eine enchondrale Ossifikation zur Bildung von Knochenbälkchen führen. Die Verknöcherung der Epiphysen entsteht nach Geburt aus den Ossifkationszentren (Knochenkerne). Diese Knochenkerne verknöchern zentrifugal, erreichen aber nicht die Knochen- bzw. Knorpeloberfläche. Zwischen Epiphyse und Diaphyse bleibt eine schmale, bandförmige Zone aus hyalinem Knorpel (Epiphysen- oder Wachstumsfuge), die bis zur Pubertät eine wesentliche Rolle für das Längenwachstum spielt. Nach Abschluss des Knochenwachstums verknöchert die Epiphysenfuge, sodass die Epiphyse fest mit dem Rest des Knochens verbunden ist.

Klinischpathologische Korrelation. Die wichtigsten Erkrankungen aus diesem Formenkreis sind angeborene Störungen, die zu einem verstärkten oder verminderten Knochenwachstum führen: Gigantismus, Chondrodystrophie u. a.

1.6 Knochenumbau

Der fertige Knochen stellt kein endgültiges Gewebe dar, sondern unterliegt einem kontinuierlichen Prozess aus Knochenan- und -abbau. Eine wesentliche Rolle spielen dabei biomechanische Prozesse (körperliche Aktivität oder Inaktivität, mechanische Belastung) sowie Kalzium-Stoffwechselvorgänge, die bevorzugt an den mechanisch wenig belasteten Knochen stattfinden. Dabei spielen Hormone (Parathormon, Kalzitonin, Sexualhormone und Glukokortikoide) sowie Vitamin D eine wesentliche Rolle. Ein verstärkter Knochenabbau findet in der Regel nach dem 4. Dezennium – im Rahmen einer Involution – statt.

Klinischpathologische Korrelation. An- und Abbaustörungen im Knochen führen zu einer verstärkten Knochenbildung (Osteopetrose) oder zu einer Rarefizierung der mineralisierten Knochensubstanz (Osteoporose). Störungen im Vitamin- und Mineralhaushalt können sich als Rachitis manifestieren. Eine Knochenneubildung kann als Hyperplasie (Exostose) oder als echte Neoplasie auftreten. Diese können gut- oder bösartig sein und von den verschiedenen Knochenkomponenten (Knochen, Knorpel, Bindegewebe, Gefäße) ausgehen.

2 Gelenke

In Diarthrosen (bewegliche Gelenke) sind die artikulierenden Gelenkflächen von einer Knorpelschicht überzogen, die meist aus hyalinem Knorpel besteht (Ausnahme: Kiefergelenk mit Faserknorpel). Der hyaline Gelenkknorpel besteht aus Chondrozyten, die überwiegend in kleinen Gruppen angeordnet sind (Chondrone) und aus der homogen erscheinenden Interzellularsubstanz. Die Interzellularsubstanz setzt sich aus Grundsubstanz (Hyaluronsäure, Proteoglykane; Chondroitinsulfat, früher auch Chondromukoid) und kollagenen Fibrillen zusammen. Im gesunden Gelenkknorpel sind die Kollagenfasern (Typ II Kollagen) durch die Grundsubstanz maskiert und mit der einfachen Lichtmikroskopie nicht erkennbar. Der hyaline Gelenkknorpel weist verschiedene Zonen auf, in denen die Kollagenfasern und Chondrone unterschiedlich ausgerichtet sind. Die Mineralisationszone des Gelenkknorpels ist mit der subchondralen Knochenlamelle fest verbunden.

Die Gelenkhöhle wird von einer Gelenkkapsel umschlossen, die sich aus einer äußeren Membrana fibrosa und einer inneren Membrana synovialis zusammensetzt. Letztere produziert die Gelenkschmiere (Synovia). Der fibröse Kapselanteil besteht aus straffem kollagenen Bindegewebe.

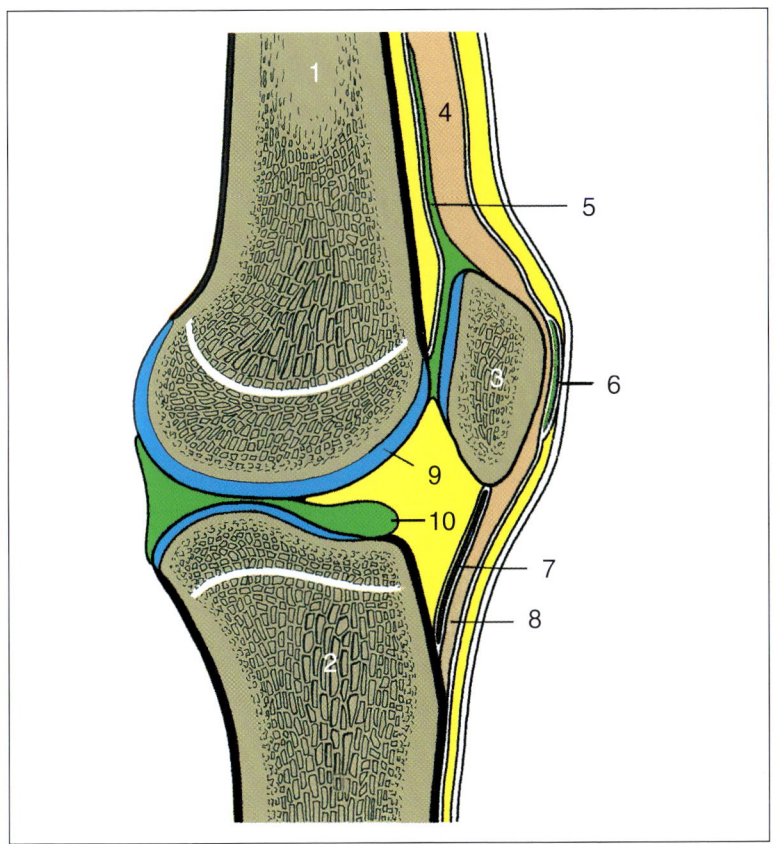

Abb. 12.7. Kniegelenk. Schematische Darstellung. **1:** Femur. **2:** Tibia. **3:** Patella. **4:** Bursa suprapatellaris profunda. **5:** Quadrizepssehne. **6:** Bursa praepatellaris. **7:** Bursa infrapatellaris profunda. **8:** Ligamentum patellae. **9:** Gelenkknorpel. **10:** Meniskus.

Die **Membrana synovialis** ist glatt oder zottig strukturiert. Es können an ihr zwei Schichten unterschieden werden, die Intima und die Subintima. Die Intima wird von den **Deckzellen der Synovialis** *(Synovialozyten)* gebildet. Die Deckzellen finden sich in ein- bis dreireihiger Lage, abschnittsweise können sie auch fehlen. Es werden A-Zellen und B-Zellen unterschieden. Die A-Zellen werden dem mononukleären Phagozytosesystem zugeordnet und stammen aus dem Knochenmark. Sie liegen der Gelenkhöhle meist direkt an und sind zur Antigenpräsentation befähigt. Die B-

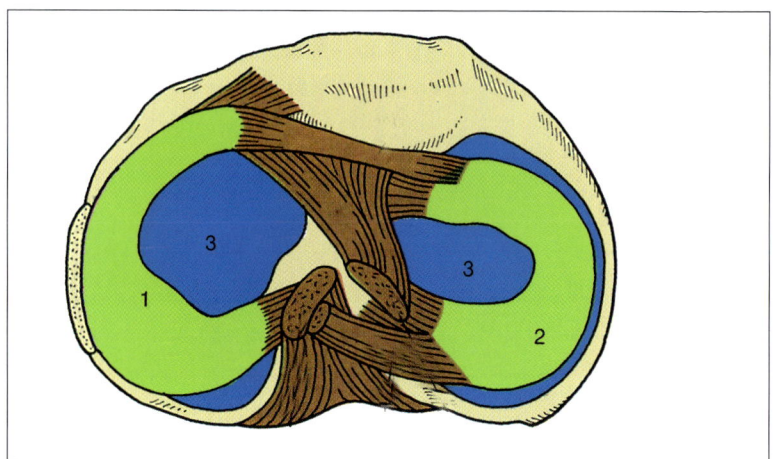

Abb. 12.8. Meniskus mit Bandapparat (Kniegelenk). Schematische Darstellung. **1:** und **2:** Meniskus. **3:** Gelenkknorpel. **Braun:** Bänder.

Zellen sind spezialisierte Fibroblasten und vorwiegend unter den A-Zellen lokalisiert. Die Subintima besteht überwiegend aus einem kollagenfaserigen Bindegewebe und enthält zahlreiche Blut- und Lymphgefäße. Daneben gibt es auch Subintimaabschnitte mit Fettgewebe. Eine Basalmembran zwischen Intima und Subintima fehlt.

• Die **Menisci und Disci articulares** bestehen aus straffem kollagenfaserigem Bindegewebe und Faserknorpel. Die Chondrozyten liegen im Faserknorpel meist isoliert und sind oft reihenförmig hintereinander angeordnet. In der Interzellularsubstanz sind gegenüber der Grundsubstanz die Kollagenfasern stark vermehrt, sodass sie nicht maskiert sind.

• Die **Bursae synoviales**, die mit den Gelenken kommunizieren können und mit Synovialflüssigkeit gefüllt sind, zeigen einen Wandaufbau, der weitgehend der Gelenkkapsel entspricht.

• Die Wand der **Sehnenscheiden** (Vaginae tendinis) besteht ebenfalls aus einem äußeren Stratum fibrosum und einem inneren Stratum synoviale.

Klinischpathologische Korrelation. Zu den wichtigsten Erkrankungen der Gelenke zählen degenerative Veränderungen (Arthrosen), Entzündungen (Arthritis, Synovitis, Tendinitis, Bursitis) und Tumoren. Letztere gehen bevorzugt von der Lamina synovialis aus (gut- und bösartige Synovialome).

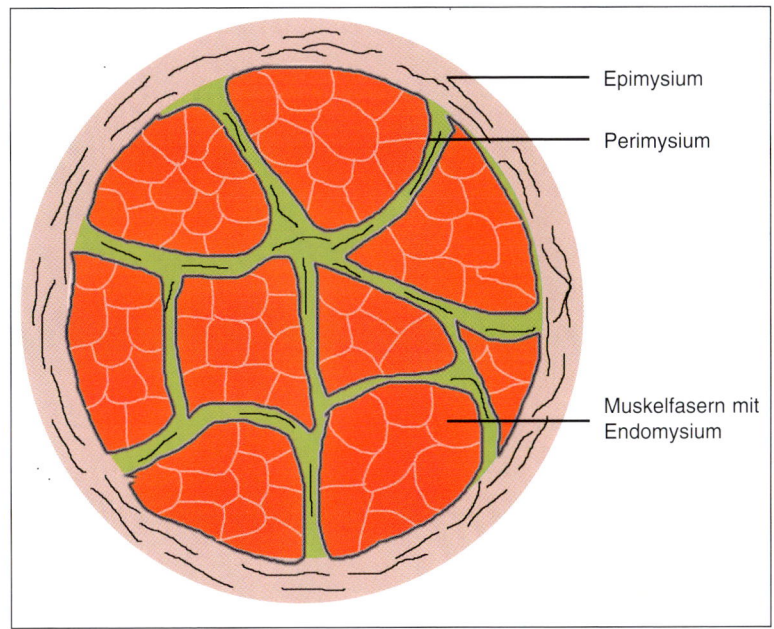

Epimysium

Perimysium

Muskelfasern mit
Endomysium

Abb. 12.9. Muskel im Querschnitt. Schematische Darstellung

3 Quergestreifte Skelettmuskulatur

Die quergestreifte oder willkürliche Muskulatur entsteht durch Fusion der
Myoblasten (Vorläuferzellen) zu Myotuben, die ein mehrkerniges Synzytium bilden. Histologisch sind die Muskelfasern gekennzeichnet durch
drei Befunde:
– Es handelt sich um ein mehrkerniges Synzytium, das bis zu 20 cm
   lang sein kann.
– Die Kerne liegen peripher, d. h. subsarkolemmal (im Gegensatz zu
   den Myokardzellen).
– Das Zytoplasma weist eine typische Querstreifung auf.

Im Längsschnitt zeigen die Muskelfasern **Myofibrillen**, die im Querschnitt als kleine Punkte (bis 2 µm Größe) zu erkennen sind. Das Zytoplasma *(Sarkoplasma)* färbt sich eosinrot an. Die ovalen Kerne liegen in
der Zellperipherie. Die einzelnen Muskelfasern werden von einer Zellmembran *(Sarkolemm)* begrenzt und von einer Basalmembran umhüllt.

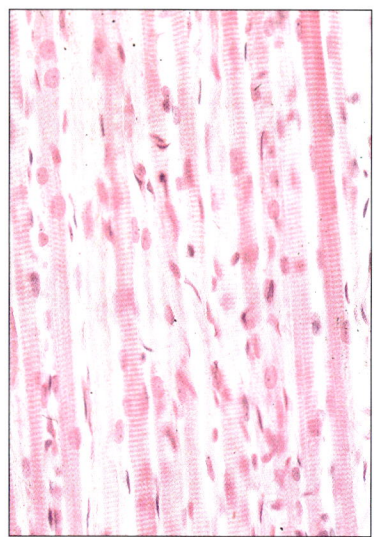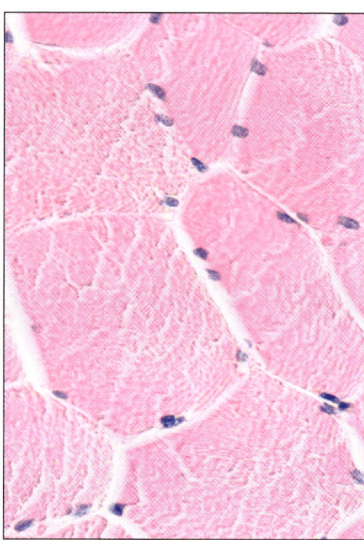

Abb. 12.10. Muskel. Muskelzellen im Längs- **(links)** und Querschnitt **(rechts)**. Typisch sind die peripher lokalisierten Zellkerne (im Gegensatz zum Myokard) und die Querstreifung des Sarkoplasmas. HE-Fbg.

Im Längsschnitt zeigen die Muskelfasern **Myofibrillen**, die im Querschnitt als kleine Punkte (bis 2 μm Größe) zu erkennen sind. Das Zytoplasma *(Sarkoplasma)* färbt sich eosinrot an. Die ovalen Kerne liegen in der Zellperipherie. Die einzelnen Muskelfasern werden von einer Zellmembran *(Sarkolemm)* begrenzt und von einer Basalmembran umhüllt.

Die Muskelzellen liegen mit ihrer Basalmembran in einem zarten, retikulären Bindegewebe *(Lamina externa)*, das durch das faserreiche **Endomysium** begrenzt wird. Mehrere Muskelfasern mit ihrem Endomysium werden zu einem **Primärbündel** zusammengefasst, das durch das interne Perimysium eingeschlossen wird. Gruppierte Primärbündel bilden die **sekundären Muskelbündel**, die vom externen Perimysium umgeben sind. Letztlich bilden mehrere Sekundärbündel den eigentlichen **Muskel**, der von Epimysium und von der Muskelfaszie umhüllt ist.

In den verschiedenen Hüllen finden sich Nervenfasern, Blut- und Lymphgefäße, die in bestimmten Regionen *(Hilum)* in den Muskel eintreten. Neben den Muskelzellen lassen sich auch einkernige **Satellitenzellen** finden, die den Vorläuferzellen entsprechen sowie Zellen der Immunabwehr. Die

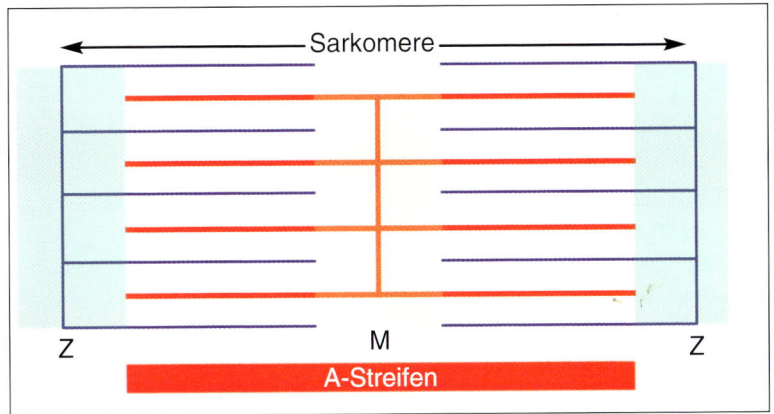

Abb. 12.11. Ultrastruktur der Sarkomere. Schematische Darstellung. **Grün:** I-Streifen. **Gelb:** H-Streifen. **Rot:** Myosinfilamente. **Blau:** Aktinfilamente.

eintretenden Arterien bilden zunächst ein perimysiales Netz, aus dem die endomysialen Kapillaren hervorgehen. Jede Muskelzelle wird durch mehrere Kapillaren versorgt.

3.1 Ultrastruktur der Muskelzelle

Man unterscheidet im Sarkoplasma
- helle **I-Streifen** mit einem dunklen **Z-Zwischenstreifen** und
- dunkle **A-Streifen** mit einer **hellen H-Zone**, letztere werden von feinen **Mittelstreifen** (M-Streifen) durchzogen.

Die sich wiederholende Streifen (Z bis Z: **Z-I-A-H-M-H-A-I-Z**) bezeichnet man als **Sarkomere**, die etwa 2 µm lang sind.

Das beschriebene Streifenmuster ist auf die dünnen Aktinfilamente und auf die dickeren Myosinfilamente zurückzuführen.
- **Aktinfilamente** sind im Bereich des Z-Streifens untereinander verbunden (Z-Protein, α-Aktinin) und von Nebulin eingeschlossen. Die Enden reichen bis zur H-Zone, die aber frei bleibt. Von funktioneller Bedeutung sind zwei aufgelagerte Proteine: Tropomyosin und Troponin.
- **Myosinfilamente** liegen im Bereich des A-Streifens und sind untereinander über den M-Streifen (in der Mitte der H-Zone) verbunden. Das freie Ende steht über das Protein Titin mit dem Z-Streifen in Verbindung.

Myosin- und Aktinfilamente bilden ein teleskopartiges Filamentsystem: Die Fasern können sich ineinander schieben und so die Länge der Muskelfaser (muskuläre Kontraktion) verändern.

Zu den **weiteren Zellorganellen** zählen das tubuläre T-System, das aus senkrecht verlaufenden untereinander anastomosierenden Sarkolemmausstülpungen besteht. Aus dem sarkoplasmatischen Retikulum geht ein parallel zu den Myofibrillen verlaufendes Schlauchsystem (L-System) ab. Im Zytoplasma finden sich größere Mengen von Glykogenpartikeln, die als Energiereserve dienen. Mitochondrien sind meist zahlreich, der Golgi-Apparat und das raue endoplasmatische Retikulum aber nur spärlich angelegt. Zu den typischen Intermediärfilamenten zählt Desmin (verbindet Myofibrillen untereinander und mit der Zellmembran), das sich immunhistochemisch nachweisen lässt.

3.2 Biochemie der Muskelfasern

Unter Berücksichtigung ihrer biochemischen Zusammensetzung lassen sich drei Muskelfaserarten unterscheiden:
– **Muskelfasern Typ I** sind langsam, aber kräftig und lang dauernd kontrahierende, myoglobinreiche Fasern mit reichlich Mitochondrien. Diese Fasern sind typisch für eine konstante Muskelarbeit (autochthone Muskeln, wie z. B. Rückenmuskulatur). Die enzymhistochemische ATPase-Reaktion ist schwach positiv.
– **Muskelfasern Typ II** sind reich an Fibrillen, aber arm an Myosin und Mitochondrien. Diese Muskelarten kontrahieren schnell, aber nicht ausdauernd. Die enzymhistochemische ATPase-Reaktion ist stark positiv.
– **Intermediäre Fasern** kommen beim Menschen als typische Skelettmuskulatur vor.

3.3 Innervation der Skelettmuskulatur

Die Verbindung zwischen Nerven und Muskulatur wird über die **motorische Endplatte** hergestellt. Dabei handelt es sich um eine (myoneurale) Synapse, die dem Sarkolemm aufliegt und deren Elemente reich an Mitochondrien und Acetylcholin sind. Motorische Einheit: Eine Nervenfaser innerviert eine unterschiedliche Zahl an Muskelfasern in Abhängigkeit von der Muskelfunktion (bei einer sehr feinen Muskelaktivität werden nur wenige Muskelzellen von einer Nervenfaser versorgt). Zu der nervösen Mus-

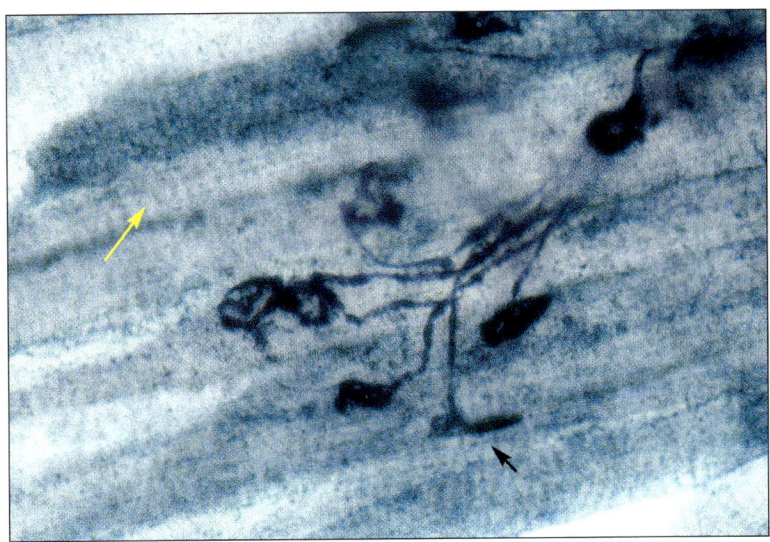

Abb. 12.12. Motorische Muskelendplatte mit Nervenfasern. Aus einem Nerven reichen Nervenfasern bis zu den motorischen Muskelendplatten **(Pfeil)**. Die Querstreifung des Muskelfasern **(gelber Pfeil)** ist deutlich zu erkennen. Versilberung.

kelfaserversorgung gehören auch die Dehnungsrezeptoren (Muskelspindeln mit zwei Typen von intrafusalen Muskelfasern), die die Muskeldehnung ermitteln und über einen Eigenreflex die Muskelspannung steuern.

Klinischpathologische Korrelation. Typische Erkrankungen der Skelettmuskulatur können angeboren oder erworben sein und werden als Myopathien bezeichnet. Ferner unterscheidet man Muskelveränderungen, die primär im Muskel entstehen (muskuläre Myopathien) oder Folge einer Innervationsstörung sind (neuropathische Myopathien). Entzündungen werden als Myositis bezeichnet. Tumoren, die Strukturen eines Skelettmuskels zeigen (z. B. Querstreifung im Zytoplasma) sind meist bösartig (Rhabdomyosarkome) und werden unter den Weichteiltumoren beschrieben.

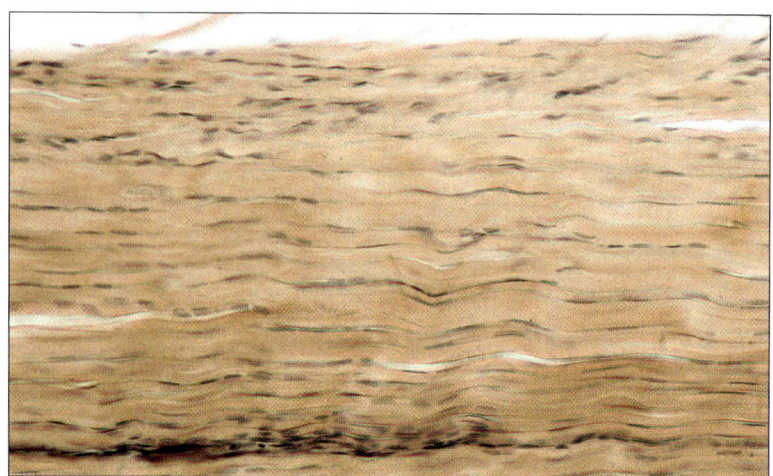

Abb. 12.13. Sehnengewebe. Leicht wellig, parallel verlaufende kollagene Fasern schließen Tendozyten mit einem abgeflachten Kern ein. Eisenhämatoxylin-Fbg.

4 Sehnen

Zu den muskelbegleitenden Strukturen zählen die Sehnen, die in der Regel eine Verbindung zwischen Muskulatur und Knochen herstellen. Jede Muskelfaser geht in einen Sehnenfaden (getrennt durch das muskuläre Sarkolemm) über. Sehnenfäden zeigen im Längsschnitt kräftige, parallel verlaufende kollagene Fasern, die vereinzelte Fibrozyten (Sehnenzellen, Flügelzellen [Zytoplasmaausläufer zwischen den kollagenen Fasern] oder Tendozyten) einschließen. Die einzelnen Sehnenfäden bilden Primärbündel, die zu Sekundärbündeln zusammengefasst und von dem Peritendineum umhüllt werden. Die gesamte Sehne wird von einem lockeren Bindegewebe mit Nerven und Blutgefäßen *(Epitendineum)* eingeschlossen. Auf der ossären Seite erfolgt die Verbindung durch einen Kontakt mit dem Periost und Einstrahlung der Sehnen in geflechtartigen Knochen – wie bei Sharpey-Fasern. Sehnen, die über einer knöchernen Oberfläche verlaufen, werden in einer Sehnenscheide *(Vagina tendinis)* geführt. Diese setzt sich aus einer äußeren faserreichen Hülle *(Stratum fibrosum)* zusammen, die innen von einer Synovialmembran *(Stratum synoviale)* ausgekleidet wird.

Klinischpathologische Korrelation. Von besonderer klinischer Relevanz sind posttraumatische oder degenerativ bedingte Läsionen, die zur Sehnenruptur führen können.

Zytohistologische Untersuchungen

1 Knochen – Knorpel

• **Knochen.** Indikationen einer Knochenuntersuchung sind in der Regel Tumoren, Endokrinopathien (Überfunktion der Epithelkörperchen), Nierenerkrankungen oder Stoffwechselstörungen (Osteoporose). Das Knochengewebe wird in der Routineuntersuchung vor der Herstellung eines Gewebeschnittes entkalkt. In seltenen Fällen wird unentkalkter Knochen mit einem besonders harten Mikrotommesser oder einem Diamantmesser bearbeitet. Nach der Entkalkung bleibt nur eosinrotes Osteoid zurück. Unentkalkter Knochen färbt sich mit Hämatoxylin intensiv blau an. Hämatoxylin-Eosin ist die Routinefärbung.

• **Knorpel.** Indikationen einer Knorpeluntersuchung sind in den meisten Fällen eine Erkrankung des Meniskus oder der Zwischenwirbelkörper. Die HE-Routinefärbung wird durch eine Sudan-Färbung erweitert.

2 Skelettmuskel

Indikationen einer Muskeluntersuchung sind primäre, meist erbliche Muskelerkrankungen oder sekundäre neurogene Myopathien, die Folge einer Innervationsstörung sind. Neben einer HE-Routinefärbung werden verschiedene Spezialuntersuchungen eingesetzt.

– **Färbungen:** PAS-Färbung (Nachweis von Glykogen), Trichromfärbungen (Goldner oder Azan), Sudan-Färbung (Faserknorpel)
– **Enzymhistochemie:** ATPase mit unterschiedlichem pH-Wert, NADH-Reaktion
– **Immunhistochemie:** Desmin (Skelettmuskelfasern sind positiv), S100-Protein (Darstellung der Nerven)
– **Elektronenmikroskopie:** Differenzialdiagnose primärer Muskelerkrankungen

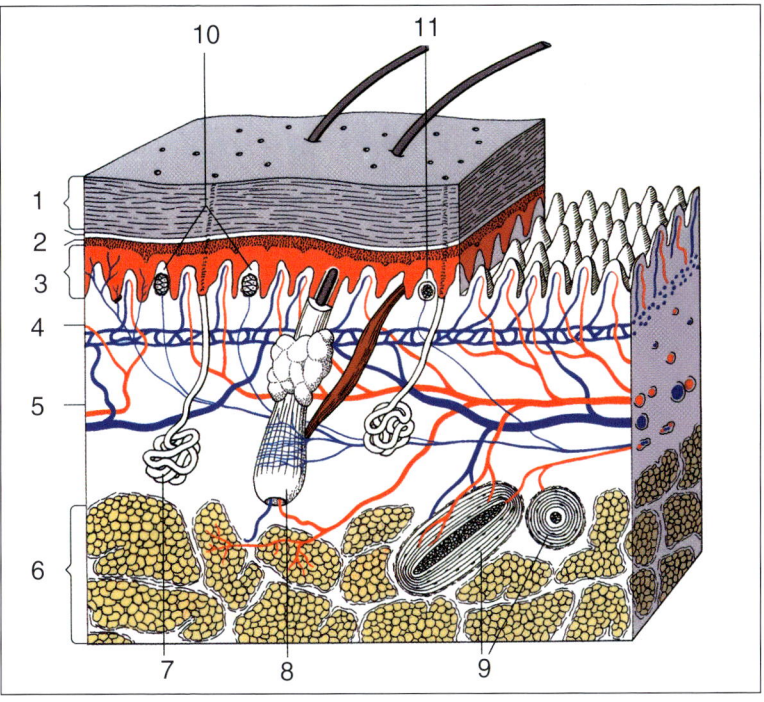

Abb. 13.1. Normale Haut mit Anhangsgebilden und Blutgefäßen. 1: Str. corneum. **2:** Str. granulosum et lucidum. **3:** Str. spinosum et basale. **4:** Str. papillare. **5:** Str. reticulare. **6:** Hypodermis. **7:** Schweißdrüse. **8:** Haarfollikel mit Talgdrüse. **9:** Vater-Pacini-Körper. **10:** Meissner-Körper. **11:** Mechanorezeptor.

Haut

Die **Haut** gehört mit einem Gesamtgewicht von 3,5 bis 5 kg und einer Fläche von 1,5 bis 1,8 m^2 zu den größten Organen. Sie bedeckt die Außenfläche des Körpers und dient somit als Schutzschicht; spielt aber auch eine Rolle bei der Regulation der Körpertemperatur (über das subkutane Venengeflecht) und des Wasser- und Elektrolythaushalts (über die Schweißdrüsen). Weiter kommen in der Haut bestimmte Sinnesorgane (Tast-, Schmerz- und Temperaturgefühl) vor. Das subkutane Fettgewebe dient als wichtiger Energiespeicher. Auch in der Krankheitslehre spielt die Haut eine große Rolle: Sie ist nicht nur Sitz, sondern auch Manifestation bzw. beteiligt bei verschiedenen Krankheiten (Ikterus bei Leberzirrhose, Zyanose bei Herzkrankheiten). Nicht selten sind Hautveränderungen ein Zeichen eines be-

stimmten Grundleidens (z. B. bei Phakomatosen oder als kutane Paraneo-
plasien).

Der **Aufbau der Haut** ist allen Menschen und in allen Körperregionen
weitgehend identisch. Unterschiedlich ist lediglich die Pigmentierung, die
Dicke der Hautschichten (1,5 bis 4 mm) und die Zusammensetzung der
Hautanhangsgebilde. Unter Berücksichtigung der Hautoberfläche unterscheidet man zwischen Leisten- und Felderhaut:

– Die **Leistenhaut** zeigt einen genetisch verankerten Verlauf von Rillen
  im Bereich der Hohlhand- und Fußsohlenepidermis. Bei jedem Menschen einzigartig ist die Anordnung der Rillen (in Form von Schlau-
  fen, Wirbeln und Wellen) im Bereich der Fingerbeeren *(Torulus dac-
  tylis)*. Sie bilden das Muster des Fingerabdrucks (Daktyloskopie). Typisch sind auch eine gut entwickelte Epidermis mit verdickter Hornschicht (370 μm); Haarfollikel fehlen.
– Bei der **Felderhaut** ist die Struktur der Oberfläche (mit Ausnahme der
  Leistenhaut) durch unregelmäßige, rautenförmig angeordnete Felder
  gekennzeichnet. Sie wird durch schmale Furchen hervorgerufen, in
  denen die Haare stehen. Das Stratum lucidum fehlt.

Die typische Haut zeigt eine schmale, oberflächliche Hornschicht. In den
Kutis- und Subkutisschichten findet man Haare, Talgdrüsen und Schweißdrüsen. Hohlhand *(Planta)* und Fußsohle *(Palma)* zeigen eine deutlich
verdickte Hornschicht; Hautanhangsgebilde fehlen. Die Kopfhaut ist gekennzeichnet durch besonders zahlreiche Haarfollikel. Im Bereich der
Achselhöhle zeigt die Haut gut entwickelte Schweißdrüsen. Farbige Menschen weisen eine stärkere Melaninpigmentierung der Epidermis auf.

1 Hautschichten

Man unterscheidet folgende Schichten bzw. Strukturen:
– Epidermis
– Dermis (Kutis, Haut im engeren Sinne mit Epidermis und Korium)
– Hypodermis (Subkutis, Unterhaut)
– Hautanhangsgebilde (Haare, Talg, Nägel, Schweiß- und Duftdrüsen)
– Blutgefäße, Nerven und Nervenendigungen

1.1 Epidermis

Die Epidermis besteht aus einem mehrschichtigen, an der Oberfläche verhornten Plattenepithel. Zur Tiefe ist sie bogig aufgebaut und bildet abge-

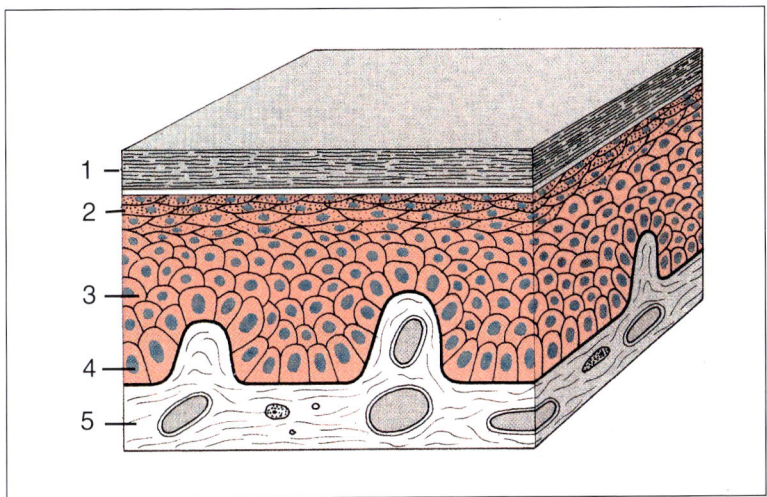

Abb. 13.2. Schichten der normalen Haut. 1: Str. corneum. **2:** Str. granulosum. **3:** Str. spinosum **4:** Str. basale. **5:** Korium.

rundete Papillen, die sich als Reteleisten gegen das Korium vorwölben. Die Zellen sind untereinander durch Interzellularbrücken verbunden und werden daher als Stachelzellen bezeichnet. Da sie die Fähigkeit zur Verhornung (Keratinisierung) besitzen, nennt man sie auch Keratinozyten. Die Epidermis setzt sich aus folgenden Schichten zusammen:

• **Stratum basale.** Auf der Basalmembran palisadenartig aufgebaute zylindrische Zellen mit einem großen Kern und nur spärlichem Zytoplasma. Hier findet die mitotische Aktivität der Keratinozyten statt. Eine suprabasale Proliferation wird nur im Rahmen einer Regeneration oder einer Neoplasie beobachtet. Mehrere Wachstumsfaktoren (z. B. EFG [epidermal growth factor]) steuern diese Zellproliferation. Immunhistochemisch sind folgende epitheliale Marker positiv: EMA, Panzytokeratin, Zytokeratin (CK) 5 und 14.

Klinischpathologische Relevanz. Eine Neubildung von Basalzellen ist das morphologische Substrat der sehr häufigen Alterswarzen (seborrhoische Keratose) und der bösartigen Tumoren (Basaliom).

• **Stratum spinosum** mit mehreren Schichten von Zellen, die von der Tiefe zur Oberfläche hin abflachen. Sie weisen ein eosinrotes Zytoplasma auf. Am Vorgang der Keratinisierung sind mehrere Keratinarten beteiligt. Die

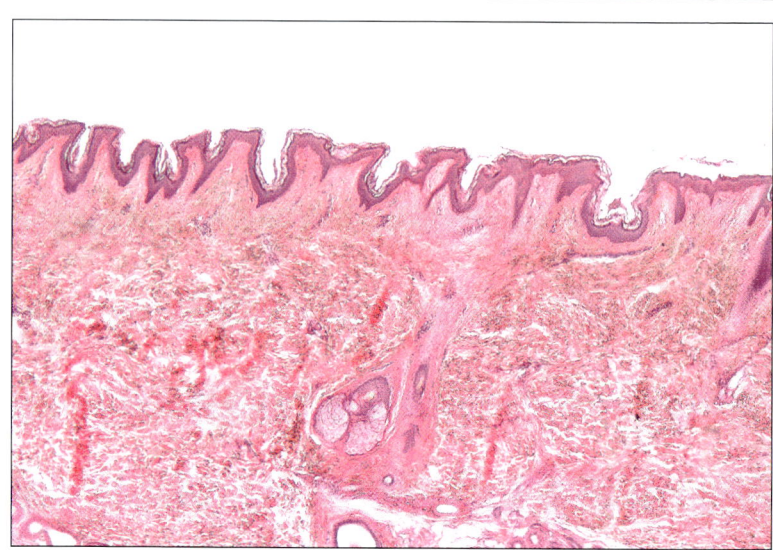

Abb. 13.3. Haut. Epidermis ud Subkutis. HE-Fbg.

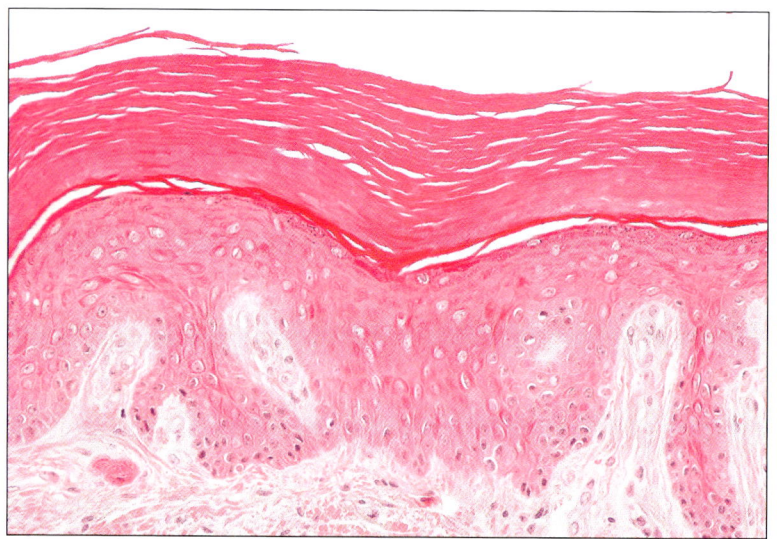

Abb. 13.4. Haut mit stark verhornter Epidermis (Fingerballen). HE-Fbg.

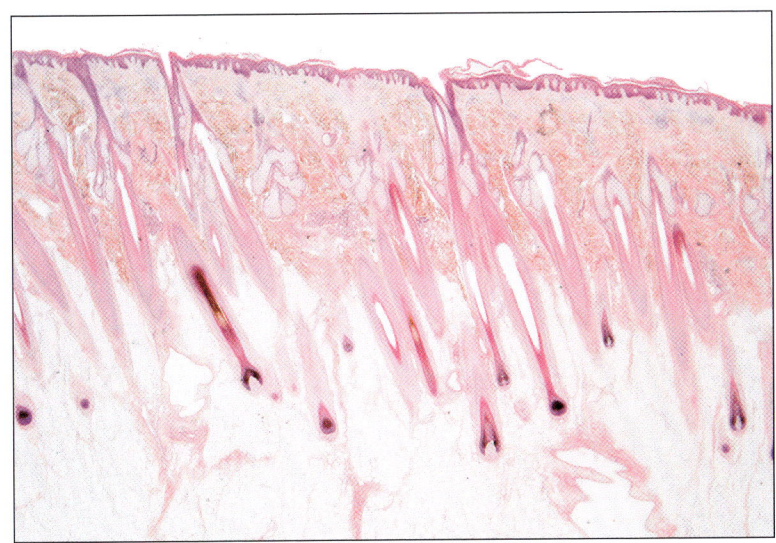

Abb. 13.5. Kopfhaut mit dichten Ansammlungen von Haaaren. HE-Fbg.

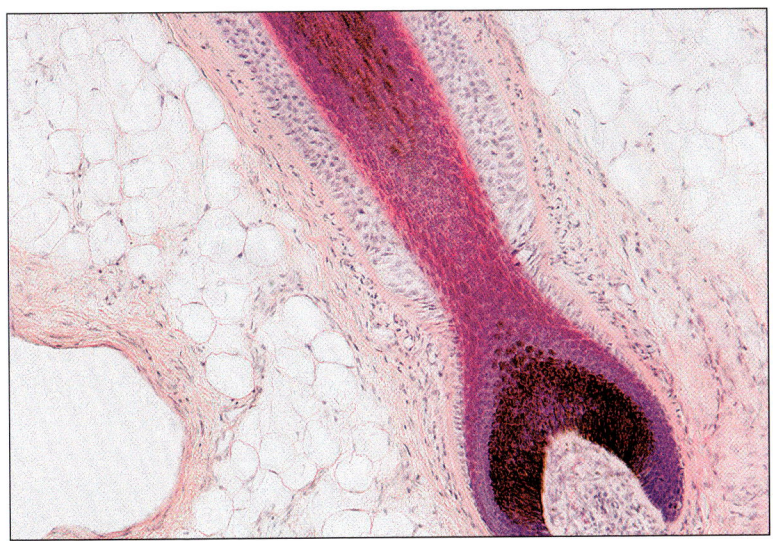

Abb. 13.6. Haarwurzel. HE-Fbg,

Keratinozyten sind elektronenmikroskopisch durch den Nachweis von intrazellulären Tonofilamenten gekennzeichnet, die in den Desmosomen verankert sind. Letztere dienen als Haftplatten zwischen benachbarten Keratinozyten. Immunhistochemisch sind – neben den allgemeinen epithelialen Markern – Zytokeratin 1 und ZK10 positiv.

Klinischpathologische Relevanz. Eine Atrophie (Verschmälerung) der Epidermis ist typisch für die Altershaut. Zu den Infektionen zählen die virusbedingten Warzen mit typischen Einschlusskörperchen. Unter den Neubildungen sind gutartige Papillome und bösartige Stachelzellenkarzinome zu nennen.

• Das **Stratum granulosum** besteht aus 3 bis 5 Zellschichten, die reichlich Keratohyalingranula, verdichtete Tonofilamente und membrangebundene Granula einschließen. Keratohyalin ist eine granuläre, stark basophile Struktur, die in den Interzellularraum abgegeben wird und hier verdichtet.

Klinischpathologische Relevanz: siehe Hyperkeratose unten.

• Das **Stratum lucidum** stellt eine dünne, homogene, eosinrote Schicht dar, in der die abgeflachten Zellen keine Kernzeichnung mehr aufweisen. Diese Schicht kann nur an den Handinnenflächen und an den Fußsohlen als eigene Struktur erkannt werden.

• Das **Stratum corneum** besteht aus stark abgeflachten, kernlosen, eosinroten Hornzellen. Die oberflächlichen Zellen wandeln sich in Hornschuppen (Hornlamellen) um und enthalten reichlich Keratin. In der Gieson-Färbung stellen sie sich gelb dar.

Klinischpathologische Relevanz. Eine Verdickung des Stratum corneum kommt als Hyperkeratose oder überschießende Verhornung vor. Diese kann über eine normale Reifung (Epidermisschichtung ist erhalten) als orthokeratotische Verhornung (z. B. nach chronischer mechanischer Belastung) oder im Rahmen bestimmter Erkrankungen – ohne Stratum granulosum– als parakeratotische Verhornung stattfinden. Ferner kommen Verhornungen in Tumoren (verhorntes Plattenepithelkarzinom) vor.

Epidermale Hautzellen

• **Melanozyten.** Die Zellen stammen embryologisch aus der Neuralleiste (immunhistochemisch S100-Protein-positiv); sie liegen im Stratum basale und in den Haarfollikeln. Es handelt sich um runde Zellen, die mit der Basalmembran verankert sind und sich mit den dendritischen Ausläufern zwischen den Basal- und Stachelzellen ausdehnen und mit etwa 30 benachbarten Keratinozyten kontaktieren. Melanozyten bilden das Pigment Melanin, das in Zellorganellen (Melanosomen) liegt. Man unterscheidet

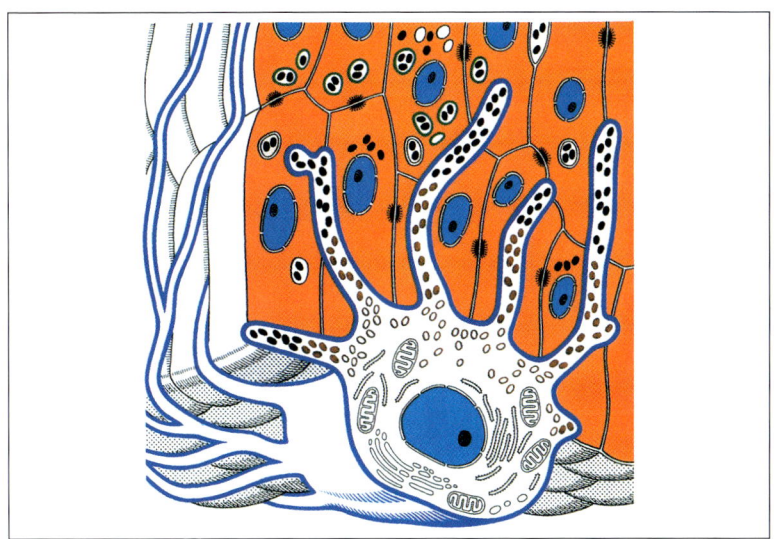

Abb. 13.7. Melanozyt unter der Epidermis mit pigmentbeladenen Zellausläufern zwischen den Keratinozyten. Schematische Darstellung.

zwei Melaninarten: das schwarzbraune Eumelanin und das rötlichblaue Phäomelanin. Über einen Phagozytoseprozess wird das Melanin in die Keratinozyten und in die Haarfollikelepithelien abgegeben. Größe, Art und Menge der Melaningranula bestimmen die genetisch verankerte Haut- und Haarfarbe des Menschen. Die wichtigste Funktion des Melanins ist der UV-Schutz. Im histologischen Schnittpräparat erkennt man die Melanozyten an dem charakteristischen hellen, perinukleären Hof, der Folge eines Schrumpfungsartefakts ist. Das intrazytoplasmatische, körnige Pigment mit bräunlicher Eigenfarbe lässt sich versilbern (Masson-Versilberung: schwarz).

Klinischpathologische Relevanz. Eine verstärkte Pigmentierung kann als Pigmentfleck oder bei Pigmenttumoren (Pigmentnävi, malignes Melanom) auftreten.

• **Langerhans-Zellen** liegen suprabasal in den tiefen Schichten des Stratum spinosum, in der äußeren Haarscheide und in den Talgdrüsen. Es handelt sich hierbei um immunkompetente, dendritische Zellen, die makrophagenähnliche Eigenschaften besitzen (Erkennung, Verarbeitung und Präsentation von Antigenen). Die Zellen stammen aus dem Knochenmark. Nach Antigenkontakt wandern die Zellen in die benachbarten Lymphknoten und präsentieren das Antigen den T-Lymphozyten. Histologisch sind die Langerhans-Zellen elektronenmikroskopisch (enthalten Birbeck-Granula) oder immunhistochemisch zu erkennen.

Klinischpathologische Relevanz. Die wichtigste Erkrankung ist die Langerhans-Zellhistiozytose, eine maligne Systemerkrankung.

• **Merkel-Zellen** entstammen der Neuralleiste und fungieren zusammen mit Neuriten in erster Linie als Mechanorezeptoren (taktile Reize), ferner sezernieren sie NGF (Nerve Growth Factor) und Substanz P. Merkel-Zellen liegen im Stratum basale und sind etwas größer als benachbarte Keratinozyten. Im Zytoplasma findet man am basalen Zellpol elektronendichte, neurosekretorische Granula (dense core granules). Die Zellen sind nur immunhistochemisch (CK8, CK18-20) und elektronenmikroskopisch nachweisbar.

Klinischpathologische Relevanz. Diese Zellen bilden das Substrat des Merkel-Zelltumors, eine primäre maligne Neubildung der Haut.

1.2 Dermoepidermale Junktionszone

Die Basalmembran der Haut ist in der HE-Färbung nur schwer zu erkennen. Ihr Nachweis gelingt mit der PAS-Färbung, Versilberungsmethoden und immunhistochemisch (Laminin, Kollagen IV und VII). Elektronenmikroskopisch besteht sie aus einer epidermalen Lamina lucida und einer dermalen Lamina densa. Die Verankerung findet über Hemidesmosomen (mit Keratinozyten) bzw. über Verankerungsfibrillen mit dem dermalen Kollagenfasernetz statt. Diese Schicht ist an verschiedenen Hautfunktionen (Proliferation und Differenzierung der Basalzellen) beteiligt. Sie ist durchlässig für verschiedene Nahrungs- und Botenstoffe. Nur bestimmte Zellen (Langerhans-Zellen) können sie durchqueren. Tumorzellen der Epidermis (eines Stachelzellenkarzinoms) infiltrieren das subepidermale Bindegewebe nach proteolytischer Zerstörung der Basalmembran.

Klinischpathologische Relevanz. Es kommen Erkrankungen aus dem immunologischen Formenkreis (suprabasale Blasenbildung) und maligne Tumoren vor.

1.3 Dermis (Kutis, Korium)

Diese Hautschicht besteht aus Bindegewebe, das Epidermis und Subkutis verbindet. Man unterscheidet folgende Unterschichten:

• Das **Stratum papillare** ist ein lockeres Bindegewebe, das zwischen den epidermalen Reteleisten liegt und aus zarten kollagenen und elastischen Fasern besteht. Diese schließen reichlich Grundsubstanz (Proteoglykane: mit Proteinen gekoppelte Mukopolysaccharide) ein.

• Das **Stratum reticulare** stellt die tiefere, etwas zellärmere Kutisschicht dar, die teilweise aus **kollagenen Fasern Typ I** besteht. Diese liegen in winkelförmiger Anordnung und erlauben die Dehnung der Haut. Die reichlich vorhandenen elastischen Fasern führen anschließend zur Rückstellung. **Elastische Fasern** setzen sich aus amorphem Elastin und aus mikrofibrillärem Material (z. B. Fibrillin) zusammen. Die **Retikulinfasern** lagern sich um Haarfollikel und Drüsen; sie lassen sich durch Versilberung (nach Gomori oder Sweet-Gordon) darstellen. Die **extrafibrilläre Matrix** (Grundsubstanz) besteht aus Wasser, Salzen, Glykoproteinen, Proteoglykanen und Hyaluronsäure. Sie hat eine Füll- und Stützfunktion, die zur Festigkeit der Haut (Hautturgor) beiträgt. In Abhängigkeit vom Alter kommt es zu einem Verlust an Wasser und zu einer Degeneration der elastischen Fasern.

Klinischpathologische Relevanz. Eine Vermehrung der kollagenen Fasern im Kutisbereich kommt als Fibrose vor. Als Ursache kommen Narben, Kollagenosen und Tumoren (Dermatofibrom, Fibrosarkom) in Frage. Die Altershaut ist gekennzeichnet durch einen Verlust der Elastizität (faltige Haut) und durch eine verstärkte Melaninpigmentierung.

1.4 Hypodermis (Subkutis)

Die **Hypodermis** besteht aus einem lockeren Bindegewebe, das reichlich Fettzellen *(Panniculus adiposus)* sowie Gefäße, Nerven und Sinnesrezeptoren einschließt. Die Fettzellen sind groß, mit einem optisch leeren Zytoplasma (bei der Einbettung herausgelöstes Fett) und einem randständigen Kern. Im Gefrier- oder Kryostatschnitt zeigen die Fettzellen sudanpositive Vakuolen im Zytoplasma. Im fetalen Alter und bei einigen Tumoren (Hibernome) kommt auch das »braune Fettgewebe« vor: Es ist gekennzeichnet durch Zellen mit einem mikrovakulisiert fettreichen Zytoplasma.

Klinischpathologische Relevanz. Es kommt zu Entzündungen (Panniculitis) und Tumoren (Lipome und Liposarkome).

2 Hautanhangsgebilde

• **Haare.** In Abhängigkeit vom Alter des Menschen und der Körperregionen kommen verschiedene Haarformen vor. Intrauterin bilden sich zu-

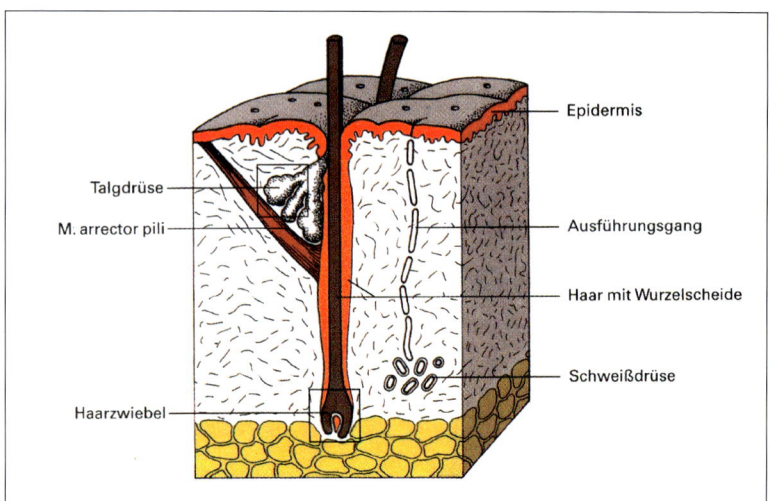

Abb. 13.8. Hautanhangsgebilde. Schematische Darstellung.

nächst sehr zarte, nicht pigmentierte Lanugohaare, die sich nach der Geburt zurückbilden und durch Terminalbehaarung ersetzt werden. Diese bestehen aus folgenden Strukturen:

Die Haarwurzel stellt den intrakutanen Anteil dar. Sie liegt schräg, kann aber durch Muskelzellen (Mm. arrectores pili) aufrecht gestellt werden. Die Haarwurzel besteht aus einer zwiebel- oder kolbenförmigen Auftreibung (Haarzwiebel), die in den oberen Subkutisschichen liegt. Im Zentrum findet sich eine bindegewebige Papille, die von verschiedenen Zellschichten ummantelt ist. Die Haarwurzel wird von einem verdichteten Bindegewebe umgeben, das nach innen von einer dicken Basalmembran *(Glashaut)* begrenzt wird. Die oberflächlichen Anteile der Haarwurzel zeigen in einem Querschnitt eine innere *(Medulla)*, eine mittlere *(Kortex)* und eine äußere Schicht *(Kutikula)*. In der Haarzwiebel sind die inneren Schichten noch zellhaltig, später homogenisiert. Die Farbe der Haare hängt vom Melaningehalt ab.

Klinischpathologische Relevanz. Verschiedene Haarerkrankungen gehen mit histologischen Veränderungen einher: Haarverlust (Alopezie), fehlende Pigmentierung (Vitiligo), verstärkte Behaarung (Hirsutismus), Pilzinfektionen (Mykosen: Trichophytie u. a.), Tumoren (Pilomatrixom, Trichoepitheliom u. a. sind selten).

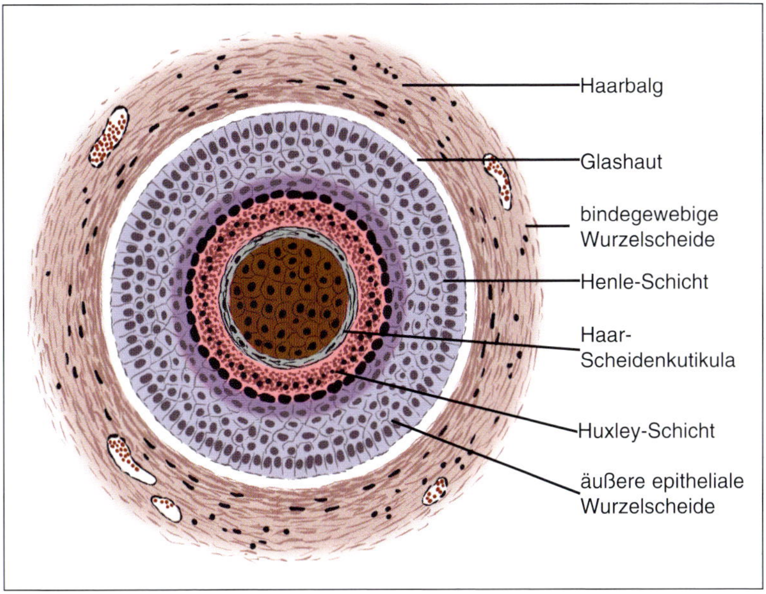

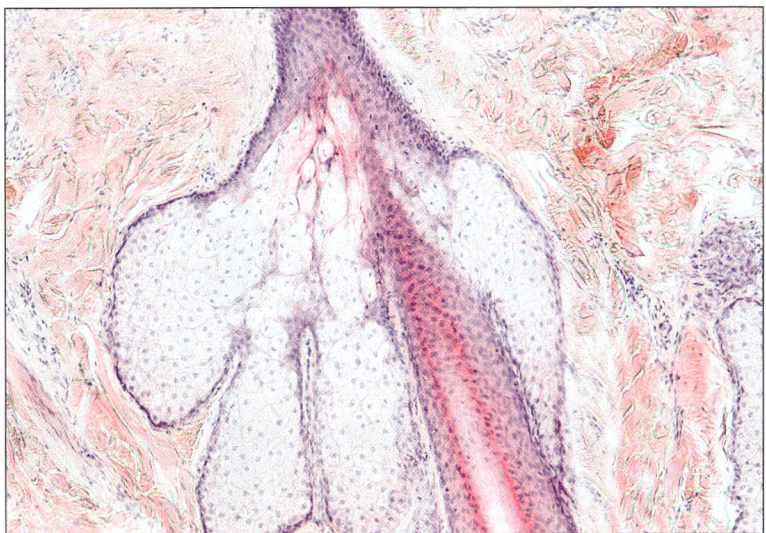

Haarbalg

Glashaut

bindegewebige
Wurzelscheide

Henle-Schicht

Haar-
Scheidenkutikula

Huxley-Schicht

äußere epitheliale
Wurzelscheide

Abb. 13.9. Oben: Haar im Querschnitt. Schematische Darstellung. **Unten: Talgdrüsen** an einem Haarbalg. HE-Fbg.

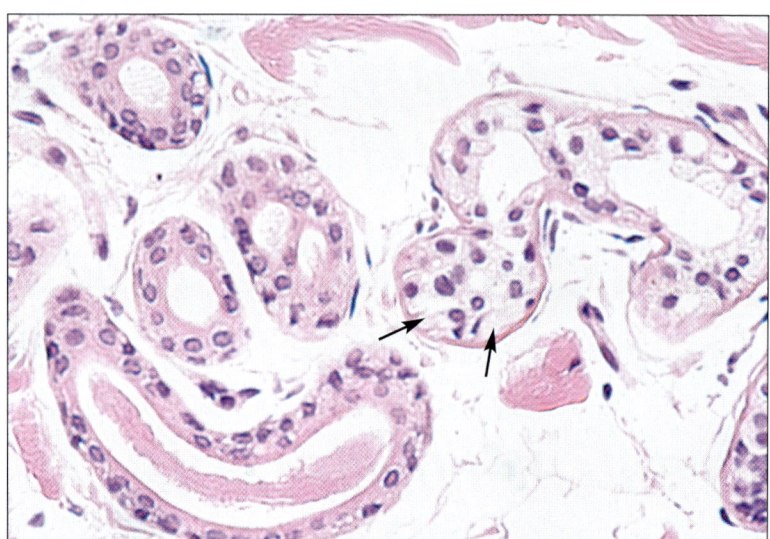

Abb. 13.10. Schweißdrüsen mit eosinroten Schweißdrüsenepithelien und hellen Myoepithelien **(Pfeile).** HE-Fbg.

• **Talgdrüsen.** Talgdrüsen kommen vorwiegend am oberen Teil der Haarwurzel *(Glandulae sebaceae pilorum)* vor, seltener als frei mündende Drüsen *(Glandulae sebaceae liberae),* z. B. im Bereich der Augenlider, der Lippen, der Brustwarzen, des Penis, der Labien und der Klitoris. Talgdrüsen sind holokrine Drüsen, die ihr Sekretionsprodukt (Talg, Sebum) durch Zelluntergang abgeben. Talg setzt sich auf der Hautoberfläche und an den Haaren als Schutzschicht fest. Die Haut der Handinnenflächen besitzt keine Talgdrüsen; nach längerem Wasserkontakt wird sie ausgelaugt (»Waschfrauenhände«). Histologisch erkennt man eine periphere Schicht aus abgeflachten Basalzellen, die in zentrale, größere, unscharf begrenzte Zellen mit mikrovakuolisiertem Zytoplasma übergehen.

Klinischpathologische Relevanz. Eine Hyperfunktion wird als Seborrhö bezeichnet. Entzündungen der Talgdrüsen bilden das Substrat einer Akne. Gut- und bösartige Tumoren (Adenome und Karzinome) sind selten.

• **Schweißdrüsen.** *Ekkrin sezernierende Schweißdrüsen* kommen – nur mit Ausnahme der Lippen und der Glans penis – in allen Hautregionen vor. Die Brustdrüse (Mamma) ist eine differenzierte Schweißdrüse. *Apokrine Schweißdrüsen* kommen in der Achselhöhle und in der Perigenitalregion

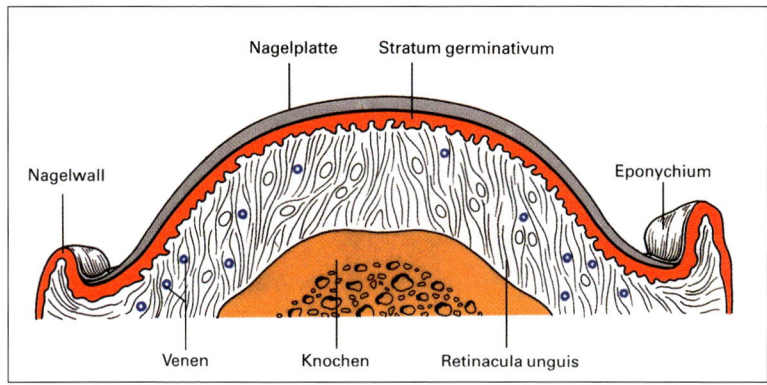

Abb. 13.11. Nagel im Frontalschnitt. Schematische Darstellung.

vor. Schweißdrüsen bestehen aus einem stark gewundenen, nicht verzweigten, tubulären Anteil und aus einem gestreckt verlaufenden Ausführungsgang. In der Epidermis ist der Verlauf geschlängelt und zeigt keinen differenzierten Gang, der durch ausgeweitete Interzellularräume gebildet wird. Die Endstücke bestehen aus hellen und dunklen Zellen, die von einer Basalmembran umgeben sind. Das Schweißdrüsenepithel zeigt einen eosinrotes Zytoplasma und eine apikale Austüftlung als Zeichen einer apokrinen Sekretion. Zwischen den Basalmembran und den Epithelzellen liegen hellzellige Myoepithelien. Die Ausführungsgänge bestehen aus einem zweireihigen, kubischen Epithel. Zu den wichtigsten Funktionen der Schweißdrüsen zählen die Regulation der Körpertemperatur und des Elektrolythaushaltes sowie die Beteiligung an der Bildung des »Säuremantels der Haut«.

Klinischpathologische Relevanz. Typisch sind eitrige Entzündungen (Hidradenitis suppurativa). Ferner kommen Zysten sowie gut- und bösartige Neubildungen (Adenome und Karzinome) vor.

• **Duftdrüsen.** Duftdrüsen sind alveolär verzweigte Drüsen mit apokriner Sekretion. Sie kommen in den Achselhöhlen, dem Mons pubis, den Brustwarzen, der Analregion und in den großen Labien vor. Duftdrüsen sezernieren eine visköse, alkalische Flüssigkeit, die keinen Schutz gegen bakterielle Infektionen bietet.

• **Nägel** *(Unguis)* setzen sich aus einem Nagelkörper und einer Nagelwurzel (liegt in der Nageltasche, eine Epidermiseinstülpung) zusammen. Der

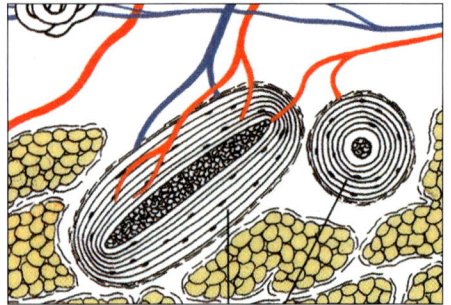 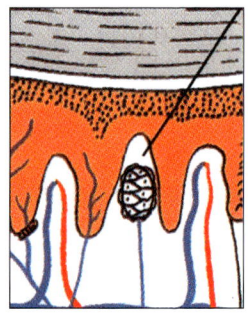

Abb. 13.12. Differenzierte nervöse Hautendigungen. Links: Vater-Pacini-Körperchen (Pfeile). **Rechts:** Meissner-Körperchen **(Pfeil).**

Nagelkörper besteht aus einer 0,5 mm dicken Hornplatte, die dem Epithel (Hyponychium) aufliegt. Seitlich wird sie von einem Epithelhäutchen (Eponychium) bedeckt.

3 Gefäße und Nerven

• **Gefäße.** Die Blutversorgung der Haut zeigt– unter Berücksichtigung ihrer Aufgabe, die Körpertemperatur zu regulieren – einen besonderen Aufbau. Nur in den Papillenspitzen und in der Umgebung der Anhangsgebilde findet sich ein Kapillarnetz. Im Korium liegt ein dichtes venöses Netz aus untereinander anastomosierenden, kleinen Venen, die die Fähigkeit besitzen größere Mengen an Blut aufzunehmen.

Klinischpathologische Relevanz. Verschiedenen Entzündungen, immunologische Prozesse und Tumoren spielen sich im kutanen Gefäßsystem ab. Hervorzuheben sind die gutartigen kapillären Angiome und die bösartigen Kaposi-Sarkome (besonders bei AIDS).

• **Nerven.** In der Haut kommen differenzierte nervöse Strukturen vor, die verschiedenen Sinnesfunktionen (Schmerz-, Temperatur- und Tastgefühl) dienen. Intraepidermal finden sich freie Nervenendigungen und Merkel-Zellen sowie subepidermal Meissner- und Ruffini-Körperchen und Tastscheiben. In der Subkutis sind die großen Vater-Pacini-Lamellenkörperchen eingelagert.

Klinischpathologische Relevanz. Zu den wichtigsten Veränderungen der Hautnerven zählen die Neurofibrome im Rahmen einer Neurofibromatose Recklinghausen.

Weichteile

Als **Weichteile** *(Weichteilgewebe, WTG)* bezeichnet man das Bindegewebe, das als eigenständige Struktur (Fettgewebe, Bindegewebe) vorkommt. Abzugrenzen ist das Bindegewebe, das als Stroma in Organen nachzuweisen ist. Der Begriff »Weichteile« findet besonders in der histopathologischen Diagnostik Anwendung: So werden verschiedene Krankheitsbilder mit einem typischen histopathologischen Muster als eigenständig zusammengefasst (z. B. als Weichteiltumoren). Dabei werden auch differenzierte Gewebsstrukturen (z. B. Gefäße, Aponeurosen, quergestreifte Muskulatur) mit einbezogen. Die Erkrankungen des in Organen als Stroma vorkommenden Bindegewebes wird nicht zu den Weichteil-, sondern zu den jeweiligen Organerkrankungen gezählt. Auf der anderen Seite können auch systemische Erkrankungen vorkommen, bei denen sowohl Weichteile als auch die bindegewebige Komponente eines Organs betroffen sein kann: Dies trifft z. B. für die Kollagenosen zu – mit sehr unterschiedlicher Pathogenese und histomorphologischer Manifestation.

Zytohistologische Untersuchungen

Untersuchungen an Haut und Weichteilgewebe finden an Biopsien statt. Die Hämatoxylin-Eosin-Färbung gehört zur Routine und wird durch eine große Auswahl von Spezialfärbungen und immunhistochemischen Untersuchungen ergänzt.

1 Haut

• **Spezialfärbungen.** PAS-Färbung, Gieson-Färbung, Versilberung nach Gomori (Gitterfasern), Versilberung nach Masson (Darstellung von Melanin)

• **Immunhistochemie.** Zytokeratin (CK5/7, Panzytokeratin: Epithelien), Aktin (Myoepithelien), S100-Protein (Nerven, Melanozyten), Kollagen IV (Basalmembran)

2 Weichteile

• **Spezialfärbungen.** Bindegewebsfärbungen (Goldner-Trichrom, Azan, Gieson: kollagene Fasern, Muskelgewebe), Gomori- oder Foote-Versilberung (Gitterfasern), Sudan-Färbung (Fettgewebe), Eisenhämatoxylin (Querstreifung in Skelettmuskelzellen)

• **Immunhistochemie.** Vimentin (Bindegewebe), Desmin (Muskelgewebe), Aktin (glatte Muskelzellen), S100-Protein (Nervengewebe, Fettzellen, Knorpelgewebe), Faktor VIII (Endothelien)

• **Elektronenmikroskopie.** Nachweis von Weibel-Palade-Körperchen in vaskulären Tumoren, abortive Querstreifung im Zytoplasma bei bestimmten Weichteiltumoren

14 Nervensystem

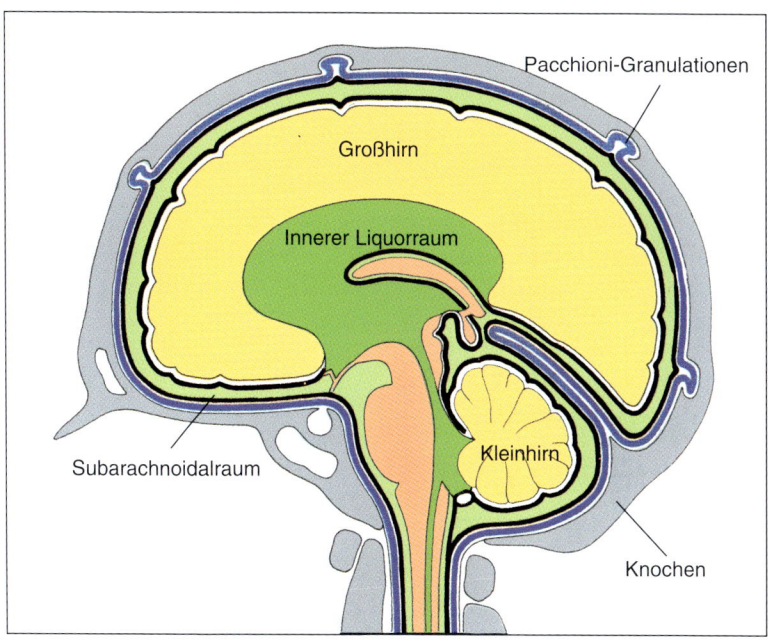

Abb. 14.1. Intrakranieller Raum. Groß- und Kleinhirn (gelb) und Hirnstamm mit Rückenmark (hellbraun) werden von den Blättern der weichen (schwarz) und der harten Hirnhaut (schwarz) umgeben. Der Liquor cerebrospinalis (grün) wird im Plexus choroideus gebildet und gelangt aus dem inneren Ventrikelsystem durch die Öffnungen des vierten Ventrikels **(Pfeil)** in den Subarachnoidalraum. Die Resorption erfolgt über die pilzförmigen Ausstülpungen (Arachnoidalzotten oder Pacchioni-Granulationen).

Während der Embryonalentwicklung entstehen aus dem Neuralrohr und der Neuralleiste **Neuroblasten** und **Glioblasten**. Aus diesen undifferenzierten neuroektodermalen Vorläuferzellen gehen **Nervenzellen** (Neurone) sowie Gliazellen (Astrozyten, Oligodendrozyten und Ependymzellen) hervor. Nach der Geburt behalten nur die Gliazellen ihre Proliferationsfähigkeit. Mikrogliazellen sind Monozyten/Makrophagen, die von hämatopoetischen Stammzellen des Knochenmarks abstammen und während der Embryonalentwicklung das Gehirn besiedeln. Die **meningealen Zellen** gehen aus dem Mesenchym des Kopfes *(Meninx primitiva)* hervor, die sich in zwei Lagen aufspaltet *(Pachymeninx, Dura mater)* und an der Grenzfläche *(Leptomeninx)* einen epithelähnlichen Zellverband (»Neurothel«) bildet. Innerhalb der Hirnhäute differenziert sich der mesenchymale perineurale

Gefäßplexus, aus dem Blutgefäßzellen (Endothel, glatte Muskelzellen, Perizyten) aussprossen und das Gehirn vaskularisieren.

Anatomisch unterscheidet man

– das **zentrale Nervensystem** (ZNS), das aus Gehirn und Rückenmark mit Hüllen besteht,
– das **periphere Nervensystem** (PNS) mit peripheren Nerven und Ganglien und
– die **Sinnesorgane.** Als eigenständige Organe sind das Seh- und das Hörorgan zu nennen. Andere, wie Geschmacks-, Tast- und Riechsinn, sind als Bestandteil der Zunge, der Haut, des Riechhirns bzw. der Nasenhöhle einzuordnen.

Unter **Berücksichtigung der Funktion** des Nervensystems in seiner Verbindung zu peripheren Zielorganen sind ein spinales (somatisches) und ein autonomes (vegetatives) Nervensystem zu unterscheiden, die sowohl im zentralen als auch im peripheren Nervensystem repräsentiert sind.

• Das **somatische Nervensystem** erfüllt folgende Funktionen:
– Die somatomotorische Funktion ist zuständig für die bewusste Steuerung der Skelettmuskulatur.
– Die somatosensible Funktion liefert Informationen aus Haut, Gelenken und Skelettmuskulatur.
– Die somatosensorische Funktion geht von Sinnesorganen aus.

• Das **autonome Nervensystem** berücksichtigt zwei Funktionen:
– Die visceromotorische Funktion steuert Drüsen und glatte Muskulatur.
– Die viscerosensible Funktion geht von Rezeptoren der inneren Organe aus.

1 Zentralnervensystem

Der zelluläre Anteil des **Zentralnervensystems** (ZNS) setzt sich vorwiegend aus Neuronen und Gliazellen zusammen.

1.1 Nervenzellen

Im Zentralnervensystem kommen etwa 10^{12} **Nervenzellen** *(Neurone)* vor. Ihre Aufgabe ist die Aufnahme, Verarbeitung und Weiterleitung von Signalen, die elektrischer oder chemischer Natur sein können. Neurone sind polarisierte Zellen, die basal ein abgehendes Axon und apikal (gelegentlich auch lateral) zuführende Dendriten ausbilden. Diese Zellfortsätze verschie-

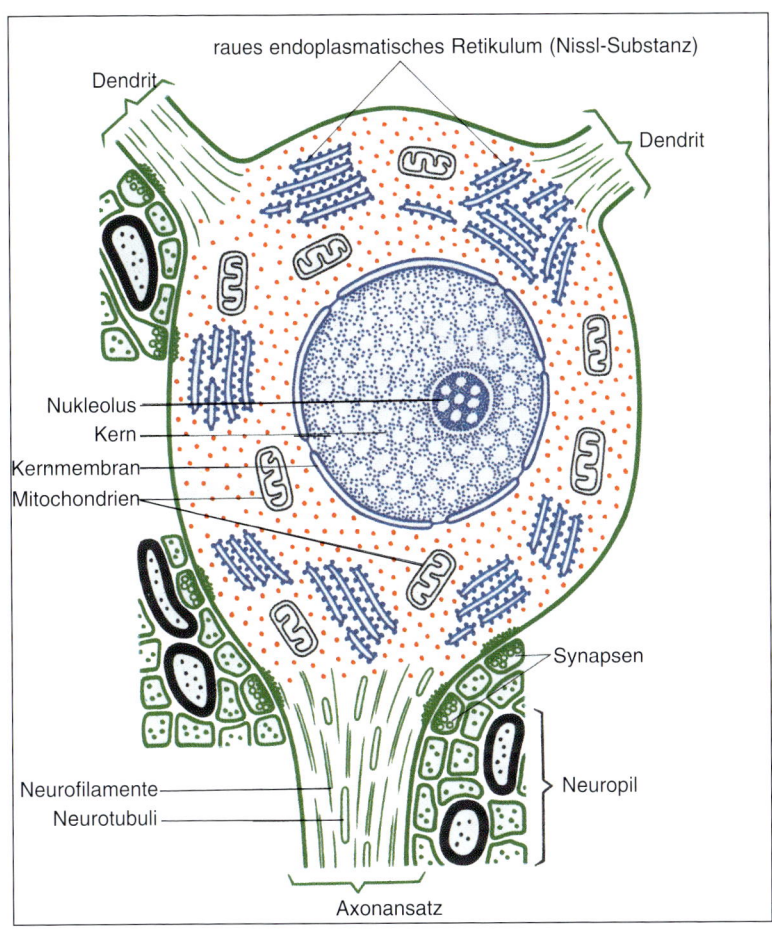

Abb. 14.2. Perikaryon eines Neurons, Schematische Darstellung der Ultrastruktur. Kern mit teilweise durchlässiger Doppelmembran. Im Zellinneren freie Ribosomen (rot), Mitochondrien, raues endoplasmatisches Retikulum (Korrelat zur Nissl-Substanz). Anfangsteile der Dendriten und des Axons.

dener Neurone kommunizieren untereinander und über den Zellkörper *(Perikaryon)* durch die Synapsen mit spezifischen Überträgerstoffen (Transmittern). Die verschiedenen Synapsen (axodendritisch, axosomatisch, axoaxonal) können exzitatorisch oder inhibitorisch auf das nachgeschaltete Neuron einwirken. Abhängig von ihrer Funktion (Motoneuron, Interneuron, endokrin/neurosekretorisches Neuron, sensibles Neuron) und

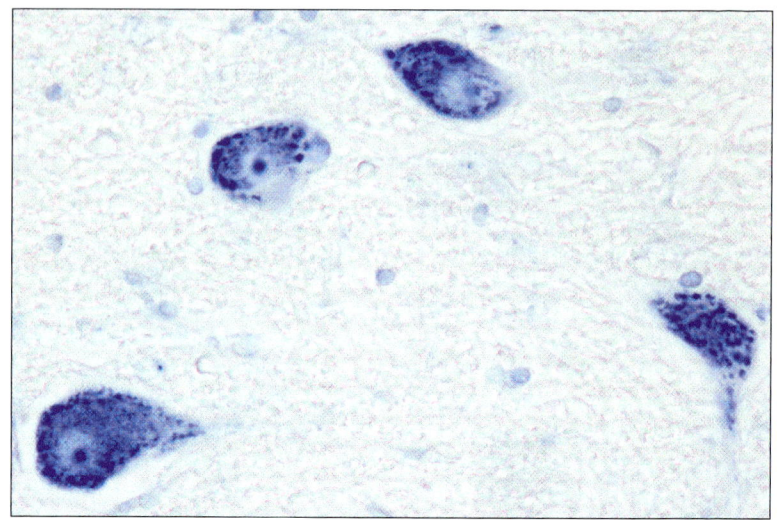

Abb. 14.3. Ganglienzellen. Granulierte Nissl-Substanz im Zellkörper. Nissl-Fbg.

ihrer topographischen Lage innerhalb des Nervensystems weisen diese Zellen ausgeprägte morphologische Unterschiede auf. Man unterscheidet zwei Haupttypen (unterscheidbar durch Chrom-Silber-Imprägnation nach Golgi):

– **Golgi-Typ-I-Neurone** *(Makroneurone)* sind bis zu 100 µm groß und besitzen ein myelinisiertes Axon mit langem Verlauf in die Peripherie (*Projektionsneurone*: Purkinje-Zellen, motorische Vorderhornzellen).

– **Golgi-Typ-II-Neurone** *(Mikroneurone)* sind klein; ihr nicht myelinisiertes Axon dient der lokalen Synapsenbildung (*Assoziationsneurone;* Beispiel: Körnerzellen des Kleinhirns mit einem Durchmesser von 50 µm).

1.1.1 Zellkörper

Der **Zellkörper** *(Soma, Perikaryon)* enthält den Zellkern und den Zellleib. Die Zellen sind unterschiedlich groß und können verschiedene Gestaltungsformen zeigen (uni-, pseudouni-, bi- oder multipolar; sternförmig, pyramidenförmig oder spindelzellig). Im Perikaryon finden sich die gleichen Zellorganellen wie in nicht neuronalen Zellen (z. B. Epithelzellen). Charakteristisch sind grobkörnige Areale (Nissl-Substanz), die aus rauem endoplasmatischen Retikulum und aus freien Ribosomen bestehen. Diese Strukturen lassen sich selektiv mit basischen Farbstoffen darstellen (Nissl-

Färbung); ihre Menge ist ein Hinweis auf den Funktionszustand der Zelle. Zu den Organellen zählen auch ein gut entwickelter Golgi-Apparat, die zahlreichen Mitochondrien, Transportvesikel für Transmitter und Lysosomen.

1.1.2 Nervenzellfortsätze

Die **Nervenzellfortsätze** bestehen aus dem efferenten, d. h. der Reizweiterleitung dienenden Axon und den afferenten, d.h. der Reizaufnahme dienenden Dendriten; sie vermitteln den interzellulären Kontakt (Nerv/Nerv, Nerv/Muskelzelle, Nerv/Epithelzelle). Die Zellfortsätze machen in der Regel den größten Volumenanteil der Nervenzelle aus, allerdings kann der relative Anteil erheblich schwanken (z. B. 99 % des Zellvolumens beim kortikalen Motoneuron gegenüber 50 % bei der zerebellären Körnerzelle). In der Routinediagnostik werden Neurone und ihre Fortsätze durch Spezialfärbungen (Kresylviolett-Färbung, Versilberung nach Bodian) dargestellt. Anwendung finden weiterhin Antikörper für das synaptische Vesikelprotein Synaptophysin, das neuronale Intermediärfilament Neurofilament-Protein, Enzyme (NSE: neuronspezifische Enolase) und Zelladhäsionsmoleküle (N-CAM: Neural Cell Adhesion Molecule).

Unter Berücksichtigung der **gerichteten Erregungsausbreitung** unterscheidet man verschiedene Nervenfortsätze:

• **Afferente Nervenzellfortsätze** kommen als baumartig verzweigte **Dendriten** vor. Im zellnahen Abschnitt enthalten sie Zellorganellen, in der Peripherie bestehen sie nur aus Neurofilamenten, endoplasmatischem Retikulum und Neurotubuli. Die dendritischen Verzweigungen können morphologisch (glatt, dünn/dick, plump/dick) und quantitativ (spärlich/zahlreich) sehr unterschiedlich sein. Ihr Besatz mit Synapsen (»Dornenapparat«, »spines«) ist funktionsabhängig (»neuronale Plastizität«).

• Der **efferente Nervenfortsatz** wird als **Axon** bezeichnet; er trägt die Erregung zu anderen Zellen. Dabei handelt es sich um komplexe Strukturen, die einen konstanten Durchmesser (bis 20 μm) aufweisen und bis über einen Meter lang (Motoneurone) sein können. Man unterscheidet folgende Abschnitte:

– Der **Ursprungskegel** ist eine umschriebene Verdickung des Perikaryon.

– Das **Anfangssegment** stellt einen anschließenden kurzen, myelinlosen Anteil dar.

– Die **Hauptverlaufsstrecke** schließt sich an das Anfangssegment an und reicht bis zur Endaufzweigung des Axons. Laterale Aufzweigun-

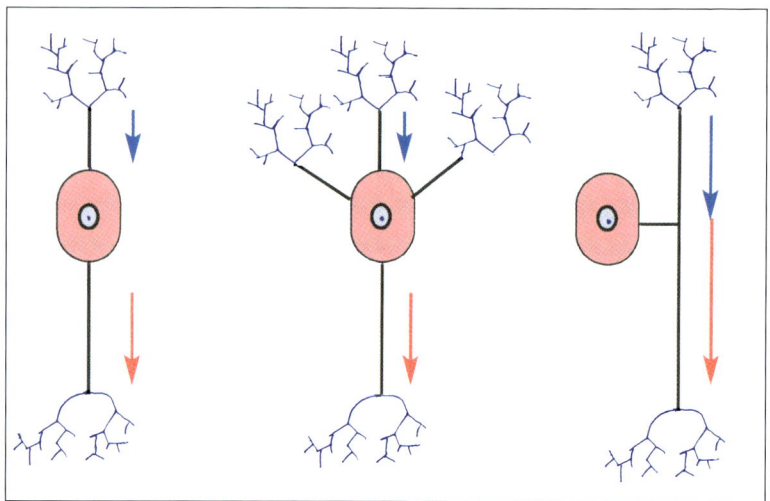

Abb. 14.4. Neurone mit baumartig verzweigten Dendriten (oben) und Axonen (unten). Links: Bipolare Zelle. Mitte: multipolare Zelle. Rechts: pseudounipolare Zelle. **Blau:** afferente Wege (Richtung Zelle). **Rot:** efferente Wege (Richtung Peripherie).

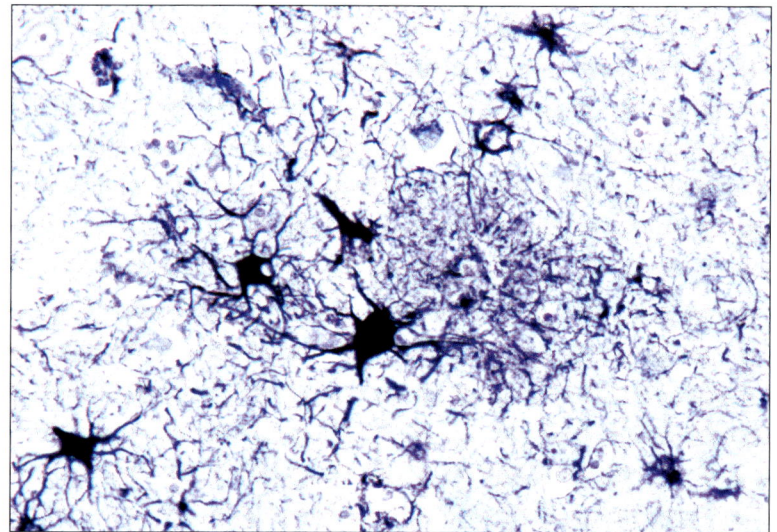

Abb. 14.5. Neurone mit verzweigten Dendriten. SGFP-Reaktion.

gen werden als Kollaterale bezeichnet. Axone sind frei von rauem ER. Sie können von einer Myelinscheide eingeschlossen sein.

– Die **Endaufzweigung** bildet mehrere terminale (»nackte«) Axone, die bis zu den Synapsen reichen.

Als **axonalen Transport** bezeichnet man die Bewegung von Stoffen (Neurotransmitter, Organellen) bis zu den Synapsen. Er kann anterograd (Richtung Peripherie) oder retrograd (Richtung Perikaryon) erfolgen. Unter Berücksichtigung der Axonlänge sind die Projektionsneurone mit langen Axonen von den Interneuronen mit kurzen Wegen zu unterscheiden.

Ein weiteres Unterscheidungsmerkmal der Nervenzellen stellt die **Art der Zellverknüpfung** untereinander durch Dendriten und Axone dar:

– **Bipolare Zellen** zeigen einen Dendritenbaum und ein Axon.

– **Unipolare Zellen** (Retina, Innenohr) bestehen nur aus einem Zellfortsatz, der Reize aufnehmen und weitergeben kann. Beispiele sind Fotorezeptoren und die Sinneszellen des Riechorgans.

– **Multipolare Zellen** besitzen mehre Dendriten. Diese Zellart ist besonders häufig (Hirnrinde, Purkinje-Zellen des Kleinhirns, motorische Vorderhornzellen des Rückenmarks u. a.).

– Eine besondere Verknüpfungsart stellen die **pseudounipolaren Nervenzellen** (in den sensiblen Spinalganglien) dar: Nach kurzem Verlauf verzweigt sich der Zellfortsatz T-förmig in einen proximalen dendritischen und in einen peripheren axonalen Ast. Die Erregung geht direkt von den Dendriten in das Axon über.

Degeneration und Regeneration. Nach einer Durchtrennung des Axons kommt es zu einer retro- und anterograden Degeneration mit Untergang der Nervenzellen. Auch die distal innervierten Nervenzellen können untergehen. Der distale Axonanteil wird durch Schwann-Zellen und Makrophagen abgebaut (Waller-Degeneration), dabei kommt es zu einer Auflösung des Axons (Axolyse) und des Myelinmantels (Myelinolyse). Es folgt eine pseudozystische Umwandlung bzw. gliöse oder bindegewebige Narbenbildung. Der proximale Axonanteil wird zu einem Wachstumskolben („growth cone") verdickt, aus dem neugebildete Axonaussprossungen wieder Anschluss an die Peripherie suchen. Gleichzeitig treten im Perikaryon Veränderungen auf: Die Nissl-Substanz wird aufgelöst, der Kern in die Peripherie verlagert und das Zytoskelett vermehrt. Im Rahmen einer Nervenfaserregeneration wuchern die Schwann-Zellen in Form von Zellsäulen in Richtung des ehemaligen Axonendes. Die Zellensäulen (Hanken-Büngner-Bänder) werden – als Leitschiene – durch Wachstumsfaktoren (NGF, nerve growth factor, TGF b) und Laminin gesteuert. Bei erfolgter Regeneration bilden sich die Perikaryonveränderungen wieder zurück: Der Kern nimmt eine zentrale Lage ein, Nissl-Substanz wird erneut gebildet.

1.2 Gliazellen

Im ZNS sind Gliazellen 10- bis 50-mal häufiger als Nervenzellen. Zu den wichtigsten Aufgaben der Gliazellen zählen die Bildung eines Grundgerüstes mit extrazellulärer Matrix und die Isolierung der Nervenfasern. Ferner sind diese Zellen zuständig für den Transport von Stoffwechselprodukten, die Phagozytose sowie für degenerativ oder entzündlich bedingte Abbauvorgänge bis zur gliösen Narbenbildung. Man unterscheidet die Makroglia (zentral: Astrozyten, Oligodendrozyten, peripher: Schwann-Zellen, Mantel- oder Satellitenzellen) und die Mikroglia (Mikrogliazellen).

• **Astrozyten** sind sternförmige Zellen, die in zwei morphologischen Hauptformen vorkommen: fibrilläre Astrozyten weisen lange Fortsätze auf und sind überwiegend in der weißen Substanz zu finden. Protoplasmatische Astrozyten haben kurze Fortsätze und sind bevorzugt in der grauen Substanz lokalisiert. Die Funktion von Astrozyten ist nur zum Teil geklärt: Diskutiert werden u. a. eine phagozytische Aktivität, eine Rolle bei der Kaliumhomöostase im Extrazellularraum, bei der Produktion von neurotrophen Substanzen (Neurotrophine), bei der Bildung der Blut-Hirn-Schranke, eine Funktion als Leitzellen für migrierende Neurone (»Radialgliazellen« im embryonalen ZNS) sowie eine Funktion als »Stromazelle«, um verschiedene zelluläre und funktionelle Kompartimente im ZNS zu trennen. Astrozyten sind immunhistologisch durch Expression der Intermediärfilamente (Vimentin bei undifferenzierten Astrozyten und SGFP [saures Gliafaserprotein] in differenzierten Astrozyten) charakterisiert. Astrozyten können mit ihren untereinander durch Gap junctions verbundenen Fortsätzen ein Netzwerk bilden. Dabei können verschiedene Trennschichten entstehen: Die *Membrana limitans gliae superficialis* trennt Pia mater von der grauen Hirnsubstanz. Die *Membrana limitans gliae perivascularis* ist an der Bildung der Blut-Hirn-Schranke beteiligt.

• **Oligodendrozyten** sind kleine Gliazellen (etwa von Erythrozytengröße) mit einem chromatinreichen, runden Kern und wenigen Fortsätzen. Oligodendrozyten finden sich häufig um ein Neuron (Satellitenzelle). In der weißen Substanz liegen Oligodendrozyten oft hintereinander aufgereiht und durch Gap und Tight junctions verbunden. Die wichtigste Funktion der Oligodendrozyten ist die Myelinisierung der zentralen Axone. Ein Funktionsverlust oder Zelltod führt im ZNS zur Demyelinisierung. Für Oligodendrogliazellen gibt es bisher in der Routinediagnostik keinen zuverlässigen immunhistologischen Nachweis. Im Gegensatz zu den Schwann-Zellen, die nur jeweils ein Axon myelinisieren, versorgen Oligodendrogliazellen gleichzeitig mehrere Axone mit Myelin.

• **Ependymzellen** sind differenzierte, stark polarisierte, oft kinozilientragende Gliazellen, die das Ventrikelsystem auskleiden. Sie stellen die inne-

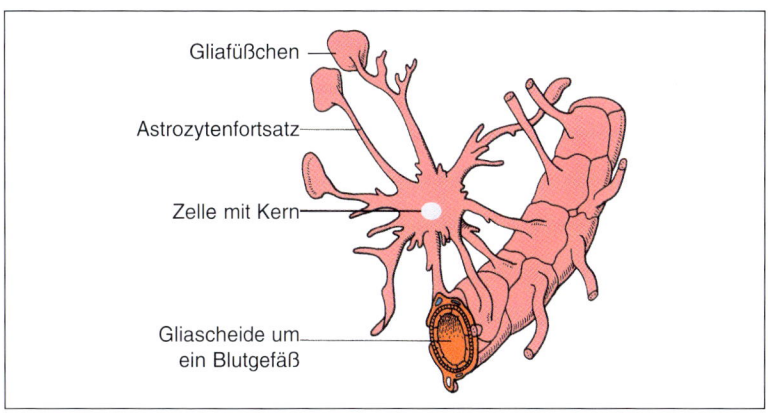

Abb. 14.6. Astroglia mit den ein Gefäß umgebenden Gliafüßchen.

re Begrenzung des Nervensystems dar *(Membrana limitans interna)*. Untereinander sind sie durch Desmosomen und Tight junctions verbunden; dabei wird jedoch keine dichte Barriere zwischen Liquorraum und Gehirn gebildet. Unter den Ependymzellen liegt eine dichte Schicht aus Astrozytenfortsätzen. Ein Subtyp von Ependymzellen *(Tanyzyten)* weist lange Fortsätze auf, die bis an die Basalmembran der Gefäße reichen.

• Die **Schwann-Zelle** ist die Gliazelle im peripheren Nervensystem; sie ist neuroektodermalen Ursprungs und exprimiert das immunhistochemisch nachweisbare S100-Protein. Ihre wichtigste Funktion (Myelinbildung durch Umwicklung des Axons mit Zellmembranduplikaturen) hängt unter anderem von der Axondicke ab. Im Gegensatz zu den Oligodendrozyten umgibt eine Schwann-Zelle jeweils nur einen Axon.

• **Mikroglia.** Es handelt sich um mesodermale Zellen, die in das embryonale Gehirn einwandern. Da sie die Funktion der Makrophagozytose besitzen, werden sie zum monozytären phagozytischen System (MPS) gezählt. Besonders bei einer Verletzung eins Neuron werden ihre phagozytischen Eigenschaften freigesetzt. Außerdem sind sie bei degenerativen Erkrankungen (Alzheimer-Krankheit) an der Bildung der typischen Plaques beteiligt. Morphologisch handelt es sich um multipolare Zellen.

1.3 Nervenfasern

Als **Nerven** bezeichnet man gebündelte Nervenfasern mit ihrer Umhüllung aus einer Scheide aus Gliazellen (im ZNS aus Oligodendrozyten und

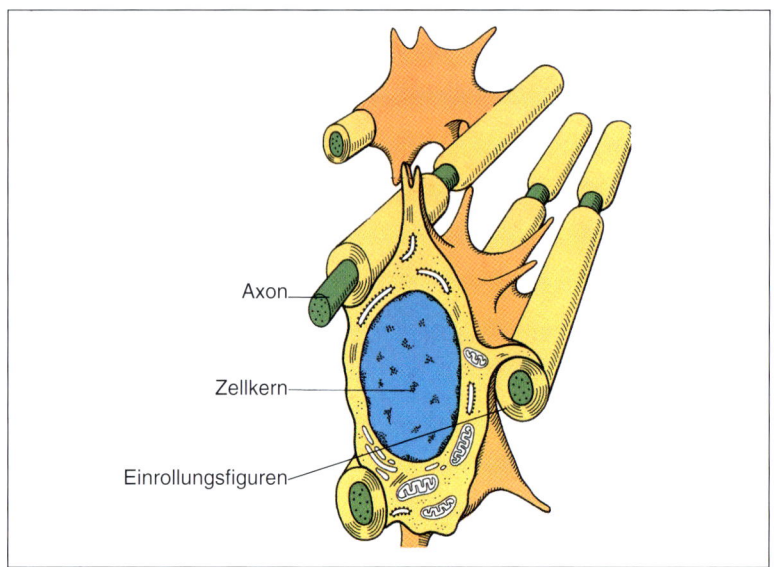

Axon

Zellkern

Einrollungsfiguren

Abb. 14.7. Oligodendroglia. Angeschnittene Zelle mit Kern und zytoplasmatischen Organellen. Zellaußenfläche von hellbrauner Farbe. Zytoplasmatische Einrollungsfiguren (gelb) um eingeschlossene Axone (grün).

im PNS aus Schwann-Zellen) sowie durch Bindegewebe (Endo- und Perineurium). Entsprechend dem Aufbau der Gliascheide unterscheidet man markhaltige und marklose Nervenfasern.

1.3.1 Markhaltige Nervenfasern

Markhaltige Nerven kommen bevorzugt im PNS vor, aber auch im ZNS. Ein **Axon** wird von Gliazellen (Schwann-Zellen bzw. Oligodendrozyten) eingeschlossen, dabei entsteht eine Rinne *(Mesaxon)*, die sich mehrfach um das Axon wickelt. Die entstehenden lamellenartigen Strukturen verschmelzen und bilden eine Markscheide. Das Mesaxon weist eine Verbindung mit der Außenfläche der Gliazelle *(äußeres Mesaxon)* bzw. mit der Nervenfaser *(inneres Mesaxon)* auf. Auf einem **Querschnitt** zeigen markhaltige Nervenfasern elektronenmikroskopisch – von innen nach außen – ein zentrales Axon, die Rinne *(Mesaxon)* und eine Markscheide, die das Zytoplasma *(Neurolemm)* in eine innere und eine äußere Schicht unterteilt. Der Kern wird in die Peripherie verdrängt. Die Markscheide besteht aus lamellenartig aufgebautem **Myelin**, das isolierende Eigenschaften aufweist. Eine **Basalmembran** schließt die gesamte Nervenfaser ein und wird durch Gitterfasern verstärkt *(Endoneuralscheide)*. In einem **Längsschnitt** sieht man Einziehungen der Außenfläche *(Ranvier-Schnürringe)*, die den Kontakt zwischen zwei Hüllzellen darstellen und an der das Axon depolarisierbar ist (saltatorische Erregungsleitung). In diesem Bereich steht das Axon im ZNS mit Astrozytenfortsätzen, im PNS mit Schwann-Zellen in unmittelbarem Kontakt. Aus den Ranvier-Schnürringen können laterale Axone hervorgehen. Im ZNS kommen Einziehungen nur spärlich vor. Charakteristisch ist, dass ein Oligodendrozyt zugleich bis zu 50 Axone umhüllen kann.

1.3.2 Marklose Nervenfasern

Im PNS sind die Axone von Schwann-Zellen umgeben, die aber kein Myelin bilden; eine Schwann-Zelle kann mehrere Axone einhüllen. Im ZNS verlaufen die Nervenfasern in Bündeln und werden von Astrozyten umhüllt.

2 Synapsen

Synapsen stellen eine Verbindung zwischen Nervenzellen untereinander *(neuroneuronale Synapsen)* oder mit einem Erfolgsgewebe (Drüsen, Muskeln, vegetative Zentren) dar. Synapsen können an der Informationsverarbeitung zwischen den Neuronen – durch eine unterdrückende oder verstärkende Wirkung – beteiligt sein. Im ZNS sind die Synapsen bevorzugt in den Dendriten und im PNS in den verzweigten Axonen lokalisiert. Unter Berücksichtigung der zu bearbeitenden Information unterscheidet man:

- **Elektrische Synapsen** sind besonders wichtig für die Weiterleitung der Erregung von glatten Muskelzellen, der willkürlichen Muskelfasern und der Kardiomyozyten. Der Erregungsstrom ist häufig nicht gerichtet, sodass die verbundenen Zellen ein funktionelles Synzytium bilden.
- Die wesentlich häufigeren **chemischen Synapsen** zeigen eine gerichtete Signalübertragung (präsynaptisch → postsynaptisch) zwischen Neuronen und anderen Zellen. Die Signalübertragung findet über Transmitter in präsynaptischen Vesikeln statt, die an postsynaptische Rezeptoren gebunden werden. In der aktiven Zone geben die Vesikel über Exozytose den Übertragungsstoff (Transmittersubstanz) an den synaptischen Spalt ab. Anschließend werden die leeren Vesikeln über einen Shuttle-Apparat zur weiteren Verwertung zurückgenommen. Auf der postsynaptischen Seite sorgen Signal aufnehmende Strukturen (Transmitterrezeptoren) für die Weiterleitung des Signals.

Morphologisch ist das **präsynaptische Ende** kolbenförmig verdickt; es schließt reichlich mitochondrien- und neurotransmitterhaltige synaptische

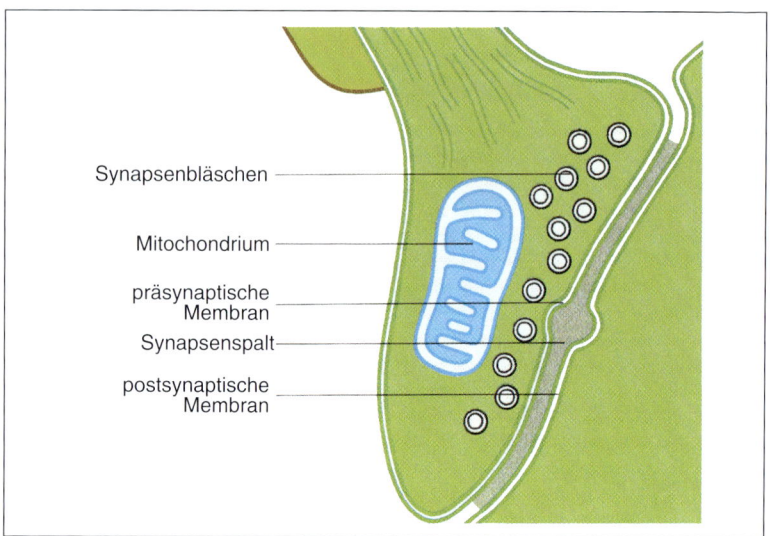

Synapsenbläschen

Mitochondrium

präsynaptische
Membran

Synapsenspalt

postsynaptische
Membran

Abb. 14.8. Synapse. Die prä- und postsynaptische Membran begrenzen den Synapsenspalt und trennt die präsynaptische (links) von der postsynaptischen Seite (rechts). In den Synapsenbläschen ist die Transmittersubstanz enthalten.

Bläschen ein. Eine präsynaptische Membran grenzt die Synapse von dem **synaptischen Spalt** ab. Auf der **postsynaptischen Seite** wird die Spaltgrenze durch die postsynaptische Membran (reich an Neurotransmitterrezeptoren) bestimmt.

Eine besondere Nerven-Zellverbindung stellt die motorische Endplatte dar, die Axone von Motoneuronen mit willkürlichen Muskelzellen verbindet und steuert. In unmittelbarer Nachbarschaft einer Muskelzelle verzweigen sich die Nerven. Ihre dünnen Äste bilden synaptische Endknöpfchen, die in einer postsynaptischen Einbuchtung der Muskelzelle liegen. Als Neurotransmitter dient Acetylcholin, die Inaktivierung wird durch das Enzym Acetylcholinesterase gesteuert.

Zu den typischen Erkrankungen, die durch hier lokalisierte Störungen auftreten, gehört die Myasthenia gravis. Durch Antikörperbildung gegen Acetylcholinrezeptoren werden diese zerstört, sodass es zu einer lokalen Muskelschwäche kommt. In diesen Formenkreis gehören auch die angeborene Myasthenie und das paraneoplastische Lambert-Eaton-Syndrom.

Systematik der Synapsen

• Unter Berücksichtigung der zu **verbindenden Zellen** (»Zellpartnern«)
– neuroneuronale Synapsen

- myoneurale Synapsen (Sonderform: motorische Endplatte)
- neurosensorische Synapsen
- neuroglanduläre Synapsen

• **Art der Neurotransmitter**
- cholinerge Synapsen(Acetylcholin): kleine rundliche helle Vesikeln
- adrenerge Synapsen (Noradrenalin)
- dopaminerge Synapsen (Dopamin)
- serotoninerge Synapsen (Serotonin)
- weitere Stoffe: Purine, Peptide, Stickstoffmonoxid

• **Morphologie der Vesikel**
- **Gray-I-Synapsen** sind stimulierende Synapsen mit kleinen, rundlichen, hellen Vesikeln.
- **Gray-II-Synapsen** sind hemmende Synapsen mit polymorphen, dichten Vesikeln.

3 Gehirn

Das **Gehirn** *(Encephalon)* setzt sich aus folgenden anatomischen Regionen zusammen:
- Endhirn *(Telencephalon)*
- Zwischenhirn *(Diencephalon)*
- Mittelhirn *(Mesencephalon)*
- Nachhirn *(Metencephalon)* mit Kleinhirn und Pons
- verlängertes Mark *(Myelencephalon,* Medulla oblongata)

3.1 Endhirn

Das **Endhirn** bildet den Hirnmantel *(Pallium),* der beim Menschen entwicklungsgeschichtlich vorwiegend den jüngsten Abschnitt *(Neopallium)* darstellt. Dieser bildet die **Hirnwindungen** *(Gyri)* und **Furchen** *(Sulci).* Durch eine sehr dünne Schicht aus Astrozytenfüßchen wird eine Gliagrenzschicht *(Membrana limitans)* gebildet, welche die graue Substanz von der Hirnhaut (Pia mater) trennt.

• Die **graue Hirnsubstanz** bildet eine 3 mm dicke, äußere Großhirnrinde *(Neokortex, Cortex cerebri),* die sich – von außen nach innen – aus sechs Schichten zusammensetzt:

1   Die **Lamina molecularis** *(Lamina I)* mit wenigen, isoliert liegenden Neuronen (Cajal-Zellen, Schalt- und Verbindungsneurone). Ihre tan-

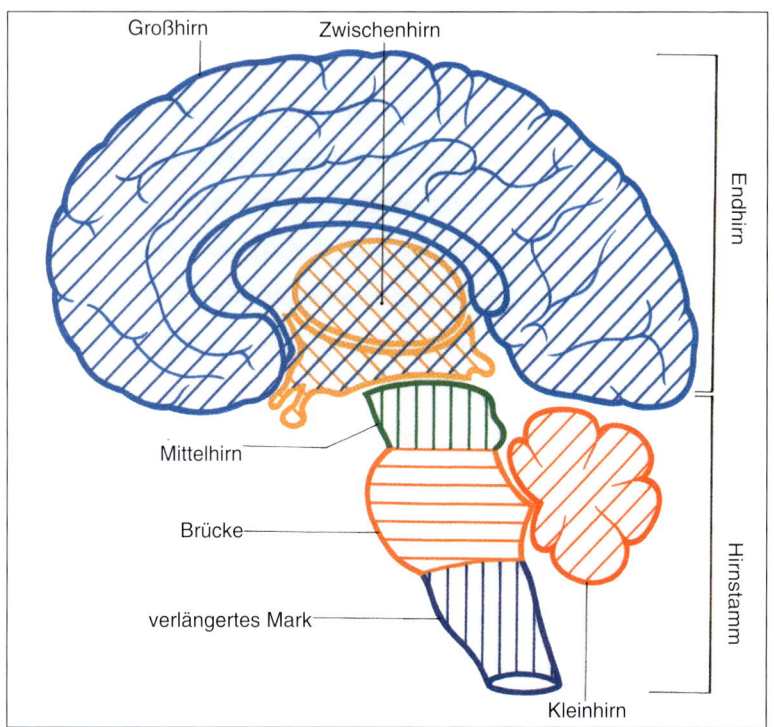

Großhirn   Zwischenhirn

Endhirn

Mittelhirn

Brücke

verlängertes Mark

Hirnstamm

Kleinhirn

Abb. 14.9. Zentralnervensystem in einem Sagittalschnitt.

gential zur Oberfläche verlaufenden Fasern verbinden verschiedene
Areale einer Hirnhemisphäre untereinander.

2   Die **Lamina granularis externa** (*Lamina II* oder äußere Körnerschicht) besteht aus dicht nebeneinander liegenden kleinen Schaltneuronen (Körnerzellen) mit radiär verlaufenden Fasern.

3   Die **Lamina pyramidalis externa** *(Lamina III)* zeigt Neuronen mit
typischer pyramidenförmiger Gestaltung und einer zur Oberfläche gerichteten Zellspitze. Die Zellen besitzen apikale und basale Dendriten.

4   Die **Lamina granularis interna** *(Lamina IV)* setzt sich aus Ansammlungen von Schaltneuronen (kleine Körnerzellen) von unterschiedlicher Dichte zusammen. Diese Schicht ist im somatosensiblen *Gyrus
postcentralis* stark, im somatomotorischen Gyrus praecentralis nur
schwach ausgebildet.

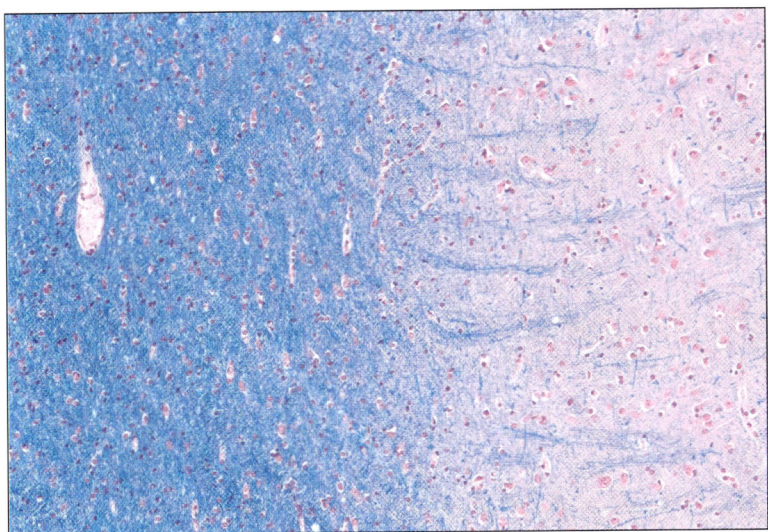

Abb. 14.10. Graue und weiße Hirnsubstanz. In der Luxol-fast-blue-Färbung stellt sich myelinhaltiges Gewebe dunkelblau, die myelinlose, graue Hirnsubstanz hellrot dar.

5   Die **Lamina pyramidalis interna** *(Lamina V)* weist besonders große pyramidenförmig gestaltete Neuronen auf. Diese Zellen bilden die meisten Projektionsneurone. Im Gyrus praecentralis stellen sie mit ihren Axonen den Ursprung der Pyramidenbahn dar; sie steuern die willkürlichen Muskeln in der Körperperipherie.

6   Die **Lamina multiformis** *(Lamina VI)* ist eine dichte Schicht aus spindeligen Neuronen.

• Die **weiße Hirnsubstanz** besteht aus myelinisierten Nervenfasern. Histologisch lässt sich diese Region selektiv durch die Luxol-fast-blue-Färbung darstellen.

Klinischpathologische Relevanz. Im Bereich des Großhirns kommen häufige und sehr unterschiedliche Krankheitsbilder vor. Unter den Kreislaufstörungen sind Infarkte (bei Arteriosklerose oder nach Embolien) sowie Blutungen (primär nach einem Trauma oder sekundär nach einer Nekrose) zu nennen. Zu den degenerativen Erkrankungen zählt die Multiple Sklerose, die durch unterschiedlich große und unregelmäßig verteilte Entmarkungsherde (durch Myelinverlust) gekennzeichnet ist. Entzündungen (Enzephalitis) können durch Bakterien, Viren, Pilze oder Parasiten bedingt sein. Unter den Neubildungen sind gliöse Tumoren mit einem unterschiedlichen Differenzierungsgrad (Astrozytome, Oligodendrogliome, Medulloblastome, Ependymome und Glioblastome) zu nennen.

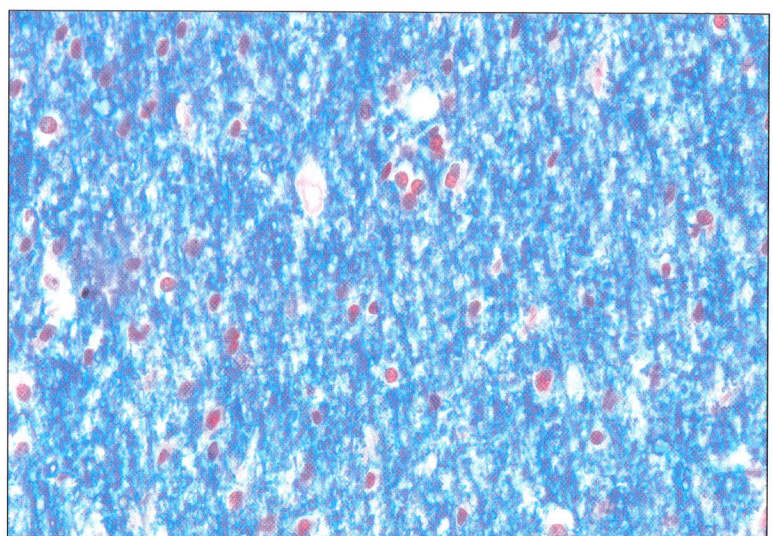

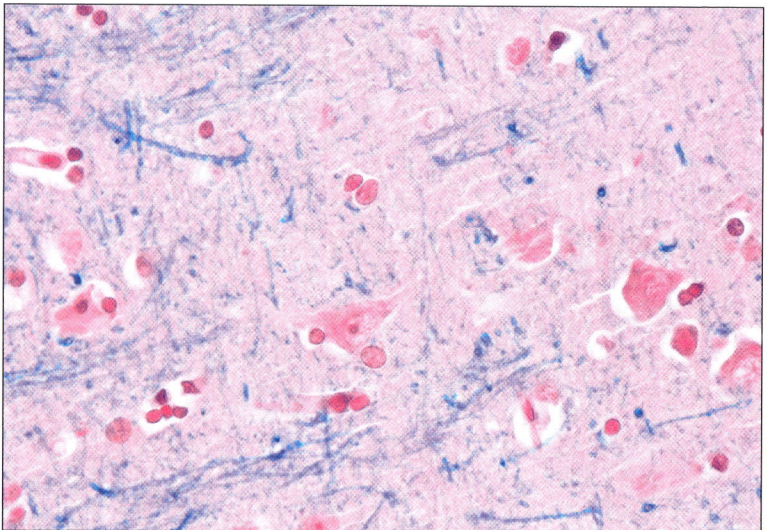

Abb. 14.11. Hirngewebe aus dem Gyrus praecentralis in der Luxol-fast-blue-Färbung. Oben: die weiße Substanz mit myelinhaltigen Fasern. **Unten:** die graue Substanz mit großen Neuronen (Pyramidenzellen).

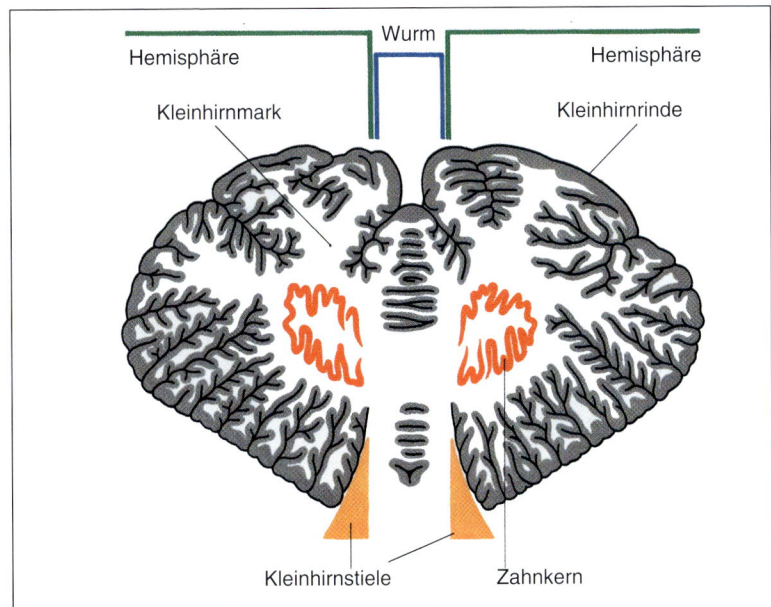

Abb. 14.12. Kleinhirn. Flachschnitt durch beide Hemisphären.

3.2 Kleinhirn

Auch hier findet sich eine äußere schmale Schicht aus **grauer Substanz** *(Cortex cerebelli),* die die **weiße Kleinhirnsubstanz** *(Medulla cerebelli)* mit darin gelegenen Kerngebieten (z. B. Nucleus dentatus) einschließt. Die baumartige Verzweigung von Rinde und Mark mit den Furchen bilden den makroskopisch erkennbaren Lebensbaum *(Arbor vitae).* Aufgaben des Kleinhirns sind die motorische Kontrolle und Steuerung des Gleichgewichts.

- Die **graue Substanz** besteht – von außen nach innen – aus drei Schichten:
  – Das **Stratum moleculare** *(Molekularschicht)* ist faserreich und eher zellarm. An der Oberfläche lassen sich Sternzellen mit gut entwickelten Dendriten und in der Tiefe Korbzellen mit langen Axonen finden.
  – Das **Stratum ganglionare** besteht aus den typischen Purkinje-Zellen. Es handelt sich um etwa 50 µm große Hemmneurone (Transmitter: GABA) mit einem runden Kern und einem prominenten Nukleolus. Aus einem Zellpol gehen dichte Dendriten hervor, die bis in die Mole-

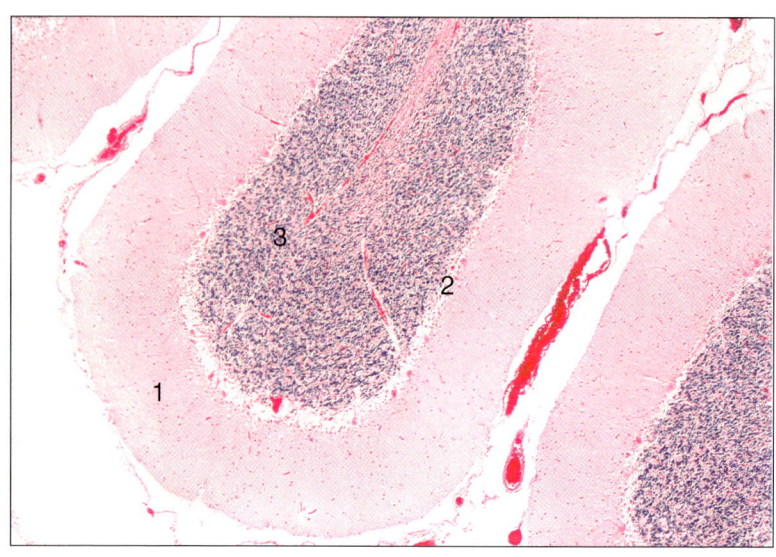

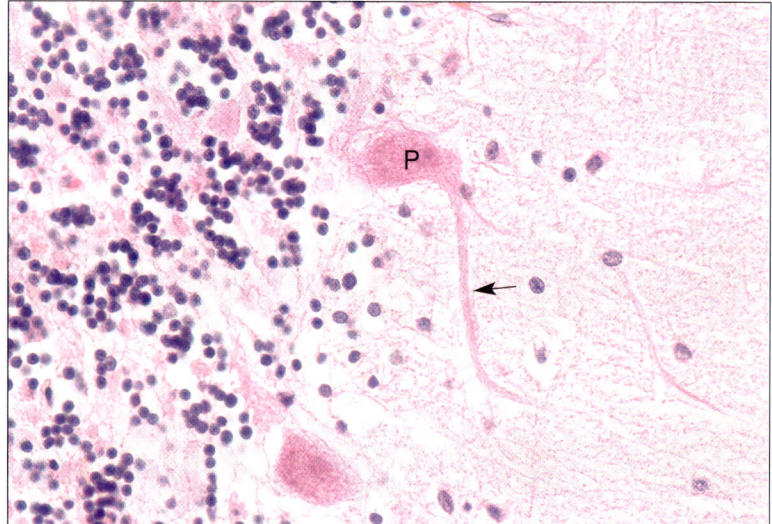

Abb. 14.13. Kleinhirn. Oben: Übersichtssbild der Kleinhirnrinde. **1:** faserreiche Molekularschicht. **2:** Purkinje-Zellschicht. **3:** Körnerschicht. **Unten: Purkinje-Zellen (P).** Links Zellen der Körnerschicht. **Pfeil:** Hauptdendriten in der Molekularschicht. HE-Fbg.

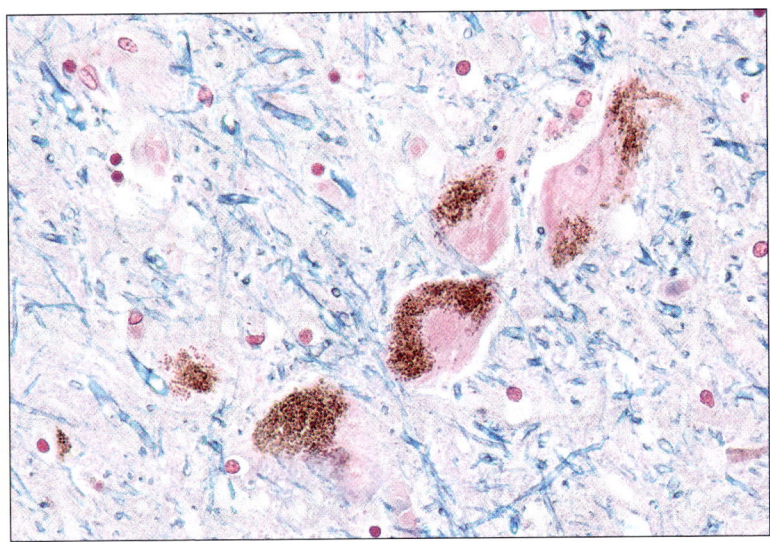

Abb. 14.14. Substantia nigra. Große Neurone mit einem pigmenthaltigem Zyto-plasma (Neuromelanin). Luxol-fast-blue-Fbg.

kularschicht reichen. Aus dem anderen Zellpol geht ein in das Klein-hirnmark reichendes Axon (Kleinhirnefferenz) hervor. Die Purkinje-Zellen werden von den Fortsätzen der Korbzellen (Korbfasern) der Molekularschicht umgeben. Korb- und Sternzellen wirken hemmend auf die Purkinje-Zellen.

– Das **Stratum granulare** *(Körnerzellschicht)* besteht aus dichten An-sammlung von kleinen Körnerzellen, die sich über komplexe Synap-sen mit den afferenten Fasern (Moosfasern) verbinden.

• Die **weiße Substanz** *(Kleinhirnmark)* besteht aus den Afferenzen (Moosfasern zu den Körnerzellen, Kletterfasern aus der unteren Olive zu den Purkinje-Zelldendriten) und Efferenzen der Purkinje-Zellen.

Klinischpathologische Relevanz. Auch im Kleinhirn kommen die für das Groß-hirn typischen Krankheiten vor, allerdings seltener.

Einige Regionen des Gehirns zeigen histologische Besonderheiten, so z. B. die **Substantia nigra** des Mittelhirns. Sie besteht aus großen, multipolaren Neuronen, die in ihrem Zytoplasma das Pigment Neuromelanin einschlie-ßen. Die Zellen enthalten den inhibitorischen Neurotransmitter Dopamin.

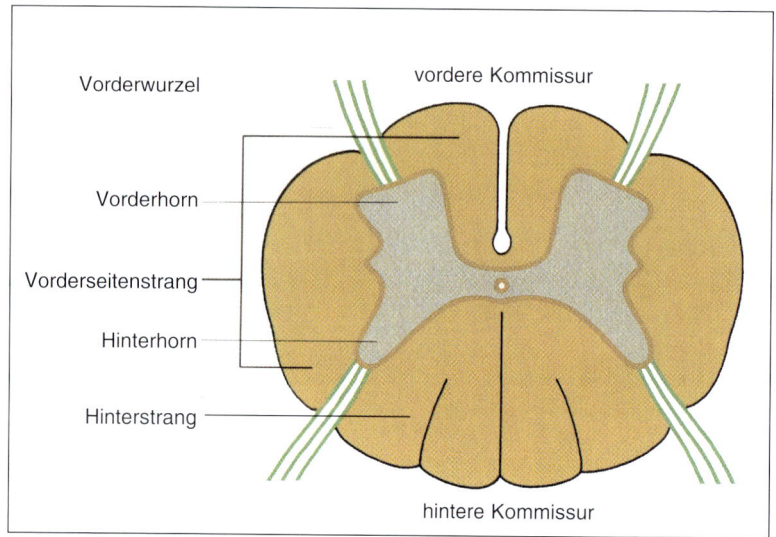

Abb. 14.15. Rückenmark (Querschnitt). Braun: weiße Substanz. Grau: graue Substanz. Grün: Nervenwurzeln

Klinischpathologische Relevanz. Ein Pigmentverlust in der Substantia nigra ist das morphologische Korrelat zur Parkinson-Krankheit.

3.3 Rückenmark

Das **Rückenmark** *(Medulla spinalis)* liegt im Wirbelkanal und wird durch den Abgang der Spinalnerven in 31 Segmente unterteilt. Es besteht – im Gegensatz zum Gehirn – aus einer äußeren weißen und einer inneren grauen Substanz.

• Die **graue Substanz** zeigt auf einen Querschnitt eine Schmetterlingsform mit zwei Vorder-, Seiten- und Hinterhörnern. Beide Vorder- und Seitenhörner werden in der Mitte durch die *Substantia intermedia centralis* verbunden. Hier befindet sich der Zentralkanal, der das ehemalige Lumen des Neuralrohrs darstellt. Erhaltene Abschnitte zeigen eine rundliche Lichtung, die von Ependym ausgekleidet ist und Liquor enthält. In der grauen Substanz lassen sich verschiedene Zellarten unterscheiden:

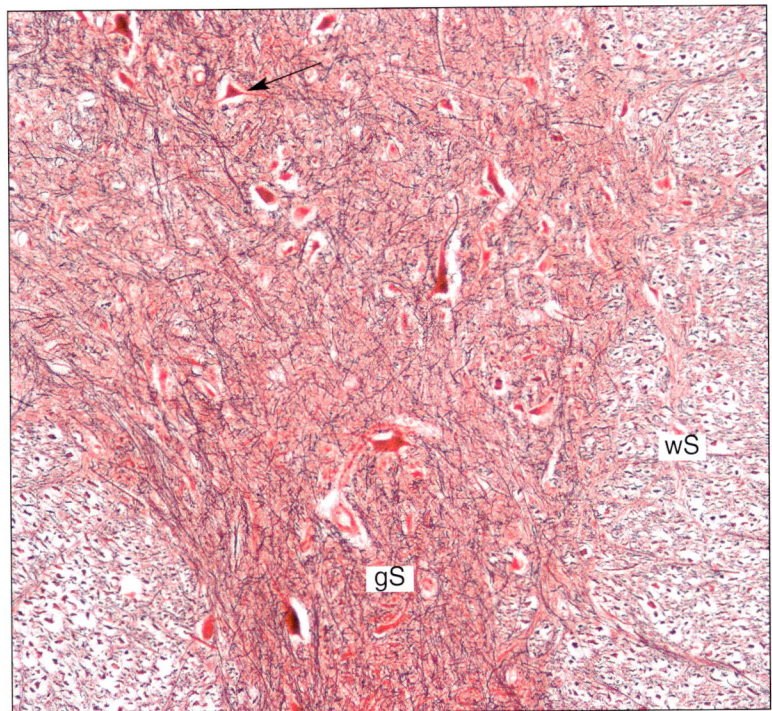

Abb. 14.16. Vorderhorn des Rückenmarks. In der grauen Substanz (**gS**) liegen die großen, pyramidenförmigen Motoneurone (**Pfeil**). **wS:** weiße Substanz.

– Die **Motoneurone** *(Wurzelzellen)* der Vorderwurzel sind bis zu 80 μm große Zellen mit einem großen Kern und einem deutlichen Nukleolus. Ihre Axone ziehen zu verschiedenen willkürlichen Muskelgruppen, mit denen sie über motorischen Endplatten verbunden sind.

– **Vegetative Wurzelzellen** im Seitenhorn stehen in Verbindung mit sympathischen und parasympathischen Ganglien.

– Über **Binnenfleeten** wird – als Eigenapparat des Rückenmarks – eine Verbindung zwischen verschiedenen Segmenten hergestellt.

– **Strangzellen** liegen in der Substantia intermedia centralis oder im Hinterhorn.

– Die **Glia** besteht aus Astrozyten und Oligodendrozyten. Die spezifischen Neuronen werden von einem dichten Geflecht (Neutropil) aus Glia- und Nervenfortsätzen eingeschlossen.

- Die **weiße Rückenmarkssubstanz** bildet Stränge und Bahnen (rechter und linker Vorder-, Seiten- und Hinterstrang), die vorne durch die Fissura mediana anterior und hinten durch den Sulcus medianus posterior getrennt werden. Eine dünne Schicht aus weißer Substanz *(Commissura alba)* – unmittelbar vor der grauen Substanz – verbindet die beiden Vorderstränge. Die weiße Substanz enthält Gliazellen sowie Nervenfasern. Die Wurzeleintrittszone im Hinterstrangbereich ist vielfältig untergliedert und steht im Dienst der Schmerzverarbeitung (Nociception).

Die verschiedenen Abschnitte des Rückenmarks weisen histologische Besonderheiten auf:

- Das **Zervikalmark** zeigt mittelgroße Vorderhörner, schlanke Hinterhörner und ein querovales Mark.
- Das **Thorakalmark** bestehlt aus schmalen kleinen Hörnern und angedeuteten Seitenhörnern mit rundlichem Marksaum.
- Das **Lumbalmark** ist gekennzeichnet durch besonders große, plumpe Vorder- und Hinterhörner und ein sehr dünnes Marklager.

Klinischpathologische Relevanz. Unter den für das Rückenmark typischen Entzündungen ist die virusbedingte Poliomyelitis zu nennen, bei der es zu einer selektiven Nekrose der Vorderhornneuronen kommt. Als degenerative Krankheiten kommen die selektiven Entmarkungen der weißen Stränge (z. B. der hinteren Stränge bei der Lues bedingten Tabes dorsalis) vor.

4 Liquorräume

Man unterscheidet einen **inneren Liquorraum** (Ventrikel I bis IV, untereinander durch verschiedene Öffnungen verbunden) und einen **äußeren Liquorraum**, der im Subarachnoidalraum lokalisiert ist (in Form von »Zisternen«, außen von Arachnoidea und innen von Pia begrenzt) und mit dem VI. Ventrikel kommuniziert. Die Weite des äußeren Liquorraumes ist unterschiedlich: Besonders weit sind die Zisternen im Hirnbasisbereich oder subokzipital. Die Liquorräume sind mit einem Ultrafiltrat des Blutes *(Liquor cerebrospinalis)* angefüllt. Der Liquor wird im **Plexus choroideus** gebildet. Dabei handelt es sich um verzweigte Strukturen, die aus einem lockeren Bindegewebe mit fenestrierten Kapillarendothelien und aus einem einschichtigen, isoprismatischen Epithel bestehen. Die glykogenreichen Epithelzellen sind untereinander durch Tight junctions verbunden. Die Liquorresorption erfolgt in das venöse System durch Ausstülpungen der Arachnoidea *(Pacchioni-Granulationen)* und an den Durataschen der Spinalganglien.

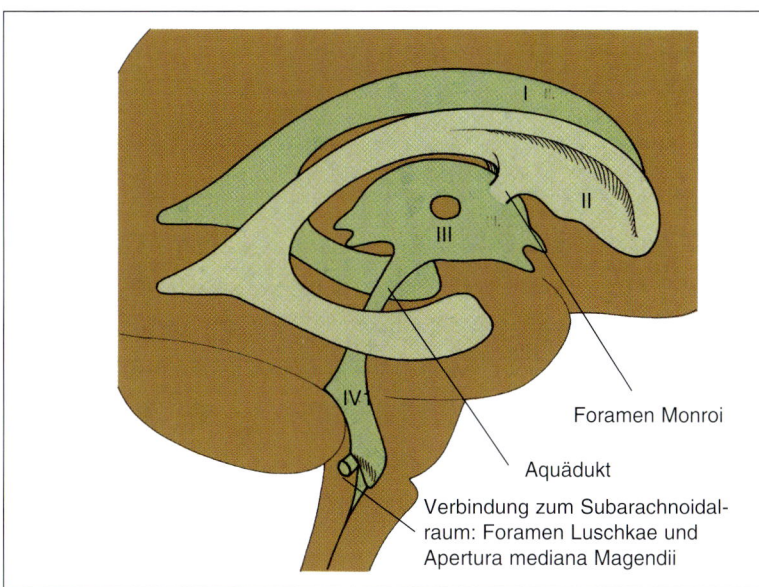

Abb. 14.17. Ventrikelsystem. Die paarig angelegten Ventrikel der Großhirn-hemisphären sind über das Foramen Monroi mit dem dritten Ventrikel verbunden. Dieser kommuniziert über den Aquädukt mit dem vierten Ventrikel. Von hier gelangt der Liquor in den Subarachnoidalraum.

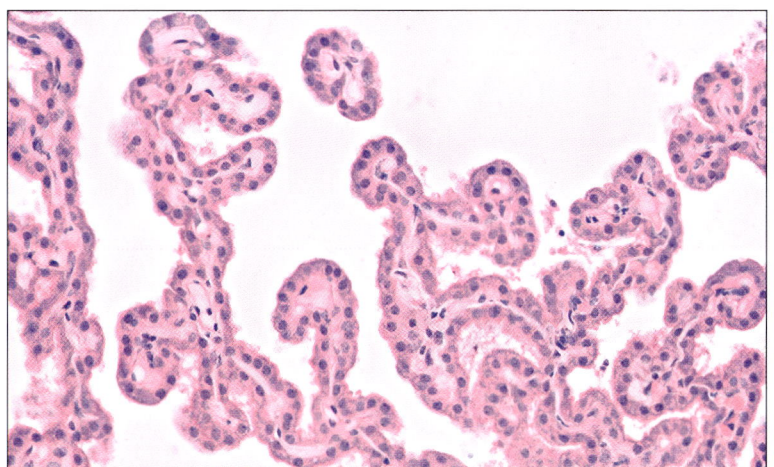

Abb. 14.18. Plexus choroideus. Ependymzellen mit papillärem Aufbau. HE-Fbg.

Klinischpathologische Relevanz. Zu den wichtigsten Erkrankungen, bei denen das Ventrikelsystem primär oder sekundär betroffen ist, zählt der Hydrozephalus. Dabei handelt es sich um eine generalisierte oder lokalisierte Ausweitung der inneren Liquorkammern und -wege. Der Prozess kann mit einem normalen oder erhöhten Liquordruck einhergehen. Durch eine Liquoruntersuchung (chemische Zusammensetzung und Zytologie) lassen sich verschiedene Erkrankungen des Nervensystems (Enzephalitis, Meningitis) diagnostizieren.

5 Hirnhäute

Die **Hirnhäute** *(Meningen)* sind mehrschichtige, faserreiche Membranen, die das ZNS äußerlich umgeben und neben Blutgefäßen auch den Liquor cerebrospinalis enthalten.

• Die **harte Hirnhaut** *(Dura mater, Pachymeninx)* besteht aus einer kollagenfaserreichen äußersten Schicht, die eng mit der Kalotte (periostale Schicht) verwachsen ist. Sie enthält als Hirnblutleiter die Meningealarterien und die Sinus durae matris. Eine innere Schicht besteht aus meningealen Zellen.

• Die **weiche Hirnhaut** *(Leptomeninx: Arachnoidea und Pia mater)* ist eine durchscheinende Bindegewebemembran, welche die Hirnfurchen *(Sulci)* überspannt; in ihren Septen verlaufen die Hirnblutgefäße. Außen liegt die Arachnoidea der Dura mater an, innen wird sie von der Pia mater durch den mit Liquor angefüllten Subarachnoidalraum getrennt. Von der Dura wird die Arachnoidea durch Meningealzellen (Neurothel) begrenzt. Die durch Tight junctions verbundenen Zellen bilden eine Blut-Liquor-Schranke. Ferner kommen **Arachnoidalzotten** *(Pacchioni-Granulationen)* vor, die als oberflächliche Ausstülpungen entlang des Sinus sagittalis superior zu erkennen sind.

• Die **Pia mater** liegt der Hirnoberfläche eng an; sie ist mit den Astrogliafüßchen verbunden. Die innere Schicht *(Intima piae)* bildet die äußere Begrenzung des Nervensystems *(Membrana limitans externa)*. Beim Eintritt von Blutgefäßen in das Hirngewebe entsteht der **Virchow-Robin-Raum**, der zwischen Glia-Pia-Grenzmembran und Blutgefäß liegt.

Klinischpathologische Relevanz. Zu den wichtigsten Erkrankungen der Hirnhäute zählen Blutungen, Entzündungen und Tumoren. Blutungen können traumatisch bedingt sein oder als Folge einer Hirnblutung entstehen. Je nach Lokalisation unterscheidet man epidurale, subdurale oder subarachnoidale Blutungen. Entzündungen werden als Meningitis bezeichnet. Zu den Primärtumoren zählen die kugelförmigen Meningeome. Auch sekundäre Neubildungen (Metastasen) sind nicht selten.

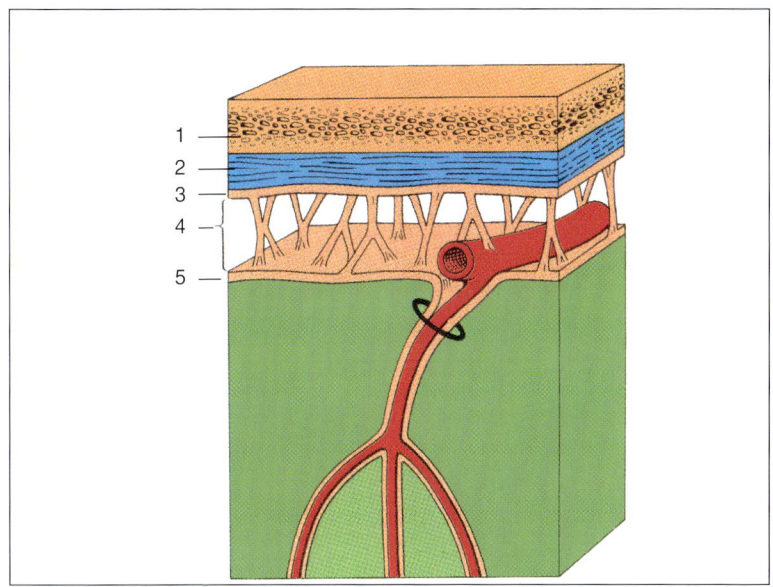

Abb. 14.19. Hirnhäute. Unter dem Knochen (**1**) sitzt die Dura (**2**). Die Arachnoidea (**3**) der weichen Hirnhaut liegt dicht an. Zwischen Arachnoidea und Pia (**5**) besteht der Subarachnoidalraum (**4**) mit seinem Trabekelwerk. Die in diesem Raum verlaufenden Blutgefäße werden beim Eintritt in das Hirngewebe (grün) von einer Pia-Glia-Scheide (Kreis im Bild: Virchow-Robin-Raum) begleitet.

6 Blutgefäße

Hirnkapillaren sind gekennzeichnet durch die Ausbildung einer spezifischen Schrankenfunktion durch besonders dichte Tight junctions der Kapillarendothelien *(Blut-Hirn-Schranke)*. Eine zerebrale Kapillare besteht aus Endothelzellen, die von einer Basalmembran umgeben sind. Innerhalb der Basalmembran liegen Perizyten. Glatte Muskelzellen finden sich nur bei größeren Gefäßen. Charakteristisch für zerebrale Kapillaren ist die enge Assoziation von Astrozytenendfüßen mit der Basalmembran. Man nimmt daher an, dass Astrozyten an dem Aufbau der Blut-Hirn-Schranke beteiligt sind. Diese wird durch ein spezialisiertes Endothel gebildet, das sich vom Endothel peripherer Organe durch Tight junctions, eine geringe Zahl pinozytotischer Vesikel und spezialisierte transmembranöse Transportproteine (z. B. Aminosäure- oder Glukosetransporter) unterscheidet.

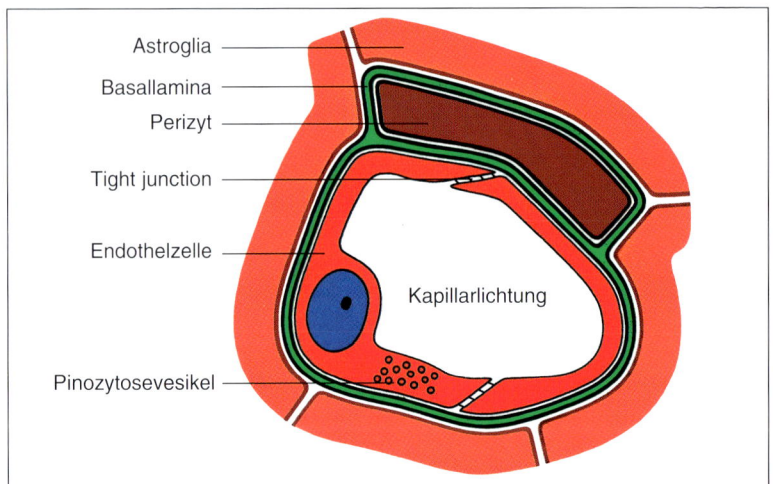

Astroglia
Basallamina
Perizyt
Tight junction
Endothelzelle
Kapillarlichtung
Pinozytosevesikel

Abb. 14.20. Hirnkapillare. Schematische Darstellung der Ultrastruktur. Endothelzellen und Perizyten sind durch eine geschlossene Basallamina (grün) umgeben. Außerhalb dieser Basallamina liegen die Astrozytenfüßchen. Die Endothelzellen sind durch Tight junctions verschlossen (Blut-Hirn-Schranke).

Im Zentralnervensystem sind keine Lymphgefäße vorhanden. Die im Innenohr bezeichneten peri- und endolymphatischen Räume enthalten eine Flüssigkeit, die in ihrer Zusammensetzung nicht der Lymphe entspricht.

Klinischpathologische Relevanz. Klinisch ist die Blut-Hirn-Schrankenfunktion des zerebralen Endothels bei einer Reihe von Erkrankungen, die zum vasogenen Hirnödem führen, gestört (z. B. Hypoxie/Ischämie, Schädel-Hirn-Trauma, Hirntumor, systemische Intoxikationen wie Nieren- oder Leberversagen).

7 Peripheres Nervensystem

7.1 Periphere Nerven

Ein peripherer **Nerv** *(Nervus)* besteht aus markhaltigen Nervenfaserbündeln, die von Bindegewebe unterteilt und begrenzt werden. Auf einem Querschnitt sind die Nervenfaserbündel unterschiedlich breit; sie bestehen aus einem **Achsenzylinder** *(Axon)* mit einer **Hülle** *(Neurilemm)* aus Schwann-Zellen. Die einzelnen Nervenfasern werden von einem lockeren Bindegewebe *(Endoneurium)* mit Fibroblasten und kollagenen Fasern umgeben. Zwischen den Nervenfaserbündeln liegt das *Perineurinum*, das sich aus Bindegewebe und aus mehreren Lagen von epithelähnlichen Perineu-

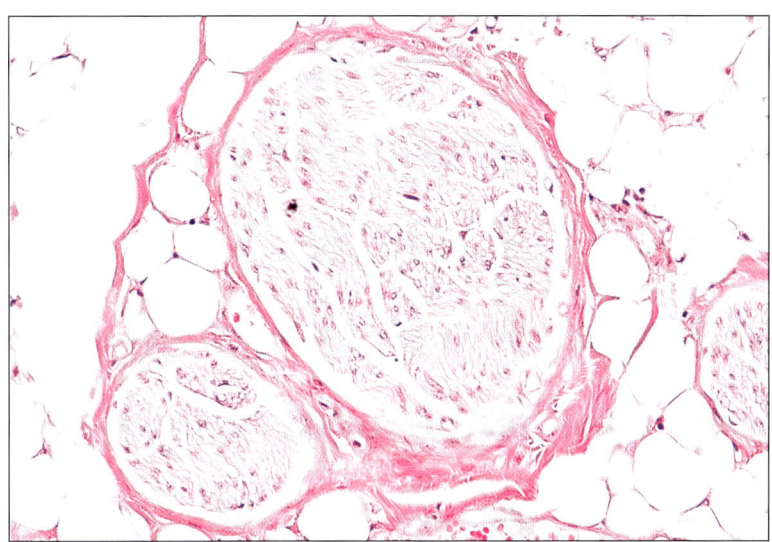

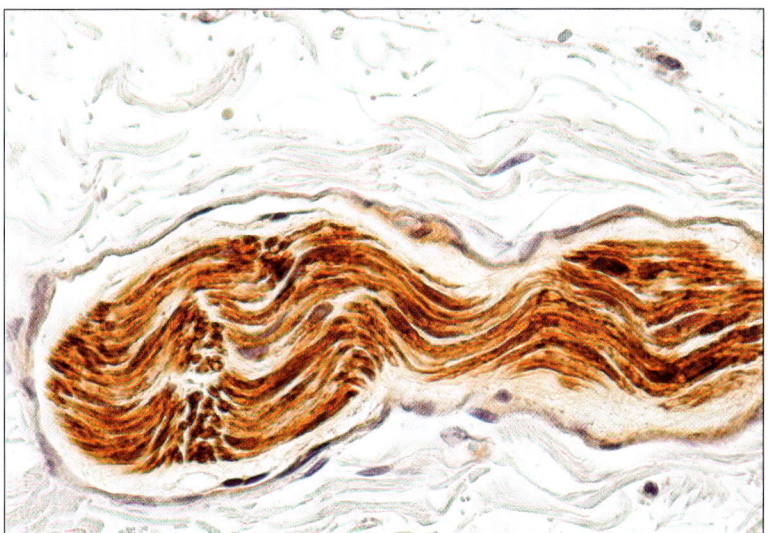

Abb. 14.21. Nerven. Oben: im Querschnitt. HE-Fbg. **Unten:** immunhistochemischer S100-Protein-Nachweis.

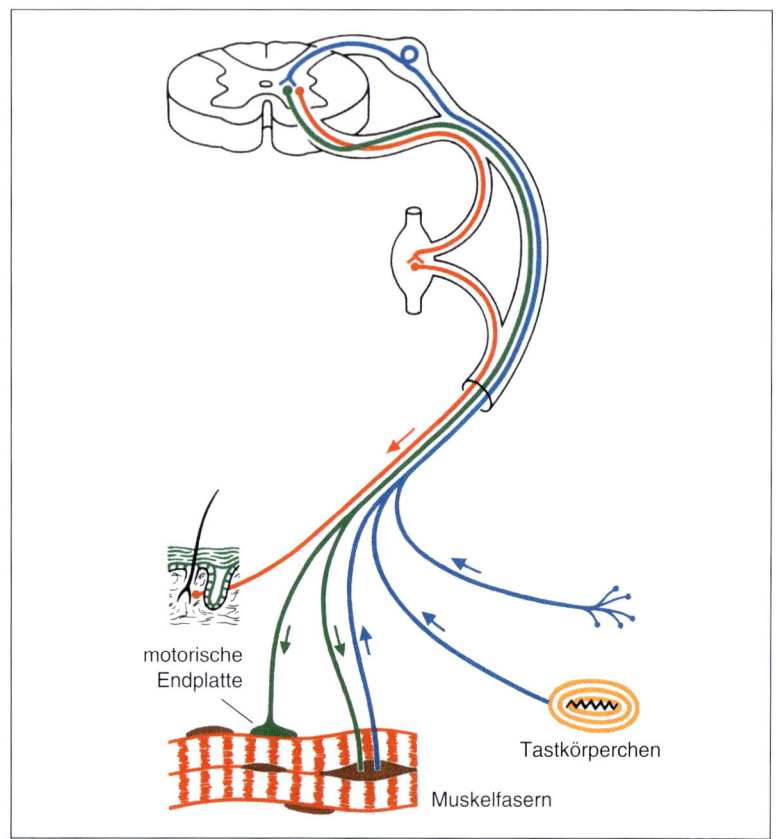

motorische
Endplatte

Tastkörperchen

Muskelfasern

Abb. 14.22. Gemischte Spinalnerven mit ihren afferenten und efferenten Bahnen. **Rot:** vegetativer Anteil. **Grün:** motorischer Anteil. **Blau:** sensibler Anteil.

ralzellen zusammensetzt. Hier finden sich auch kleinere Ansammlungen von Fettzellen sowie Gefäße. Die äußerste Nervenschicht *(Epineurium)* besteht aus Bindegewebe mit kollagenen und elastischen Fasern. Der Übergang des Epineuriums in das ortsständige Mesenchym wird als *Paraneurium* bezeichnet.

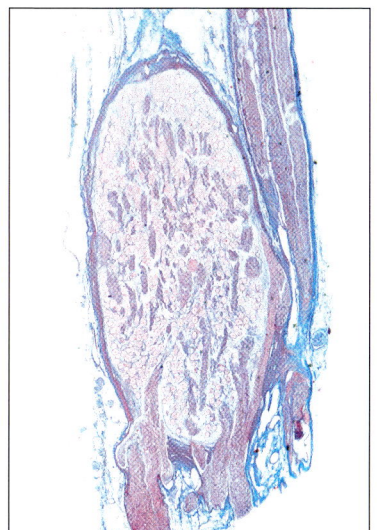 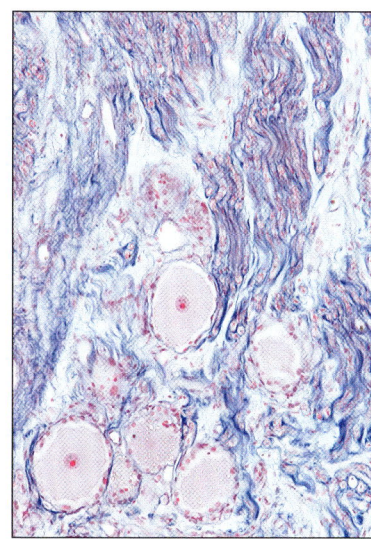

Abb. 14.23. Spinalganglion. Links: Übersichtsbild. Spinalganglion mit Kapsel und Nerven. **Rechts:** große Ganglienzellen mit einem kleinen, zentralen Kern und einem deutlichen Nukleolus. Außerhalb der Ganglienzellen ein Saum aus Satellitenzellen. Azan-Fbg.

7.2 Ganglien

Ganglien stellen kleine Ansammlungen von Nervenzellen dar, die in Nerven außerhalb des Zentralnervensystems lokalisiert und von einer eigenen bindegewebigen Kapsel umhüllt sind. Man unterscheidet folgende Ganglien:

– **Spinalganglien** liegen in der Hinterwurzel der Spinalnerven. Sie werden von einer bindegewebigen Kapsel mit Perineuralzellen begrenzt. Im Inneren findet man ein aufgelockertes Bindegewebe *(Endoneurium)*, markscheidenhaltige Nervenfasern und **Ganglienzellen**. Diese Zellen sind sehr groß (120 µm). In ihrem Zytoplasma liegt reichlich Nissl-Substanz als feine Granula. Der große, helle Kern schließt einen deutlichen Nukleolus ein. In der Umgebung der Ganglienzelle liegt ein dichter Saum von **Mantelzellen** *(Satellitenzellen)*, die als Gliaabkömmlinge angesehen werden. Unter Berücksichtigung ihrer Nervenfortsätze sind die Spinalganglienzellen als pseudounipolar einzuordnen: Nach einem kurzen, gemeinsamen Verlauf trennen sich die Fortsätze in ein Hauptaxon (Richtung Rückenmark) und in ein dendritisches

Axon (Richtung Peripherie). Im Kopfbereich (z. B. im Ganglion spirale cochleae) kommen echte bipolare Ganglienzellen vor.

– **Vegetative Ganglien** bestehen aus viszeroefferenten, multipolaren
Neuronen mit wenig Hüllzellen; sie gehören zum Sympathikus oder
Parasympathikus. Die Umschaltung von prä- auf postganglionäre
Neurone (Transmitterswitch!) erfolgt im Sympathikus in der Regel in
den paravertebralen Grenzsstrangganglien (seltener in den präverte-
bralen und intramuralen Ganglien), im Parasympathikus meist in or-
gannahen Ganglien. In einigen Körperregionen lassen sich gemischte
vegetative Ganglien nachweisen.

8 Sinnesorgane

Sinnesorgane nehmen über primäre oder sekundäre Rezeptoren chemische oder physikalische Reize auf und leiten sie als Information an das
zentrale Nervensystem weiter. Bei den primären Rezeptoren handelt es
sich um freiliegende Strukturen, die besonders differenzierte Neuronen
darstellen. Sekundäre Rezeptoren setzen sich aus spezialisierten Zellen
zusammen, die mit einem Axon kontaktieren. Die Rezeptoren werden
unterteilt entsprechend ihrer Fähigkeit eine bestimmte aufgenommene
physikalische oder chemische Information (Druck, Schmerz, Temperatur,
Vibration, Geschmack, Geruch, Licht oder Schall) zu erkennen.

8.1 Sehorgan

Das Sehorgan besteht aus **Auge** *(Oculus)* und **Hilfseinrichtungen** (Augenlider, Tränenapparat, Augenmuskulatur und Bindehaut, Konjunktiva).
Der **Augapfel** *(Bulbus oculi)* setzt sich aus verschiedenen Schichten zusammen. Von außen nach innen findet man folgende Schichen:

8.1.1 Äußere Augenhaut

Die äußere Augenhaut besteht aus einer Lederhaut, die vorne in die Hornhaut übergeht.

• Die **Lederhaut** *(Sklera)* dient als formgebendes Grundgerüst; sie besteht aus einem straffen Bindegewebe, das reich an kollagenen Fasern,
aber arm an Grundsubstanz und Zellen ist. Außen geht diese Augen-
schicht in die Tenon-Kapsel über, die sie vom orbitalen (retrobulbären)
Fettkörper trennt und in der der Bulbus wie ein Gelenkkopf in einer Ge-
lenkpfanne beweglich ist.

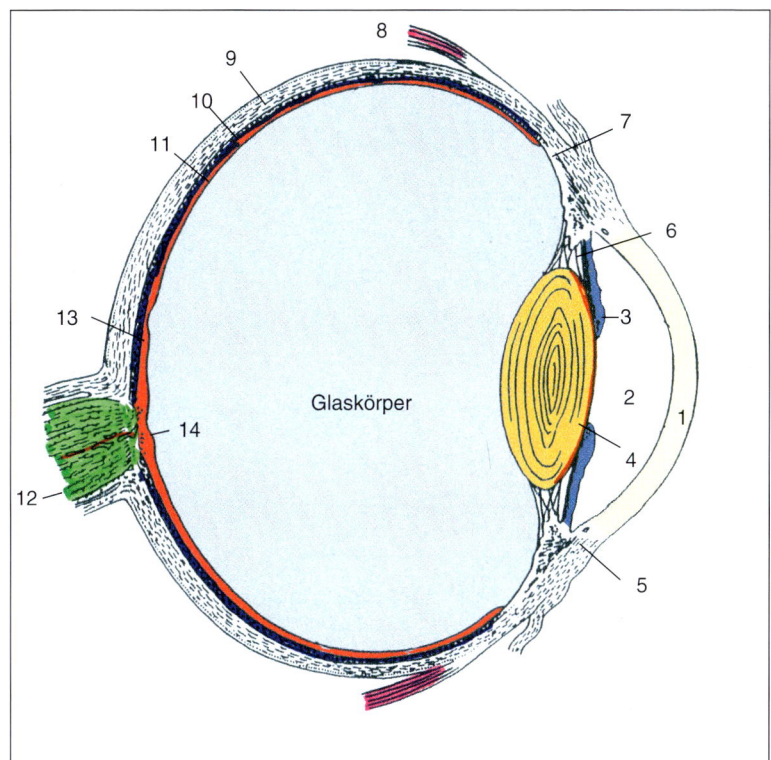

Abb. 14.24. Auge. 1: Kornea (gelb). **2:** vordere Augenkammer (weiß). **3:** Iris (blau). **4:** Linse (gelb) mit Epithel (rot). **5:** Kammerwinkel. **6:** Zonulafasern. **7:** Ora serrata. **8:** Augenmuskel. **9:** Sklera. **10:** Choroidea (blau). **11:** Retina (rot). **12:** N. opticus mit A. und V. centralis retinae. **13:** Fovea centralis. **14:** Discus nervi optici.

• Die **Hornhaut** *(Kornea)* setzt sich von vorne nach hinten aus folgenden Schichten zusammen:

– Das **vordere Kornealepithel** ist ein mehrschichtiges, unverhorntes Plattenepithel, das den Flüssigkeitshaushalt und damit die Transparenz des Kornealstromas reguliert.

– Die **Bowman-Membran** *(Lamina limitans anterior)* besteht aus einer basalmembranähnlichen Grundsubstanz.

– Die **Substantia propria**, das Kornealstroma, stellt die mittlere und dickste Schicht dar. Sie besteht aus parallel verlaufenden Fasern aus Kollagen Typ I, die von den Kornealzellen (Keratozyten), spezialisier-

Abb. 14.25. Kornea. Mehrschichtiges unverhorntes Plattenepithel auf einer basalmembranähnlichen Grundsubstanz (Bowman-Membran). Das Stroma (Substantia propria) besteht aus einem faserreichen Bindegewebe ohne Gefäße. Unten das einschichtige Korneaepithel auf der Descement-Membran. HE-Fbg.

ten Fibroblasten, gebildet werden. Die Grundsubstanz ist reich an Proteoglykanen.

– Die **Descemet-Membran** *(Lamina limitans posterior)* ist eine dicke Basalmembran.

– Das **hintere Kornealepithel** besteht aus einem einschichtigen Plattenepithel.

8.1.2 Mittlere Augenhaut

Die mittlere Augenhaut setzt sich aus Choroidea, Ziliarkörper und Iris zusammen.

• Die **Aderhaut** *(Choroidea)* wird außen von Sklera, innen von Retina begrenzt. Sie besteht aus Kollagenfasern, elastischen Fasern, Gefäßplexus und Melanozyten.

• Der **Ziliarkörper** *(Corpus ciliare)* reicht von der Choroidea bis zur Ora serrata der Retina. Dieser Anteil der Augenhaut setzt sich aus der *Pars plana* (liegt dem Glaskörper auf) und der *Pars plicata* (laterale Begrenzung der hinteren Augenkammer) zusammen. Das bedeckende Ziliarepithel gehört bereits zur inneren Augenhaut (lichtunempfindlicher Anteil der Retina); es besteht aus einer zweischichtigen, hochprismatischen Zelllage. Die innere Zellschicht ist reich an Pigmentzellen. Aufgabe des Ziliarkörperepithels ist die Produktion des Kammerwassers. Das gefäßreiche Stroma zeigt reichlich vegetative Nervenfasern sowie Melanozyten. Eine besondere Struktur stellt der Musculus ciliaris dar, der durch Kontraktion die Zonulafasern entspannt und die Form der Augenlinse ändert (Nahakkommodation).

• Die **Regenbogenhaut** *(Iris)* bedeckt Teile der Linse, der Zonulafasern und des Ziliarkörpers. Sie bildet eine Scheibe mit zentraler Öffnung (Pupille). Die Weite der Pupille wird durch den parasympathisch innervierten *M. sphincter pupillae* (Pupilleneinengung = Miosis) und den sympathisch innervierten *M. dilatator pupillae* (Pupillenerweiterung = Mydriasis) gesteuert. Histologisch unterscheidet man eine von flachen Zellen bedeckte vordere Irisfläche mit Fibroblasten und Melanozyten. Ferner liegen hier die oben genannten Muskeln. Die innere Irisfläche zeigt eine stark pigmentierte Epithelschicht, die zur Retina gehört. Durch das iridocorneale Trabekelsystem im vorderen Kammerwinkel fließt das Kammerwasser in den Schlemmschen Kanal ab (eine zirkuläre Vene nahe dem Korneoskleralfalz).

8.1.3 Innere Augenhaut

Die **innere Augenhaut** *(Retina)* des Auges besteht aus einer lichtunempfindlichen Retina *(Pars caeca)*, die Iris und Ziliarkörper bedeckt, und aus dem an die Ora serrata anschließenden lichtempfindlichen Teil *(Pars optica)*. Die Pars optica der Retina besteht aus folgenden Schichten:

• Das **Pigmentepithel** *(Stratum pigmentosum)* zeigt einen isoprismatischen einschichtigen Aufbau. Die Zellen liegen der Bruch-Membran auf und reichen apikal bis in die Fotorezeptoren. Im Zytoplasma finden sich reichlich Phagolysomen sowie Melaningranula. Zu den wichtigsten Aufgaben des Pigmentepithels zählen die Phagozytose abgestoßener Zellelemente der Sinneszellen, der Stoffwechselaustausch zwischen Retina und Choroidea sowie die Absorption von Streulicht (durch die Melaningranula in den Zellfortsätzen).

• Das **Stratum nervosum** zeigt einen schichtförmigen Aufbau aus verschiedenen Zellarten und Nervenfasern. Man unterscheidet:
– die neuroepitheliale Schicht der Fotorezeptoren, Stäbchen und Zapfen *(Stratum neuroepitheliale)*
– die äußere Grenzschicht *(Str. limitans externum)*: Verbindung von Sinneszellen und Müller-Stützzellen

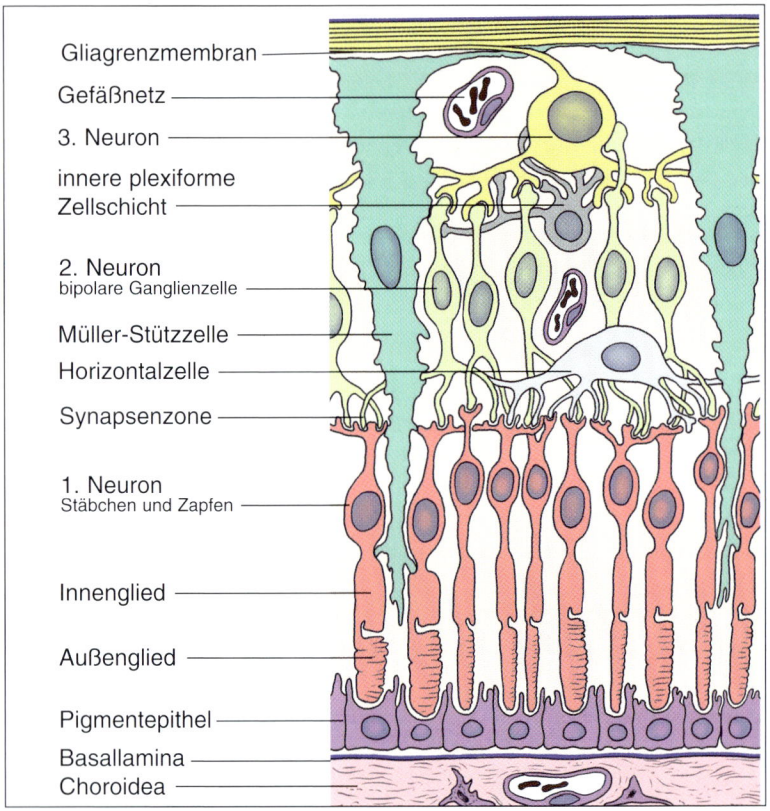

Gliagrenzmembran

Gefäßnetz

3. Neuron

innere plexiforme
Zellschicht

2. Neuron
bipolare Ganglienzelle

Müller-Stützzelle

Horizontalzelle

Synapsenzone

1. Neuron
Stäbchen und Zapfen

Innenglied

Außenglied

Pigmentepithel

Basallamina

Choroidea

Abb. 14.26. Retina. Ultrastruktureller Aufbau der Netzhaut

- die äußere Körnerschicht (Str. nucleare externum) mit den Perikaryen der Photorezeptoren (1. Neuron)
- die äußere plexiforme Schicht (Synapsen des 1. und 2. Neurons)
- die innere Körnerschicht *(Str. nucleare internum)*, Perikaryen der Bipolaren (2. Neuron) und der Interneurone (Horizontalzellen, amakrine Zellen)
- die innere plexiforme Schicht *(Str. plexiforme internum)* mit Fortsätzen und Synapsen der bipolaren Zellen mit dem 3. Neuron
- Die Ganglienzellschicht *(Str. ganglionicum)* setzt sich aus großen Y-Zellen und mittelgroßen X-Zellen zusammen, die im Str. plexiforme internum über Synapsen mit bipolaren Zellen und amakrinen Zellen ver-

bunden sind. Die gebündelten Axone führen über den Nervus opticus zum Gehirn.

– Nervenfaserschicht (S*tr. neurofibrarum)* mit Neuriten der Ganglienzellen

– Die innere Grenzschicht *(Stratum limitans internum)* setzt sich aus den Fortsätzen der Müller-Zellen mit ihren Basalmembranen zusammen.

8.1.4 Zellarten in der Retina

• **Stäbchen** und **Zapfen** sind die Sinneszellen (Fotorezeptoren) der Retina. Sie zeigen folgende differenzierte Strukturen:

– Das Außenglied ist der lichtempfindliche Anteil mit einer differenzierten Zellmembran, die Sehpigmente (Rhodopsin und Iodopsin) und G-Proteine (Transducin) einschließt. In den Stäbchen finden sich gestapelte, flache Bläschen (Disci), in den Zapfenzellen bläschenförmige Membraninvaginationen.

– Das kernhaltige Innenglied ist besonders reich an Mitochondrien und Glykogen. Das raue endoplasmatische Retikulum ist gut entwickelt. Dieser Anteil dient der Energiegewinnung.

– Der Endkolben stellt eine Verbindung zwischen Innenglied und den Synapsen der bipolaren Zellen und der amakrinen Zellen her.

• **Bipolare Zellen** besitzen einen Dendritenbaum und ein Axon: Sie verbinden die Fotorezeptoren mit den Ganglienzellen.

• **Horizontalzellen** sind Interneurone, die Sinneszellen, aber auch bipolare Zellen untereinander verbinden.

• **Amakrine Zellen** haben die Funktion von Interneuronen. Sie verbinden bipolare Zellen und Ganglienzellen. Charakteristisch ist, dass sie nur Dendriten besitzen.

• **Müller-Zellen** sind die Gliazellen der Retina. Sie durchziehen senkrecht die Retina und bilden mit ihren Fortsätzen die Schichten Str. limitans internum et externum. Der Kern dieser Zellen liegt im Str. granulosum internum. Diese Zellen entsprechen in ihrer Funktion den Astrozyten.

• **Endothelien.** Das Kapillarnetz (aus der A. centralis retinae) ist gekennzeichnet durch dichte Zellverbindungen (Tight junctions), die eine Blut-Retina-Schranke bilden.

8.1.5 Blinder Fleck

Als blinder Fleck *(Discus nervi optici)* wird der Axonausgang des Sehnerven bezeichnet. In diesem Areal sind keine Fotorezeptoren vorhanden, dementsprechend besteht hier keine optische Wahrnehmung.

8.1.6 Gelber Fleck

Diese differenzierte Struktur in der Retina *(Macula)* zeigt einen direkten Kontakt zwischen dem einwirkenden Licht und der Sinneszelle. Dabei handelt es sich nur um Zapfen, Stäbchenzellen fehlen. Die üblichen Retinaschichten, die die Sinneszellen bedecken, sind zur Seite verdrängt. Die Zapfen sind selektiv mit nur einer bipolaren Zelle verbunden, diese mit nur einer Ganglienzelle. Auf diese Weise wird die höchste Sehschärfe (Auflösung) erreicht.

8.1.7 Sehnerv

Der **Sehnerv** *(N. opticus)* verlässt das Auge im blinden Fleck und gelangt über die Sklera in die Orbita, wo er mit Hirnhäuten umgeben ist. In seinem Zentrum finden sich die retinalen Blutgefäße *(A. et V. centralis retinae).*

8.1.8 Linse

Die bikonvexe Linse wird von einer lichtdurchlässigen, bis 20 µm dicken **Kapsel** *(Capsula lentis)* aus Kollagenfasern, Glykoproteinen und Proteoglykanen eingeschlossen. Im vorderen Bereich liegt unter der Kapsel eine Schicht aus isoprismatischen, organellenarmen **Epithelzellen** *(Epithelium lentis)*. Den Hauptbestandteil einer Linse bilden die **Linsenfasern** *(Fibrae lentis)*, die aus kernlosen, organellenarmen, lamellenförmig angelegten Zellen bestehen. Die Position einer Linse wird durch die Linsenfasern *(Fibrae zonulares)* bestimmt, die radiär von der Linsenkapsel zu den Ziliarfortsätzen ziehen. Gleichzeitig wird durch muskuläre Aktivität und Änderung der Spannung der Zonulafasern die Form der Linse (Akkommodation) geändert. Zwischen Linsenvorderfläche und Irishinterfläche liegt ein kapillarer Spalt für die Kammerwasserzirkulation aus der hinteren in die vordere Augenkammer.

8.1.9 Glaskörper

Der **Glaskörper** *(Corpus vitreum)* liegt zwischen der hinteren Linsenfläche und der Retina. Er ist mit einer gelartigen Flüssigkeit gefüllt und presst die Retina an die Choroidea.

8.1.10 Augenkammern

Man unterscheidet eine **vordere Augenkammer**, die vor der Linse und Iris liegt und vorne durch die Kornea begrenzt wird, von einer **hinteren Augenkammer**, die zwischen der Linse/Iris und dem Glaskörper liegt. Diese Kammern sind mit Kammerwasser gefüllt, das vom Ziliarepithel produziert wird. Eine Ringvene *(Sinus venosus sclerae,* Schlemmscher Kanal*)* nimmt es wieder auf, sodass eine konstante Menge vorliegt, die den Augeninnendruck (Tonus von 15 Torr) bestimmt.

8.1.11 Hilfseinrichtungen des Auges

• Die **Bindehaut** *(Konjunktiva)* ist eine Schleimhaut, die von dem Korneaepithel bis zur Innenfläche des Augenlides reicht. Es handelt sich um ein unverhorntes, mehrschichtiges Plattenepithel, teilweise auch Zylinderepithel mit Schleimzellen, das einer Lamina propria aufsitzt, in der zahlreiche Lymphozyten und Plasmazellen liegen.

• Die **Augenlider** *(Palpebrae)* haben für die Augen eine Deck- und Schutzfunktion. Das Lidgrundgerüst wird durch den Tarsus aus kollagenen und elastischen Fasern gebildet. In unmittelbarer Nachbarschaft liegen die glatten Muskelzellen des *M. tarsalis superior et inferior,* des *M. levator palpebrae superioris* sowie des *M. orbicularis oculi.* Die Lidaußenfläche besteht aus Haut mit einem mehrschichtigen, verhornten Plattenepithel. Im lockeren Bindegewebe finden sich Fettzellen, an den Lidkanten die Wimpern *(Ciliae).* Die Lidinnenfläche zeigt ein mehrschichtiges hochprismatisches Epithel mit Becherzellen. Neben den genannten Strukturen kommen auch differenzierte Drüsen vor:
– Die **Meibom-Drüsen** liegen – als haarunabhängige Talgdrüsen – im Tarsus. Sie bilden auf der Oberfläche des Tränenfilms eine ölartige Schicht, die als Austrocknungsschutz dient. An den Wimpern liegen kleine **Zeiss-Drüsen**.
– Die **Moll-Drüsen** zeigen einen schweißdrüsenartigen, nicht verzweigten apokrinen Aufbau.
– Die **Krause-Drüsen** stellen akzessorische Tränendrüsen dar.

• Der **Tränenapparat** setzt sich aus den **Tränendrüsen** *(Gld. lacrimalis)* und den ableitenden **Tränenwegen** zusammen. Die Tränendrüsen zeigen einen azinären Aufbau mit einer etwas weiten Lichtung und serösen (mit nur leicht abgefärbtem Zytoplasma) Zellen. Die Azinuszellen werden von Myoepithelien umgeben; in ihrer Nachbarschaft liegen zahlreiche Plasmazellen, die an der IgA-Produktion der Tränendrüse beteiligt sind. Die Acini

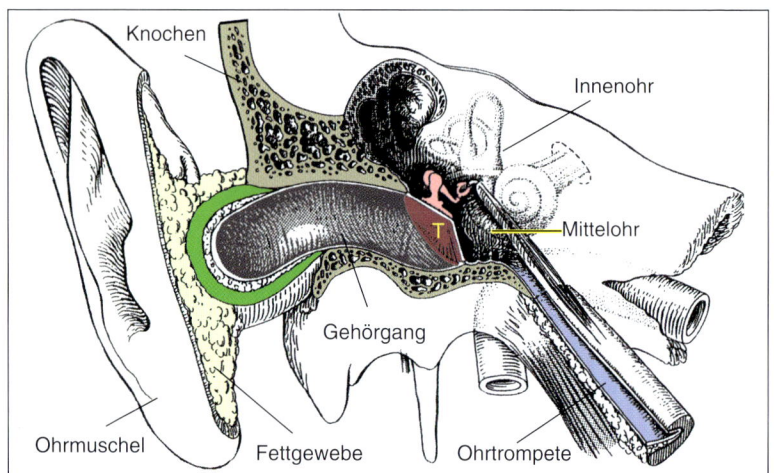

Abb. 14.27. Ohr. Äußeres Ohr mit Ohrmuschel, Gehörgang (außen mit Knorpelgerüst [grün] und Trommelfell [T]). **Mittelohr** mit Gehörknöchelchen (hellrot) und Ohrtrompete (blau). **Innenohr** mit Bogengängen und Cochlea.

gehen unmittelbar in Ausführungsgänge über. Zwei **Tränenkanälchen** *(Canaliculi lacrimales)* sind nach ihere Vereinigung im Tränensack erweitert; anschließend geht dieser in den **Ductus lacrimalis** über, der in den unteren Nasengang *(Meatus nasi inferior)* mündet. Dieser Ganganteil wird von einem zweischichtigen, hochprismatischen Epithel ausgekleidet.

Klinischpathologische Relevanz. Im Auge bzw. in den Adnexen kommen unterschiedliche Krankheiten vor. Entzündungen treten bevorzugt in der Konjunktiva (z. B. als allergische Konjunktivitis) auf. Unter den degenerativen Erkrankungen sind die Trübung der Linse (Katarakt, grauer Star) sowie die Atrophie der Makula (Makuladegeneration) zu nennen. Eine Erhöhung des Druckes in den Augenkammern bezeichnet man als Glaukom. Auch Tumoren (Retinoblastom, malignes Melanom) werden beobachtet.

8.2 Gehör- und Gleichgewichtsorgane

Beide funktionell unterschiedlichen Organe werden unter der Bezeichnung **Ohr** zusammengefasst. Anatomisch unterscheidet man das äußere Ohr, das Mittelohr und das Innenohr.

8.2.1 Äußeres Ohr

– Die **Ohrmuschel** *(Auricula)* besteht aus einem Grundgerüst aus elastischem Knorpelgewebe, das von Perichondrium begrenzt wird. Ober-

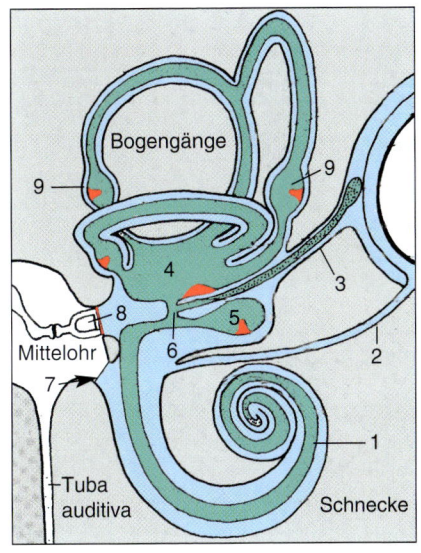

Abb. 14.28. Mittel- und Innenohr.
1: Ductus cochlearis. **2:** Ductus peri-lymphaticus. **3:** Ductus endolympha-ticus mit Saccus endo- lymphaticus. **4:** Utriculus. **5:** Sacculus. **6:** Ductus reuniens. **7:** rundes Fenster. **8:** Trom-melfell mit Ohrknöchelchen. **9:** Ampullen. **Grün:** endolymphatischer Raum. **Blau:** perlymphatischer Raum. **Rot: Cupula und Macula** des Gleich-gewichtorgans.

flächlich liegt die fest mit dem Perichondrium verankerte Haut, ohne subkutane Verschiebeschicht, mit Anhangsgebilden (Haare, Schweiß- und Talgdrüsen).

– Der **äußere Gehörgang** *(Meatus acusticus externus)* reicht von der Ohrmuschel bis zum Trommelfell. Der Gang wird im äußeren Drittel durch einen hyalinen Knorpel, im restlichen Abschnitt durch Knochen *(Os temporale)* geformt. Die Auskleidung besteht aus Haut; sie besitzt zusätzlich zu den üblichen Anhangsgebilden gewundene, tubuläre, apokrin sezernierende Drüsen *(Gldd. ceruminosae)*, die das Ohren-schmalz *(Cerumen)* bilden.

– Das **Trommelfell** *(Membrana tympani)* stellt die Grenze zum Mittel-ohr dar. Außen besteht die Oberfläche aus einem mehrschichtigen, leicht verhornten Plattenepithel *(Str. cutaneum)*. Die dem bindegewe-bigen Stroma angelagerte Innenfläche zeigt einen einschichtigen, iso-prismatischen Epithelüberzug *(Str. mucosum)*. Die Dicke des Trom-melfells ist nicht einheitlich: Die dünneren Anteile werden als *Pars flaccida*, die dickeren als *Pars tensa* bezeichnet.

8.2.2 Mittelohr

Das Mittelohr besteht aus einem Hohlraum *(Paukenhöhle, Cavitas tympa-nica)*, der die Gehörknöchelchen (Hammer, Amboss, Steigbügel) mit ihrer

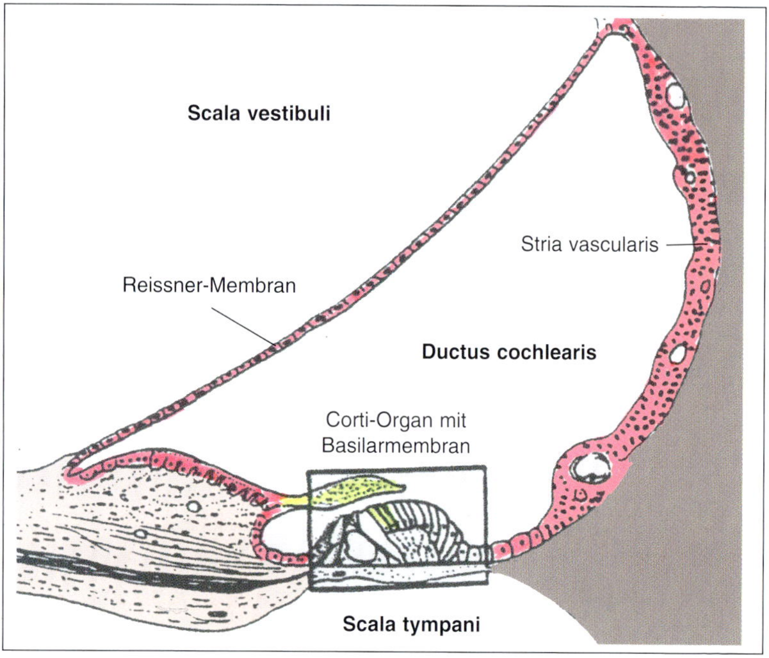

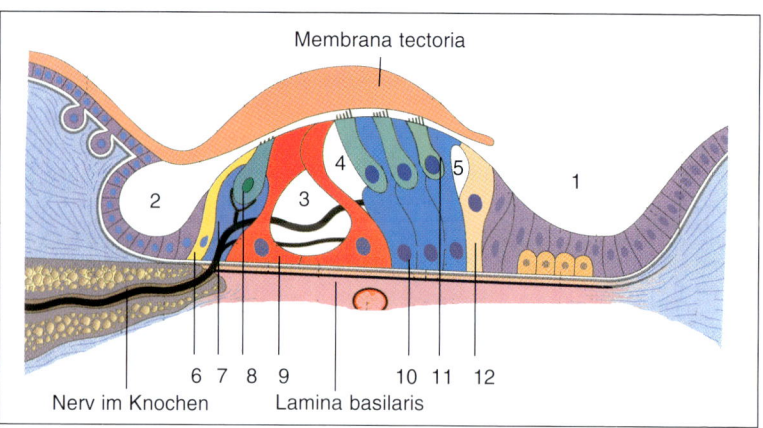

Abb. 14.29. Corti-Organ. 1: Sulcus spiralis externus. **2:** Sulcus spiralis internus.
3: innerer Tunnel. **4:** mittlerer Tunnel. **5:** äußerer Tunnel. **6:** innere Grenzzelle.
7: innere Phalangealzelle. **8:** innere Reihe von Haarzellen. **9:** innere und äußere
Pfeilerzellen. **10:** äußere Phalangealzellen. **11:** äußere Reihen von Haarzellen.
12: äußere Grenzzellen (modifiziert nach Welsch).

Dämpfungsmuskulatur *(M. tensor tympani, M. stapedius)* einschließt. Die Auskleidung besteht aus einem einschichtigen Flimmerepithel mit Becherzellen. Über die Ohrtrompete *(Tuba auditiva)* ist die Paukenhöhle mit dem Epipharynx verbunden. Über diese Verbindung wird ein atmosphärischer Druckausgleich erzielt.

8.2.3 Innenohr

Das Innenohr besteht aus dem Gleichgewichts- und dem Hörorgan im engeren Sinne. Beide liegen – als knöchernes Labyrinth – in einer Aussparung der Felsenbeinpyramide. In den Vorhof *(Vestibulum)* münden die **Schnecke** *(Cochlea)* und die drei **Bogengänge** *(Canales semicirculares)*. Im knöchernen Labyrinth befindet sich – getrennt durch den perilymphatischen Spalt – das häutige Labyrinth. Den Inhalt der Hohlräume des häutigen Labyrinths bezeichnet man als Endolymphe.

Im häutigen Labyrinth liegen die Hohlräume *Sacculus* und *Utriculus*, die sich über ihre Gänge in den *D. utriculosaccularis* vereinigen und über den *D. endolymphaticus* letztlich blind im Epiduralraum enden. Häutige Anteile der Bogengänge sind die *Ductus semicirculares*, die aus dem Utriculus mit einer kleinen Erweiterung *(Ampulla mit beweglicher Cupula)* entspringen. Der in der Cochlea verlaufende Gang *(D. cochlearis)* kommuniziert mit dem Sacculus.

• Die **Schnecke** *(Cochlea)* ist ein knöcherner, spiralartig aufgebauter Kanal. Durch den *Ductus cochlearis* (Anteil des häutigen Labyrinths) wird der Raum unterteilt:
  – Die **Vorhoftreppe** *(Scala vestibuli)* ist ein perilymphatischer Raum, der von einschichtigem Plattenepithel ausgekleidet ist. Der Raum steht über eine Öffnung *(Helicotrema)* mit der *Scala tympani* in Verbindung und wird unten durch die *Membrana vestibuli* von *Ductus cochlearis* getrennt.
  – Der **Ductus cochlearis** ist ein zentraler, mit Endolymphe gefüllter Kanal, der mit dem Sacculus verbunden ist und in der Peripherie blind endet. Man unterscheidet eine *Lamina basilaris*, die den Boden des Kanals darstellt. Unten wird diese von dem einschichtigen Epithel der *Scala tympani* bedeckt. Der Membranoberfläche sitzt das **Corti-Organ** auf, das für den Hörvorgang zuständig ist. Das Dach des *D. cochlearis* wird durch die Reissner-Membran *(Membrana vestibuli)* von der *Scala vestibuli* abgegrenzt. Die laterale Wand ist gekennzeichnet durch ein mehrschichtiges prismatisches Epithel *(Stria vascularis)*,

welches die Endolymphe bildet. Zwischen *Stria vascularis* und *Membrana basilaris* liegt eine kleine Nische *(Sulcus spiralis externus)*.

– Die **Paukentreppe** *(Scala tympani)* ist ein perilymphatischer Raum, der unter dem *Ductus cochlearis* liegt und von einem einschichtigen Plattenepithel ausgekleidet wird. Dieser Abschnitt reicht proximal bis zum runden Fenster und wird durch die *Membrana tympani secundaria* begrenzt.

• Das **Corti-Organ** sitzt der *Membrana basilaris* auf; es besteht aus Stütz- und Sinneszellen und aus der bindegewebig gallertigen *Membrana tectoria*. Stütz-, Pfeiler- und Grenzzellen tragen die Sinneszellen (Haarzellen) und begrenzen Hohlräume, die als äußerer, mittlerer (Nuel-Raum) und innerer Tunnel bezeichnet werden.

Die **Sinneszellen** bestehen aus einer inneren und aus drei äußeren Reihen von Haarzellen, die den Stützzellen aufsitzen und keine Verbindung zur *Lamina basilaris* zeigen. Die Haarzellen besitzen apikale Stereozilien und sind über die Neuriten der großen Bipolarzellen oder der kleineren pseudounipolaren Zellen mit dem *Ganglion spirale cochleae* verbunden. Die Axone bilden die *Radix cochlearis* des *N. vestibulocochlearis*.

• **Gleichgewichtsorgan.** Die spezialisierten Sinneszellen liegen als *Maculae staticae* in den Wänden des Sacculus und des Utriculus bzw. als *Cristae ampullares* in den Ampullen der Bogengänge.

– Die **Maculae staticae** bestehen aus hochprismatischen Stützzellen, die reich an Mikrovilli und Sekretgranula sind. Zwischen den Stützzellen liegen die stereozilienhaltigen Haarzellen als Sinneszellen, die birnenförmig (Sinneszellen Typ I) oder hochprismatisch (Sinneszellen Typ II) aufgebaut sein können. Die Maculae werden von der glykoproteinreichen Otolithenmembran mit Kalziumkarbonatkristallen *(Otolithen)* bedeckt. Ferner ragen die Zilien der Sinneszellen in diese Membran.

– Die **Cristae ampullares** zeigen einen ähnlichen Aufbau. In einem Gerüst aus Stützzellen liegen Sinneszellen Typ I und II. Ihre Fortsätze reichen in eine kuppelförmige, glykoproteinhaltige Auflagerung ohne Otolithen *(Cupula)*.

8.3 Sinneszellen

Bestimmte Sinnesempfindungen (Geschmack, Tastgefühl, Temperatur, Druck und Schmerz) werden über modifizierte Strukturen der peripheren

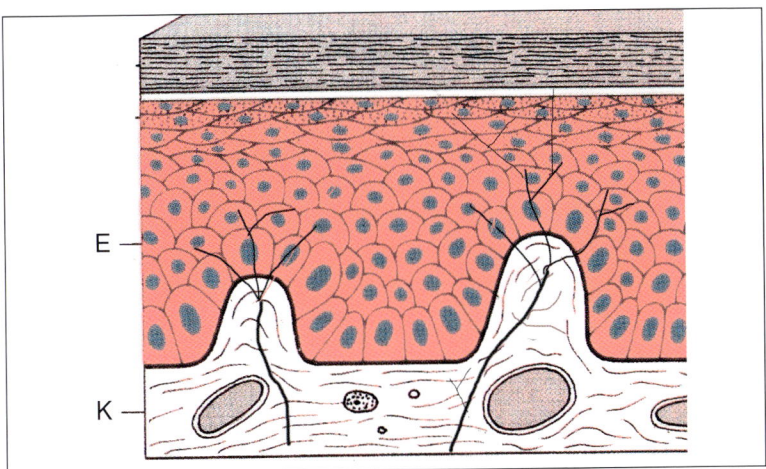

Abb. 14.30. Freie Nervenendigungen. Die Nerven reichen in die Epidermis und verzweigen sich. **E:** Epidermis. **K:** Korium.

Nerven oder über sekundäre Sinneszellen wahrgenommen. Sie sind meist Bestandteil eines bestimmten Organs (Zungenschleimhaut, Haut).

8.3.1 Hautsinneszellen

Im Bereich der Haut kommen verschiedene differenzierte Strukturen vor, die als Rezeptoren den Reiz aufnehmen, umwandeln und an das zentrale Nervensystem weiterleiten.

• **Freie epidermale und koriale Nervenendigungen.** Es handelt sich um marklose Nervenfasern, die in allen Epidermisschichten (bis zum Stratum granulosum) vorkommen. Die Nerven sind nur bis zur Basalmembran von Schwann-Zellen umgeben. Sie steigen im Interzellularraum der Epidermis in Richtung Hautoberfläche, dabei kommen Verzweigungen vor. Als Nozirezeptoren erfassen sie den Schmerz. Die korialen freien Nervenendigungen sind bevorzugt im *Stratum papillare* lokalisiert; sie bestehen aus marklosen Axonen, die am Ende leicht verdickt sind und von Basalmembran umgeben werden. Auch bei diesen Nervenendigungen handelt es sich um Rezeptoren für den tiefen dumpfen Schmerz. Ihre Rolle als Wärmerezeptoren ist noch ungeklärt. Zu den Nervenendigungen ohne Kapsel zählen:

– **Haarfollikelsensoren.** Sie gehören zu den korialen, freien Nervenendigungen, die als myelinisierte Axone die Haarfollikel umgeben. Sie dienen als Rezeptoren der Berührung der Haare.

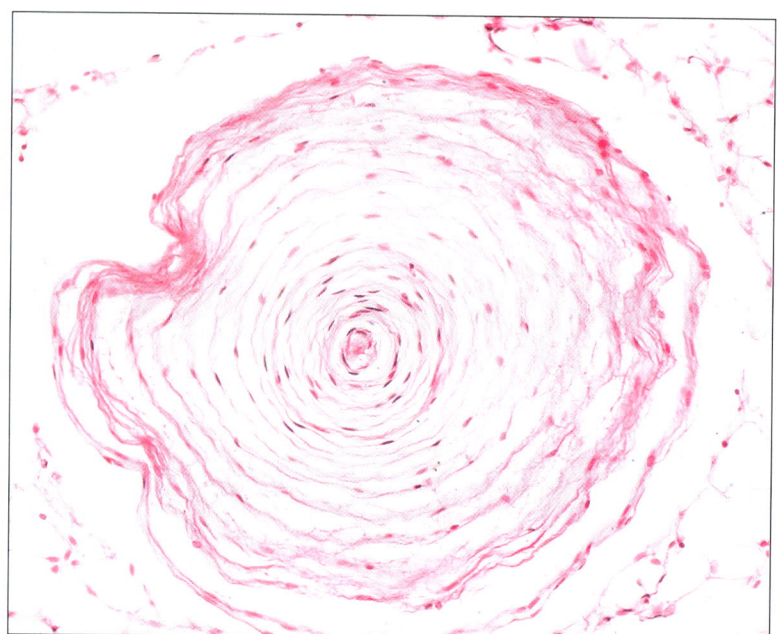

Abb. 18.31. Lamellenkörperchen. Vater-Pacini-Körperchen in der Subkutis. Typischer lamellärer Aufbau mit eingeschlossener Nervenendigung und einer oberflächlich begrenzenden, perineuralen Endothelschicht.

– Eine ähnliche Funktion zeigen die bevorzugt im Stratum papillare lokalisierten **Meissner-Tastkörperchen**. Sie bestehen aus geschichteten abgeflachten Schwann-Zellen, die ein ovales Tastkörperchen bilden. Diese Tastkörperchen erfassen Veränderungen der Hautoberfläche.

Zu den **Nervenendigungen mit Kapsel** zählen:

– **Ruffini-Körperchen.** Sie liegen im Korium und in der Subkutis und erfassen die Zugwirkung auf das lockere Bindegewebe. Die freien Nervenendigungen verlieren ihre Myelinscheide und werden zwischen kollagenen Fasern nur noch von einer diskontinuierlichen Schicht aus Schwann-Zellen bedeckt. Die Rezeptoren sind von einer unvollständigen Kapsel aus perineuralen Zellen umgeben, sodass durchtretende kollagene Fasern eine Kontinuität zwischen dem inneren Kapselraum und der Umgebung herstellen.

– Die **Lamellenkörperchen** bestehen aus einer mehrschichtigen Kapsel aus perineuralen Zellen, die lamellenartig aufgebauten Schwann-Zellen umgeben. Diese bilden einen Spalt, der die Nervenendigung einschließt. Ihre Funktion ist die Erfassung einer mechanischen Belastung. Besonders große Lamellenkörperchen werden als **Vater-Pacini-Körperchen** bezeichnet. Diese Strukturen kommen nicht nur in der Haut vor. Man findet sie auch im Periost, in Gelenken, Faszien sowie im Mesenterium. Zu ihren Funktionen zählt die Wahrnehmung von Vibrationen.

• **Merkel-Zellen.** Die hellzytoplasmatischen Merkel-Zellen liegen in kleinen Gruppen im Stratum basale der Epidermis. Über Desmosomen kontaktieren sie benachbarte Keratinozyten. Typisch sind lange Zellausläufer, die zwischen den Epithelzellen liegen. Merkel-Zellen sind Barorezeptoren, die auf Druck reagieren.

8.3.2 Geschmacksorgan

Der Geschmack wird durch Geschmackssinneszellen mit Chemorezeptoren erfasst. Die Zellen reagieren auf die Nahrung und stimulieren die Speichel- und Magensekretion. Als Geschmacksknospen kommen die Sinneszellen bevorzugt in der Zungenschleimhaut *(Papillae fungiformes, foliatae et vallatae)* vor, in kleineren Mengen auch in Rachen, Kehlkopf und Ösophagus.

Die **Geschmacksknospen** liegen im unverhornten Plattenepithel der Schleimhaut und erreichen über eine Öffnung *(Porus gustatorius)* die Oberfläche. Sie bestehen aus mehreren, lang gestreckten sekundären Sinneszellen, die von Stützzellen umgeben werden. Die Stützzellen sezernieren ein Wasser bindendes Sekret aus Muzin, das den Geschmacksporus ausfüllt. Stütz- und Sinneszellen sind untereinander durch Tight junctions verbunden. Die der Geschmacksknospe anliegenden Plattenepithelien werden als Randzellen bezeichnet. Die Sinneszellen sind angedeutet spindelförmig gestaltet. Im Spitzenbereich (Zellapex) lassen sich lange Mikrovilli nachweisen, die in den Geschmacksporus reichen; sie kommen auch bei den Stützzellen vor. Die Sinneszellen stehen basal mit Nerven, die bis zur Basallamina von Schwann-Zellen umhüllt sind, in synaptischer Verbindung. Über den Geschmacksporus erreichen die wasserlöslichen Geschmacksstoffe die Chemorezeptoren, die in der Lage sind, süße, saure, salzige und bittere Stoffe zu unterscheiden (Unterschiede im Signaltransduktionsmechanismus).

In der Zunge kommen die Geschmacksknospen in den **Geschmackspapillen** *(Papillae fungiformes, foliatae et vallatae)* in unterschiedlicher Menge vor.

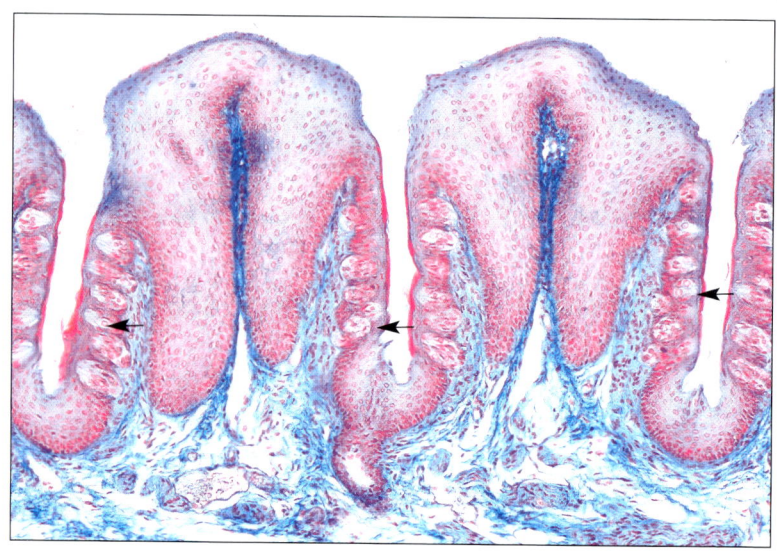

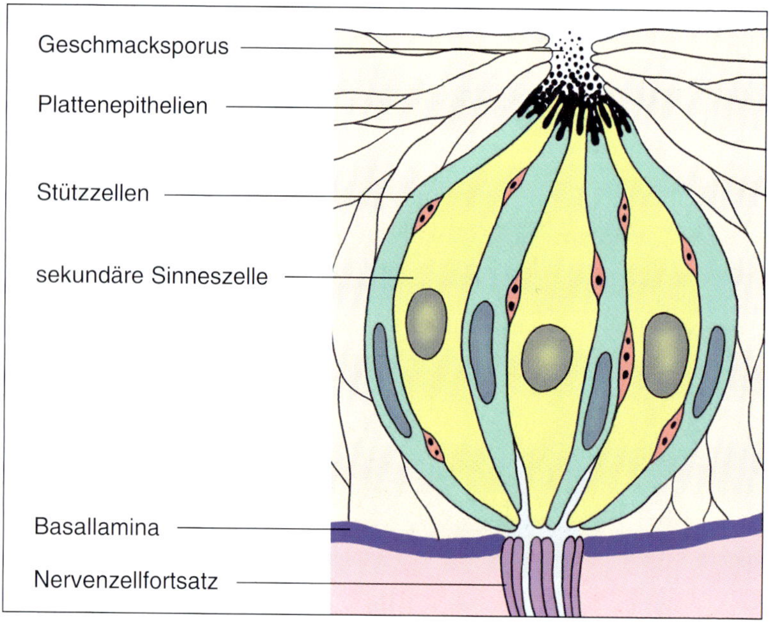

Geschmacksporus

Plattenepithelien

Stützzellen

sekundäre Sinneszelle

Basallamina

Nervenzellfortsatz

Abb. 14.32. Geschmacksknospen. Oben: Sinneszellen in der Zungenschleimhaut (**Pfeile**). Azan. **Unten:** schematische Darstellung.

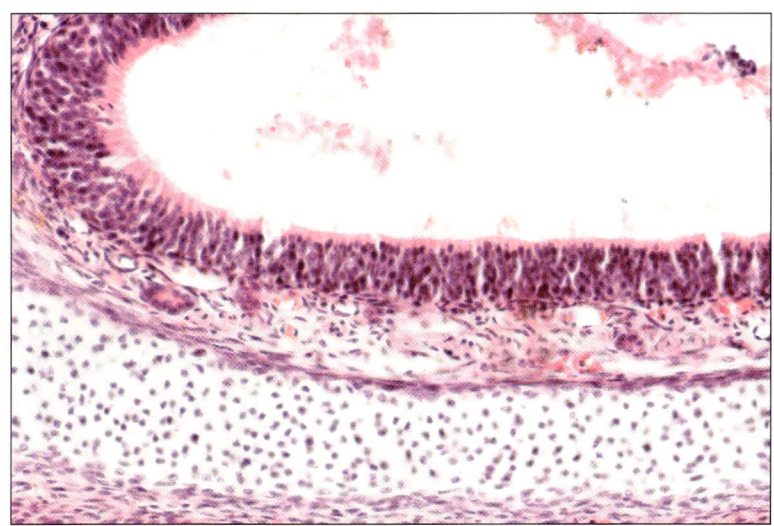

Abb. 14.33. Riechepithel. Die Lichtung der Nasenhöhle wird im Bereich des Riechepithels von einer sehr kernreichen Zellschicht ausgekleidet. HE-Fbg.

8.3.3 Geruchsorgan

Der Geruch wird von den primären Sinneszellen in der Nasenhöhlenschleimhaut erfasst. Sie bilden das **olfaktorische Epithel**, das in der **Regio olfactoria** im Dach der Nasenhöhle lokalisiert ist. In der Übersicht ist das bedeckende Riechepithel etwa 60 µm dick und sehr kernreich. Es besteht aus Riechsinneszellen, Stützzellen und Basalzellen, die einer Basallamina aufsitzen. Die oberste Kernreihe ist vorwiegend den Stützzellen, die mittlere den Sinneszellen und die untere den Basalzellen zuzuordnen.

• Die **bipolaren Riechsinneszellen** zeigen apikal dendritische Fortsätze, die in unmittelbarer Nähe der Zelle kolbenförmig aufgetrieben *(Bulbus dendriticus, Riechbläschen)* sind. Aus dieser Struktur gehen die parallel zur Epitheloberfläche verlaufenden, nur wenige µm langen, olfaktorischen Zilien hervor. Basal bilden die Sinneszellen Axone, die die Basallamina durchbrechen und von olfaktorischen Gliazellen umgeben werden. Diese Gliazellen entsprechen teilweise den Schwann-Zellen. Da die Sinneszellen nach 30 Tagen untergehen und aus Basalzellen neu gebildet werden, dienen die olfaktorischen Gliazellen als Leitschiene für die neu gebildeten Axone. Die Axone schließen sich zu Fila olfactoria zusammen und ziehen durch die *Lamina cribrosa* der vorderen Schädelgrube in den Riechkolben

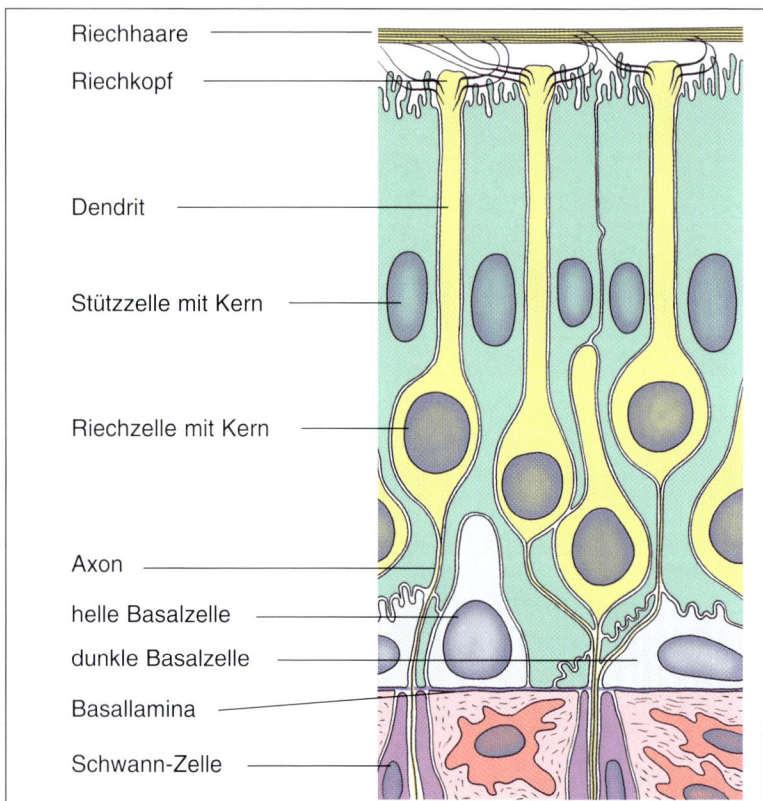

Riechhaare

Riechkopf

Dendrit

Stützzelle mit Kern

Riechzelle mit Kern

Axon

helle Basalzelle

dunkle Basalzelle

Basallamina

Schwann-Zelle

Abb. 14.34 Geruchsorgan. Ultrastruktureller Aufbau der Riechschleimhaut.

(Bulbus olfactorius), wo sie komplexe Synapse *(Glomeruli olfactorii)* mit den Dendriten der Mitralzellen (2. Neuron) bilden. Unter dem Riechepithel lassen sich tubulär aufgebaute seröse Drüsen *(Bowman-Spüldrüsen, Gll. olfactoriae)* finden. Diese Drüsen bilden Lösungs- und Spülmittel für Geruchsstoffe.

• Die **Stützzellen** sind reich an Organellen, insbesondere an Mitochondrien. An der Oberfläche besitzen sie kurze, aber zahlreiche Mikrovilli. In Apexnähe stehen sie mit Riechzellen über *Zonulae occludens et adhaerentes* in Kontakt. Im Zytoplasma kommt ein bräunliches Pigment vor.

• Die **Basalzellen** erreichen nicht die Oberfläche. Sie sind als Vorläufer für die differenzierten Zellen des Riechepithels anzusehen.

Zytohistologische Untersuchungen

- Zu den häufigen zytologischen Untersuchungen des Zentralnervensystems zählt die **Liquorzytologie**. Sie wird durch Punktion (meist Lumbalpunktion) gewonnen. Die Flüssigkeit wird zentrifugiert und ausgestrichen. Zu den Färbungen zählen Giemsa- und Gram-Färbungen. Indikationen sind Hirnblutungen und -erweichungen (Nachweis von Blutzellen), Entzündungen (Meningitis und Enzephalitis: Nachweis von segmentkernigen Leukozyten und Bakterien), seltener Tumoren. Eine weitere Methode Untersuchungsmaterial zu gewinnen, ist die **Zytologie** am Quetschpräparat. Die Methode wird als Schnelldiagnose in der Neurochirurgie eingesetzt. Kleinste Gewebsproben werden zwischen Objektträger und Deckglas gelegt, mit Toluidinblau gefärbt und gepresst. Die Methode hat – gegenüber einer histologischen Kontrolle – eine Treffsicherheit von 80 %.

- **Histologie.** Histologische Untersuchungen des Zentralnervensystems werden am Obduktionsmaterial durchgeführt. Besonders eindrucksvoll lassen sich Veränderungen (z. B. Degenerationen, Blutungen, Erweichungen und Tumoren) an Großflächenschnitten (Frontalschnitt durch Groß- und Kleinhirn) bestimmen.

Routinefärbungen sind die Hämatoxylin-Eosin- und Kresyl-Violett-Färbung, die durch verschiedene **Spezialfärbungen** und Immunhistochemie – je nach Fragestellung – erweitert werden können.
- **Luxol-fast-blue-Färbung (Klüver-Barrera).** Mit dieser Färbung lässt sich Myelin selektiv dunkelblau darstellen, während die myelinlose Struktur (graue Substanz) ungefärbt bleibt. Mit dieser Färbung lassen sich Entmarkungsherde (bei Multipler Sklerose) selektiv nachweisen. Eine ähnliche Färbung, die Markscheidennekrosen oder Entmarkungsherde erfasst, ist die Heidenhain-Wölcke-Färbungen.
- **Versilberungsmethoden.** Es stehen verschiedene Methoden zur Verfügung mit denen Astroglia, Neuronen mit Dendriten sowie Nervenfasern erfasst werden.
- **Histochemische Reaktionen** sind für die Diagnostik verschiedener neurogen bedingter Muskelerkrankungen (z. B. bei amyotropher Lateralsklerose) von Bedeutung. Standardreaktionen sind die NADH-Tetrazoliumreduktase- und die ATPase-Reaktionen bei drei verschiedenen pH-Werten.

– Immunhistochemie. Es steht eine große Palette an Antikörpern zur Verfügung, die in den vorangegangenen Kapiteln bereits beschrieben wurden. Neurospezifische immunhistochemische Reaktionen sind der Nachweis von Protein-100 bei Nervengewebe, von Synaptophysin bei primitiven neuroektodermalen Tumoren, von saurem Gliafaserprotein (SGFP) bei gliösen Tumoren u. a.

Quellennachweis von Text und Abbildungen

- Junqueira, L.C.U, Carneiro, J.: Histologie. Springer Medizin-Verlag. Heidelberg. 6. Auflage. 2005

- Liebich, H.-G.: Funktionelle Histologie der Haussäugetiere. Schattauer. Stuttgart – New York. 1999

- Schumacher, H.-G., Aumüller, G: Topographische Anatomie des Menschen. Urban & Fischer-Verlag. München – Jena. 2004

- Thomas, C.: Histopathologie. 14. Auflage. Schattauer. Stuttgart – New York. 2004

- Thomas, C.: Makropathologie. 8. Auflage. Schattauer. Stuttgart – New York. 2004

- Thomas, C. (Hrsg.): Grundlagen der klinischen Medizin. Schattauer. Stuttgart – New York. 1987/89

  Band 1: Herz-Gefäße. Thomas, C., Gebert, G., Hombach V.

  Band 2: Verdauungsapparat. Schmitz-Moormann, P.Thomas, C., Gebert, G., Gerok. W.

  Band 3: Atmungsorgane. Thomas, C., Gebert, G., v. Wichert, P.

  Band 4: Nervensystem. Mennel, H.-D, Gebert, G., Bewermeyer, H.

  Band 5: Endokrines System. Gebert, G., Thomas, C.

  Band 6: Harnapparat und männliches Genitale. Gröne, H.-J. Eisenhauer, T., Ulshöfer, B., Gebert, G., Thomas, C.

  Band 7: Weibliches Genitale. Rüschoff, J., Emons, G., Gebert, G. Thomas, C.

  Band 8: Knochen und Gelenke. Adler, K.-P., Krause, W., Gebert, G.

  Band 9: Blut & Lymphsystem. Falk, S., Gebert, G., Mitrou, PS., Stutte, HJ, Thomas, C.

  Band 10: Infektionskrankheiten. Thomas, C., Brunner, H., Hagedorn, M., Salfelder, K., Weuta, H.

  Band 11: Haut. Hagedorn, M., Thomas, C., Gebert, G. 1989

  Band 12: Dermatologie. Korting, H.C.

  Band 15-I: Zytologie. Rohen, J.W.

  Band 15-II: Histologie. Rohen, J.W.

- Thomas, C. (Hrsg.): Internationales Lehrbuch für Pharmaberater. Schattauer. Stuttgart – New York

• Welch, U.: Lehrbuch Histologie. 2. Auflage. Urban & Fischer Verlag.
München – Jena 2006

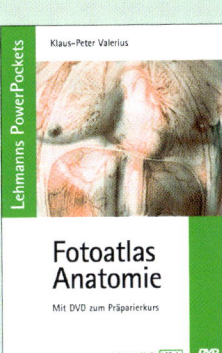